Anatomia
Básica dos
Sistemas
Orgânicos

BIBLIOTECA **BIOMÉDICA**

"Uma nova maneira de estudar as ciências básicas, na qual prestigia-se o autor brasileiro e coloca-se nossa Universidade em primeiro lugar"

ANATOMIA **HUMANA**
Dangelo e **Fattini** – Anatomia Básica dos Sistemas Orgânicos, 2ª ed.
Dangelo e **Fattini** – Anatomia Humana Básica, 2ª ed.
Dangelo e **Fattini** – Anatomia Humana Sistêmica e Segmentar, 3ª ed.
Erhart – Elementos de Anatomia Humana, 10ª ed.

BIOFÍSICA
Ibrahim – Biofísica Básica, 2ª ed.

BIOLOGIA
Sayago – Manual de Citologia e Histologia para o Estudante da Área da Saúde
Stearns e Hoekstra – Evolução uma Introdução

BIOQUÍMICA
Cisternas, **Monte e Montor** - Fundamentos Teóricos e Práticas em Bioquímica
Laguna – Bioquímica, 6ª ed.
Mastroeni - Bioquímica - Práticas Adaptadas

BOTÂNICA E **FARMACOBOTÂNICA**
Oliveira e **Akisue** – Farmacognosia
Oliveira e **Akisue** – Fundamentos de Farmacobotânica
Oliveira e **Akisue** – Práticas de Morfologia Vegetal

ECOLOGIA
Kormondy e **Brown** – Ecologia Humana
Krebs e **Daves** – Introdução a Ecologia Comportamental

EMBRIOLOGIA
Doyle **Maia** – Embriologia Humana
Stearns e Hoekstra – Evolução – Uma Introdução

ENTOMOLOGIA **MÉDICA E VETERINÁRIA**
Marcondes – Entomologia Médica e Veterinária, 2ª ed

FARMACOLOGIA E TOXICOLOGIA
Oga – Fundamentos de Toxicologia – 4ª ed.

FISIOLOGIA • **PSICOFISIOLOGIA**
Glenan – Fisiologia Dinâmica
Lira **Brandão** – As Bases Psicofisiológicas do Comportamento, 3ª ed.

HISTOLOGIA **HUMANA**
Glerean – Manual de Histologia – Texto e Atlas

MICROBIOLOGIA
Ramos e **Torres** – Microbiologia Básica
Ribeiro e **Stelato** – Microbiologia Prática: Aplicações de Aprendizagem de Microbiologia Básica: Bactérias, Fungos e Vírus – 2ª ed.
Soares e **Ribeiro** – Microbiologia Prática: Roteiro e Manual – Bactérias e Fungos
Trabulsi – Microbiologia, 5ª ed.

MICROBIOLOGIA **DOS ALIMENTOS**
Gombossy e **Landgraf** – Microbiologia dos Alimentos

MICROBIOLOGIA **ODONTOLÓGICA**
De **Lorenzo** – Microbiologia para o Estudante de Odontologia

NEUROANATOMIA
Machado – Neuroanatomia Funcional, 3ª ed.

NEUROCIÊNCIA
Lent – Cem Bilhões de Neurônios – Conceitos Fundamentais de Neurociência, 2ª ed.

PARASITOLOGIA
Barsantes – Parasitologia Veterinária
Cimerman – Atlas de Parasitologia Humana - 2ª ed
Cimerman – Parasitologia Humana e Seus Fundamentos Gerais
Neves – Atlas Didático de Parasitologia, 2ª ed
Neves – Parasitologia Básica, 3ª ed.
Neves – Parasitologia Dinâmica, 3ª ed.
Neves – Parasitologia Humana, 12ª ed.

PATOLOGIA
Franco – Patologia – Processos Gerais, 5ª ed.
Gresham – Atlas de Patologia em Cores – a Lesão, a Célula e os Tecidos Normais, Dano Celular: Tipos, Causas, Resposta-Padrão de Doença

ZOOLOGIA
Barnes – Os Invertebrados – Uma Síntese
Benton – Paleontologia dos Vertebrados
Hildebrand e **Goslowan** – Análise da Estrutura dos Vertebrados, 2ª ed.
Pough – A Vida dos Vertebrados, 4ª ed.
Villela e **Perini** – Glossário de Zoologia

**SENHOR PROFESSOR, PEÇA O SEU EXEMPLAR GRATUITAMENTE PARA FINS DE ADOÇÃO.
LIGAÇÃO GRÁTIS - TEL.: 08000-267753**

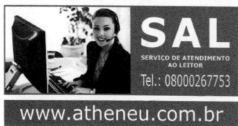

facebook.com/editoraatheneu   Twitter.com/editoraatheneu   Youtube.com/atheneueditora

Anatomia Básica dos Sistemas Orgânicos

2ª Edição

*Com a Descrição dos Ossos, Junturas, Músculos, Vasos e Nervos
Indicado para Estudantes de Reabilitação e Educação Física*

José Geraldo Dangelo
*Professor do Departamento de Morfologia do Instituto de Ciências Biológicas da
Universidade Federal de Minas Gerais*

Carlo Américo Fattini
*Professor do Departamento de Morfologia do Instituto de Ciências Biológicas da
Universidade Federal de Minas Gerais. Professor das Escola de Medicina e Cirurgia da
Universidade Federal de Uberlândia*

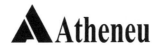

EDITORA ATHENEU

São Paulo — Rua Jesuíno Pascoal, 30
Tels.: (11) 2858-8750
Fax: (11) 2858-8766
E-mail: atheneu@atheneu.com.br

Rio de Janeiro — Rua Bambina, 74
Tel.: (21) 3094-1295
Fax: (21) 3094-1284
E-mail: atheneu@atheneu.com.br

Belo Horizonte — Rua Domingos Vieira, 319 — Conj. 1.104

PLANEJAMENTO GRÁFICO: *Equipe Atheneu*

Dados Internacionais de Catalogação na Publicação (CIP)
(Câmara Brasileira do Livro, SP, Brasil)

Dângelo, José Geraldo
   Anatomia básica dos sistemas orgânicos: com a descrição dos ossos, junturas, músculos, vasos e nervos / José Geraldo Dângelo, Carlo Américo Fattini. — São Paulo: Editora Atheneu, 2009.

Bibliografia
1. Anatomia humana I. Fattini, Carlos Américo II. Título.

98-3165

CDD-611
NLM-QS 4

Índices para catálogo sistemático:

1. Anatomia humana: Ciências médicas   -611

DANGELO J. G. & FATTINI C. A.
Anatomia Básica dos Sistemas Orgânicos – 2ª Edição

© Direitos reservados à Editora ATHENEU – São Paulo, Rio de Janeiro, Belo Horizonte, 2015.

PREFÁCIO

A edição, pela Editora Atheneu, do nosso livro, "ANATOMIA HUMANA BÁSICA", veio preencher uma lacuna na política editorial brasileira de nível superior na área biológica. Tratava-se então de editar uma obra simples, de caráter didático, dirigida especificamente a estudantes de opção biológica e que oferece-se uma visão panorâmica, mas objetiva, dos aspectos morfológicos relevante dos sistemas orgânicos do homem.

Entretanto, diversas disciplinas, já existentes ou criadas posteriormente na Universidade Brasileira, continuaram e continuam a ressentir-se de uma obra anatômica mais completa, que não apenas aborde as generalidades sobre os sistemas orgânicos, mas também abra capítulos específicos para descrever os ossos, as junturas, os músculos, os vasos e os nervos em cada segmento corpóreo. Esta exigência é particularmente sentida nos cursos de Enfermagem (Anatomia Aplicada à Enfermagem), Educação Física, Fisioterapia e Terapia Ocupacional, e mesnpo nos cursos de Medicina, nos quais o livro estrangeiro na maioria das vezes inadequado à nossa realidade universitária, continua a ser, por força das circunstâncias, a obra de escolha.

Estas razões motivaram este livro. E tanto quanto o primeiro que publicamos, esta ANATOMIA BÁSICA DOS SISTEMAS ORGÂNICOS foi escrita com o pensamento voltado para o estudante, apoiada na nossa prática do dia a dia no ensino universitário. Nao é um livro de especialistas para especialistas.

Não pretende discutir em profundidade assuntos controversos cuja elucidação ainda desafia o investigador, nem se perde em questões semânticas e acadêmicas, tão ao gosto de muitos autores. Não é tão pouco um livro sem deslizes. Porém, certamente, é uma tentativa de oferecer ao estudante brasileiro uma obra objetiva, clara, didática, onde as ilustrações falam mais que o texto, embora esquemáticas e de traço simples.

É com este objetivo que o livro oferece uma visão panorâmica morfológica dos Sistemas Orgânicos e, a seguir, descreve ossos, junturas, músculos, vasos e nervos em cada segmento corpóreo, a saber: membro inferior, membro superior, cabeça e pescoço, tórax, abdome e pelve.

Na oportunidade expressamos a nossa profunda gratidão à Editora Atheneu pela confiança em nós depositada.

J. G. Dangelo
C. A. Fattini

CONTEÚDO

PARTE I – Generalidades sobre os sistemas orgânicos

CAPÍTULO I – INTRODUÇÃO AO ESTUDO DA ANATOMIA 1

1.0 – Considerações gerais 1
2.0 – Conceito de variação e normal em Anatomia 1
3.0 – Anomalia e monstruosidade 2
4.0 – Fatores gerais de variação 2
5.0 – Nomenclatura anatómica 4
6.0 – Divisão do corpo humano 4
7.0 – Posição anatômica 5
8.0 – Planos de delimitação e secção do corpo humano 5
9.0 – Eixos do corpo humano 7
10.0 – Termos de posição e direção 8
11.0 – Princípios gerais de construção corpórea nos vertebrados 9

        Objetivos específicos do Capítulo I 11

CAPÍTULO II – SISTEMA ESQUELÉTICO 12

1.0 – Conceito de esqueleto 12
2.0 – Funções do esqueleto 12
3.0 – Tipos de esqueletos 12
4.0 – Divisão do esqueleto 13
5.0 – Número dos ossos 18
6.0 – Classificação dos ossos 18
7.0 – Tipos de substância óssea 21
8.0 – Elementos descritivos da superfície dos ossos 23
9.0 – Periósteo 23
10.0 – Nutrição 23

        Considerações gerais sobre as aulas práticas 24
        Roteiro para aula prática de sistema esquelético 25
        Objetivos específicos do Capítulo III 30

CAPÍTULO III – JUNTURAS 31

1.0 – Conceito 31
2.0 – Classificação das junturas 31
    2.1 – Junturas fibrosas 31
    2.2 – Junturas cartilaginosas 32
    2.3 – Junturas sinoviais 32
3.0 – Considerações finais 39

        Roteiro para aula prática de junturas 40
        Objetivos específicos do Capítulo III 42

CAPÍTULO IV – SISTEMA MUSCULAR 43

1.0 – Conceito 43
2.0 – Variedades de músculos... 43
3.0 – Componentes anatômicos dos músculos estriados esqueléticos 44
4.0 – Faseia muscular 44
5.0 – Mecânica muscular 45
6.0 – Origem e inserção 45
7.0 – Classificação dos músculos 46
8.0 – Ação muscular 48
9.0 – Classificação funcional dos músculos 48
10.0 – Inervação e nutrição... 48

    Roteiro para aula prática de sistema muscular 49
    Objetivos específicos do Capítulo IV 51

CAPÍTULO V – SISTEMA NERVOSO 52

1.0 – Conceito 52
2.0 – Divisão do sistema nervoso.. 52
3.0 – Meninges 52
4.0 – Sistema nervoso central 52
    4.1 – Vesículas primordiais 52
    4.2 – Partes do sistema nervoso central 55
    4.3 – Ventrículos encefálicos e suas comunicações... 56
    4.4 – Líquor 56
    4.5 – Divisão anatômica 56
5.0 – Disposição (ias substâncias branca e cinzenta no sistema nervoso central............... 59
6.0 – Sistema nervoso periférico... 59
    6.1 – Terminações nervosas... 61
    6.2 – Ganglios 61
    6.3 – Nervos: cranianos e espinhais... 61
7.0 – Considerações finais 65

    Roteiro para aula prática de sistema nervoso 66
    Objetivos específicos do Capítulo V... 71

CAPÍTULO VI – SISTEMA NERVOSO AUTÔNOMO: ASPECTOS GERAIS 72

1.0 – Conceito 72
2.0 – Sistema nervoso visceral aferente 72
3.0 – Diferenças entre sistema nervoso somático eferente e visceral eferente ou autônomo 73
4.0 – Organização geral do sistema nervoso autônomo.. 73
5.0 – Diferenças entre sistema nervoso simpático e parassimpático.................................... 74

    Objetivos específicos do Capítulo VI.. 78

CAPÍTULO VII – SISTEMA NERVOSO AUTÔNOMO: ANATOMIA DO SIMPÁTICO, DO PARASSIMPÁTICO E DOS PLEXOS VISCERAIS 79

1.0 – Sistema nervoso simpático 79
    1.1 – Aspectos anatômicos... 79
    1.2 – Localização dos neurônios pré-ganglionares, destino e trajeto das fibras pré-ganglionares............ 80
    1.3 – Localização dos neurônios pós-ganglionares, destino e trajeto das fibras pós-ganglionares 80

2.0 – Sistema nervoso parassimpático 82
   2.1 – Parte craniana do sistema nervoso parassimpático 82
3.0 – Plexos viscerais 83
   3.1 – Conceito 83
   3.2 – Sistematização dos plexos viscerais 83
        Roteiro para aula prática de sistema nervoso autónomo 87
        Objetivos específicos do Capítulo VII 88

CAPÍTULO VIII – SISTEMA CIRCULATÓRIO 89

1.0 – Conceito 89
2.0 – Divisão 89
3.0 – Coração 89
4.0 – Circulação do sangue 94
   4.1 – Sistema de condução 94
   4.2 – Tipos de circulação 94
5.0 – Tipos de vasos sanguíneos 98
   5.1 – Artérias 98
   5.2 – Veias 99
6.0 – Capilares sanguíneos 101
7.0 – Sistema linfático 101
8.0 – Baço 102
9.0 – Timo 102
        Roteiro para aula prática de sistema circulatório 103
        Objetivos específicos do Capítulo VIII 105

CAPITULO IX – SISTEMA RESPIRATÓRIO 106

1.0 – Conceito 106
2.0 – Divisão 106
3.0 – Nariz 106
   3.1 – Nariz externo 106
   3.2 – Cavidade nasal 108
   3.3 – Seios paranasais 110
4.0 – Faringe 111
5.0 – Laringe 112
6.0 – Traqueia e brônquios 113
7.0 – Pleura e pulmões 114
        Roteiro para aula prática de sistema respiratório 116
        Objetivos específicos do Capítulo IX 119

CAPÍTULO X – SISTEMA DIGESTIVO 121

1.0 – Conceito 121
2.0 – Divisão 121
3.0 – Boca e cavidade bucal 121
   3.1 – Divisão da cavidade bucal 121
   3.2 – Palato 121
   3.3 – Língua 123
   3.4 – Dentes 123
   3.5 – Glândulas salivares 124

4.0 – Faringe 125
5.0 – Esôfago 125
6.0 – Abdome: generalidades 125
    6.1 – Diafragma 125
    6.2 – Peritônio 126
7.0 – Estômago 126
8.0 – Intestinos 128
    8.1 – Intestino delgado 128
    8.2 – Intestino grosso 128
9.0 – Anexos do canal alimentar 129
    9.1 – Fígado 129
    9.2 – Pâncreas 131
    Roteiro para aula prática de sistema digestivo 133
    Objetivos específicos do Capítulo X 136

CAPÍTULO XI – SISTEMA URINÁRIO 138

1.0 – Conceito 138
2.0 – Órgãos do sistema urinário 138
    2.1 – Rins 138
    2.2 – Ureter 140
    2.3 – Bexiga 140
    2.4 – Uretra 140
    Roteiro para aula prática de sistema urinário 141
    Objetivos específicos do Capítulo XI 142

CAPÍTULO XII – SISTEMA GENITAL MASCULINO 143

1.0 – Conceito de reprodução 143
2.0 – Órgãos genitais masculinos 143
    2.1 – Testículos 143
    2.2 – Epidídimo 145
    2.3 – Ducto deferente 145
    2.4 – Ducto ejaculatório 145
    2.5 – Uretra 145
    2.6 – Vesículas seminais 146
    2.7 – Próstata 146
    2.8 – Glândulas bulbo-uretrais 146
    2.9 – Pênis 146
    2.10 – Escroto 147
    Roteiro para aula prática de sistema genital masculino 148
    Objetivos específicos do Capítulo XII 149

CAPÍTULO XIII – SISTEMA GENITAL FEMININO 150

1.0 – Conceito 150
2.0 – Órgãos genitais femininos 150
    2.1 – Comportamento do peritônio na cavidade pélvica 150
    2.2 – Ovários 152
    2.3 – Tubas uterinas 152
    2.4 – Útero 152

2.5 – Vagina 153
2.6 – Órgãos genitais externos 154
3.0 – Mamas 155

    Roteiro para aula prática de sistema genital feminino 157
    Objetivos específicos do Capítulo XIII 159

CAPÍTULO XIV – SISTEMA ENDÓCRINO 160

1.0 – Conceito anatômica e funcional 160
2.0 – Glândulas endócrinas 160

    Roteiro para aula prática de glândulas endócrinos 162
    Objetivos específicos do Capítulo XIV 163

CAPÍTULO XV – SISTEMA SENSORIAL 164

1.0 – Conceito 164
2.0 – Órgãos da visão 164
    2.1 – Bulbo ocular 164
    2.2 – Anexos do olho 166
3.0 – Órgão vestíbulo-coclear 167
    3.1 – Ouvido externo 167
    3.2 – Ouvido médio 167
    3.3 – Ouvido interno 168
    3.4 – Equilíbrio e ouvido interno 169

    Roteiro para aula prática de sistema sensorial 171
    Objetivos específicos do Capítulo XV 172

CAPÍTULO XVI – SISTEMA TEGUMENTAR 173

1.0 – Conceito 173
2.0 – Pele 173
    2.1 – Camadas da pele 173
    2.2 – Glândulas da pele 174
    2.3 – Coloração da pele 174
3.0 – Anexos da pele 174
    3.1 – Pelos 174
    3.2 – Unhas 175

    Objetivos específicos do Capítulo XVI 176

PARTE 2 – Ossos, junturas, músculos, vasos e nervos dos segmentos apendiculares e axias

CAPÍTULO XVII – MEMBRO INFERIOR 177

1.0 – Ossos do membro inferior 177
2.0 – Osso do quadril 178
3.0 – Fêmur 183
4.0 – Tíbia e Fíbula 186
5.0 – Patela (rótula) 188

6.0 – Esqueleto do pé..189
7.0 – Junturas do membro inferior..191
8.0 – Músculos do membro inferior..199
9.0 – Músculos da região posterior da coxa..209
10.0 – Movimentos da coxa na articulação do quadril..211
11.0 – Músculos motores da articulação do joelho...213
12.0 – Movimentos da perna na articulação do joelho...214
13.0 – Músculos motores do tornozelo e do pé..216
14.0 – Retináculo extensor..220
15.0 – Músculos da região lateral da perna...220
16.0 – Retináculo fibular..221
17.0 – Músculos intrínsecos do pé..225
18.0 – Reflexo cutâneo plantar..229
19.0 – Movimentos do pé..230
20.0 – Movimentos dos dedos do pé..230
21.0 – Bainhas sinoviais dos tendões...231
22.0 – Arcos do pé...231
23.0 – Postura..233
24.0 – Deambulação..234
25.0 – Manutenção do equilíbrio durante a deambulação...235
26.0 – Pé torto, deslocamentos e fraturas do pé..235
27.0 – Estudos dos músculos 236
28.0 – Fáscia do membro inferior...236
29.0 – Nervos do membro inferior...237
30.0 – Artérias do membro inferior..252
31.0 – Veias do membro inferior..259
32.0 – Drenagem linfática do membro inferior..263

CAPÍTULO XVIII – MEMBRO SUPERIOR 266

1.0 – Ossos do membro superior 266
2.0 – Clavícula 266
3.0 – Escápula 267
4.0 – Úmero..268
5.0 – Ossos do antebraço 271
6.0 – Esqueleto da mão 274
7.0 – Junturas do membro superior 276
8.0 – Músculos do membro superior...284
9.0 – Nervos do membro superior 328
10.0 – Artérias do membro superior 341
11.0 – Veias do membro superior 349
12.0 – Drenagem linfática do membro superior 352

CAPÍTULO XIX – ESQUELETO AXIAL, SUAS JUNTURAS E MÚSCULOS 357

1.0 – Crânio..357
2.0 – Osso hióide 370
3.0 – Articulação temporomandibular 371
4.0 – Coluna vertebral e suas junturas 372
5.0 – Esqueleto do tórax 386
6.0 – Junturas do tórax 389
7.0 – Músculos que agem sobre o esqueleto axial...390

CAPÍTULO XX – VASOS E NERVOS DOS SEGMENTOS AXIAIS (PESCOÇO E CABEÇA) 415

1.0 – Nervos da cabeça e pescoço *415*
2.0 – Artérias do pescoço e cabeça *431*
3.0 – Veias superficiais do pescoço *439*
4.0 – Veias profundas do pescoço e cabeça *440*
5.0 – Artérias da órbita *441*
6.0 – Veias da órbita *442*
7.0 – Drenagem linfática do pescoço e cabeça *443*

CAPÍTULO XXI – VASOS E NERVOS DOS SEGMENTOS AXIAIS (TÓRAX) 445

1.0 – Nervos da parede torácica *445*
2.0 – Artérias da parede torácica *447*
3.0 – Veias da parede torácica *449*
4.0 – Drenagem linfática da parede torácica *450*
5.0 – Nervos do tórax *450*
6.0 – Vasos sanguíneos do tórax *452*
7.0 – Sistema ázigos *454*
8.0 – Drenagem linfática do tórax *455*

CAPÍTULO XXII – VASOS E NERVOS DOS SEGMENTOS AXIAIS (ABDOME E PELVE) 459

1.0 – Nervos do abdome *459*
2.0 – Artérias do abdome *460*
3.0 – Veias do abdome *468*
4.0 – Drenagem linfática do abdome *473*
5.0 – Nervos da pelve *474*
6.0 – Artérias da pelve *475*
7.0 – Veias da pelve *478*
8.0 – Drenagem linfática da pelve *479*

BIBLIOGRAFIA 480

ÍNDICE 481

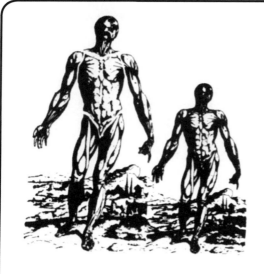

1
GENERALIDADES SOBRE OS SISTEMAS ORGÂNICOS

Capítulo 1

Introdução ao Estudo da Anatomia

1.0 – Considerações gerais

No seu conceito mais amplo, a Anatomia é a ciência que estuda, macro e microscopicamente, a constituição e o desenvolvimento dos seres organizados. Com a descoberta do microscópio desenvolveram-se ciências que, embora constituam especializações, são ramos da Anatomia. Assim, a Citologia (estudo da célula), a Histologia (estudo dos tecidos e de como estes se organizam para a formação de órgãos) e a Embriologia (estudo do desenvolvimento do indivíduo). Do mesmo modo poder-se-ia ainda considerar uma Anatomia Radiológica (que estuda os órgãos, quer no vivente, quer no cadáver, por meio dos Raios X), uma Anatomia Antropológica (que se ocupa dos tipos raciais), uma Anatomia Biotipológica ou Constitucional (que se ocupa dos tipos morfológicos constitucionais), uma Anatomia Comparativa (que se refere ao estudo comparado dos órgãos de indivíduos de espécies diferentes) e uma Anatomia de Superfície (estudo dos relevos morfológicos na superfície do corpo do indivíduo).

Especificamente, a Anatomia (**ana** = em partes; **tomein** = cortar) macroscópica é estudada pela dissecação de peças previamente fixadas por soluções apropriadas. Este livro refere-se aos dados anatômicos macroscópicos considerados fundamentais para o reconhecimento dos órgãos e dos sistemas por eles constituídos e em termos comparativos entre mamíferos, visando à melhor compreensão de sua estrutura. Os sistemas que, em conjunto, compõem o organismo do indivíduo são os seguintes:

a) sistema tegumentar; b) sistema esquelético, compreendendo o estudo dos ossos, cartilagens e das conexões entre os ossos; c) sistema muscular; d) sistema nervoso; e) sistema circulatório; f) sistema respiratório; g) sistema digestivo; h) sistema urinário; i) sistema genital – feminino e masculino; j) sistema endócrino; l) sistema sensorial.

Alguns sistemas podem ser agrupados formando os aparelhos:

a) aparelho locomotor: constituído pelos sistemas esquelético e muscular; b) aparelho urogenital: constituído pelos sistemas urinário e genital (masculino ou feminino).

2.0 – Conceito de Variação Anatômica Normal

Uma vez que a Anatomia utiliza como material de estudo o corpo do animal e, no caso da Anatomia Humana, o homem, torna-se necessário fazer alguns comentários sobre este material. A simples observação de um grupamento humano evidencia de imediato diferenças morfológicas entre os elementos que compõem o grupo. Estas diferenças morfológicas são denominadas **variações anatômicas** e podem apresentar-se externamente ou em qualquer dos sistemas do organismo, sem que isto traga prejuízo funcional para o indivíduo.

Observe as duas figuras abaixo (Fig. 1.0)

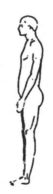 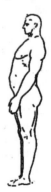

É evidente que a conformação externa dos dois indivíduos representados não é a mesma. No entanto, este fato não prejudica, por exemplo, o equilíbrio na posição bípede, em nenhum dos dois. As diferenças notadas são **variações anatômicas externas**.

Note agora a figura seguinte (Fig. 1.1)

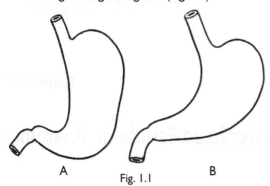

Fig. 1.1

Esquematicamente, vê-se a representação do estômago em dois indivíduos. Note como a forma é diferente: o estômago A é alongado, com grande eixo vertical e o estômago B apresenta-se mais horizontalmente. Isto, entretanto, não perturba os fenômenos digestivos que ocorrem no órgão referido. Esta **variação anatômica** ocorreu em um órgão do sistema digestivo, sendo portanto **interna**. Visto que o material utilizado para o estudo da Anatomia é o cadáver, o estudante deve ter sempre presente a possibilidade de **variações anatômicas**: o que ele observa em um cadáver pode não reproduzir exatamente o que um Atlas de Anatomia representa; em dois cadáveres, um mesmo elemento pode apresentar-se diferentemente; uma artéria pode, por exemplo, dividir-se em duas ao nível da fossa do cotovelo em um cadáver e, em outro, a divisão pode ocorrer ao nível da axila. A comprovação é fácil. Com a mão esquerda faça um garrote em torno do seu braço direito e verifique como as veias superficiais, no antebraço, tornam-se mais visíveis e salientes. Observe o padrão de distribuição destas veias. Faça a mesma experiência usando agora a mão direita como garrote. O padrão de distribuição das veias superficiais no antebraço esquerdo não é idêntico ao direito. Assim até em um mesmo indivíduo ocorrem variações anatômicas quando comparamos os dois lados. Daí dizer-se que a variação, em Anatomia, é uma constante. Quando examinar peças isoladas ou cadáveres, não se esqueça deste importante conceito. Não espere encontrar sempre no seu material de estudo a reprodução exata de figuras de Atlas ou de livros-textos que estiver utilizando. As descrições anatômicas obedecem, necessariamente, a um padrão que não inclui a possibilidade das variações. Este padrão corresponde ao que ocorre na maioria dos casos, ao que é mais frequente; para o anatomista o padrão é o **normal**, numa conceituação, portanto, puramente estatística. Para o médico, **normal** tem outro sentido: não é o que se apresenta na maioria dos casos, mas sim o que é sadio, ou com saúde, hígido, não doente.

3.0 – Anomalia e Monstruosidade

Dissemos que na variação anatômica não há prejuízo da função. Entretanto, podem ocorrer variações morfológicas que determinam perturbação funcional: por exemplo, o indivíduo pode nascer com um dedo a menos na mão direita. Quando o desvio do padrão anatômico perturba a função, diz-se que se trata de uma **anomalia** e não de uma **variação**. Se a anomalia for tão acentuada de modo a deformar profundamente a construção do corpo do indivíduo, sendo, em geral, incompatível com a vida, denomina-se **monstruosidade**; por exemplo, a agenesia (não formação) do encéfalo. O estudo deste assunto é feito em Teratologia.

4.0 – Fatores gerais de variação

As variações anatômicas ditas individuais, devem-se acrescentar aquelas decorrentes da idade, do sexo, da raça, do tipo constitucional e da evolução. Estes são, em conjunto, denominados **fatores gerais de variação anatômica**.

A – **Idade** – é o tempo decorrido ou a duração da vida. Notáveis modificações anatômicas ocorrem nas fases da vida intra e extrauterina do mamífero, bem como nos principais períodos em que cada fase se subdivide. Em cada período o indivíduo recebe nome especial a saber:

a) **Fase intrauterina**
1) **ovo** – quinze primeiros dias
2) **embrião** – até o fim do 2.º mês
3) **feto** – até o 9.º mês

b) **Fase extrauterina**
4) **recém-nascido** – até 1 mês após o nascimento
5) **infante** – até o fim 2.º ano
6) **menino** – até o fim do 10.º ano
7) **pré-púbere** – até a puberdade
8) **púbere** – dos 12 aos 14 anos, correspondendo à maturidade sexual que é variável nos limites da fase e nos sexos
9) **jovem** – até os 21 anos no sexo feminino e 25 anos no sexo masculino
10) **adulto** – até a menopausa (castração fisiológica natural) feminina (cerca de 50 anos) e ao correspondente processo no homem (cerca de 60 anos)
11) **velho** – além dos 60 anos.

B – **Sexo** – é o caráter de masculinidade ou feminilidade. É possível reconhecer órgãos de um e de outro sexo, graças a características especiais, mesmo fora da esfera genital.

C – Raça – é a denominação conferida a cada grupamento humano que possui caracteres físicos comuns, externa e internamente, pelos quais se distinguem dos demais. Conhecem-se, por exemplo, representantes das raças Branca, Negra e Amarela e seus mestiços, ou seja, "o produto do seu entrecruzamento".

D – Biótipo – é a resultante da soma dos caracteres herdados e dos caracteres adquiridos por influência do meio e da sua inter-relação. Os biótipos constitucionais existem em cada grupo racial.

Na grande variabilidade morfológica humana há possibilidade de reconhecer o tipo médio e os tipos extremos, embora toda sorte de transição ocorra entre os mesmos. Naturalmente, tipos mistos são, também, descritos.

Os dois tipos extremos são chamados **longilíneo** e **brevilíneo** e sua comparação denota melhor as diferenças, tanto nos caracteres morfológicos internos quanto nos externos, acarretando uma construção corpórea diversa.

Os **longilíneos** são indivíduos magros, em geral altos, com pescoço longo, tórax muito achatado anteroposteriormente, com membros longos em relação à altura do tronco. Um exemplo seria o da conhecida figura de D. Quixote (Fig. 1.2).

Os **brevilíneos** são indivíduos atarracados, em geral baixos, com pescoço curto, tórax de grande diâmetro anteroposterior, membros curtos em relação à altura do tronco. A figura de Sancho Pança (Fig. 1.3) representa a de um brevilíneo.

Os **mediolíneos** apresentam caracteres intermediários aos dos tipos precedentes.

E – Evolução – influencia o aparecimento de diferenças morfológicas, no decorrer dos tempos, como foi demonstrado pelo estudo dos fósseis.

Além das variações individuais e daquelas que são condicionadas pelos fatores gerais de variação acima referidos, o estudante de Anatomia deve ter presente o fato de que notáveis modificações ocorrem, em tempo mais ou menos curto, pela cessação do estado de vida que, na grande maioria dos casos, é causada por processos mórbidos. Assim, o estudo do material cadavérico deve ser sempre referido ao do animal vivo ou comparado ao do vivente, o que pode ser obtido por outros métodos, como a radiografia e a radioscopia e os exames endoscópicos. Esta noção é de fundamental importância: o que se vê nos cadáveres não corresponde, exatamente, ao que é encontrado in vivo, principalmente com referência à coloração, consistência, elasticidade, forma e até mesmo à posição ocupada pelos elementos anatômicos.

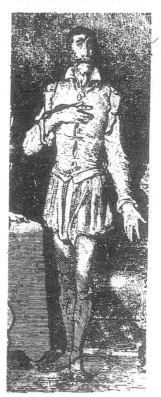

Fig. 1.2 – D. Quixote, segundo DORÉ.

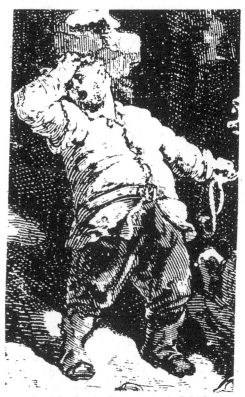

Fig. 1.3 – Sancho Pança, segundo DORE.

5.0 – Nomenclatura Anatômica

Como toda ciência, a Anatomia tem sua linguagem própria. Ao conjunto de termos empregados para designar e descrever o organismo ou suas partes dá-se o nome de Nomenclatura Anatômica. Com o extraordinário acúmulo de conhecimentos no final do século passado, graças aos trabalhos de importantes "escolas Anatômicas" (sobretudo na Itália, França, Inglaterra e Alemanha), as mesmas estruturas do corpo humano recebiam denominações diferentes nestes centros de estudos e pesquisas. Em razão desta falta de metodologia e de inevitáveis arbitrariedades, mais de 20.000 termos anatômicos chegaram a ser consignados (hoje reduzidos a pouco mais de 5.000). A primeira tentativa de uniformizar e criar uma nomenclatura Anatômica internacional ocorreu em 1895. Em sucessivos congressos de Anatomia em 1933, 1936 e 1950 foram feitas revisões e finalmente em 1955, em Paris, foi aprovada oficialmente a Nomenclatura Anatômica, conhecida sob a sigla de P.N.A. (**Paris Nomina Anatômica**). Revisões subsequentes foram feitas em 1960, 1965 e 1970, visto que a nomenclatura Anatômica tem caráter dinâmico, podendo ser sempre criticada e modificada, desde que haja razões suficientes para as modificações e que estas sejam aprovadas em Congressos Internacionais de Anatomia, realizados de cinco em cinco anos. A língua oficialmente adotada é o latim (por ser "língua morta"), porém cada país pode traduzí-la para seu próprio vernáculo. Ao designar uma estrutura do organismo, a nomenclatura procura adotar termos que não sejam apenas sinais para a memória, mas tragam também alguma informação ou descrição sobre a referida estrutura. Dentro deste princípio, foram abolidos os epônimos (nome de pessoas para designar coisas) e os termos indicam: a forma (músculo trapézio); a sua posição ou situação (nervo mediano); o seu trajeto (artéria circunflexa da escápula); as suas conexões ou inter-relações (ligamento sacroilíaco); a sua relação com o esqueleto (artéria radial); sua função (m. levantador da escápula); critério misto (m. flexor superficial dos dedos-função e situação). Entretanto, há nomes impróprios ou não muito lógicos que foram conservados, porque estão consagrados pelo uso (fígado, por exemplo, tem etimologia discutida). Usam-se as seguintes abreviaturas para os termos gerais de anatomia:

a. – artéria   aa. – artérias
fasc. – fascículo   gl. – glândula
lig. – ligamento   ligg. – ligamentos
m. – músculo   mm. – músculos
n. – nervo   nn. – nervos
r. – ramo   rr. – ramos
v. – veia   vv. – veias

6.0 – Divisão do corpo humano

O corpo humano divide-se em **cabeça, pescoço, tronco** e **membros**. A cabeça corresponde à extremidade superior do corpo estando unido ao tronco por uma porção estreitada, o **pescoço**. O tronco compreende o **tórax** e o **abdome** com as respectivas **cavidades torácica** e abdominal; a cavidade abdominal prolonga-se inferiormente na cavidade pélvica. Dos membros, dois são **superiores** ou **torácicos** e dois **inferiores** ou **pélvicos**. Cada membro apresenta uma **raiz**, pela qual está ligado ao tronco, e uma **parte livre**. A chave seguinte inclui as partes principais do corpo humano:

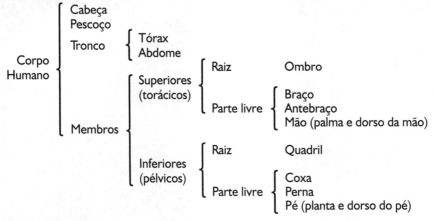

Na transição entre o braço e o antebraço há o **cotovelo**; entre o antebraço e a mão, o **punho**; entre a coxa e a perna, o **joelho**, e entre a perna e o pé, o **tornozelo**. (*) A região posterior do pescoço é denominada **nuca** e a do tronco, **dorso**. Às nádegas corresponde a **região glútea**.

(*) Embora os termos punho e tornozelo não estejam consignados na Nomenclatura Anatômica, foram aqui incluídos em virtude do seu consagrado uso no meio biomédico.

7.0 – Posição Anatômica

Para evitar o uso de termos diferentes nas deserções anatômicas, considerando-se que a posição pode ser variável, optou-se por uma posição padrão, denominada **posição de descrição anatômica (posição anatômica).** Deste modo, os anatomistas, quando escrevem seus textos, referem-se ao objeto de descrição considerando o indivíduo na posição padronizada. A posição anatômica pode ser vista na figura abaixo (Fig. 1.4).

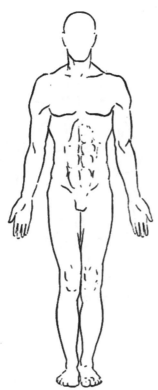

Fig. 1.4 – Posição anatômica

Observe que ela se assemelha à **posição fundamental da Educação Física:** indivíduo em posição ereta (em pé, posição ortostática ou bípede), com a face voltada para frente, o olhar dirigido para o horizonte, membros superiores estendidos, aplicados ao tronco e com as palmas voltadas para frente, membros inferiores unidos, com as pontas dos pés dirigidas para frente. Não importa, portanto, que o cadáver esteja sobre a mesa em decúbito dorsal (com o dorso colado à mesa), decúbito ventral (com o ventre colado à mesa) ou decúbito lateral (de lado): as descrições anatômicas são feitas considerando o indivíduo em posição anatômica. Para os animais quadrúpedes, a posição anatômica refere-se ao animal na sua posição ordinária, de pé.

8.0 – Planos de delimitação e secção do corpo humano

Na posição anatômica o corpo humano pode ser delimitado por planos tangentes à sua superfície, os quais, com suas intersecções, determinam a formação de um sólido geométrico, um paralelepípedo. A figura abaixo (1.5) ilustra o fato:

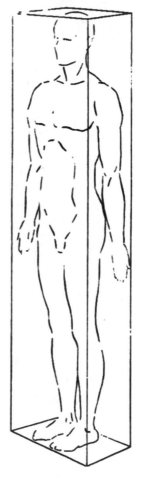

Fig. 1.5

Tem-se assim, para as faces desse sólido, os seguintes planos correspondentes:
a) Dois planos verticais, um tangente ao ventre – **plano ventral ou anterior** – e outro ao dorso – **plano dorsal** ou **posterior**. Estes e outros a eles paralelos são também designados como **planos frontais**, por serem paralelos à "frente". Via de regra, as denominações **ventral** e **dorsal** são reservados ao tronco e **anterior** e **posterior** aos membros (Fig. 1.6).

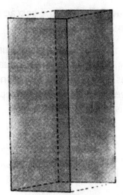

Fig. 1.6

b) Dois planos verticais tangentes aos lados do corpo – **planos laterais direito e esquerdo** (Fig. 1.7).

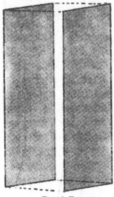

Fig. 1.7

c) Dois planos horizontais, um tangente à cabeça – **plano cranial** ou **superior** – e outro à planta dos pés – **plano podálico** (de **podos** = pé) **ou inferior** (Fig. 1.8).

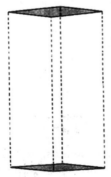

Fig. 1.8

O tronco isolado é limitado, inferiormente, pelo plano horizontal que tangencia o vértice do cóccix, ou seja, o osso que no homem é o vestígio da cauda de outros animais. Por esta razão, este plano é denominado **caudal**.

Os planos descritos são de delimitação. É possível traçar também planos de secção:

a) O plano que divide o corpo humano em metades direita e esquerda é denominado **mediano** (Fig. 1.9). Toda secção do corpo feita por planos paralelos ao mediano é uma **secção sagital** (corte sagital) e os planos de secção são também chamados **sagitais**. O nome deriva do fato de que o plano mediano passa pela **sagitta** (que significa seta) do crânio fetal, figura representada pelos espaços suturais medianos, de direção anteroposterior. Observe na figura abaixo (1.10) um crânio de feto em vista superior para localizar a **sagitta**.

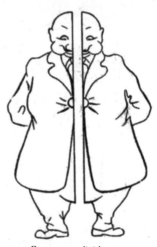

Fig. 1.9 – Plano **mediano**, que divide o corpo em duas metades.

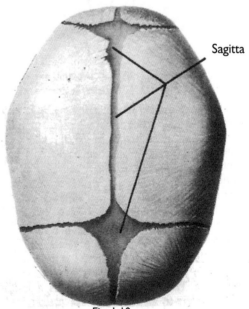

Fig. 1.10

b) Os planos de secção que são paralelos aos planos ventral e dorsal são ditos **frontais** e a secção é também denominada **frontal** (corte frontal). Com já foi assinalado, o plano ventral (ou anterior) é tangente à fronte do indivíduo, donde o adjetivo – **frontal** (Fig. 1.11).

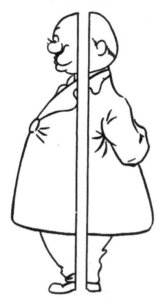

Fig. 1.11 – Plano de secção frontal.

c) Os planos de secção que são paralelos aos planos cranial, podálico e caudal são horizontais. A secção é denominada **transversal** (corte transversal). Observe a figura 1.12.

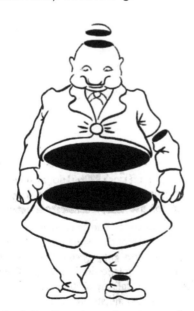

Fig. 1.12 – Plano de secção **transversal**.

8.1 – Planos de delimitação e secção nos quadrúpedes

Considerada a posição anatômica dos quadrúpedes, torna-se necessário fazer algumas considerações sobre os planos de delimitação e secção naqueles animais. Os **planos ventral**, **dorsal**, **laterais direito** e **esquerdo**, cranial e caudal, têm a mesma referência utilizada no corpo humano. Entretanto, os sinônimos não cabem na nomenclatura anatômica veterinária. Assim, nos quadrúpedes, os termos **anterior** e **posterior** não podem ser empregados substituindo ventral e dorsal, como no homem, uma vez que, naqueles animais, anterior e posterior seriam, quando muito, sinônimos de cranial e caudal, respectivamente. Ainda assim, neste caso, usam-se estes últimos termos. Do mesmo modo, **superior** e **inferior** são empregados, no homem, como sinônimos de cranial e caudal, o que de modo algum se justifica nos quadrúpedes. Nestes existe também o plano podálico descrito para o homem, mas, em ambos, não é de uso corrente.

Quanto aos planos de secção, o plano mediano, bem como os sagitais, têm a mesma conotação que no homem. Já os cortes transversais, que no homem são feitos por planos horizontais, nos quadrúpedes são produzidos por planos verticais, paralelos aos planos cranial e caudal, e, denominados **transversais** ou **frontais** (Fig. 1.13). Repare, pois, que o plano frontal no homem guarda paralelismo com os planos ventral e dorsal, enquanto que nos quadrúpedes ele é paralelo aos planos cranial e caudal.

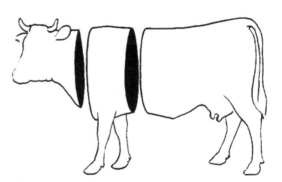

Fig. 1.13 – Planos de secção **transversais** (ou frontais) nos quadrúpedes.

9.0 – Eixos do corpo humano

São linhas imaginárias traçadas no indivíduo considerado incluído no paralelepípedo. Os eixos principais seguem três direções ortogonais:

a) **eixo sagital, anteroposterior**, unindo o centro do plano ventral ao centro do plano dorsal. É um eixo **heteropolar**, pois, suas extremidades tocam em porções não correspondentes do corpo;

b) **eixo longitudinal, craniocaudal**, unindo o centro do plano cranial ao centro do plano podálico (caudal nos quadrúpedes). É, igualmente, **heteropolar**.

c) **eixo transversal, látero-lateral**, unindo o centro do plano lateral direito ao centro do plano lateral esquerdo. Este é **homopolar**, pois, suas extremidades tocam em pontos correspondentes do corpo.

10.0 – Termos de posição e direção

O estudo da forma dos órgãos vale-se, geralmente, da comparação geométrica. Assim, conforme o órgão, são descritos faces, margens, extremidades ou ângulos, designados de acordo com os correspondentes planos fundamentais para os quais estão voltados.

Por exemplo, uma face que olha para o plano mediano é **medial**, e a que está voltada para o plano de um dos lados é **lateral**.

A situação e a posição dos órgãos são indicadas, também, em função desses planos: um órgão próximo ao plano mediano é **medial** ou se acha **medialmente** em relação a outro que lhe fica **lateralmente**, ou seja, mais perto do plano lateral, direito ou esquerdo. Daí a grande importância de conhecer-se os planos de delimitação e secção do corpo, uma vez que os termos descritivos da posição e direção dos órgãos são utilizados em função deles. Observe a figura abaixo, que representa, de modo esquemático, um corte transversal ao nível do tórax. Estruturas estão aí colocadas em posições diversas. Acompanhe o texto que se segue examinando a figura 1.14.

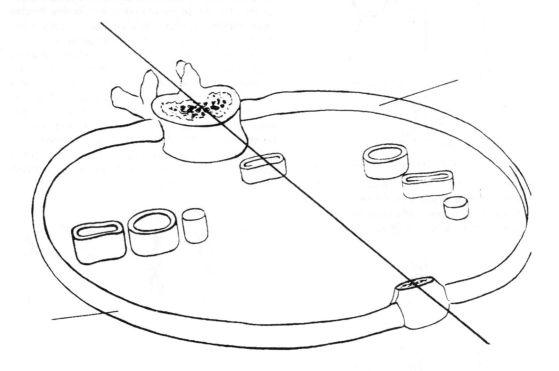

Fig. 1.14

A – A linha xy corresponde ao plano mediano. Estruturas situadas neste plano são, por esta razão, denominadas **medianas: a, b** e **c**. Exemplos de estruturas medianas: coluna vertebral, nariz, cicatriz umbilical.

B – Observe agora as estruturas d, e e f: consideradas em conjunto, a estrutura f é a que se coloca mais próxima do plano mediano em relação a d e e, sendo denominada **medial**; **d** e **e** estão mais próximas do plano lateral direito e são ditas **laterais**, em relação a **f**; por outro lado, a estrutura e está situada entre **f** (que é medial) e **d** (que é lateral), sendo, por isso, considerada **intermédia**.

Note os conceitos que se seguem:

a) a estrutura que se situa mais próxima do plano mediano em relação a uma outra é dita **medial**. Por exemplo, o V dedo (mínimo) é medial em relação ao polegar.

b) a estrutura que se situa mais próxima do plano lateral (direito ou esquerdo) em relação a uma outra é dita **lateral**. Por exemplo, o polegar é lateral em relação ao V dedo;

c) a estrutura que se situa entre duas outras que são respectivamente medial e lateral em relação a ela, é dita **intermédia**.

C – Observe agora as estruturas **g, h e i** consideradas em conjunto: a estrutura **i** é a que se coloca mais próxima do plano ventral ou anterior, em relação a **g** e **h**, e é denominada **ventral** (ou anterior) ; **g** e **h** estão mais próximas do plano dorsal ou posterior e são ditas **dorsais** (ou posteriores) em relação a **i**; por outro lado, a estrutura **h** está situada entre **i** (que é ventral) e **g** (que é dorsal) sendo, por isso, considerada **média**. Note os conceitos que se seguem:

a) a estrutura que se situa mais próxima do plano ventral em relação a uma outra é dita **ventral** (ou anterior). Por exemplo, os dedos do pé são anteriores em relação ao tornozelo; a palma é anterior em relação ao dorso da mão;

b) a estrutura que se situa mais próxima do plano dorsal em relação a uma outra é dita **dorsal** (ou posterior). Por exemplo, o dorso da mão é posterior em relação à palma;

c) a estrutura que se situa entre duas outras que são, respectivamente, anterior (ventral) e posterior (dorsal) a ela é dita **média**.

D – A figura 1.14 representa estruturas que estão em alinhamento transversal (**d, e e f**) ou anteroposterior (**i, h, g**). Entretanto, as estruturas podem estar em alinhamento longitudinal ou craniocaudal. Nestes casos, a estrutura mais próxima do plano cranial (ou superior) é dita **cranial** (ou superior) em relação a uma outra que lhe será **caudal** (ou inferior). Esta última estará mais próxima do plano caudal do que a primeira. Os termos cranial e caudal, como foi dito, são empregados mais comumente para estruturas situadas no tronco.

Pode ocorrer que uma estrutura se situe entre as que são, respectivamente, cranial (ou superior) e caudal (ou inferior) em relação a ela. Neste caso ela será **média**. Por exemplo, o nariz é médio em relação aos olhos e aos lábios.

E – Os adjetivos **interno** e **externo** são também utilizados como termos de posição, indicando a situação da parte voltada para o interior ou o exterior de uma cavidade. Por exemplo, a **face interna** de uma costela olha para dentro e a **face externa** olha para fora da cavidade torácica. Volte à figura 1.14 e repare os números 1 e 2 que ilustram o exemplo. Pode, eventualmente, ocorrer que uma estrutura esteja situada entre outras duas que são respectivamente interna e externa em relação a ela. Neste caso ela será **média**.

F – Nos membros empregam-se termos especiais de posição, como os adjetivos **proximal** e **distal**, conforme a parte considerada se encontre mais próxima ou mais distante da raiz do membro. Por exemplo, a mão é **distal** em relação ao antebraço e este também o é em relação ao braço; o antebraço é **proximal** em relação à mão. As expressões proximal e distal são aplicadas também aos segmentos dos vasos em relação ao órgão central, o coração, e dos nervos em relação ao chamado neuro-eixo, que inclui o encéfalo e a medula. Pode ocorrer que uma estrutura se situe entre duas outras que são respectivamente, proximal e distal a ela: neste caso será média. Por exemplo, nos dedos há 3 falanges: proximal, **média** e distal. Observe, portanto, este fato: o termo **médio (média)** indica estruturas que estão entre duas outras que podem ser ventral (anterior) e dorsal (posterior), cranial (superior) e caudal (inferior), interna e externa, proximal e distal em relação a elas.

10.1 – Termos de posição e direção nos quadrúpedes

Os termos utilizados para o corpo humano servem perfeitamente para os quadrúpedes, exceção feita para superior e inferior, anterior e posterior. Naqueles animais deve-se empregar sempre dorsal e ventral e cranial e caudal, respectivamente.

11.0 – Princípios gerais de construção corpórea nos vertebrados

O corpo humano é construído segundo alguns princípios fundamentais que prevalecem para os vertebrados e são os seguintes:

a) **Antimeria** – O plano mediano divide o corpo do indivíduo em duas metades, direita e esquerda, como já vimos. Estas metades são denominadas **antímeros** e são semelhantes, morfológica e funcionalmente, donde dizer-se que o homem, como os vertebrados, é construído segundo o princípio da **simetria bilateral**. Na realidade, não há simetria perfeita porque não existe correspondência exata de todos os órgãos. Ela é mais notável no início do desenvolvimento, um fato que poderá ser comprovado no estudo da Embriologia. Com o evolver do indivíduo, em grande parte, ela se perde, surgindo secundariamente a assimetria: as hemifaces de um mesmo indivíduo não são idênticas; há diferenças na altura dos ombros; o comprimento dos membros não é o mesmo à direita e à esquerda. Os órgãos profundos apresentam assimetrias ainda mais evidentes: o coração apresenta-se deslocado para a esquerda; o fígado quase todo está à direita e o baço pertence somente ao antímero esquerdo; o rim direito está em nível inferior ao esquerdo. Todos esses são exemplos de **assimetrias morfológicas**. Ao lado delas existem as **assimetrias funcionais**, das quais um exemplo é o predomínio do uso do membro superior direito, na maioria dos indivíduos, e que é conhecido como **dextrismo**.

b) **Metameria** – Por metameria entende-se a superposição, no sentido longitudinal, de segmentos semelhantes, cada segmento correspondendo a um **metâmero**. Mais ainda que a antimeria, a metameria é evidente na fase embrionária, conservando-se no adulto apenas em algumas estruturas, como por exemplo, na coluna vertebral (superposição de vértebras) e caixa torácica (as costelas estão superpostas em série longitudinal deixando entre elas os chamados espaços intercostais).

c) **Paquimeria** – É o princípio segundo o qual o segmento axial do corpo do indivíduo é constituído, esquematicamente, por dois tubos, como ilustra a fig. 1.15.

Os tubos, denominados **paquímeros**, são respectivamente, **ventral** e **dorsal**. O paquímero ventral, maior, contém a maioria das vísceras e, por esta razão, é também denominado **paquímero visceral**. O paquímero dorsal compreende a cavidade craniana e o canal vertebral (situado dentro da coluna vertebral) e aloja o sistema nervoso central: o encéfalo na cavidade craniana e a medula no canal vertebral da coluna; esta é a razão pela qual ele é também denominado **paquímero neural**.

d) **Estratificação** – A figura abaixo (1.16) ilustra o princípio segundo o qual o corpo humano

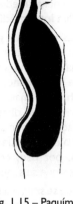

Fig. 1.15 – Paquímeros

é construído por **camadas** (estratos) que se superpõem, reconhecendo-se, portanto, uma **estratimeria** ou **estratificação**.

Observe na figura 1.16 como a pele (1) é a camada mais superficial, vindo a seguir a tela subcutânea (2), a fáscia muscular (3), os músculos (4) e os ossos (5). Note como podem ocorrer vasos e nervos ao nível da tela subcutânea (6), ou na profundidade, entre músculos (7). As estruturas que se situam fora da lâmina de envoltura dos músculos (fáscia muscular) são ditas **superficiais**; as que se situam para dentro desta lâmina são **profundas**.

A estratigrafia ocorre também nos órgãos ocos, como o estômago. As paredes destes órgãos são constituídas por camadas superpostas que serão estudadas em Histologia.

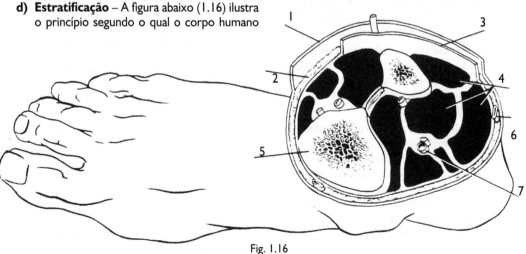

Fig. 1.16

OBJETIVOS ESPECÍFICOS DO CAPÍTULO I

Após o estudo deste capítulo o aluno deve ser capaz de:
1. conceituar Anatomia em sentido amplo e em sentido restrito;
2. citar os sistemas e os aparelhos do organismo;
3. conceituar normal em Anatomia, variação anatômica, anomalia e monstruosidade;
4. citar os fatores gerais de variação anatômica;
5. definir biótipo;
6. definir longilíneo, brevilíneo, mediolíneo e citar suas características morfológicas;
7. definir Nomenclatura Anatômica;
8. citar os princípios fundamentais da Nomenclatura Anatômica usados para designar estruturas do corpo humano, exemplificando;
9. citar as abreviaturas utilizadas em Anatomia, para os termos gerais;
10. citar as partes constituintes do corpo humano;
11. descrever a "Posição de Descrição Anatômica" no homem e nos mamíferos quadrúpedes;
12. descrever os "planos de delimitação e secção" do corpo humano e dos mamíferos quadrúpedes;
13. citar os eixos do corpo humano descrevendo seu trajeto;
14. definir os termos de posição e direção: medial, lateral, mediano, superior, inferior, anterior, posterior, ventral, dorsal, caudal, médio, intermédio, distal, proximal, interno, externo, cranial, superficial, profundo;
15. definir os princípios de construção do corpo humano: estratificação, antimeria, metameria e paquimeria, e citar exemplos;
16. demonstrar, com exemplos, que a simetria bilateral é apenas aparente.

Capítulo II

Sistema Esquelético

1.0 – Conceito de esqueleto

Osteologia, em sentido restrito e etimologicamente, é o estudo dos ossos. Em sentido mais amplo inclui o estudo das formações intimamente ligadas ou relacionadas com os ossos, com eles formando um todo – o **esqueleto**.

Este, a julgar pelo emprego rotineiro do termo, poderia significar a simples reunião dos ossos, mas na realidade transcende este sentido significando "arcabouço" (daí **esqueleto fibroso** do coração, **esqueleto cartilagíneo** etc.). Assim sendo, podemos definir o esqueleto como o conjunto de ossos e cartilagens que se interligam para formar o arcabouço do corpo do animal e desempenhar várias funções. Por sua vez os ossos são definidos como peças rijas, de número, coloração e forma variáveis e que, em conjunto, constituem o esqueleto.

2.0 – Funções do esqueleto

Como funções importantes para o esqueleto podemos apontar: proteção (para órgãos como o coração, pulmões e sistema nervoso central); sustentação e conformação do corpo; local de armazenamento de íons Ca e P (durante a gravidez a calcificação fetal se faz, em grande parte, pela reabsorção destes elementos armazenados no organismo materno); sistema de alavancas que movimentadas pelos músculos permitem os deslocamentos do corpo, no todo ou em parte e, finalmente, local de produção de certas células do sangue.

3.0 – Tipos de esqueletos

O esqueleto pode-se apresentar com todas as peças ou com ossos isolados inteiramente uns dos outros. No primeiro caso fala-se em esqueleto articulado; no segundo, **esqueleto desarticulado**.

No caso de tratar-se de um esqueleto articulado, podemos verificar que a união entre os ossos pode ser **natural** (isto é, feita pelos próprios ligamentos e cartilagens dessecadas), **artificial** (ligação dos ossos por meio de peças metálicas) e pode ser **misto** (quando são usados os dois processos de interligação). Quando se percorre a escala zoológica, verifica-se interessante modificação na posição do arcabouço de sustentação dos organismos.

Assim vê-se entre os artrópodos, que a base de sustentação é externa: há um **exoesqueleto** e a esta **porção** externa mais rígida se prendem as partes moles, (Fig. 2.0).

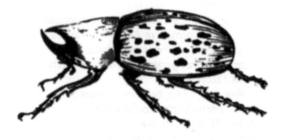

Fig. 2.0 – **Dynastes tityrus**, com seu exoesqueleto.

Com a evolução aparece um esqueleto interno, **endoesqueleto** que, pouco a pouco substitui o esqueleto (menos funcional para o tipo avançado de animal) (Fig. 2.1).

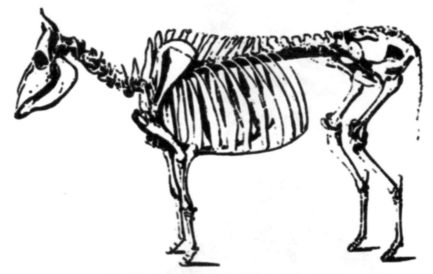

Fig. 2.1 – Endoesqueleto de quadrúpede (bovino)

Nos peixes, nos tatus, nos quelônios, nos crocodilos, podemos verificar a presença de um endoesqueleto já bem desenvolvido, embora esteja ainda conservado, como resto da condição primitiva, um exoesqueleto com graus de desenvolvimento muito variáveis (Fig. 2.2).

Ao homem restou apenas o endoesqueleto, podendo-se olhar a estratificação da epiderme e a corneificação de sua camada mais externa como a "lembrança" da condição primitiva.

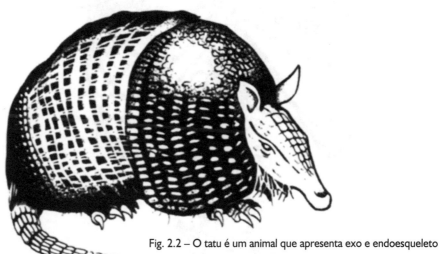

Fig. 2.2 – O tatu é um animal que apresenta exo e endoesqueleto

4.0 – Divisão do esqueleto

O esqueleto pode ser dividido em duas grandes porções. Uma mediana, formando o eixo do corpo, e composta pelos ossos da cabeça, pescoço e tronco (tórax e abdome): é o esqueleto **axial**; outra, apensa ate esta, forma os membros e constitui o esqueleto **apendicular**. A união entre estas duas porções se faz por meio de **cinturas**: **escapular** (ou torácica, constituída pela escápula e clavícula) e **pélvica**, constituída pelos ossos do quadril (coxais). Observe as figuras seguintes que representam os esqueletos axial, apendicular, e as cinturas, escapular e pélvica, com os ossos que as constituem (Figs. 2.3, 2.4, 2.5, 2.6, 2.7)

CAPITULO II

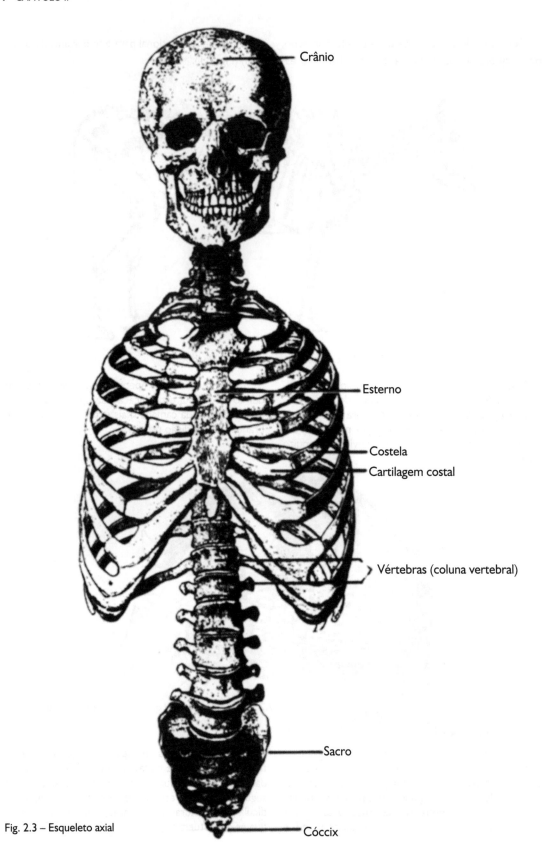

Fig. 2.3 – Esqueleto axial

SISTEMA ESQUELÉTICO 15

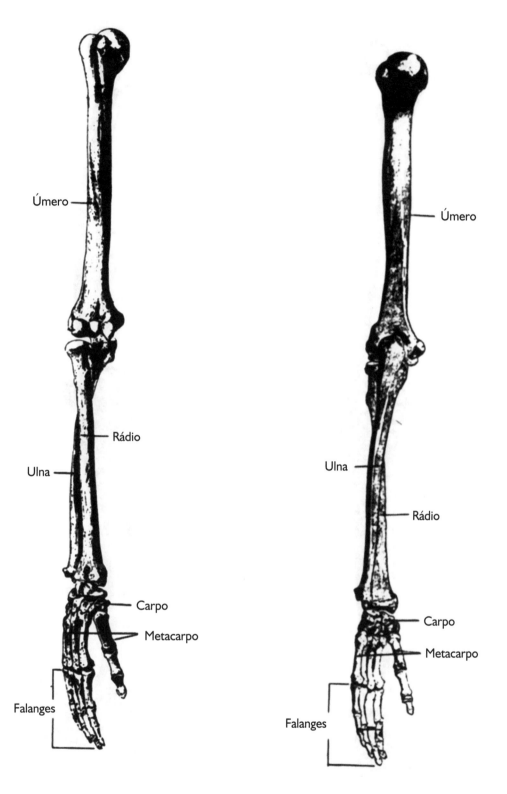

Fig. 2.4.A – Esqueleto do membro superior, visto anteriormente.

Fig. 2.4.B – Esqueleto do membro superior, visto posteriormente.

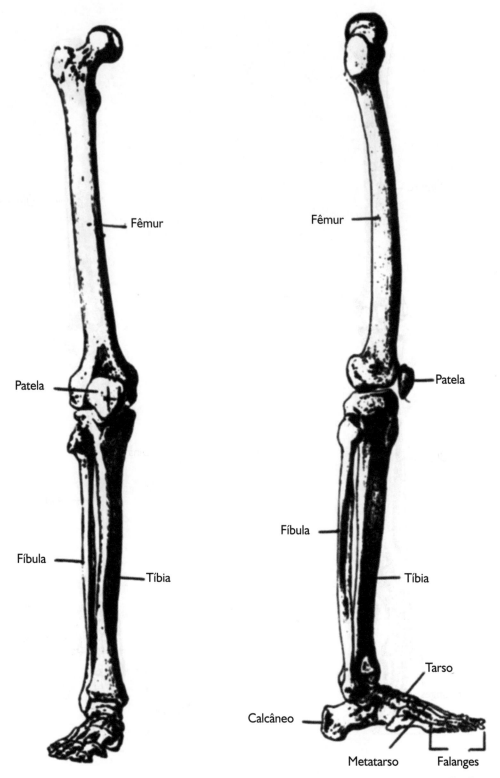

Fig. 2.5.A – Esqueleto do membro inferior, visto anteriormente.

Fig. 2.5.B – Esqueleto do membro inferior, visto lateralmente.

SISTEMA ESQUELÉTICO 17

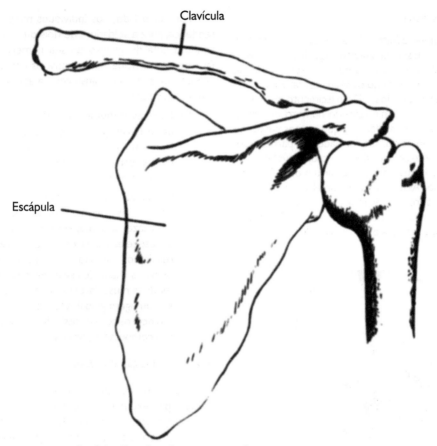

Fig. 2.6 – Esqueleto da cintura escapular, visto posteriormente.

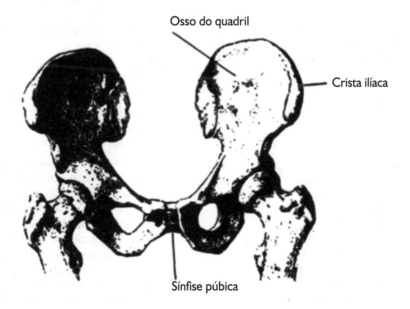

Fig. 2.7 – Esqueleto da cintura pélvica, visto anteriormente.

5.0 – Número dos ossos

No indivíduo adulto, idade na qual se considera completado o desenvolvimento orgânico, o número de ossos é de 206. Este número, todavia, varia, se levarmos em consideração os seguintes fatores:

a) **Fatores etários** – Do nascimento à senilidade há uma diminuição do número de ossos. Isto deve-se ao fato de que, certos ossos, no recém-nascido, são formados de partes ósseas que se soldam durante o desenvolvimento do indivíduo para constituir um osso único no adulto. Assim, o osso frontal é formado por duas porções, separadas no plano mediano. A figura abaixo, 2.8, mostra um crânio de feto onde o fato pode ser observado.

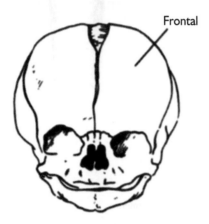

Fig. 2.8 – Crânio fetal

O osso do quadril, no feto, é constituído de três partes, **ísquio**, **pube** e **ílio**, que posteriormente se soldam para formar um osso único no adulto (Fig. 2.9).

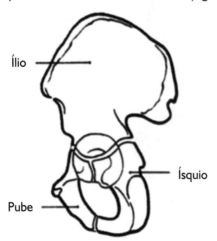

Fig. 2.9 – Osso do quadril, de feto e criança

Por outro lado, nos indivíduos muito idosos, há tendência para a soldadura de dois ou mais ossos, levando a uma diminuição do seu número total. Este fato ocorre principalmente entre os ossos do crânio (sinostose), podendo transformar a abóbada craniana em um único osso.

b) **Fatores individuais** – Em alguns indivíduos pode haver persistência da divisão do osso frontal no adulto e ossos extranumerários podem ocorrer, determinando variação no número de ossos.

c) **Critérios de contagem** – Os anatomistas utilizam às vezes critérios muito pessoais para fazer a contagem do número de ossos do esqueleto e isto explica a divergência de resultados quando os comparamos. Assim, os ossos chamados **sesamoides** (inclusos em tendões musculares) são computados ou não na contagem global, segundo o autor. O mesmo ocorre com os ossículos do ouvido médio, ora computados, ora não.

6.0 – Classificação dos ossos

Há várias maneiras de classificar os ossos. Eles podem, por exemplo, ser classificados pela sua posição topográfica, reconhecendo-se **ossos axiais** (que pertencem ao esqueleto axial) e **apendiculares** (que fazem parte do esqueleto apendicular). Entretanto, a classificação mais difundida é aquela que leva em consideração a forma dos ossos, classificando-os segundo a predominância de uma das dimensões (comprimento, largura ou espessura) sobre as outras duas. Assim, reconhecem-se:

a) **Osso longo** – É aquele que apresenta um comprimento consideravelmente maior que a largura e a espessura. Exemplos típicos são os ossos do esqueleto apendicular: fêmur, úmero, rádio, ulna, tíbia, fíbula, falanges. A figura 2.10 representa um osso longo.

Observe como o osso longo apresenta duas extremidades, denominadas **epífises** e um corpo, a **diáfise**. Esta possui, no seu interior, uma cavidade – **canal medular** (Fig. 2.15), que aloja a **medula óssea**. Por esta razão os ossos longos são também chamados **tubulares**. Nos ossos em que a ossificação ainda não se completou, é possível visualizar entre a epífise e a diáfise um disco cartilaginoso? **cartilagem epifisial**, relacionado com o crescimento do osso em comprimento. (Fig. 2.15.A).

SISTEMA ESQUELÉTICO 19

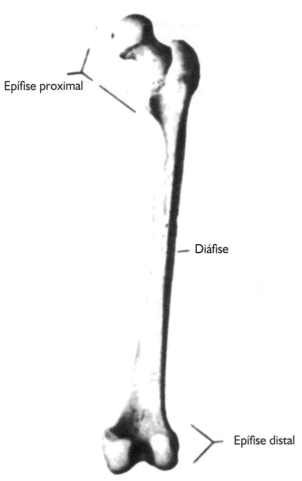

b) **Osso laminar** – Também chamado (impropriamente) **plano**, é o que apresenta comprimento e largura equivalentes, predominando sobre a espessura. Ossos do crânio, como o parietal, frontal, occipital e outros como a escápula e o osso do quadril, são exemplos bem demonstrativos (Fig. 2.11).

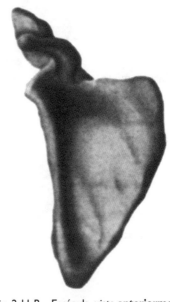

Fig. 2.11.B – Escápula, vista **anteriormente**

Fig. 2.10 – Fêmur, visto **posteriormente**

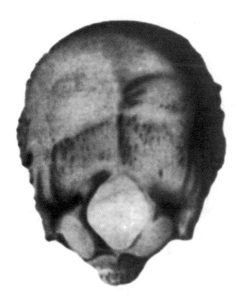

Fig. 2.11.A – Occipital, visto **inferiormente**

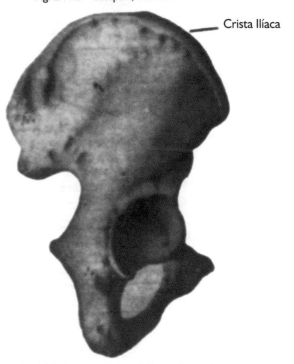

Fig. 2.11.C – Osso do **quadril**, visto **lateralmente**

c) **Osso curto** – É aquele que apresenta equivalência das três dimensões. Os ossos do carpo e do tarso são excelentes exemplos (Fig. 2.12).

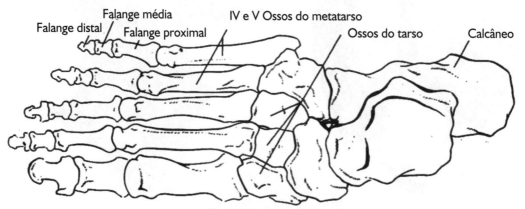

Fig. 2.12.A – Esqueleto da mão

Fig. 2.12.B – Esqueleto do pé

Existem ossos que não podem ser classificados em nenhum dos tipos descritos acima e são, por esta razão e por características que lhe são peculiares, colocados dentro de uma das categorias seguintes:

d) **Osso irregular** – Apresenta uma morfologia complexa que não encontra correspondência em formas geométricas conhecidas. As vértebras e o osso temporal são exemplos marcantes (Fig. 2.13).

e) **Osso pneumático** – Apresenta urna ou mais cavidades, de volume variável, revestidas de mucosa e contendo ar. Estas cavidades recebem o nome de sinus ou seio. Os ossos pneumáticos estão situados no crânio: frontal, maxilar, temporal, etmoide e esfenoide (Fig. 2.14).

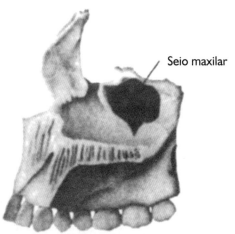

Fig. 2.14 – Maxilar, visto medialmente

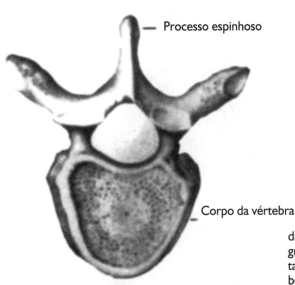

Fig. 2.13.A – Vértebra torácica, vista superiormente

Repare que há ossos que, dadas as suas peculiaridades morfológicas, são classificados em mais de um grupo: o frontal, por exemplo, é um osso laminar, mas também pneumático; o maxilar é irregular, mas também pneumático.

f) **Ossos sesamoides** – Desenvolvem-se na substância de certos tendões ou da cápsula fibrosa que envolve certas articulações. Os primeiros são chamados **intratendíneos** e os segundos **periarticulares**. A **patela** é um exemplo típico de osso sesamoide intratendíneo (Fig. 2.5).

7.0 – Tipos de substância óssea

O estudo microscópico do tecido ósseo distingue a **substância óssea compacta** e a **esponjosa**. Embora os elementos constituintes sejam os mesmos nos dois tipos de substância óssea, eles dispõem-se diferentemente conforme o tipo considerado e seu aspecto macroscópico também difere. Na substância óssea compacta, as lamínulas de tecido ósseo encontram-se fortemente unidas umas às outras pelas suas faces, sem que haja espaço livre interposto. Por esta razão, este tipo é mais denso e rijo. Na substância óssea esponjosa as lamínulas ósseas, mais irregulares em forma e tamanho, se arranjam de forma a deixar entre si espaços ou lacunas que se comunicam umas com as outras. As ilustrações abaixo mostram os dois tipos de substância óssea num osso longo, em corte frontal e em corte transversal. (Fig. 2.15).

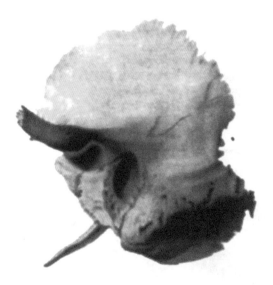

Fig. 2.13.B – Temporal, visto lateralmente

Observe nas duas ilustrações a presença do **canal medular** que aloja a medula óssea. Esta também é encontrada nos espaços existentes entre as trabéculas de substância óssea esponjosa.

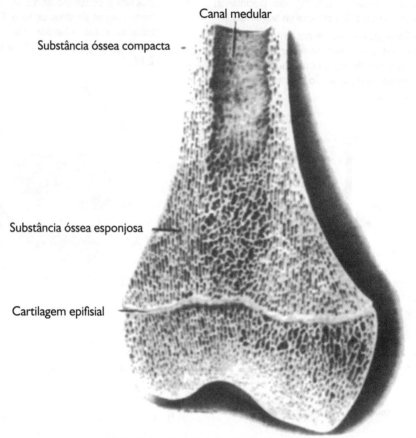

Fig. 2.15.A – Corte frontal de um osso longo

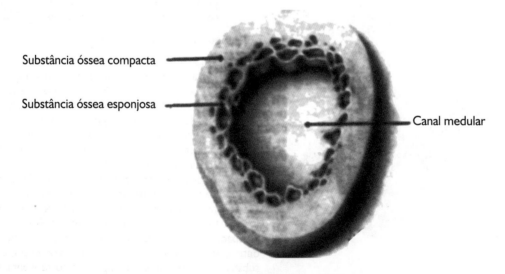

Fig. 2.15.B – Corte transversal ao nível da diáfise de um osso longo

8.0 – Elementos descritivos da superfície dos ossos

Os ossos apresentam na sua superfície, depressões, saliências e aberturas que constituem elementos descritivos para seu estudo. As saliências servem para articular os ossos entre si ou para a fixação de músculos, ligamentos, cartilagens etc. As superfícies que se destinam à articulação com outra(s) peça (s) esquelética (s) são ditas **articulares**; são lisas e revestidas de cartilagem, comumente hialina, que é destruída durante o processo de preparação dos ossos para estudo. Entre as saliências reconhecem-se: cabeças, côndilos, cristas, eminências, tubérculos, tuberosidades, processos, linhas, espinhas, trócleas etc. As depressões podem, como as saliências, ser articulares ou não, e entre elas citam-se as fossas, fossetas, impressões, sulcos, recessos, etc. Entre as aberturas, em geral destinadas à passagem de nervos ou vasos, encontram-se os forames, meatos, óstios, poros, etc. Impõe-se uma ressalva: os critérios para estas denominações nem sempre são lógicos, sendo conservadas pela consagração do uso.

9.0 – Periósteo

No vivente e no cadáver o osso se encontra sempre revestido por delicada membrana conjuntiva, com exceção das superfícies articulares. Esta membrana é denominada **periósteo** e apresenta dois folhetos: um superficial e outro profundo, este em contata direto com a superfície óssea. A camada profunda é chamada osteogênica pelo fato de suas células se transformarem em células ósseas, que são incorporadas à superfície do osso, promovendo assim o seu espessamento. Este mecanismo, assim como as minúcias estruturais, devem ser estudadas em Histologia.

10.0 – Nutrição

Os ossos, seja devido à sua função hemopoiética, seja pelo fato de se apresentarem com um desenvolvimento lento e contínuo, são altamente vascularizados. As artérias do periósteo penetram no osso, irrigando-o e distribuindo-se na medula óssea. Por esta razão, desprovido do seu periósteo o osso deixa de ser nutrido e morre.

CONSIDERAÇÕES GERAIS SOBRE AS AULAS PRÁTICAS

1.0 – Anatomia Macroscópica é uma disciplina essencialmente prática. É evidente que conceituações teóricas fazem parte do seu estudo e, por esta razão, é inútil seguir os roteiros de prática sem a complementação da parte puramente teórica que os antecedem. Mesmo porque, neste livro, raras vezes encontraremos uma "parte puramente teórica".

2.0 – O estudo deve ser feito em grupo e os roteiros foram escritos para serem seguidos rigorosamente. Saltar parágrafos, ou mesmo frases, deixar de seguir estritamente as instruções, pode levar o grupo a perder a logicidade da sequência, com prejuízos que se refletirão no momento da autoavaliação. O livro texto contém todas as ilustrações indispensáveis, o que não impede o emprego do Atlas de Anatomia ou ilustrações suplementares, à vontade do grupo.

3.0 – O material utilizado pelo grupo de estudo deve ser adequado e estar em boas condições de conservação. Entretanto, peças há que, pela dificuldade de obtenção ou preparação, não existem em grande número. Para resolver o problema, estas peças ficarão à disposição dos grupos em uma ou mais mesas, denominadas **neutras**. Se mencionadas nos roteiros, devem ser procuradas pelos componentes do grupo. Sendo de consulta coletiva, as peças das mesas neutras não devem ser transportadas para outras mesas.

4.0 – Nunca peça o auxílio do Professor antes de tentar, dentro do seu grupo, com todas as informações e meios que tem a seu dispor, resolver a dificuldade. O aprendizado depende muito da sua capacidade de observar, raciocinar, comparar, discutir e deduzir, junto com seus colegas de grupo. Porque, além da Anatomia, há um objetivo maior que se deseja ver atingido: **aprender a aprender**.

5.0 – Estas considerações gerais são válidas para todas as aulas práticas, seja qual for o assunto. Método, rigor e ritmo de estudo, são condições essenciais para colher bons resultados.

ROTEIRO PARA AULA PRÁTICA DE SISTEMA ESQUELÉTICO

1.0 – Examine a estrutura à sua frente. Observe como ela está constituída de partes articuladas entre si, artificialmente. Estas partes são os **ossos** e, no conjunto, a estrutura é denominada **esqueleto.**

Identifique as partes que correspondem ao **esqueleto axial** e ao **esqueleto apendicular** (Figs. 2.3, 2.4 e 2.5). Repare que o esqueleto apendicular está apenso ao axial por ossos que constituem as **cinturas.** Localize as cinturas **escapular** e **pélvica** e identifique os ossos que delas fazem parte (Figs. 2.6 e 2.7).

2.0 – Com o auxílio das figs. 2.3, 2.4, 2.5, 2.6 e 2.7 você identificou muitos ossos do esqueleto axial e apendicular. Mas ainda não identificou os do crânio. Alguns ossos cranianos são frequentemente destruídos durante a preparação do material. Isto ocorre principalmente na órbita e cavidade nasal, mas, no momento, nenhum deles será objeto de estudo. Assim, com o auxílio das figs. 2.16, 2.17 e 2.18 identifique os ossos seguintes: **frontal, nasal, zigomático, maxilar, mandíbula, parietal, temporal, esfenoide** e **occipital.**

3.0 – Os ossos já foram identificados. Peça então a um colega do grupo para despir o tórax. Escolha um que seja suficientemente magro para servir de modelo, pois vamos estudar um pouco de **Anatomia de Superfície.** Observe quais relevos aparecem na superfície do **corpo** do seu colega ao nível do **ombro, cotovelo, punho** e **mão.** Tente identificar no esqueleto quais ossos e que partes deles fazem estes relevos. Observe o relevo da **clavícula,** do **esterno** e das **costelas.** Examine estes ossos no esqueleto. Passe agorãa à **coluna vertebral**: note como as **vértebras,** no esqueleto, têm volume diferente embora sua forma seja, basicamente, semelhante. Elas podem ser separadas em três grupos: 7 **cervicais** (no pescoço), 12 **torácicas** (no tórax) e 5 **lombares** (correspondem ao abdome). Em outros animais, entretanto, o número de vértebras varia. No cavalo, há 18 torácicas e no boi 13. Em quase todos os mamíferos, todavia, incluindo a girafa, o número de vértebras cervicais é de 7. Observe como as vértebras de cada grupo têm características próprias e diferenciam-se das dos outros grupos. Que parte das vértebras pode ser palpada na coluna vertebral do seu colega? Confira sua resposta na fig. 2.13. A Peça a ele para fletir o tórax, como se fosse apanhar um objeto no chão, sem dobrar as pernas, e repare como os relevos da coluna vertebral tornam-se muito mais nítidos. Guarde este conceito: relevos produzidos por ossos na superfície do corpo podem ser mais salientes na dependência do movimento realizado.

Agora, em você mesmo, palpe os ossos da **pelve,** principalmente a chamada **crista ilíaca** que pode ser identificada nas figs. 2.7 e 2.11. Observe também os relevos produzidos ao nível do **joelho, tornozelo e pé.** Procure identificar no esqueleto quais ossos e que partes deles produzem estes relevos.

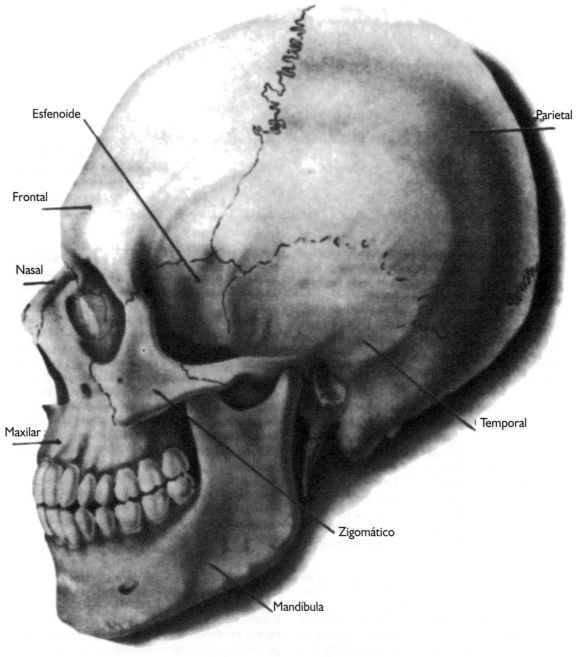

Fig. 2.16 – Crânio, visto lateralmente

SISTEMA ESQUELÉTICO 27

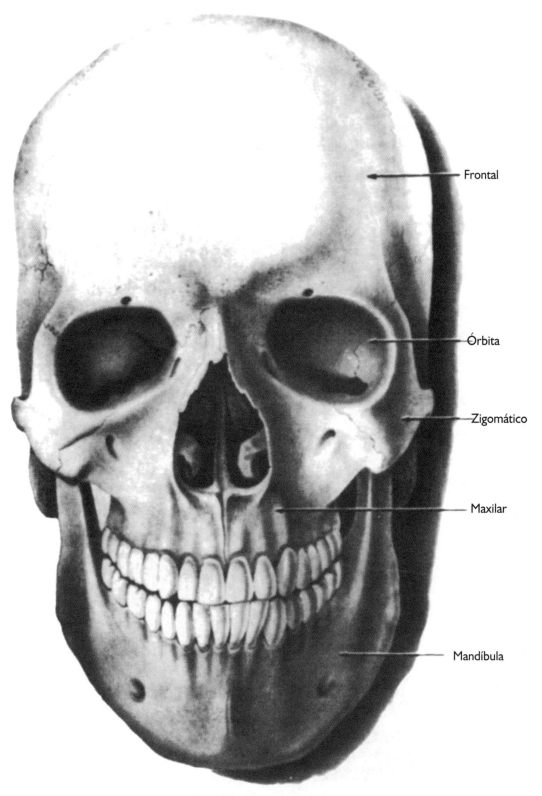

Fig. 2.17– Crânio, visto anteriormente

28 CAPITULO II

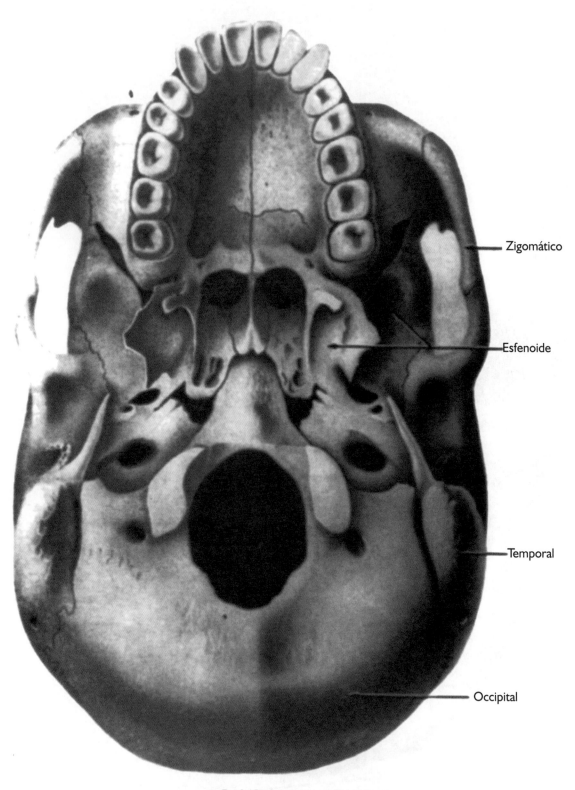

Fig. 2.18– Crânio, visto inferiormente

4.0 – Examine, atentamente, a construção da caixa torácica e da pelve de um esqueleto humano, e compare com as de um esqueleto de um quadrúpede (este último está na mesa neutra). Note que o tórax do quadrúpede é muito mais **elíptico** e que as costelas no seu terço dorsal não apresentam um ângulo tão pronunciado como aquele observado nas costelas do esqueleto humano. As figuras abaixo mostram a diferença:

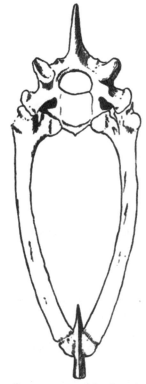

Fig. 2.19.A – Corte transversal do tórax de quadrúpede.

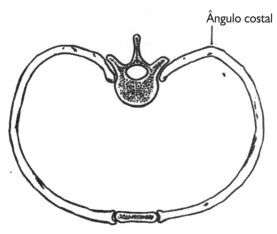

Fig. 2.19.B – Corte transversal do tórax humano.

Esta particular conformação do tórax dos quadrúpedes faz com que os processos espinhosos das vértebras se tornem muito mais proeminentes, impedindo que aqueles animais possam deitar-se sobre o dorso.

Observe a inclinação dos ossos do quadril nos quadrúpedes e no homem. À medida que o animal foi assumindo a posição bípede, a pelve passou a uma posição mais vertical, procurando adaptar-se às novas exigências de equilíbrio.

5.0 – Outro fato que deve ser observado nos quadrúpedes é o grande desenvolvimento dos ossos do metacarpo e metatarso em relação aos do homem. O número de dedos é bastante variável: um no cavalo, dois nos ruminantes (boi, carneiro, bode), quatro no porco, cinco no homem.

6.0 – Observe também a cintura escapular de um quadrúpede. Repare como a clavícula inexiste ou é rudimentar, enquanto que no homem é bem desenvolvida.

7.0 – Tome agora um osso isolado, como o fêmur, e observe como sua superfície é irregular, apresentando depressões, sulcos, forames (orifícios), saliências, etc. Para que servem estes acidentes ósseos?

8.0 – Classifique morfologicamente os seguintes ossos: úmero, rádio, ossos do carpo, falanges, clavícula, escápula, temporal, frontal, mandíbula, costela, vértebra, osso do quadril, fêmur, fíbula, calcâneo, ossos do metatarso.

9.0 – Em um osso longo identifique as **epífises** e a **diáfise** (Fig. 2.10).

10.0 – Observe um osso cortado frontalmente (Fig. 2.15) e identifique a **substância óssea compacta** e **esponjosa**, bem como o canal medular. Estas estruturas também podem ser visualizadas em ossos cortados transversalmente.

11.0 – Na mesa neutra há ossos frescos de animais em que o periósteo foi conservado. Observe-os e identifique o periósteo.

12.0 – Na mesa neutra foram colocados ossos de indivíduos jovens onde a **cartilagem epifisial** pode ser identificada. Um deles é o osso do quadril apresentando-se tripartido; identifique neste osso o **ílio**, **ísquio** e o **pube**.

OBJETIVOS ESPECÍFICOS DO CAPITULO II

Após o estudo deste capítulo o aluno deve ser capaz de:

1. conceituar esqueleto dos pontos de vista estrutural e funcional;
2. citar as funções do esqueleto;
3. citar os tipos de esqueleto e suas diferenças;
4. citar os ossos que constituem os esqueletos axial, apendicular e as cinturas escapular e pélvica;
5. citar os fatores que determinam as variações no número de ossos do esqueleto humano;
6. dar exemplos de variações no número de ossos do esqueleto humano, decorrentes de fatores etários e individuais;
7. citar e descrever os tipos de ossos do esqueleto;
8. definir, do ponto de vista macroscópico, as substâncias ósseas compacta e esponjosa e o canal medular;
9. citar a importância funcional dos elementos descritivos observáveis na superfície dos ossos;
10. definir periósteo do ponto de vista macroscópico;
11. citar os aspectos morfológicos mais importantes na nutrição dos ossos e justificar esta importância;
12. citar a localização topográfica da medula óssea;
13. definir cartilagem epifisial dos pontos de vista morfológico e funcional;
14. citar as diferenças mais notáveis entre o esqueleto humano e o do quadrúpede, em relação ao tórax e à pelve;
15. identificar os tipos de esqueleto;
16. identificar os ossos que constituem os esqueletos axial, apendicular e as cinturas escapular e pélvica;
17. identificar os. tipos de ossos do esqueleto;
18. identificar, macroscopicamente, as substâncias ósseas compacta e esponjosa, e o canal medular;
19. identificar, macroscopicamente, o periósteo;
20. identificar, macroscopicamente, a cartilagem epifisial, epífises, diáfise;
21. observar "in vivo" os relevos produzidos por acidentes dos ossos e identificar estes acidentes no esqueleto;
22. identificar, no esqueleto articulado, tipo e número de vértebras de cada região da coluna vertebral;
23. observar as diferenças mais notáveis entre o esqueleto humano e o de um quadrúpede, no que se refere à caixa torácica, pelve, ossos do metacarpo e metatarso, e cintura escapular.

Capítulo III

Junturas

1.0 – Conceito

Os ossos unem-se uns aos outros para constituir o esqueleto. Esta união não tem a finalidade exclusiva de colocar os ossos em contato, mas também a de permitir mobilidade. Por outro lado, como esta união não se faz da mesma maneira entre todos os ossos, a maior ou menor possibilidade de movimento varia com o tipo de união. Para designar a conexão existente entre quaisquer partes rígidas do esqueleto, quer sejam ossos, quer cartilagens, empregamos os termos **juntura** ou **articulação**.

2.0 – Classificação das junturas

Embora apresentem consideráveis variações entre elas, as junturas possuem certos aspectos estruturais e funcionais em comum que permitem classificá-las em três grandes grupos: **fibrosas**, **cartilaginosas** e **sinoviais**. O critério para esta divisão é o da **natureza do elemento que se interpõe às peças que se articulam**.

2.1 – Junturas fibrosas

As junturas nas quais o elemento que se interpõe às peças que se articulam é o tecido conjuntivo fibroso são ditas fibrosas, e a grande maioria delas se apresenta no crânio. É evidente que a mobilidade nestas junturas é extremamente reduzida, embora o tecido conjuntivo interposto confira uma certa elasticidade ao crânio.

Há dois tipos de junturas fibrosas:

a) **Suturas** – são encontradas entre os ossos do crânio. A maneira pela qual as bordas dos ossos articulados entram em contato é variável, reconhecendo-se **suturas planas** (união linear retilínea ou aproximadamente retilínea), **suturas escamosas** (união em bisel) e suturas serreadas (união em linha "denteada"). As figuras 3.0, 3.1 e 3.2 exemplificam os tipos de suturas, de maneira esquemática.

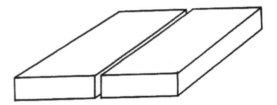

Fig. 3.0 – Sutura plana

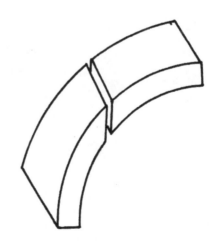

Fig. 3.1 – Sutura escamosa

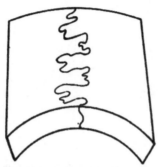

Fig. 3.2 – Sutura serreada

No crânio, a juntura entre os ossos nasais é uma sutura plana; entre os parietais, sutura denteada; entre o parietal e o temporal, escamosa. As figuras 2.16 e 2.17 mostram estes exemplos.

No crânio do feto e recém-nascido, onde a ossificação ainda é incompleta, a quantidade de tecido conjuntivo fibroso interposto é muito maior, explicando a grande separação entre os ossos e uma maior mobilidade. É isto que permite, no momento do parto, uma redução bastante apreciável do volume da cabeça fetal pelo "cavalgamento", digamos assim, dos ossos do crânio. Esta redução de volume facilita a expulsão do feto para o meio exterior (Fig. 3.3).

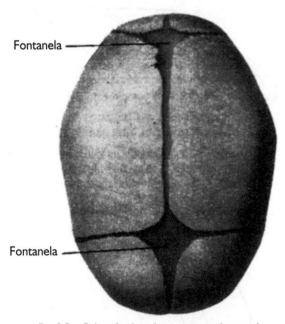

Fig. 3.3 – Crânio fetal, onde se notam as **fontanelas**

Se observar atentamente a figura acima, que representa um crânio de feto em vista superior, um outro fato pode ser notado: em alguns pontos a separação entre os ossos é maior pela presença de maior quantidade de tecido conjuntivo fibroso. Estes são **pontos fracos** na estrutura do crânio, denominados **fontanelas** ou **fontículos** e vulgarmente chamados "moleiras". Desaparecem quando se completa a ossificação dos ossos do crânio.

Embora já tenha sido descrita no capítulo anterior, seria interessante lembrar que na idade avançada pode ocorrer ossificação do tecido interposto (**sinostose**), fazendo com que as suturas, pouco a pouco, desapareçam e, com elas, a elasticidade do crânio.

b) **Sindesmoses** – Nestas junturas o tecido interposto é também o conjuntivo fibroso, mas não ocorrem entre os ossos do crânio. Na verdade, a Nomenclatura Anatômica só registra um exemplo: **sindesmose tíbio-fibular**, isto é, a que se faz entre as extremidades distais da tíbia e da fíbula.

2.2 – Junturas cartilaginosas

Neste grupo de junturas o tecido que se interpõe é **cartilaginoso**. Quando se trata de cartilagem **hialina**, temos as **sincondroses**; nas **sínfises** a cartilagem é fibrosa. Em ambas a mobilidade é reduzida. As sincondroses são raras e o exemplo mais típico é a **sincondrose esfeno-occipital** que pode ser visualizada na base do crânio (Fig. 2.18).

Exemplo de sínfise encontramos na união, no plano mediano, entre as porções púbicas dos ossos do quadril, constituindo a **sínfise púbica** (Fig. 2.7).

Também as junturas que se fazem entre os corpos das vértebras podem ser consideradas como sínfise, uma vez que se interpõe entre eles um disco de fibrocartilagem? o **disco intervertebral**.

2.3 – Junturas sinoviais

A mobilidade exige livre deslizamento de uma superfície óssea contra outra e isto é impossível quando entre elas interpõe-se um meio de ligação, seja conjuntivo fibroso ou cartilagíneo. Para que haja o grau desejável de movimento, em muitas junturas, o elemento que se interpõe às peças que se articulam é um líquido denominado **sinovia**, ou **líquido sinovial**. Deste modo, os meios de união entre as peças esqueléticas articuladas não se prendem nas superfícies de articulação, como ocorre nas junturas fibrosas e cartilaginosas: nas junturas sinoviais o principal meio de união é representado pela **cápsula articular**, espécie de manguito que envolve a articulação prendendo-se nos ossos que se articulam. O desenho da fig. 3.4, A e B ilustra o fato.

O corte frontal (esquemático) de uma juntura sinovial mostra a presença de uma **cavidade articular** (Figs. 3.4. A e 3.5)

A cavidade articular é um espaço virtual onde se encontra o líquido sinovial. Este é o lubrificante natural da juntura, que permite o deslizamento com um mínimo de atrito e desgaste.

Note que a **cápsula articular, cavidade articular** e **líquido sinovial (sinóvia)** são características da juntura sinovial. Nos tópicos seguintes certas considerações são feitas com relação a este importante tipo de juntura.

2.3.1 – Superfícies articulares e seu revestimento

Sabemos que superfícies articulares são aquelas que entram em contato numa determinada juntura. Estas superfícies são revestidas em toda a sua extensão, por cartilagem hialina (**cartilagem articular**) que representa a porção do osso que não foi invadida pela ossificação. Em virtude deste revestimento as superfícies articulares se apresentam lisas, polidas e de cor esbranquiçada (Fig. 3.6). São superfícies de movimento e, portanto, suas funções estão condicionadas a ele: a redução da mobilidade na articulação pode levar à **fibrose** da cartilagem articular, com **anquilose** da juntura (perda da mobilidade). A cartilagem articular é avascular e não possui também inervação. Sua nutrição, portanto, principalmente nas áreas mais centrais, é precária, o que torna a regeneração, em caso de lesões, mais difícil e lenta.

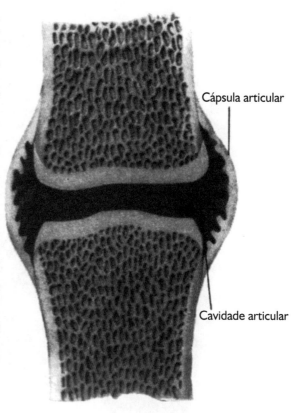

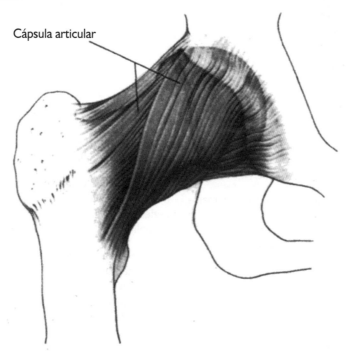

Fig. 3.4.B – Cápsula articular da articulação do quadril

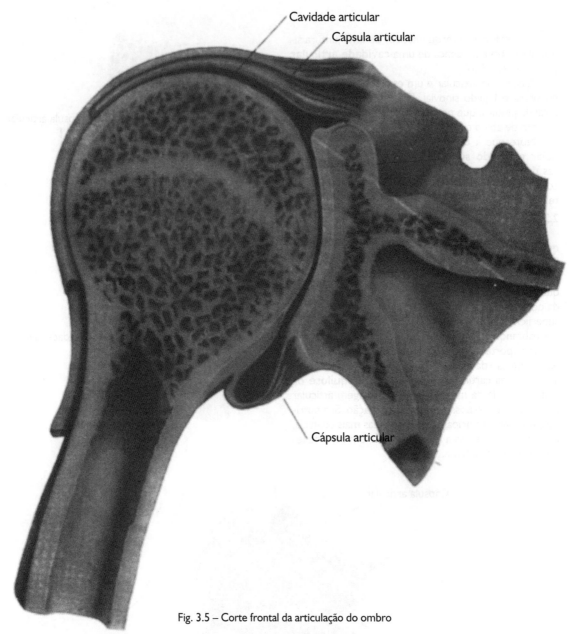

Fig. 3.5 – Corte frontal da articulação do ombro

2.3.2 – Cápsula articular

Foi descrita neste capítulo como sendo uma membrana conjuntiva que envolve a juntura sinovial como um manguito. Apresenta-se com duas camadas: a **membrana fibrosa** (externa) e a **membrana sinovial** (interna). A primeira é mais resistente e pode estar reforçada, em alguns pontos, por feixes também fibrosos, que constituem os **ligamentos capsulares**, destinados a aumentar sua resistência. Em muitas junturas sinoviais, todavia, existem ligamentos independentes da cápsula articular denominados **extracapsulares** ou **acessórios** e em algumas, como na do joelho, aparecem também **ligamentos intra-articulares** (Fig. 3.6).

Ligamentos e cápsula articular têm por finalidade manter a união entre os ossos, mas além disso, impedem o movimento em planos indesejáveis e limitam a amplitude dos movimentos considerados normais.

A **membrana sinovial** é a mais interna das camadas da cápsula articular. É abundantemente vascularizada e inervada, sendo encarregada da produção da **sinóvia (líquido sinovial)**. Discute-se se a sinóvia é uma verdadeira secreção ou um ultrafiltrado do sangue, mas é certo que contém **ácido hialurônico** que lhe confere a viscosidade necessária à sua função lubrificadora.

JUNTURAS 35

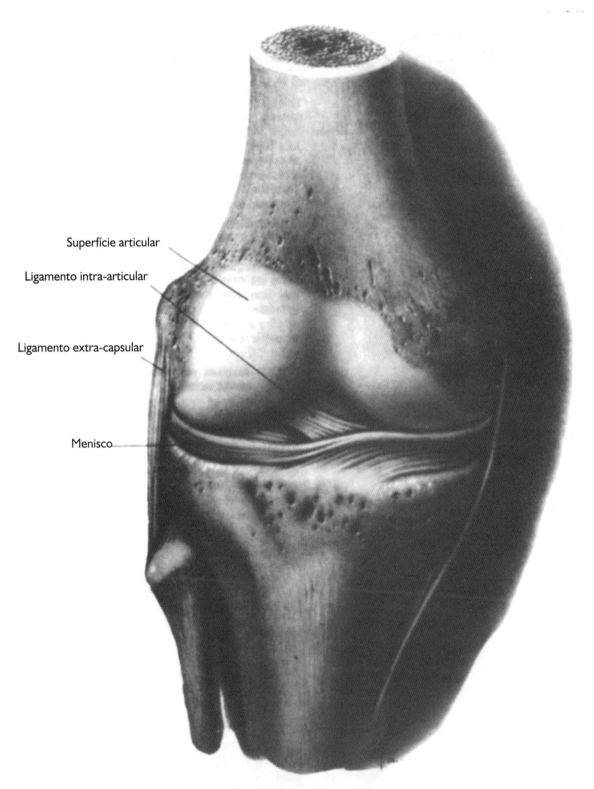

Fig. 3.6 – Articulação do joelho, vista anteriormente.
A cápsula articular foi retirada a fim de visualizar-se as demais estruturas.

2.3.3 – Discos e meniscos

Em várias junturas sinoviais, interpostas às superfícies articulares, encontram-se formações fibrocartilagíneas, os **discos** e **meniscos intra-articulares**, de função discutida: serviriam à melhor adaptação das superfícies que se articulam (tornando-as **congruentes**) ou seriam estruturas destinadas a receber violentas pressões, agindo como amortecedores. Meniscos, com sua característica forma de meia lua, são encontrados na articulação do joelho (Figs. 3.6 e 3.7).

Exemplo de disco intra-articular encontramos nas articulações esterno-clavicular e têmporo-mandibular (Fig. 3.8).

Os meniscos do joelho são frequentemente lesados e sua retirada cirúrgica é bastante comum. Algumas vezes, após a retirada, forma-se um novo menisco, réplica do primeiro, porém, não mais constituído de fibrocartilagem, mas sim de conjuntivo fibroso denso, menos resistente.

2.3.4 – Principais movimentos realizados pelos segmentos do corpo

O movimento em uma articulação faz-se, obrigatoriamente, em torno de um eixo, denominado **eixo de movimento**. A direção destes eixos é **anteroposterior** (ventro-dorsal), **látero-lateral** e **longitudinal** (craniocaudal). Na análise do movimento realizado, a determinação do eixo de movimento é feita obedecendo a regra, segundo a qual, a **direção do eixo de movimento é sempre perpendicular**

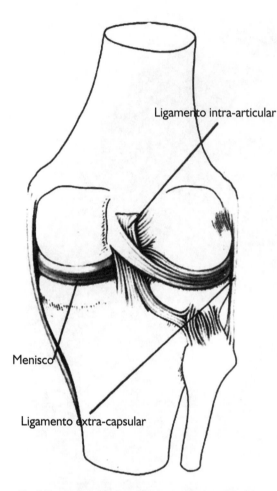

Fig. 3.7 – Articulação do joelho, vista posteriormente.

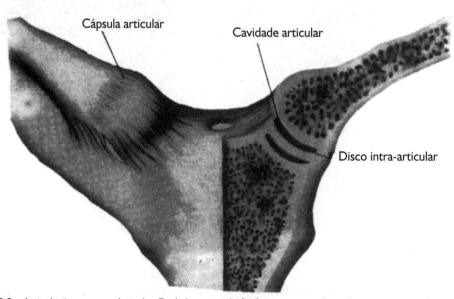

Fig. 3.8 – Articulação esterno-clavicular. Do lado esquerdo foi feito um corte frontal para mostrar o disco.

ao plano no qual se realiza o movimento em questão. Assim, todo movimento é realizado em um plano determinado e o seu eixo de movimento é perpendicular àquele plano. Os movimentos executados peles segmentos do corpo recebem nomes específicos e aqui serão definidos apenas os mais importantes.

a) **Movimentos angulares** – Nestes movimentos há uma diminuição ou aumento do ângulo existente entre o segmento que se desloca e aquele que permanece fixo. Quando ocorre a diminuição do ângulo diz-se que há **flexão**; quando ocorre o aumento, realizou-se a ex**tensão**. A figura abaixo mostra a flexão e a extensão do antebraço (Fig. 3.9).

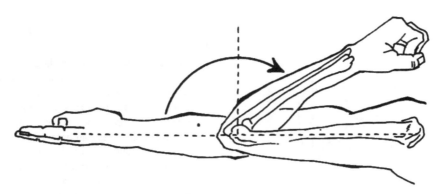

Fig. 3.9

A fig. 3.10 ilustra os movimentos de flexão do pé. Neste caso não usamos a expressão ex**tensão do pé**: os movimentos são definidos como **flexão dorsal** e **flexão plantar do pé**. Os movimentos angulares de flexão e extensão ocorrem em plano **sagital** (ventro-dorsal) e, seguindo a regra, o eixo desses movimentos é látero-lateral.

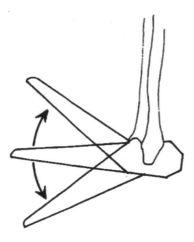

Fig. 3.10.

b) **Adução e abdução** – São movimentos nos quais o segmento é deslocado, respectivamente, em direção ao plano mediano ou em direção oposta, isto é, afastando-se dele. Para os dedos prevalece o plano mediano do membro. Os movimentos da adução e abdução desenvolvem-se em plano **frontal** e seu eixo de movimento é anteroposterior. É preciso ter sempre em mente que a realização do movimento é feita levando-se em consideração a posição de descrição anatômica. Quase sempre o estudante ao realizar a adução ou abdução da mão flete o antebraço. Nesta falsa posição o plano do movimento passa a ser horizontal e o estudante determina o eixo de movimento, erradamente, como sendo vertical.

c) **Rotação** – É o movimento em que o segmento gira em torno de um eixo longitudinal (vertical). Assim, nos membros, pode-se reconhecer uma **rotação medial**, quando a face anterior do membro gira em direção ao plano mediano do corpo, e uma **rotação lateral**, no movimento oposto. Repare que a regra geral continua a ser obedecida, isto é, a rotação, considerada a posição de descrição anatômica, é feita em plano horizontal e o eixo de movimento, perpendicular a este plano é vertical.

d) **Circundução** – Em alguns segmentos do corpo, especialmente nos membros, o movimento combinatório que inclui a adução, extensão, abdução e flexão resulta na **circundução**. Neste tipo de movimento, a extremidade distal do segmento descreve um círculo e o corpo do segmento, um cone, cujo vértice é representado pela articulação que se movimenta (Fig. 3.11).

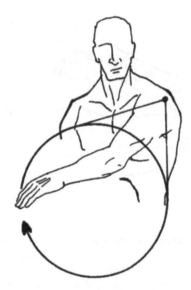

Fig. 3.11.

2.3.5 – Classificação funcional das junturas sinoviais

O movimento nas articulações depende, essencialmente, da forma das superfícies que entram em contato e dos meios de união que podem limitá-lo. Na dependência destes fatores as articulações podem realizar movimentos em torno de um, dois ou três eixos. Este é o critério adotado para classificá-las funcionalmente. Quando uma articulação realiza movimentos apenas em torno de um eixo, diz-se que é **monoaxial** ou que possui **um só grau de liberdade**; será biaxial a que os realiza em torno de dois eixos (**dois graus de liberdade**); e triaxial se eles forem realizados em torno de três eixos (**três graus de liberdade**). Assim, as articulações que só permitem a flexão e extensão, como a do **cotovelo**, são **mono-axiais**; aquelas que realizam extensão, flexão, adução e abdução, como a **rádio-cárpica** (articulação do punho), são **bi-axiais**; finalmente, as que além de flexão, extensão, abdução e adução, permitem também a rotação, são ditas **tri-axiais**, cujos exemplos típicos são as **articulações do ombro e do quadril**.

2.3.6 – Classificação morfológica das junturas sinoviais

O critério de base para a classificação morfológica das junturas sinoviais é a forma das superfícies articulares. É fora de dúvida que o simples exame destas superfícies indica consideráveis variações morfológicas. Isto é tanto mais importante quando se sabe que a variedade e mesmo a amplitude dos movimentos realizáveis em uma articulação dependem do tipo de "encaixe ósseo", ou seja, da morfologia das superfícies que entram em contato. Há grandes divergências entre os autores quanto à nomenclatura a ser empregada nesta classificação. Nos tipos que são descritos a seguir, se conservou a nomenclatura oficial, com as ressalvas que pareceram válidas.

a) **Plana** – As superfícies articulares são planas ou ligeiramente curvas, permitindo deslizamento de uma superfície sobre a outra em qualquer direção. **A articulação sacro-ilíaca** (entre o sacro e a porção ilíaca do osso do quadril) é um exemplo. Deslizamento existe em todas as junturas sinoviais mas nas articulações planas ele é discreto, fazendo com que a amplitude do movimento seja bastante reduzida. Entretanto, deve-se ressaltar que pequenos deslizamentos entre vários ossos articulados permitem apreciável variedade e amplitude de movimento. É isto que ocorre, por exemplo, nas articulações entre os ossos curtos do carpo, tarso e entre os corpos das vértebras.

b) **Gínglimo** – Este tipo de articulação é também denominado **dobradiça** e os nomes referem-se muito mais ao movimento que elas realizam do que à forma das superfícies articulares: flexão e extensão (movimentos angulares). A **articulação do cotovelo** é um bom exemplo de gínglimo e a simples observação mostra como a superfície articular do úmero, que entra em contato com a ulna, apresenta-se em forma de carretel; todavia, as articulações entre as falanges também são do tipo gínglimo e nelas a forma das superfícies articulares não se assemelha a um carretel. Este é um caso concreto em que o critério morfológico não foi rigorosamente obedecido. Realizando apenas flexão e extensão, as junturas sinoviais do tipo gínglimo são **mono-axiais**.

c) **Trocoide** – Neste tipo as superfícies articulares são segmentos de cilindro e, por esta razão, **cilindroides** talvez fosse um termo mais apropriado para designá-las. Estas junturas permitem **rotação** e seu eixo de movimento, único, é **vertical**: são **mono-axiais**. Um exemplo típico é a articulação **rádio-ulnar proximal** (entre o rádio e a ulna) responsável pelos movimentos de **pronação** e **supinação** do antebraço. Na pronação ocorre uma rotação medial do rádio e, na supinação, rotação lateral. Na posição de descrição anatômica o antebraço está em supinação.

d) **Condilar** – As superfícies articulares são de forma elíptica e **elipsoide** seria talvez um termo mais adequado. Estas junturas permitem **flexão, extensão, abdução e adução**, mas não a **rotação**. Possuem dois eixos de movimento, sendo portanto **bi-axiais**. A articulação **rádio-cárpica** (ou do punho) é um exemplo. Outro é a **articulação têmporo-mandibular** (entre o osso temporal e a mandíbula).

e) **Em sela** – Nesse tipo de articulação a superfície articular de uma peça esquelética tem a forma de sela, apresentando concavidade num sentido e convexidade em outro, e se encaixa numa segunda peça onde convexidade e concavidade apresentam-se no sentido inverso da primeira. A **articulação carpo-metacárpica do polegar** (entre o osso trapézio do carpo e o I osso do metacarpo) é exemplo típico. É interessante notar que esta articulação permite **flexão, extensão, abdução, adução e rotação** (consequentemente, também circundução) mas é classificada como biaxial. O fato é justificado porque a rotação isolada não pode ser realizada pelo polegar: ela só é possível com a combinação dos outros movimentos.

f) **Esferoide** – As articulações de tipo esferoides apresentam superfícies articulares que são segmentos de esferas e se encaixam em receptáculos ocos. O suporte de uma caneta de mesa, que pode ser movimentado em qualquer direção, é um exemplo não anatômico de uma articulação esferoide. Este tipo de juntura permite movimentos em torno de três eixos, sendo portanto **tri-axial**. Assim, a **articulação do ombro** (entre o úmero e a escápula) e a do **quadril** (entre o osso do quadril e o fêmur) permitem movimentos de flexão, extensão, adução, abdução, rotação e circundução.

2.3.7 – Junturas sinoviais simples e composta

Quando apenas dois ossos entram em contato numa juntura sinovial diz-se que ela é simples (por exemplo, a articulação do ombro); quando três ou mais ossos participam da juntura ela é denominada **composta** (a articulação do cotovelo envolve três ossos: úmero, ulna e rádio).

3.0 – Algumas considerações finais

Já foi dito que o movimento depende muito da forma das superfícies que se articulam, além de outros fatores. Quando examinamos o esqueleto de animais domésticos, é fácil perceber que há diferenças morfológicas apreciáveis no ponto de contato das peças esqueléticas quando comparadas com o esqueleto humano. A ausência ou presença rudimentar da clavícula naqueles animais limita sobremaneira a possibilidade de movimentos da articulação do ombro. No homem, a variedade de movimentos da articulação do ombro está intimamente relacionada aos deslocamentos da escápula e estes deslocamentos exigem simultâneo movimento da articulação esterno-clavicular (entre o esterno e a extremidade medial da clavícula). Nos animais sem clavícula ocorre, portanto, uma redução na amplitude dos movimentos realizados pela articulação escápulo-umeral, embora ela seja, como no homem, esferoide e triaxial. Na verdade, os dois únicos movimentos importantes desta articulação, naqueles animais, são a flexão e a extensão. Não será demais lembrar que os membros, nos quadrúpedes típicos, são destinados especialmente à sustentação e locomoção. É interessante observar que, no homem, este papel é desempenhado, principalmente pelos membros inferiores, e embora a articulação do quadril seja bastante móvel, a sua possibilidade de movimento é menor que a do ombro: os membros superiores, embora participando da deambulação (ato de caminhar, locomover-se) são destinados, principalmente, à apreensão dos alimentos e colocam o indivíduo em relação com o meio, através da gesticulação.

Um fato que se deve ter presente: a determinação da direção do eixo de movimento deve levar em consideração a posição ordinária do animal, tal como, no homem, se leva em consideração a posição de descrição anatômica.

ROTEIRO PARA AULA PRÁTICA DE JUNTURAS

1.0 – Comece examinando um crânio de adulto. Observe como as peças esqueléticas estão firmemente unidas umas às outras. Entretanto, há diferenças que podem ser notadas: repare a juntura entre os **ossos parietais** e compare-a com as que existem entre o **parietal** e **temporal** e entre os **ossos nasais**. Que denominação teria cada um destes tipos de suturas?

2.0 – Durante a preparação do crânio observado, o tecido conjuntivo que se interpunha aos ossos articulados foi destruído. Todavia, ele pode ser visto em crânios de fetos colocados na mesa neutra. Veja-os. Reparou como, no crânio fetal, há maior espaço entre os ossos e que este espaço está preenchido por tecido conjuntivo? Que importância tem este fato? Com o auxílio da fig. 3.3, localize as **fontanelas**. Descubra se há outras, não indicadas na figura mencionada.

3.0 – Localize, no esqueleto, a **sindesmose tibiofibular**.

4.0 – Examine agora uma pelve. Onde fica a **sínfise púbica?** Confira na figura 2.7. Em que tipo de juntura pode ser classificada a sínfise púbica?

5.0 – Observe a coluna vertebral do esqueleto. Note como as porções mais ventrais das vértebras (**corpo da vértebra**, fig. 2.13A) estão separadas por um **disco intervertebral**. Eventualmente no lugar dele pode existir um disco de feltro (ou outro material) aí colocado artificialmente. De que tipo são as junturas entre os corpos das vértebras?

6.0 – Sobre a sua mesa estão peças de **junturas sinoviais**. Em algumas a **cápsula articular** está íntegra. Identifique-a (Figs. 3.4 B e 3.8). Em outras a cápsula foi seccionada para mostrar a **cavidade articular** (Figs. 3.5 e 3.8). Observe-a. Nestas mesmas peças, note como as superfícies dos ossos que entram em contato são esbranquiçadas, lisas e brilhantes. Por que razão? Como se denominam estas superfícies?

7.0 – Em peças de junturas sinoviais identifique **ligamentos extracapsulares** e **intra-articulares** (Fig. 3.6). Estes últimos devem ser procurados na articulação do joelho. Para que servem os ligamentos em uma articulação?

8.0 – Na articulação do joelho identifique os **meniscos**, com sua característica forma de meia lua (Figs. 3.6 e 3.7). Na mesa neutra há peças de articulação **esterno-clavicular** e **têmporo-mandibular** que mostram a presença do disco intra-articular. Que importância funcional têm estas estruturas? (Fig. 3.8).

9.0 – Você conhece, teoricamente, os principais movimentos realizados pelos segmentos do corpo. Realize então os seguintes movimentos e determine a direção do **eixo de movimento** em cada um deles: rotação medial do braço; adução do braço; abdução do braço; flexão do braço; flexão e extensão do antebraço; flexão e extensão da mão; adução e abdução da mão; flexão do II dedo da mão (indicador); circundução do polegar; flexão e extensão da cabeça; flexão do tronco; adução e abdução da coxa; flexão e extensão da perna; flexão plantar e dorsal do pé.

10.0 – Classifique morfológica e funcionalmente as seguintes junturas: do ombro, do cotovelo, do punho, rádio-ulnar proximal, do quadril, do joelho. Para fazer a classificação observe atentamente a forma das superfícies que entram em contato em cada articulação e verifique que movimentos elas permitem. Aproveite para observar, no esqueleto, a forma das superfícies articulares de articulações citadas, como exemplos, na discussão teórica sobre a classificação morfológica das junturas.

11.0 – Volte a examinar a **cintura escapular** no esqueleto. Note que a escápula está presa às costelas, artificialmente. Tente elevar lateralmente o esqueleto do membro superior. O movimento será impossível além de uma certa amplitude porque a epífise proximal do úmero encontra uma projeção da escápula fixada, limitando o deslocamento. Peça a um colega seu para repetir o movimento com o próprio membro superior. Observe que ele o eleva completamente. No indivíduo, a escápula não está fixa às costelas, flutuando livremente no meio da musculatura do dorso. Por esta razão, quando a epífise proximal do úmero encontra a projeção da escápula, o deslocamento prossegue levando junto este osso.

É fácil verificá-lo. Peça ao seu colega para repetir o movimento, mas coloque sua mão, lateralmente-te, no tórax, ao nível da axila. À medida que ele fizer o movimento note como é possível palpar a escápula que se desloca, lateralmente, junto com a elevação do membro superior. Se a escápula estivesse fixada às costelas, o movimento seria impossível. Volte a examinar a cintura escapular: a clavícula articula-se com a escápula e com o esterno. Se a escápula não está fixada às costelas conclui-se que o esqueleto do membro superior está preso ao tronco apenas pela articulação esterno-clavicular. Isto significa que a maior parte dos movimentos realizados na articulação do ombro, envolve deslocamento do úmero e da escápula e os deslocamentos desta levam a movimentos na articulação esterno-clavicular. Comprove-o. Movimente a articulação do ombro direito realizando adução e abdução do braço enquanto que com a mão esquerda, palpe a clavícula. Note os deslocamentos desta.

Observe agora o esqueleto de um quadrúpede. Já sabemos que nestes animais a clavícula é rudimentar ou não existe e, portanto, neles, os membros torácicos estão presos ao tronco apenas por músculos. Duas consequências derivam destes fatos:

a) sem contar com a clavícula, os movimentos da articulação do úmero com a escápula são menos amplos que os do homem. A abdução, a adução e rotação são praticamente nulas.

b) Não estando presos ao tronco, a não ser por músculos, os membros torácicos não têm força de propulsão; são membros de apoio. A força de propulsão para a deambulação vem dos membros pélvicos que estão presos ao tronco pela cintura pélvica. O exame do esqueleto de um quadrúpede pode comprovar a afirmação.

OBJETIVOS ESPECÍFICOS DO CAPÍTULO III

Após o estudo deste capítulo o aluno deve ser capaz de:

1. conceituar junturas;
2. classificar as junturas de acordo com o elemento que se interpõe às peças que se articulam e definir cada tipo;
3. citar exemplos de junturas fibrosas e cartilaginosas;
4. identificar junturas fibrosas e cartilaginosas em peças preparadas;
5. definir, morfológica e funcionalmente, fontanelas e identificá-las em crânios fetais;
6. citar as características de uma juntura sinovial;
7. definir juntura sinovial simples e composta, exemplificando;
8. definir a cartilagem articular considerando o aspecto macroscópico e funções;
9. identificar a cartilagem articular em peças preparadas;
10. definir, morfológica e funcionalmente, discos e meniscos e identificá-los em peças preparadas;
11. definir, morfológica e funcionalmente, a cápsula articular;
12. citar os componentes da cápsula articular;
13. citar as diferenças entre ligamentos capsulares, extracapsulares e intra-articulares;
14. identificar cápsula articular e ligamentos extracapsulares e intra-articulares em peças preparadas;
15. classificar, morfológica e funcionalmente, as junturas sinoviais, definindo cada tipo;
16. classificar morfologicamente as junturas sinoviais do ombro, cotovelo, punho, quadril, joelho e tornozelo, observando um esqueleto articulado;
17. definir eixo de movimento;
18. definir os movimentos de flexão, extensão, abdução, adução, rotação, pronação, supinação e circundução;
19. determinar a direção do eixo de movimento na: flexão do antebraço, abdução da mão, rotação do membro superior, extensão da perna, flexão da coxa, flexão do tronco, extensão da cabeça e flexão dorsal do pé, realizando estes movimentos;
20. citar as razões da menor mobilidade da juntura do ombro (escápulo-umeral) dos quadrúpedes quando comparada com a do homem, baseando-se nos aspectos morfológicos e funcionais da mesma.

Capítulo IV

Sistema Muscular

1.0 - Conceito

A capacidade de reagir em resposta a uma modificação do meio ambiente constitui uma das propriedades fundamentais do protoplasma animal. Assim, a ameba (unicelular) em contato com um agente irritante contrai-se no ponto de estímulo e emite um prolongamento do citoplasma no ponto oposto àquele que foi estimulado. Diz-se que a célula **contraiu-se** ao ser estimulada, distanciando-se do agente de estímulo; em suma, o animal movimentou-se. Porém, sendo unicelular, a ameba deve realizar com uma única célula, um sem número de atividades: respiração, absorção, excreção etc. Nos seres multicelulares, as células diferenciam-se para realizar funções específicas: algumas são apropriadas à respiração, outras à absorção, etc. As chamadas **células musculares** especializam-se para a **contração** e o **relaxamento.** Estas células agrupam-se em feixes para formar massas macroscópicas denominadas **músculos,** os quais acham-se fixados pelas suas extremidades. Assim, músculos são estruturas que movem os segmentos do corpo por encurtamento da distância que existe entre suas extremidades fixadas, ou seja, por **contração.** A **Miologia** os estuda. Dentro do aparelho locomotor, constituído pelos ossos, junturas e músculos, estes últimos são **elementos ativos do movimento;** os ossos são **elementos passivos do movimento** (alavancas biológicas). Porém, a musculatura não assegura só a dinâmica, mas também a estática do corpo humano. Realmente a musculatura não apenas torna possível o movimento como também mantém unidas as peças ósseas determinando a **posição** e **postura** do esqueleto.

2.0 – Variedade de músculos

A célula muscular está normalmente sob o controle do sistema nervoso. Cada músculo possui o seu **nervo motor,** o qual divide-se em muitos ramos para poder controlar todas as células do músculo. As divisões mais delicadas destes ramos (microscópicas) terminam num mecanismo especializado conhecido como **placa motora.** Quando o impulso nervoso passa através do nervo, a placa motora transmite o impulso à células musculares determinando a sua contração. Se o impulso para a contração resulta de um ato de vontade diz-se que o músculo é **voluntário;** se o impulso parte de uma porção do sistema nervoso sobre o qual o indivíduo não tem controle consciente, diz-se que o músculo é **involuntário.** Os músculos voluntários distinguem-se histologicamente dos involuntários por apresentar **estriações transversais.** Por esta razão são **estriados,** enquanto os involuntários são **lisos.** O **músculo cardíaco,** por sua vez, assemelha-se ao músculo estriado, histologicamente, mas atua como músculo involuntário, além de se diferenciar dos dois por uma série de características que lhe são próprias. Também é possível distinguir os músculos estriados dos lisos pela topografia: os primeiros são **esqueléticos,** isto é, estão fixados, pelo menos por uma das extremidades, ao esqueleto; os últimos são **viscerais,** isto é, são encontrados na parede das vísceras de diversos sistemas do organismo. Entretanto, músculos estriados são também encontrados em algumas vísceras, e músculos lisos podem estar submetidos ao controle da vontade.

A maior parte das considerações que faremos em seguida refere-se aos **músculos estriados esqueléticos.**

3.0 – Componentes anatómicos dos músculos estriados esqueléticos

Um músculo esquelético típico possui uma **porção média** e **extremidades**. A **porção média** é carnosa, vermelha no vivente (vulgarmente chamada "carne") e recebe o nome de **ventre muscular**. Nele predominam as fibras musculares, sendo, portanto a **parte ativa do músculo**, isto é, a parte contrátil. Quando as **extremidades** são cilindroides ou então têm forma de fita, chamam-se **tendões**; quando são laminares, recebem a denominação de **aponeuroses**.

Tanto tendões quanto aponeuroses são esbranquiçadas e brilhantes, muito resistentes e praticamente inextensíveis, constituídos por tecido conjuntivo denso, rico em fibras colágenas. Tendões e aponeuroses servem para **prender o músculo ao esqueleto** (figuras 4.0 e 4.1).

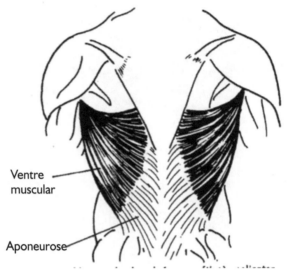

Fig. 4.1 – M. grande dorsal (esquemático), salientando-se sua ampla aponeurose de fixação na coluna vertebral.

As definições acima referidas têm exceções:
a) os tendões ou aponeuroses nem sempre se prendem ao esqueleto, podendo fazê-lo em outros elementos: cartilagem, cápsulas articulares, septos intermusculares, derme, tendão de outro músculo etc.;
b) em um grande número de músculos, as fibras dos tendões têm dimensões tão reduzidas que se tem a impressão de que o ventre muscular se prende diretamente no osso;
c) em uns poucos músculos, aparecem tendões interpostos a ventres de um mesmo músculo, e esses tendões não servem para fixação no esqueleto.

4.0 – Fáscia muscular

É uma lâmina de tecido conjuntivo que envolve cada músculo (Fig. 1.16.3) A espessura da fáscia muscular varia de músculo para músculo, dependendo de sua função. Às vezes a fáscia muscular é muito espessada e pode contribuir para prender o músculo ao esqueleto. Para que os músculos possam exercer eficientemente um trabalho de tração ao se contrair, é necessário que eles estejam dentro de uma **bainha elástica de contenção**, papel executado pela fáscia muscular. Outra função desempenhada pelas fáscias é permitir o fácil deslizamento dos músculos entre si. Em certos locais, a fáscia muscular pode apresentar-se espessada e dela partem prolongamentos que vão terminar se fixando no osso, sendo denominados **septos intermusculares.** Estes separam grupos musculares em lojas ou compartimentos e ocorrem frequentemente nos membros. (Fig. 4.2).

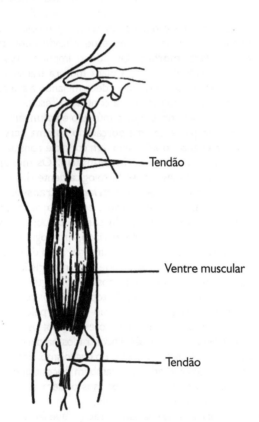

Fig. 4.0 – M. bíceps braquial (esquemático). Sua extremidade proximal possui dois tendões.

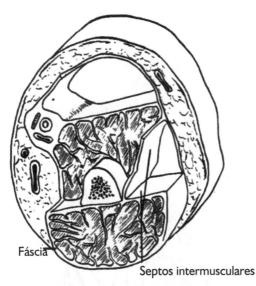

Fáscia

Septos intermusculares

Fig. 4.2 – Septos intermusculares.

5.0 – Mecânica muscular

A contração do ventre muscular vai produzir um trabalho mecânico, em geral representado pelo deslocamento de um segmento do corpo. É claro, pois, que o ventre muscular não se prende no esqueleto, para que possa contrair-se livremente. As extremidades do músculo prendem-se em pelo menos dois ossos, de maneira que o músculo cruza a articulação (Fig. 4.**3**). Ao contrair-se o ventre muscular, há um encurtamento do comprimento do músculo e consequente deslocamento da peça esquelética (Fig. 4.4).

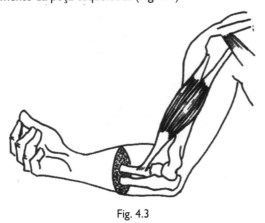

Fig. 4.3

As fibras musculares podem reduzir seu comprimento, em relação ao estado de repouso, de cerca de um terço ou metade. O **trabalho** (T) realizado por um músculo depende da **potência** (F) do músculo e da **amplitude de contração** (E) do mesmo: **T** = F x E. A potência (ou força) do músculo está diretamente

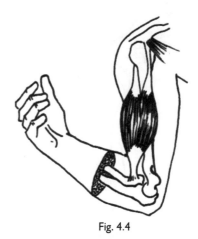

Fig. 4.4

relacionada com o **número de fibras** do ventre muscular e a amplitude de contração depende de seu **grau de encurtamento**. Como foi anteriormente dito, o trabalho do músculo se manifesta pelo deslocamento de um (ou mais) osso(s). Os músculos agem sobre os ossos como potências sobre braços de alavancas. No caso da musculatura cardíaca e dos músculos lisos, geralmente situadas nas paredes de vísceras ocas ou tubulares, também se produz um trabalho: a contração da musculatura destes órgãos reduz seu volume ou seu diâmetro e desta forma vai **expelir** ou **impulsionar** seu conteúdo.

6.0 – Origem e inserção

Por razões didáticas, convencionou-se chamar de **origem** à extremidade do músculo presa à peça óssea que não se desloca. Por contraposição, denomina-se **inserção** à extremidade do músculo presa à peça óssea que se desloca. Origem e inserção são também denominadas respectivamente de **ponto fixo** e **ponto móvel**. O **músculo braquial** prende-se na face anterior do úmero e da ulna, atravessando a articulação do cotovelo. Ao contrair-se, executa a flexão do antebraço e consideramos sua extremidade umeral (proximal) como **origem** e sua extremidade ulnar (distal) como **inserção** (Fig. 4.5).

Nos membros, geralmente a origem de um músculo é proximal e a inserção distal. Porém, convém ressalvar que um músculo pode alterar seus pontos de origem e inserção em determinados movimentos. Quando um atleta eleva seu corpo numa barra, é o braço que se flete sobre o antebraço e a peça óssea em deslocamento é o úmero. Considerando-se a ação do músculo braquial, agora sua extremidade ulnar será a origem (ponto fixo) e a extremidade umeral será a inserção (ponto móvel).

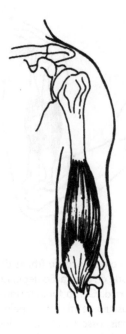

Fig. 4.5 – M. braquial (esquemático)

7.0 – Classificação dos músculos

Vários são os critérios adotados para classificá-los e nem sempre os anatomistas estão acordes. Se observarmos puramente a forma do músculo verificamos que ela é extremamente variável e a nomenclatura se aproveita deste fato para designar vários músculos: m. romboide maior, m. trapézio, m. piramidal, m. redondo maior, m. pronador quadrado etc. De maneira objetiva, sem entrar em discussão de conceitos ou escolas anatômicas, vamos abordar as diversas classificações.

7.1 – Quanto à forma do músculo e arranjo de suas fibras

A função do músculo condiciona sua forma e arranjo de suas fibras. Como as funções dos músculos são múltiplas e variadas, também o são sua morfologia e arranjo de suas fibras. De um modo geral e amplo, os músculos têm as fibras dispostas **paralelas** ou **oblíquas** à direção de tração exercida pelo músculo.

a) **Disposição paralela das fibras** – Pode ser encontrada tanto em músculos nos quais predomina o comprimento – **músculos longos** (ex: m. esterno-cleidomastoideo), quanto em músculos nos quais comprimento e largura se equivalem **músculos largos** (ex: **m. glúteo máximo**) (Fig. 4.6). Nos músculos longos é muito comum notar-se uma convergência das fibras musculares em direção aos tendões de

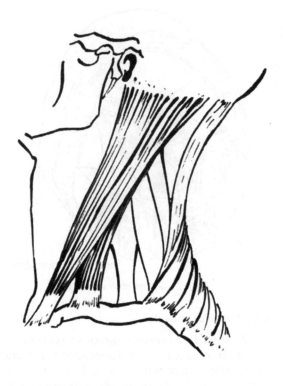

Fig. 4.6.A – Músculo longo (m. esterno-cleidomastoideo).

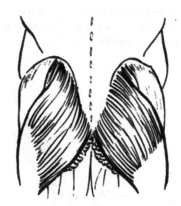

Fig. 4.6.B – Músculo largo (m. glúteo máximo).

origem e inserção, de tal modo que na parte média o músculo tem maior diâmetro que nas extremidades e por seu aspecto característico é denominado **fusiforme**. Músculos fusiformes são muito frequentes nos membros (ex: bíceps braquial) (Figs. 4.0 e 4.3). Nos músculos largos, as fibras podem convergir para um tendão em uma das extremidades, tomando o aspecto de **leque** (ex: m. peitoral maior) (Fig. 4.7).

SISTEMA MUSCULAR 47

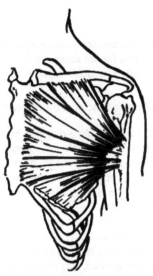

Fig. 4.7 – Músculo em leque (m. peitoral maior)

b) **Disposição oblíqua das fibras** – Músculos cujas fibras são oblíquas em relação aos tendões denominam-se **peniformes**, porque esta disposição lembra a das barbas de uma pena. Se os feixes musculares se prendem numa só borda do tendão falamos em músculo **unipenado** (ex: m. extensor longo dos dedos do pé) (Fig. 4.8); se os feixes se prendem nas duas bordas do tendão, será **bipenado** (ex: m. reto da coxa) (Fig. 4.9).

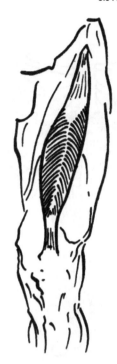

Fig. 4.9 – Músculo bipenado (m. reto da coxa).

7.2 – Quanto à origem

Quando os músculos se originam por mais de um tendão, diz-se que apresentam mais de uma **cabeça de origem.** São então classificados como músculos **bíceps tríceps** ou **quadríceps,** conforme apresentam 2, 3 ou 4 cabeças de origem. Exemplos clássicos encontramos na musculatura dos membros e a nomenclatura acompanha a classificação: m. bíceps braquial (Fig. 4.3), m. tríceps da perna, m. quadríceps da coxa.

7.3 – Quanto à inserção

Do mesmo modo, os músculos podem inserir-se por mais de um tendão. Quando **há** dois tendões, são **bicaudados;** três ou mais, **policaudados** (ex: m. flexor longo dos dedos do pé) (Fig. 4.8). Outros exemplos: músculos flexores e extensores dos dedos da mão.

7.4 – Quanto ao ventre muscular

Alguns músculos apresentam mais de um ventre muscular, com tendões intermediários situados entre eles. São **digástricos** os músculos que apresentam dois ventres (ex: m. digástrico) e **poligástricos** os que apresentam número maior, como é o caso do m. reto do abdome (Fig. 4.10).

7.5 – Quanto à ação

Dependendo da ação principal resultante da contração do músculo, o mesmo pode ser classificado como flexor, extensor, adutor, abdutor, rotador medial, rotador lateral, pronador, supinador, flexor plantar, flexor dorsal etc.

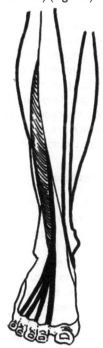

Fig. 4.8 – M. extensor longo dos dedos do pé, um músculo **unipenado**. Ele é também **policaudado**.

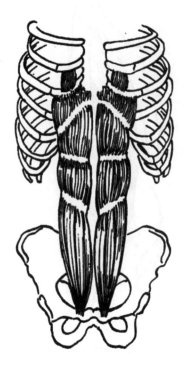

Fig. 4.10 – Músculo poligástrico (m. reto do abdome).

8.0 – Ação muscular

A análise de um determinado movimento, mesmo daqueles considerados os mais simples, é extremamente complexa. Quando dizemos, por exemplo, que um músculo é um flexor do antebraço, apenas nos referimos à sua ação principal, àquela mais simples de ser entendida e demonstrada. Qualquer movimento, como o do exemplo acima, envolve a ação de vários músculos. A este trabalho em conjunto dá-se o nome de **coordenação motora.** Na prática, estudamos os grupamentos musculares de acordo com sua distribuição e respectivas funções: os músculos da região ântero-medial do antebraço são flexores da mão ou dos dedos e pronadores, ao passo que os da região póstero-lateral são extensores da mão ou dos dedos e supinadores. Além disso, é sempre oportuno salientar que, num movimento voluntário, há um número enorme de ações musculares que são automáticas ou semiautomáticas. Por exemplo, se estamos assentados e nos movimentamos para apanhar um objeto que caiu no chão, o uso dos dedos é o movimento principal desejado e consciente. Mas para fazer chegar os dedos ao objeto, o antebraço é estendido, alguns músculos estabilizam o ombro, outros agem sobre a coluna para estabilizar o tronco e ainda outros agem nos membros inferiores, tudo a fim de assegurar o equilíbrio e possibilitar a perfeita execução do movimento desejado.

9.0 – Classificação funcional dos músculos

Quando um músculo é o agente principal na execução de um movimento ele é um **agonista.** Quando um músculo se opõe ao trabalho de um agonista, **seja** para regular a rapidez ou a potência de ação deste agonista, chama-se **antagonista.** Quando um músculo atua no sentido de eliminar algum movimento indesejado que poderia ser produzido pelo agonista, ele é dito **sinergista.** Assim, o músculo braquial quando se contrai é o agente ativo na flexão do antebraço, sendo pois um agonista. No momento em que o m. tríceps braquial se contrai para fazer a extensão do antebraço, o m. braquial opõe-se a este movimento retardando-o, a fim de que ele não se execute bruscamente e neste caso, atua como um antagonista. Na flexão dos dedos, os músculos flexores dos dedos são os agonistas. Como os tendões de inserção destes músculos cruzam a articulação do punho, a tendência natural é provocar também a flexão da mão. Tal fato não ocorre porque outros músculos, como os extensores do carpo, se contraem e desta forma estabilizam a articulação do punho, impedindo assim aquele movimento indesejado e neste caso atuam como sinergistas.

No exemplo acima referido, do indivíduo que se abaixa para apanhar um objeto caído no chão, os músculos que não estão diretamente relacionados com o movimento principal (apreensão do objeto), mas que estabilizam as diversas partes do corpo para tornar possível a ação principal, denominam-se **fixadores** ou **posturais.** Músculos sinergistas e fixadores não têm conceituação unânime entre os anatomistas. Os autores expressam apenas um dos conceitos existentes.

10.0 – inervação e nutrição

Já vimos que a atividade muscular é controlada pelo sistema nervoso central. Nenhum músculo pode contrair-se se não receber estímulo através de um nervo. Se acaso o nervo for seccionado, o músculo deixa de funcionar e por esta razão entra em atrofia. Para executar seu trabalho mecânico, os músculos necessitam de considerável quantidade de energia. Em vista disso, os músculos recebem eficiente suprimento sanguíneo através de uma ou mais artérias, que neles penetram e se ramificam intensamente, formando um extenso leito capilar. Nervos e artérias penetram sempre pela face profunda do músculo, pois assim estão melhor protegidos.

ROTEIRO PARA AULA PRÁTICA DE SISTEMA MUSCULAR

1.0 – Examine inicialmente um coração, um segmento de intestino e a musculatura de um membro dissecado. Você observa diferenças entre os componentes destas estruturas?

2.0 – Sabendo que a contração muscular produz um trabalho mecânico, raciocine quais serão os trabalhos produzidos no coração e no intestino pela contração de suas fibras musculares. Faça o mesmo com relação a um músculo do membro dissecado.

3.0 – Em membros dissecados, examine a musculatura e reconheça o **ventre muscular** e os **tendões**. Verifique as diferenças quanto ao aspecto e à coloração. Todos os músculos que você examinou possuem ventre e tendões típicos? Veja se existe uma lâmina de tecido conjuntivo envolvendo ainda alguns dos músculos observados. Como é o nome deste envoltório e quais suas funções?

4.0 – Volte a observar como as extremidades dos músculos estão presas ao esqueleto. Qual é a **origem**? Qual é a **inserção**? Qual a diferença funcional existente entre origem e inserção?

5.0 – Passe agora a observar os músculos dissecados nas paredes do abdome e no dorso e repare como eles são diferentes daqueles dos membros. Na musculatura do abdome, dorso e região glútea repare a maneira de fixação das extremidades. Que diferença existe entre tendão e aponeurose? Identifique uma **aponeurose**.

6.0 – Identifique o **músculo reto do abdome** e veja que ele possui vários ventres separados por tendões intermediários. Como classificar músculos de vários ventres musculares?

7.0 – Agora que você já viu os componentes anatômicos dos músculos e já aprendeu os conceitos de origem e inserção, está apto a classificá-los de acordo com os vários critérios. Identifique nas peças pelo menos um músculo de cada tipo: **longo, largo, fusiforme, em leque, unipenado, bipenado, bíceps, tríceps, quadríceps, policaudado, digástrico, poligástrico**. Se tiver dúvidas, veja as figuras do capítulo.

8.0 – Faça agora algumas observações **in vivo**. Peça a seu colega para fazer a flexão do antebraço contra resistência. Para isso, segure você mesmo o antebraço de seu colega e resista à flexão do segmento. Verifique como o **m. bíceps** modifica o seu volume e faz uma projeção ao nível da face anterior do braço. Experiência semelhante pode ser feita, colocando-se a mão fechada debaixo do queixo (resistência) enquanto se faz a flexão da cabeça: repare como aparecem relevos musculares no pescoço. Faça a extensão forçada dos dedos da mão e verifique como os tendões de músculos extensores se tornam visíveis no dorso da mão. Você verá tendões de alguns músculos flexores na face anterior da extremidade distal do antebraço se fletir fortemente os dedos (punho cerrado).

Quando estamos assentados, podemos facilmente palpar nos limites medial e lateral da **fossa poplítea** (parte posterior da articulação do joelho) fortes tendões de músculos flexores da perna. No dorso do pé, você identifica os tendões dos extensores quando faz a extensão forçada dos dedos do pé.

Faça uma expiração forçada ao mesmo tempo que apalpa a parede do abdome e constate como esta se enrijece, demonstrando assim, que os músculos abdominais têm participação na expiração forçada. Este fato ocorre também no esforço, na tosse, na defecação.

Faça a abdução do braço esquerdo e com a mão direita apalpe o **músculo deltoide** (músculo que modela o ombro). Compare a resistência do músculo à palpação antes e durante o movimento: à medida que a abdução progride, o músculo fica mais rijo, isto é, aumenta seu **tônus.** Sempre que um músculo se contrai para executar um trabalho ocorre uma **hipertonia muscular** (aumento do tônus). O m. deltoide é um dos músculos de escolha para aplicação de injeções intramusculares, que devem ser feitas com o músculo no seu tônus normal.

OBJETIVOS ESPECÍFICOS DO CAPÍTULO IV

Após o estudo deste capítulo o aluno deve ser capaz de:
1. definir, morfológica e funcionalmente, os músculos;
2. conceituar, do ponto de vista funcional, os músculos nas suas variedades: estriado, liso e cardíaco;
3. conceituar, do ponto de vista morfológico e funcional, os componentes anatômicos dos músculos estriados esqueléticos;
4. definir faseia muscular e citar suas funções;
5. explicar a expressão: T=F.E em termos de mecânica muscular;
6. definir origem e inserção de músculos estriados esqueléticos;
7. classificar os músculos estriados esqueléticos segundo sua forma e arranjo de suas fibras, e definir cada tipo;
8. classificar os músculos estriados esqueléticos quanto à origem, inserção, número de ventres musculares e ação;
9. conceituar ação muscular em termos de coordenação motora;
10. classificar, do ponto de vista funcional, os músculos estriados esqueléticos e definir cada tipo;
11. citar exemplos de músculos agonistas, antagonistas e sinergistas;
12. identificar em peças preparadas: os componentes anatômicos dos músculos estriados esqueléticos, a fáscia muscular, origem e inserção de músculos estriados esqueléticos, músculos longos, largos, fusiformes, em leque, unipenados, bipenados, bíceps, tríceps, quadríceps, monocaudados, bicaudados, policaudados, digástricos e poligástricos.

Capítulo V

Sistema Nervoso

1.0 – Conceito

As funções orgânicas, bem como a integração do animal no meio ambiente estão na dependência de um sistema especial denominado sistema nervoso. Isto significa que este sistema controla e coordena as funções de todos os sistemas do organismo e ainda, recebendo estímulos aplicados à superfície do corpo animal, é capaz de interpretá-los e desencadear, eventualmente, respostas adequadas a estes estímulos. Assim, muitas funções do sistema nervoso dependem da vontade (caminhar, por exemplo, é um ato voluntário) e muitas outras ocorrem sem que delas tenhamos consciência (a secreção da saliva, por exemplo, ocorre independente de nossa vontade). É fácil verificar que, à medida que subimos na escala zoológica, a complexidade do sistema nervoso aumenta, acompanhando a maior complexidade orgânica dos animais considerados. Seu máximo desenvolvimento é alcançado no homem, pois nesta espécie zoológica, o sistema nervoso responde também por fenômenos psíquicos altamente elaborados.

2.0 – Divisão do sistema nervoso

Reconhecemos no sistema nervoso duas partes fundamentais que são o **sistema nervoso central** (SNC) e o **sistema nervoso periférico**. A divisão é topográfica e também funcional, embora as duas porções sejam interdependentes. O sistema nervoso central é uma porção de recepção de estímulos, de comando e desencadeados de respostas. A porção periférica está constituída pelas vias que conduzem os estímulos ao sistema nervoso central ou que levam até aos órgãos efetuadores as ordens emanadas da porção central. Pode-se dizer que o **SNC** está constituído por estruturas que se localizam no esqueleto axial (coluna vertebral e crânio): são a **medula espinhal** e o encéfalo. O sistema nervoso periférico compreende os **nervos cranianos** e **espinhais**, os **gânglios** e as **terminações nervosas**.

3.0 – Meninges

O encéfalo e a medula espinhal são envolvidos e protegidos por lâminas (ou membranas) de tecido conjuntivo chamadas, em conjunto, **meninges**. Estas lâminas são, de fora para dentro: a **dura-máter**, a **aracnoide** e a **pia-máter**. A dura-máter é a mais espessa delas e a pia-máter a mais fina. Esta última está intimamente aplicada ao encéfalo e à medula espinhal. Entre as duas está a aracnoide, da qual partem fibras delicadas que vão ter à pia-máter, constituindo uma rede semelhante a uma teia de aranha. A aracnoide é separada da dura-máter por um espaço capilar denominado **espaço subdural** e da pia-máter pelo **espaço subaracnoide**, onde circula o **líquido cérebro-espinhal** (ou líquor) (Fig. 5.0).

4.0 – Sistema nervoso central

Para melhor compreender as partes que constituem o SNC é preciso partir de sua origem embriológica.

4.1 – Vesículas primordiais (Figs. 5.1 e 5.2.)

O SNC origina-se do **tubo neural** que, na sua extremidade cranial, apresenta três dilatações denominadas vesículas primordiais: o **prosencéfalo**, o **mesencéfalo** e o **rombencéfalo**. O restante do tubo é a **medula primitiva**.

SISTEMA NERVOSO

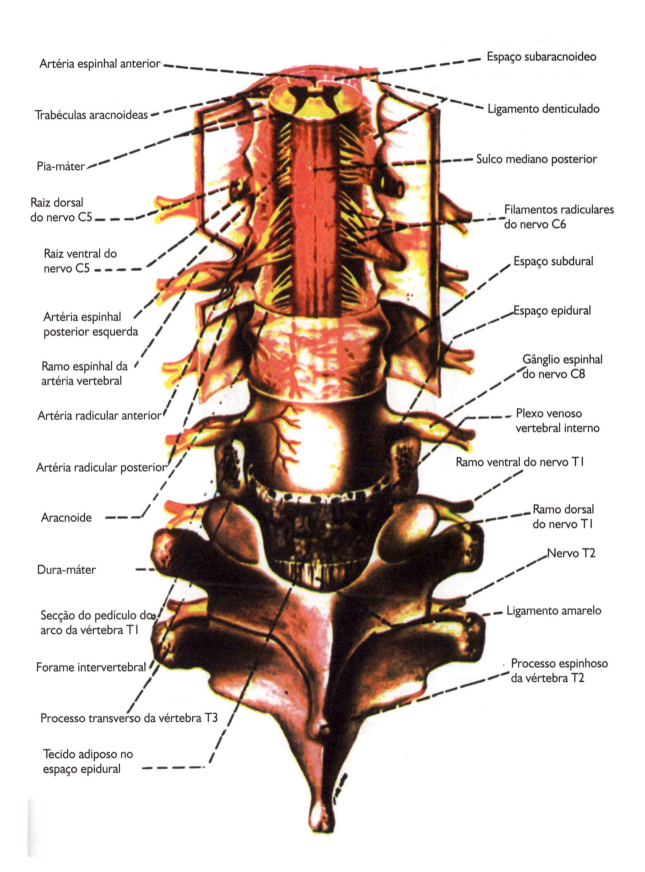

A cavidade ou luz do tubo neural existe também nas vesículas primordiais.

a) **Prosencéfalo** – Com o decorrer do desenvolvimento, as porções laterais do prosencéfalo aumentam desproporcionalmente e acabam por recobrir a porção central, originando o **telencéfalo** e o **diencéfalo**. A luz expande-se também lateralmente, acompanhando o grande desenvolvimento do telencéfalo.

b) **Mesencéfalo** – O mesencéfalo desenvolve-se sem subdividir-se e sua luz permanece como um canal estreitado.

c) **Ronbencéfalo** – O rombencéfalo subdivide-se em **metencéfalo** e **mielencéfalo**. Neste último a luz se dilata, como dilatada se apresenta também no telencéfalo e (menos) no diencéfalo.

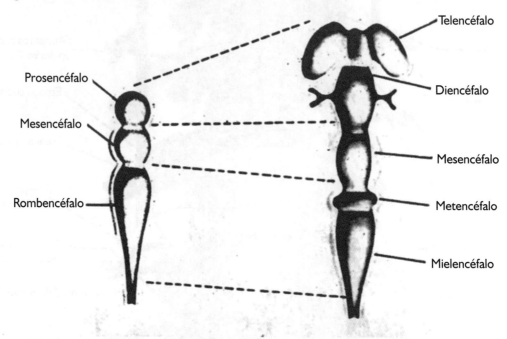

Fig. 5.1 – Vesículas primordiais do sistema nervoso central.

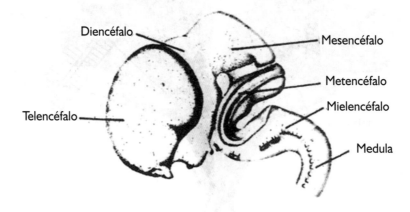

Fig. 5.2 – Sistema nervoso central no embrião com 50 mm.

4.2 – Partes do sistema nervoso central

Destas transformações das vesículas primordiais, originam-se as partes mais importantes do sistema nervoso central:

a) o telencéfalo e diencéfalo originam o **cérebro,** sendo que os chamados **hemisférios cerebrais** são de origem telencefálica.

b) o mesencéfalo permanece, com a mesma denominação, como uma parte do SNC (*);
c) o metencéfalo origina o **cerebelo** e a **ponte;**
d) o mielencéfalo origina o **bulbo;**
e) o restante do tubo neural primitivo, origina a medula primitiva e esta a **medula espinhal** (Fig. 5.3)

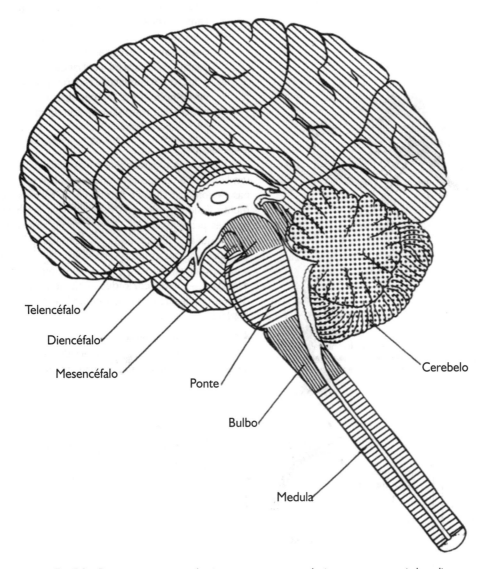

Fig. 5.3 – Partes componentes do sistema nervoso central, visto num corte sagital mediano.

(*) Alguns autores, como DELMAS, utilizam o termo Istmo como sinônimo de mesencéfalo. Esta terminologia, entretanto, tem sido interpretada de modo variado por diversos outros autores. Por esta razão preferimos usar mesencéfalo, comumente empregado por clínicos e cirurgiões.

O mesencéfalo, a ponte e o bulbo, em conjunto, constituem o **tronco encefálico**. Somente um corte mediano que separa os hemisférios cerebrais pode demonstrar a presença das estruturas que constituem o diencéfalo. No cérebro inteiro, o diencéfalo está recoberto pelos hemisférios cerebrais que derivam do telencéfalo (Fig. 5.4).

4.3 – Ventrículos encefálicos e suas comunicações

Nas transformações sofridas pelas vesículas primordiais, a luz do tubo neural primitivo permanece e apresenta-se dilatada em algumas das subdivisões daquelas vesículas, constituindo os chamados **ventrículos** que se comunicam entre si: (Fig. 5.5).

a) a luz do telencéfalo corresponde aos **ventrículos laterais** (direito e esquerdo);
b) a luz do diencéfalo corresponde ao **III ventrículo**. Os ventrículos laterais comunicam-se livremente com o III ventrículo através do **forame interventricular**;
c) a luz do mesencéfalo é um canal estreitado, o **aqueduto cerebral**, o qual comunica o III ventrículo com o **IV ventrículo**;
d) a luz do rombencéfalo corresponde ao **IV ventrículo**; este é continuado pelo **canal central da medula** e se comunica com o espaço subaracnoide.

4.4 – Líquor

No espaço subaracnoide e nos ventrículos circula um líquido de composição química pobre em proteínas, denominado líquido cérebro-espinhal ou simplesmente líquor, sendo uma de suas mais importantes funções proteger o SNC, agindo como amortecedor de choques. O líquor pode ser retirado e o estudo de sua composição pode ser valioso para o diagnóstico de muitas doenças. É produzido em formações especiais — **plexos corioides** — situados no assoalho dos ventrículos laterais e no teto do III e IV ventrículos (Fig. 5.5).

4.5 – Divisão anatômica

Em síntese, a divisão anatômica do sistema nervoso pode ser acompanhada na seguinte chave:

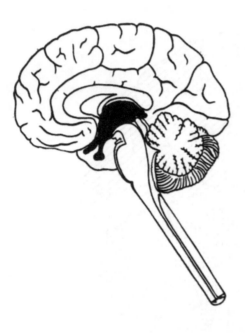

Fig. 5.4 – Corte sagital mediano do encéfalo. O diencéfalo está delimitado pela área escura

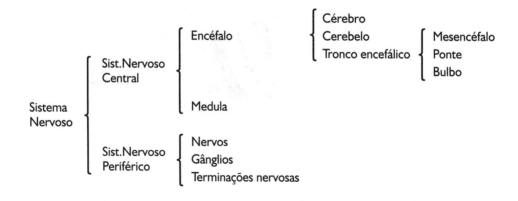

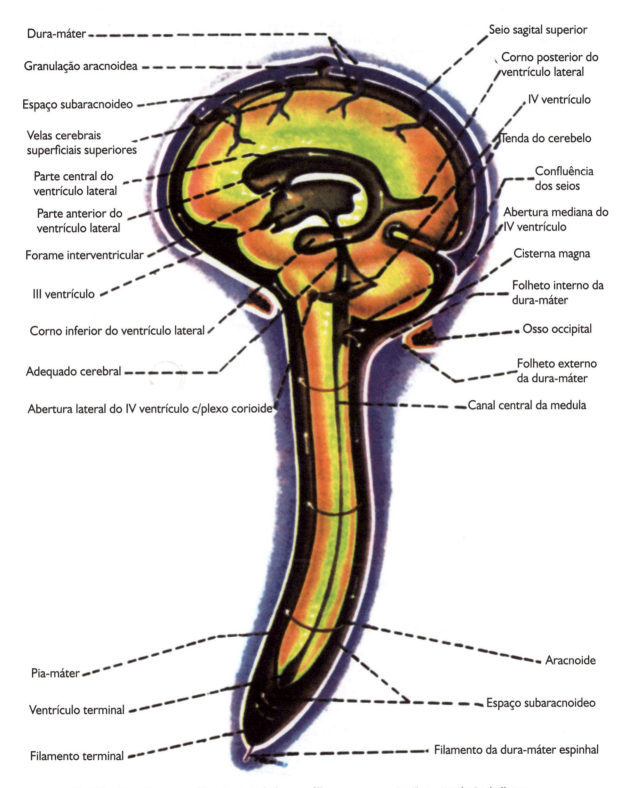

Fig. 5.5 – Desenho esquemático dos ventrículos encefálicos, suas comunicações e circulação do líquor.

A maior parte do encéfalo corresponde ao cérebro. Na superfície dos dois hemisférios cerebrais apresentam-se **sulcos** que delimitam **giros.** O cérebro pode ser dividido em **lobos,** correspondendo cada um, ao osso do crânio com que guardam relações. Assim temos um **lobo frontal, occipital, parietal** e **temporal.** (Fig. 5.6, A e B). Do tronco encefálico originam-se 12 pares de nervos, denominados **cranianos,** que saem pela base do crânio através de forames ou canais. Da medula, por sua vez originam-se 31 pares de **nervos espinhais** que abandonam a coluna vertebral através de forames denominados **intervertebrais.**

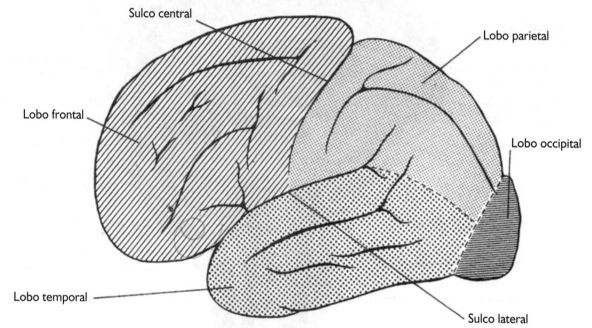

Fig. 5.6.A – Lobos do cérebro, vistos lateralmente.

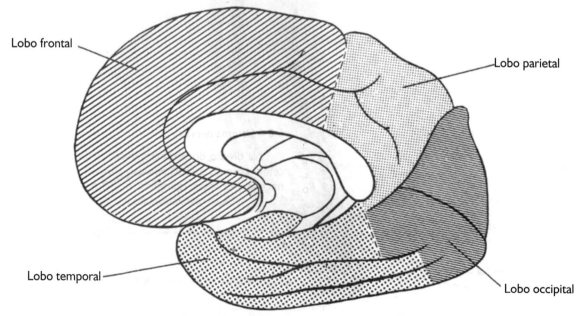

Fig. 5.6.B – Lobos do cérebro, vistos medialmente.

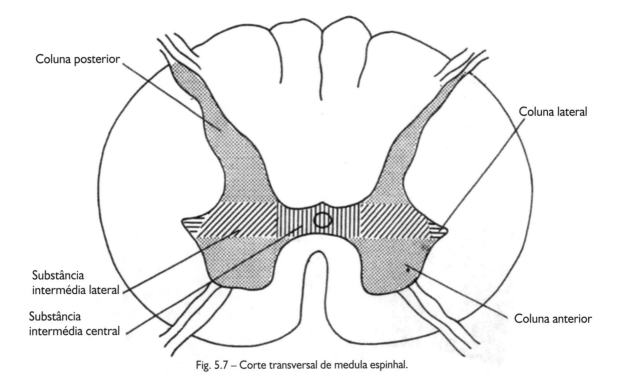

Fig. 5.7 – Corte transversal de medula espinhal.

5.0 – Disposição das substâncias branca e cinzenta no sistema nervoso central

A observação atenta de um corte de encéfalo ou de medula, permite reconhecer áreas claras e áreas escuras que representam, respectivamente, o que se chama de **substância branca** e **substância cinzenta**. A primeira está constituída, predominantemente, de **fibras nervosas mielínicas** e a segunda de **corpos de neurônio**.

Na **medula**, a substância cinzenta forma um eixo central contínuo envolvido por substância branca. Em corte transversal vê-se que a substância cinzenta apresenta a forma de um H ou de borboleta, onde se reconhecem as **colunas anterior** e **posterior, substância intermédia central** e **lateral** e, em parte da medula, a chamada **coluna lateral** (Fig. 5.7).

O **tronco encefálico,** no que diz respeito à estrutura, guarda alguma semelhança com a medula, mas difere em vários aspectos. A substância cinzenta, que na medula é um todo contínuo, apresenta-se, no tronco encefálico, fragmentada no sentido longitudinal, anteroposterior e látero-lateral. Formam-se, assim, massas isoladas de substância cinzenta que constituem os **núcleos dos nervos cranianos** e outros núcleos próprios do tronco encefálico. Deste modo uma nova conceituação pode ser feita aqui: **um núcleo, no sistema nervoso central, é um acúmulo de corpos neuronais com aproximadamente, a mesma estrutura e função.**

Cérebro e **cerebelo**, nos seus aspectos mais gerais, apresentam um plano estrutural comum (Figs. 5.8 e 5.9). Nele pode-se reconhecer uma massa de substância branca, revestida externamente por uma fina camada de substância cinzenta – **córtex cerebral** (no cérebro) ou **córtex cerebelar** (no cerebelo) – e tendo no centro massas de substância cinzenta constituindo os núcleos centrais (no cerebelo) ou os **núcleos da base** (no cérebro).

Como foi dito, a substância branca, em qualquer nível do SNC está constituída predominantemente de fibras nervosas mielínicas. Estas representam as vias pelas quais os impulsos percorrem as diversas áreas do SNC e se organizam formando os chamados **tractos** e **fascículos**.

6.0 – Sistema nervoso periférico

Na divisão do sistema nervoso, foram incluídos, como parte do sistema nervoso periférico, as **terminações nervosas, gânglios** e **nervos**. Preliminarmente, deve-se ressaltar o fato de que as fibras de um nervo são classificadas de acordo com as estruturas que inervam, isto é, conforme sua função. Por esta razão, diz-se que um nervo possui **componentes funcionais**. Assim, uma fibra que estimula ou ativa a musculatura é chamada **motora** e a que conduz estímulos para o SNC é **sensitiva**. As fibras motoras veiculam ordens emanadas do SNC e, portanto, em relação a ele, são ditas **eferentes** (que saem do

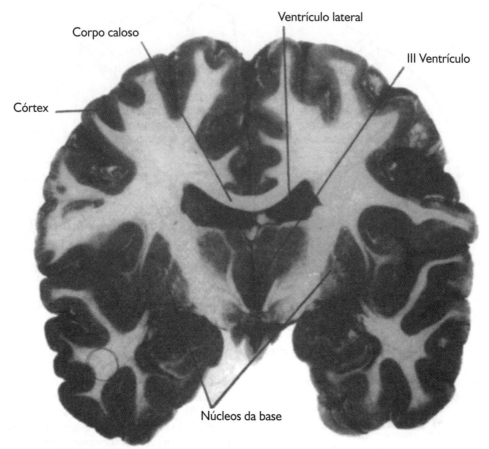

Fig. 5.8 – Corte frontal do cérebro. Note a presença dos ventrículos laterais e do III ventrículo.

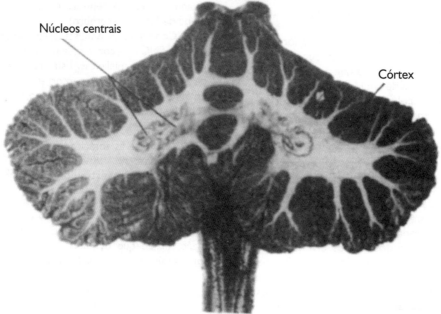

Fig. 5.9 – Corte horizontal do cerebelo.

SNC); as sensitivas veiculam impulsos que devem chegar ao SNC e são, portanto, **aferentes** (que chegam ao SNC). Esta classificação das fibras nervosas em motoras (eferentes) e sensitivas (aferentes) é apenas esquemática: classificação mais minudente deve ser feita para estudos de maior complexidade do sistema nervoso.

6.1 – Terminações nervosas

Existem na extremidade de fibras sensitivas e motoras. Nestas últimas, o exemplo mais típico é a **placa** motora. Nas primeiras, as terminações nervosas são estruturas especializadas para receber estímulos físicos ou químicos na superfície ou no interior do corpo. Assim os cones e bastonetes da retina são estimulados apenas pelos raios luminosos; os receptores do ouvido apenas por ondas sonoras; os gustativos por substâncias químicas capazes de determinar as sensações de doce, azedo, amargo etc.; na pele e nas mucosas existem receptores especializados para os agentes causadores do calor, frio, pressão e tato, enquanto que as sensações dolorosas são captadas por **terminações nervosas livres**, isto é, não há uma estrutura receptora especializada para este tipo de estímulo. Quando os receptores sensitivos são estimulados originam impulsos nervosos que caminham pelas fibras em direção ao SNC.

6.2 – Gânglios

Vimos que acúmulos de corpos celulares de neurônios dentro do SNC são denominados núcleos. Quando estes acúmulos ocorrem fora do SNC eles são chamados **gânglios** e apresentam-se, geralmente, como uma dilatação.

6.3 – Nervos

São cordões esbranquiçados formados por fibras nervosas unidas por tecido conjuntivo e que têm como função levar (ou trazer) impulsos ao (do) SNC. Distinguem-se dois grupos: os **nervos cranianos** e os **espinhais**.

6.3.1 – Nervos cranianos (Fig. .10)

São 12 pares de nervos que fazem conexão com o encéfalo. A maioria deles (10) origina-se no tronco encefálico. Além do seu nome os nervos cranianos são também denominados por números em sequência craniocaudal. A relação abaixo apresenta o nome e o número correspondente a cada um dos pares cranianos:

I – Olfatório
II – Óptico
III – Óculo-motor
IV – Troclear
V – Trigêmeo
VI – Abducente
VII – Facial
VIII – Vestíbulo-coclear
IX – Glossofaríngeo
X – Vago
XI – Acessório
XII – Hipoglosso

Há uma acentuada variação entre eles no que se refere aos componentes funcionais, tornando-os muito mais complexos do que os nervos espinhais. Alguns nervos cranianos possuem um gânglio, outros têm **mais** de um e outros, ainda, não têm nenhum. Uma visão muito simplificada do destino destes nervos é dada a seguir:

a) O **nervo olfatório** é puramente sensitivo e ligado à olfação, como o nome indica, iniciando-se em terminações nervosas situadas na mucosa nasal.
b) O **nervo óptico,** também sensitivo, origina-se na retina e está relacionado com a percepção visual.
c) Os **nervos óculo-motor, troclear** e **abducente** Inervam músculos que movimentam o olho, sendo que o III par é também responsável pela inervação de músculos chamados **intrínsecos do olho,** como o **músculo esfíncter da íris** (que fecha a pupila) e o **músculo ciliar** (que controla a forma da lente).
d) O **nervo trigêmeo** é predominantemente sensitivo, sendo responsável pela sensibilidade somática de quase toda a cabeça. Um pequeno contingente de fibras é motor, inervando a musculatura mastigadora, isto é, músculos que movimentam a mandíbula.
e) **Os nervos facial, glossofaríngeo e vago** – são altamente complexos no que se refere aos componentes funcionais, estando relacionados à sensibilidade gustativa e de vísceras, além de inervar glândulas, musculatura lisa e esquelética. O nervo vago é um dos nervos cranianos mais importantes pois inerva todas as vísceras torácicas e a maioria das abdominais.
f) O **nervo vestíbulo-coclear** é puramente sensitivo, constituído de duas porções: a porção coclear está relacionada com os fenômenos da audição e a **porção vestibular** com o equilíbrio.
g) O **nervo acessório** inerva músculos esqueléticos, porém, parte de suas fibras acola-se ao vago e com ele é distribuída.
h) O **nervo hipoglosso** inerva os músculos que movimentam a língua, sendo, por isso, considerado como o nervo motor da língua.

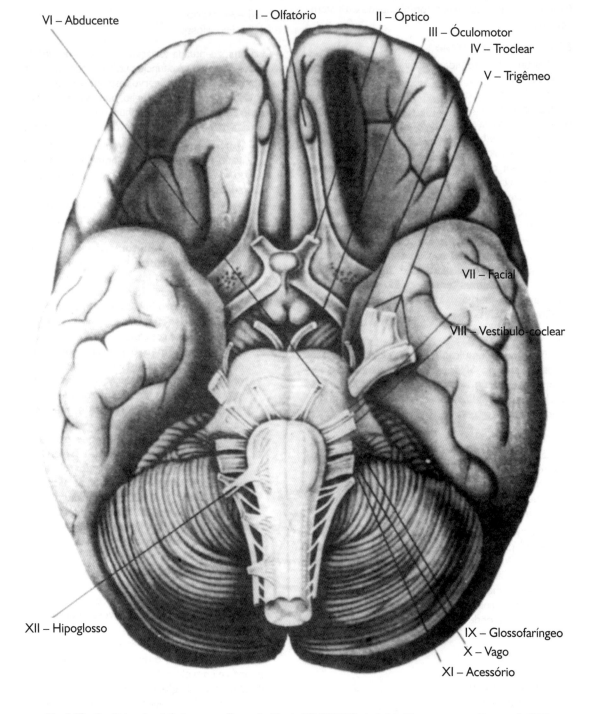

Fig. 5.10 – Encéfalo, visto inferiormente (Reproduzido de MACHADO, A. B. M., Neuroanatomia Funcional, 1985)

6.3.2 – Nervos espinhais

Os 31 pares de nervos espinhais mantêm conexão com a medula e abandonam a coluna vertebral através de forames intervertebrais, como já foi visto. Ora, a coluna pode ser dividida em porções cervical, torácica, lombar, sacral e coccígea; da mesma maneira, reconhecemos nervos espinhais que são cervicais, torácicos, lombares, sacrais e coccígeos.

a) **Formação do nervo espinhal** – O nervo espinhal é formado pela fusão de duas raízes: uma **ventral** e outra **dorsal**. A raiz ventral possui apenas fibras motoras (eferentes), cujos corpos celulares estão situados na coluna anterior da substância cinzenta da medula. A raiz dorsal possui fibras sensitivas (aferentes) cujos corpos celulares estão situados no **gânglio sensitivo da raiz dorsal**, que se apresenta como uma porção dilatada da própria raiz. A fusão das raízes sensitiva e motora resulta no nervo espinhal. Isto significa que o nervo espinhal é sempre misto, isto é, está constituído de fibras aferentes e eferentes. A figura abaixo é um esquema que ilustra a formação do nervo espinhal (Fig. 5.11).

b) **Distribuição dos nervos espinhais** – Logo após a fusão das raízes ventral e dorsal o nervo espinhal se divide em dois ramos: **ventral** (mais calibroso), e **dorsal** (menos calibroso). Os ramos dorsais inervam a pele e os músculos do dorso; os ventrais são responsáveis pela inervação dos membros e da porção ântero-lateral do tronco. A figura 5.11 ilustra o fato.

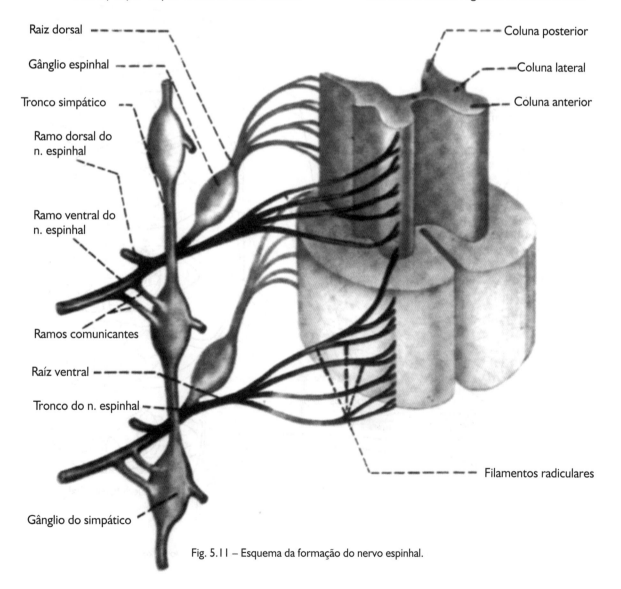

Fig. 5.11 – Esquema da formação do nervo espinhal.

c) **Formação dos plexos nervosos** – Os ramos ventrais que inervam a parede torácica e abdominal permanecem relativamente isolados ao longo de todo o seu trajeto. Nas regiões cervical (pescoço) e lombo-sacral, porém, os ramos ventrais entremeiam-se para formar os chamados **plexos nervosos**, dos quais emergem **nervos terminais**. A figura 5.12 mostra a formação de um destes plexos, o **braquial**, cujos nervos terminais inervam a musculatura do ombro e membro superior.

Observe este fato: como são vários os ramos ventrais que participam da formação de um plexo, devido às inúmeras interligações existentes nesta estrutura, as fibras de uma mesma raiz ventral podem se distribuir em vários nervos terminais do plexo. Assim, como regra geral, pode-se afirmar que as fibras de cada nervo espinhal que participa da formação de um plexo, contribuem para constituir diversos nervos que emergem do plexo e cada nervo terminal contém fibras provenientes de diversos nervos espinhais.

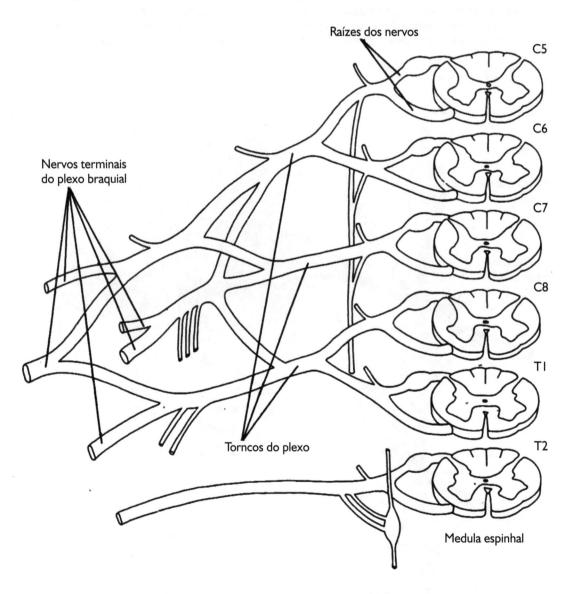

Fig. 5.12 – Plexo braquial, esquemático. O nervo T2 não faz parte do plexo.

7.0 – Considerações finais

O funcionamento do sistema nervoso é altamente complexo, mas isto não impede que possamos, desde agora, entender as bases fundamentais deste funcionamento. Um exemplo simples talvez possa ilustrar como funciona o sistema nervoso. Imaginemos que uma agulha se encravou em nosso dedo. Ao atravessar a pele a agulha estimula os receptores nervosos específicos para dor. Originam-se, assim, impulsos nervosos que percorrem as fibras em direção ao sistema nervoso central por intermédio de nervos. Os impulsos chegam à raiz dorsal do nervo espinhal passando ao gânglio sensitivo aí localizado. No gânglio estão os corpos dos neurônios sensitivos cujos prolongamentos periféricos os impulsos acabaram de percorrer. A seguir, os impulsos chegam à medula por meio dos prolongamentos centrais dos neurônios sensitivos, penetram na medula e fazem sinapse com neurônios situados na coluna posterior da substância cinzenta. Estes neurônios emitem novos axônios (fibras nervosas) que sobem pela substância branca da medula como parte de tractos ou fascículos, passam pelo tronco encefálico, diencéfalo (onde fazem sinapse com novos neurônios) e chegam ao córtex da área cerebral especializada para interpretar o estímulo veiculado. Só neste momento temos a sensação de que o dedo está doendo. Se interrompemos a passagem do estímulo, por exemplo, anestesiando o nervo, não sentiremos mais a dor. De um modo geral, o trajeto descrito acima é o mesmo para todos os tipos de sensibilidade, permitindo ao indivíduo tomar conhecimento dos fatos que se passam em torno dele. Estes fatos podem, eventualmente, levá-lo a uma determinada ação (reação ao estímulo). Por exemplo, no caso da agulha que penetra no dedo, o indivíduo poderia retirar a agulha, ou comprimir o local com a outra mão para estancar a hemorragia. Estes movimentos seriam determinados por contrações musculares e sabemos que os músculos se contraem porque recebem estímulos trazidos por fibras dos nervos que neles chegam. A ordem para a ação muscular origina-se em área especializada do córtex cerebral que é levada até neurônios cujos corpos celulares estão situados ou na coluna anterior da medula ou em núcleos motores do tronco encefálico, conforme o trajeto da fibra nervosa se faça por um nervo espinhal ou craniano. Estes neurônios constituem, assim, um elo entre o SNC e os músculos estriados esqueléticos e são chamados **neurônios motores primários**.

Deste modo, todo o funcionamento do SN está baseado no binômio **estímulo-reação,** podendo intercalar-se um terceiro elemento: **estímulo-interpretação-reação.** A ressalva justifica-se porque, muitas vezes, ao estímulo segue-se uma reação reflexa, isto é, reagimos ao estímulo sem interferência de nossa vontade: a pele da planta dos pés, riscada por um palito, provoca, como resposta flexão plantar dos dedos, como se eles quisessem agarrar o objeto que provocou o estímulo. Isto ocorre independente de nossa vontade: é um caso típico de **estímulo-reação.** Por outro lado, a temperatura em um determinado ambiente pode causar-nos a sensação de calor e esta sensação nos leva a tirar o palito, ou a camisa, usando inúmeros músculos para fazê-lo: é um caso típico de **estímulo-interpretação-reação.**

Os exemplos citados neste item não esgotam de maneira alguma, as alternativas de funcionamento do sistema nervoso. Estudos de maior complexidade serão feitos, entretanto, nos cursos de Neuroanatomia.

ROTEIRO PARA AULA PRATICA DE SISTEMA NERVOSO

1.0 – Uma aula prática sobre o sistema nervoso exige que o estudante tenha conhecimentos da parte teórica, mas durante a aula impõe-se uma revisão, pois as peças servem também como ponto de referência para o estudo teórico.

2.0 – Quando manusear peças do sistema nervoso central tenha extremo cuidado. Este material é muito frágil e qualquer manobra intempestiva pode danificá-lo. Sobretudo, nunca deixe as peças fora do recipiente quando não estiver estudando. Elas se ressecam com incrível rapidez e, ressecadas, tornam-se inúteis. Lembre-se que este material é precioso e difícil de obter e muitos outros alunos terão de se valer dele para estudar.

3.0 – Comece examinando os envoltórios do SNC. Como definir meninges? A peça disponível representa apenas a dura-máter do encéfalo. Note a espessura da dura-máter e como ela apresenta prolongamentos que formam septos, alguns dos quais podem ser identificados com o auxílio da fig. 5.13: **foice do cérebro, tenda do cerebelo** e **foice do cerebelo**.

Identifique agora a **aracnoide**. Para isto foi preparada uma peça especial, uma cabeça de onde se retirou a calota craniana, parte do osso occipital e a porção posterior das vértebras cervicais, conservando-se intacta a dura-máter encefálica e espinhal. A dura-máter foi aberta por um corte de sentido longitudinal. Separe com cuidado as bordas do corte para visualizar a aracnoide. Esta aparece como uma membrana muito delgada. Tome agora qualquer peça disponível do sistema nervoso central, um encéfalo por exemplo, e verifique a presença da **pia-máter,** intimamente acolada à estrutura observada. Tente separá-la, levantando-a, e verá como esta manobra é bem sucedida com relativa facilidade (Fig. 5.0).

4.0 – O próximo passo é reconhecer as partes mais importantes do encéfalo e algumas estruturas do SNC. Para isto, tome o encéfalo. Ele foi cortado sagitalmente, no plano mediano, estando separado em duas partes. Junte as duas metades e você terá o encéfalo completo. Siga as instruções abaixo:

a) os **hemisférios cerebrais** constituem a maior parte do SNC e são facilmente identificáveis pois sua superfície apresenta uma série de **sulcos** que delimitam **giros.** Cada giro e cada sulco recebe uma denominação especial mas, no momento, vamos nos ocupar apenas com a identificação de dois sulcos importantes, o **sulco lateral** e o **central,** o que deve ser feito com o auxílio da fig. 5.6 A. É bom ressaltar que há muitas variações no trajeto dos sulcos e posição dos giros, mas os sulcos lateral e central podem ser sempre reconhecidos com facilidade. Um lembrete: talvez a pia-máter esteja conservada na peça que tem em mãos; se for este o caso, retire-a para visualizar melhor os sulcos lateral e central. Observe a figura 5.6 A e B e identifique em um hemisfério cerebral os **lobos frontal, occipital, parietal** e **temporal.** Qual a razão destas denominações?

Una novamente os dois hemiencéfalos e note como superiormente, os dois hemisférios cerebrais estão separados por uma fenda profunda: é a **fissura longitudinal do cérebro,** no fundo da qual encontra-se uma longa fita de fibras que unem um hemisfério ao outro. Fibras que unem partes de um hemisfério ao outro são ditas **comissuras.** Esta comissura que forma o assoalho da fissura longitudinal

SISTEMA NERVOSO 67

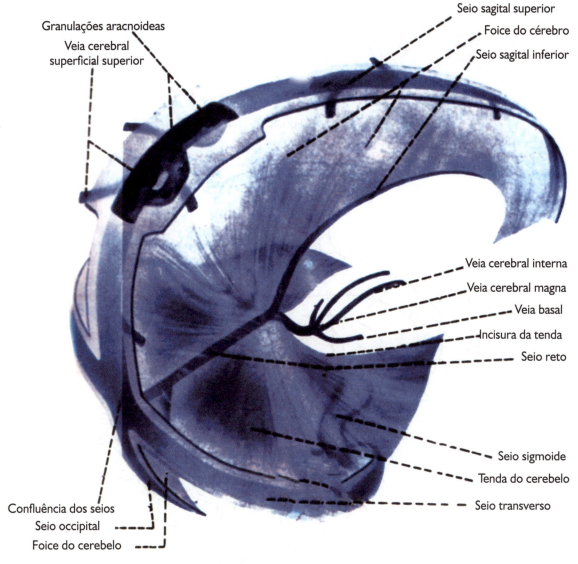

Fig. 5.13 – Septos da dura-máter (Reproduzido de MACHADO, A. B. M., Neuroanatomia Funcional, 1985).

do cérebro recebe o nome específico de **corpo caloso**. Para vê-lo melhor separe os dois hemisférios e identifique-o em toda a sua extensão com o auxílio da figura 5.14. O corpo caloso pode ser também identificado em uma outra peça, preparada para demonstrar o tronco encefálico, mas na qual aquela estrutura foi também conservada. Não deixe de vê-la.

b) Com os hemiencéfalos unidos repare como na parte inferior do cérebro, unindo este com as demais estruturas encontram-se duas massas divergentes de tecido nervoso, em forma de colunas, que anteriormente, apresentam um profundo sulco em V entre elas. Estas colunas são denominadas **pedúnculos cerebrais** e constituem a porção anterior do niesencéfalo. Você pode ter dificuldade na identificação. Se este for o caso, recorra à peça de tronco encefálico onde os pedúnculos podem ser identificados com facilidade (fig. 5.15). Separe os hemisférios e tome um deles. Verifique, na face medial, a extensão do mesencéfalo. Volte à fig. 5.14 e identifique na porção mais posterior do mesencéfalo o **aqueduto cerebral**, estreito canal que percorre este segmento do SNC.

c) Com os hemiencéfalos unidos, note anteriormente uma larga faixa de fibras transversais abaixo do mesencéfalo. É a **ponte.** Obser-

CAPITULO V

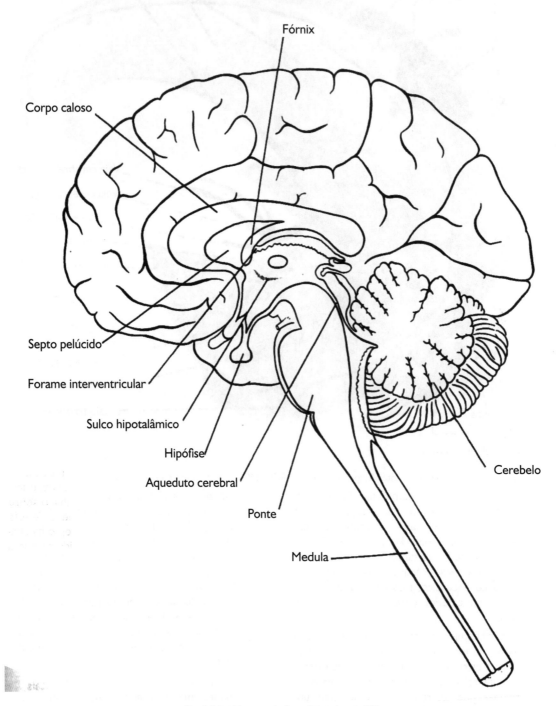

Fig. 5.14 – Corte sagital mediano do encéfalo.

SISTEMA NERVOSO **69**

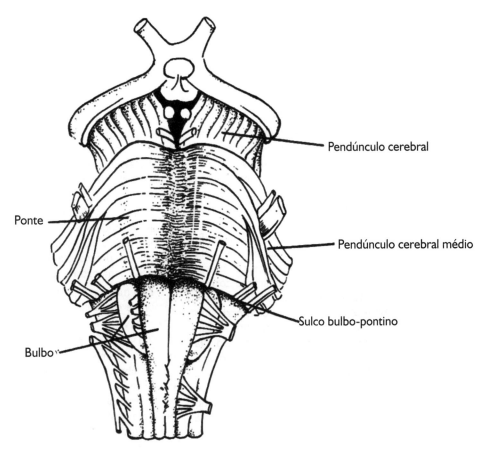

Fig. 5.15 – Tronco encefálico, visto anteriormente

ve como os seus prolongamentos posteriores e laterais, os **pedúnculos cerebelares médios,** vão ter ao cerebelo. A ponte deve ser também identificada na peça de tronco encefálico.

d) Localize posteriormente à ponte, o **cerebelo.** É fácil identificá-lo. Sua superfície está marcada de sulcos muito próximos uns dos outros.

e) Abaixo da ponte, e com o auxílio da figura 5.15, identifique o **bulbo.** Repare como a ponte está separada do bulbo, anteriormente, por um sulco bem pronunciado, o **sulco bulbo-pontino.** Veja na peça de tronco encefálico como o bulbo se continua com a **medula.** O bulbo é mais dilatado que a medula e isto é fácil de visualizar. Entretanto, o limite macroscópico preciso entre a medula e o bulbo não pode ser determinado facilmente. Neste item 4.0 você reconheceu as partes mais importantes do SNC utilizando dois tipos de peças: o encéfalo (às vezes o hemiencéfalo) e o tronco encefálico.

5.0 – Separe os dois hemisférios e observe a face medial de um deles. Abaixo do corpo caloso, que já foi identificado, aparecem várias formações que, no conjunto, constituem o **diencéfalo** (Fig. 5.4). Devido à sua posição, o diencéfalo não pode ser visto no encéfalo inteiro. Compare a peça com a figura 5.14.

Identifique abaixo do corpo caloso um tracto arqueado de fibras, o **fórnix.** Note como entre o fórnix e o corpo caloso há uma lâmina delgada, o **septo pelúcido,** que pode estar rompido na peça. Se este é o caso, observe que lateralmente ao septo há uma cavidade: é o **ventrículo lateral.** É evidente que a ruptura do septo é acidental, não existindo **in vivo.** Posteriormente ao fornix, junto à sua parte mais anterior e inferior, identifique uma abertura, o **forame interventricular.** Introduza um palito de fósforo neste forame. Ele comunica o ventrículo lateral de cada hemisfério com o **III ventrículo.** Este, na verdade, é uma fenda vertical existente entre as formações diencefálicas e, portanto, só existe quando o encéfalo está inteiro. Entre as peças que você tem à disposição, existe um corte frontal de cérebro, feito ao nível do forame interventricular. Nesta peça você pode identificar facilmente, com o auxílio da figura 5.8, os dois ventrículos laterais e o III ventrículo, bem como a comunicação que se estabelece entre eles. Observe agora que partindo do forame interventricular há um sulco sinuoso. Acompanhe-o posterior e inferiormente até o mesencéfalo onde ele se continua com o **aqueduto cerebral** já identificado. Esteja atento: pode ocorrer que, na sua peça de estudo, o sulco não seja muito visível, ou que o aqueduto cerebral não possa ser identificado por defeito no corte sagital que dividiu o encéfalo em duas metades. Nestes casos torna-se necessário lançar mão de outra peça para a identificação correta das estruturas. O sulco sinuoso descrito acima é denominado **sulco hipotalâmico** e separa duas partes do diencéfalo: o **tálamo**, situado superiormente ao sulco, e o **hipotálamo**, situado inferiormente a ele. Na parte mais inferior do hipotálamo fica a **hipófise**, uma importante glândula endócrina, representada na figura 5.14, mas com toda a certeza, ausente na sua peça. Isto ocorre porque quando se retira o encéfalo do crânio, normalmente rompe-se a haste que a prende ao hipotálamo. Verifique como o aqueduto cerebral, inferiormente, desemboca em um espaço colocado posteriormente à ponte e ao bulbo: é o **IV ventrículo**, que tem comunicação com o espaço subaracnoide. Sabendo onde é produzido o líquor e que ele circula nos ventrículos e espaço subaracnoide a figura 5.5 passa a ter significado para você. Examine-a atentamente. A circulação do líquor envolve problemas mais complexos, mas este não é o momento de esclarecê-los.

6.0 – Examine agora um corte frontal ou transversal do cérebro. Verifique, comparando com a figura 5.8, que na superfície há uma faixa de coloração mais escura, enquanto que a maior parte da peça é de cor esbranquiçada. A camada periférica, mais escura, é **substância cinzenta**, o **córtex cerebral**, e o restante é **substância branca**.

De que está constituída a substância cinzenta? E a substância branca? Na mesa neutra há peças coradas especialmente para demonstrar a presença destas substâncias. Observe-as. Na figura 5.8 note que, imersas na substância branca, apresentam-se áreas bem delimitadas e mais escuras, constituídas também de substância cinzenta mas que não correspondem ao córtex cerebral. Estas áreas são denominadas **núcleos da base do cérebro**. Como se define um núcleo do SNC? Outros núcleos existem no cérebro, tronco encefálico (núcleos dos nn. cranianos por exemplo), cerebelo e na medula. Se você examinar um corte frontal de cerebelo identificará também um **córtex cerebelar** envolvendo o órgão, substancia branca, situada internamente, e núcleos. Compare com a figura 5.9.

Se a mesma observação for feita num corte transversal de medula o achado é inverso, isto é, neste segmento do SNC a substância cinzenta, mais escura, aparece por dentro, e a substância branca por fora. A figura 5.7 demonstra o fato.

Esta mesma disposição invertida, com relação ao cérebro e cerebelo, é encontrada no tronco encefálico.

7.0 – Volte à peça de tronco encefálico. Repare que, eventualmente, de vários pontos, emergem grupos de fibras nervosas: são **nervos cranianos**. Faça uma revisão: quantos são os nervos cranianos? Quantos se originam do tronco encefálico? Quais são eles? Na mesa neutra há peças especiais para demonstrar a emergência dos nervos cranianos no SNC e outras onde pode ser identificado o nervo **vago**. Este último é de grande importância pois inerva as vísceras torácicas e a maioria das abdominais (Fig. .10).

8.0 – Antes de examinar a peça seguinte responda a estas perguntas básicas: como se formam os nervos espinhais? Como se distribuem? Examine agora o cadáver em que a coluna vertebral foi aberta posteriormente para deixar à mostra a medula **in situ**. Note a forma cilindroide da medula e como ela se afila em direção caudal. Observe a fig. 5.0 e identifique na peça as **raízes dorsais** dos nervos espinhais originando-se da medula. Nesta peça não é possível ver o gânglio sensitivo da raiz dorsal nem a fusão das raízes ventral e dorsal para formar o nervo espinhal. Note os envoltórios da medula, principalmente a dura-máter. Em outro cadáver foi dissecado um plexo nervoso típico: o **plexo braquial**. Compare com a figura 5.12.

Toque na peça. Observe como grossos troncos nervosos se intercomunicam formando o plexo do qual resultam **nervos periféricos**. Acompanhe alguns destes nervos e veja como eles dão ramos que se distribuem aos músculos e à pele. A maioria das fibras nervosas dos ramos cutâneos é sensitiva. Nos ramos musculares a maioria das fibras é motora. Repare bem o aspecto e a forma dos nervos periféricos.

OBJETIVOS ESPECÍFICOS DO CAPÍTULO V

Após o estudo deste capítulo o aluno deve ser capaz de:
1. conceituar sistema nervoso do ponto de vista funcional;
2. citar os envoltórios do SNC e definir os espaços existentes entre eles;
3. citar as partes constituintes do SNC;
4. citar os ventrículos encefálicos e suas comunicações;
5. definir líquor e citar onde é encontrado e produzido;
6. citar a divisão anatômica do sistema nervoso;
7. descrever a disposição das substâncias branca e cinzenta no SNC;
8. citar as partes que se reconhecem na substância cinzenta da medula;
9. definir núcleo, córtex, tracto, fascículo e gânglio;
10. citar e definir os componentes funcionais dos nervos;
11. definir os elementos anatômicos constituintes do sistema nervoso periférico;
12. citar os nervos cranianos;
13. definir funcionalmente e classificar, de acordo com os componentes funcionais, cada um dos nervos cranianos;
14. descrever a formação de um nervo espinhal;
15. citar as diferenças entre nervos espinhais e cranianos;
16. descrever a distribuição dos ramos ventral e dorsal dos nervos espinhais;
17. definir plexo nervoso;
18. identificar os envoltórios do SNC em peças preparadas;
19. identificar em peças preparadas: hemisférios cerebrais, lobos cerebrais, sulcos lateral e central, fissura longitudinal do cérebro, corpo caloso, mesencéfalo, pedúnculos cerebrais, ponte, pedúnculos cerebelares médios, cerebelo, bulbo, sulco bulbo-pontino, medula, diencéfalo, fórnix, septo pelúcido, ventrículos laterais, forame interventricular, III ventrículo, sulco hipotalâmico, tálamo, hipotálamo, IV ventrículo, aqueduto cerebral;
20. identificar em peças preparadas : córtex cerebral e cerebelar, núcleos da base, substância cinzenta da medula e substância branca da medula e do cérebro;
21. identificar em peças preparadas os nervos cranianos : trigêmeo, facial, óptico e vago;
22. identificar em peças preparadas: raízes dorsais dos nervos espinhais, plexo braquial, troncos do plexo braquial nervos terminais do plexo braquial.

Capítulo VI

Sistema Nervoso Autônomo: Aspectos Gerais

1.0 – Conceito

Do ponto de vista funcional pode-se dividir o sistema nervoso em SN somático e SN visceral. O SN somático é também denominado SN da vida de relação ou seja, aquele que relaciona o organismo com o meio. Para isto, a parte aferente do SN somático conduz aos centros nervosos impulsos originados em receptores periféricos, informando a estes centros sobre o que se passa no meio ambiente. Por outro lado, a parte **eferente** do SN somático leva aos músculos esqueléticos o comando dos centros nervosos, resultando movimentos que levam a um maior relacionamento ou integração com o meio externo. O SN visceral ou SN da vida vegetativa, relaciona-se com a inervação das estruturas viscerais e é muito importante para a integração da atividade das vísceras no sentido da manutenção da constância do meio interno (**homeostase**). Assim como no SN somático, distingue-se no SN visceral uma parte aferente e outra eferente. O componente aferente conduz os impulsos nervosos originados em receptores das vísceras (**visceroceptores**) a áreas específicas do SN central. O componente eferente traz impulsos de certos centros nervosos até as estruturas viscerais terminando pois em glândulas, músculo liso ou músculo cardíaco. Por definição, denomina-se sistema nervoso autônomo apenas o componente eferente do sistema nervoso visceral. Com base em critérios que serão estudados a seguir, o sistema nervoso autônomo divide-se em **simpático** e **parassimpático** de tal modo que temos a seguinte divisão:

$$\text{SN visceral} \begin{cases} \text{Aferente} \\ \text{Eferente} = \text{SN autônomo} \begin{cases} \text{Simpático} \\ \text{Parassimpático} \end{cases} \end{cases}$$

Esta divisão, que adotamos por razões didáticas, baseia-se no conceito inicial de Langley, segundo o qual o sistema nervoso autônomo é um sistema exclusivamente eferente ou motor. Contudo, alguns autores adotam o conceito mais amplo incluindo no SN autônomo também as fibras aferentes viscerais.

Embora o SN autônomo tenha partes tanto no SN central como no periférico, neste capítulo daremos ênfase apenas à porção periférica deste sistema. Antes de estudarmos o SN autônomo, faremos algumas considerações sobre o SN visceral aferente.

2.0 – Sistema nervoso visceral aferente

As fibras viscerais aferentes conduzem impulsos nervosos originados em receptores situados nas vísceras (visceroceptores). Em geral estas fibras integram nervos predominantemente viscerais, juntamente com as fibras do SN autônomo.

Os impulsos nervosos aferentes viscerais, antes de penetrarem no SN central passam por gânglios sensitivos. No caso dos impulsos que penetram pelos nervos espinhais estes gânglios são os gânglios espinhais, não havendo pois gânglios diferentes para as fibras viscerais e somáticas.

Ao contrário das fibras que se originam em receptores somáticos grande parte das fibras viscerais conduz impulsos que não se tornam conscientes. Por exemplo, continuamente estão chegando a nosso SNC impulsos que informam sobre a tensão arterial e o teor de O_2 do sangue, sem que nós entretanto possamos percebê-los. São pois impulsos aferentes inconscientes, importantes para a realização de vários reflexos viscerais ou víscero-somáticos relacionados, no exemplo citado, com o controle da tensão arterial ou da taxa de O_2 do sangue. Existem alguns visceroceptores especializados para detetar este tipo de estímulo, sendo os mais conhecidos os do **seio carotídeo** e do **glomo** (ou corpo) **carotídeo,** situados próximo à bifurcação da artéria carótida comum. Os visceroceptores situados no seio carotídeo são sensíveis às variações da tensão arterial e os do glomo carotídeo, às variações na taxa de O_2 do sangue. Impulsos neles originados são levados ao SNC pelo nervo glossofaríngeo. Contudo, muitos impulsos viscerais tornam-se conscientes manifestando-se sob a forma de sensações de sede, fome, plenitude gástrica ou em condições patológicas, dor.

A sensibilidade visceral difere da somática principalmente por ser mais difusa, não permitindo uma localização precisa. Assim, pode-se dizer que dói a ponta do dedo mínimo, mas não se pode dizer que dói a primeira ou segunda alça intestinal. Por outro lado, os estímulos que determinam dor somática são diferentes dos que determinam a dor visceral. A secção da pele é dolorosa mas a secção de uma víscera não o é. A distensão de uma víscera, como uma alça intestinal, é muito dolorosa, o que não acontece com a pele. Considerando-se que a dor é um sinal de alarme, estímulo adequado para provocar dor em uma região é aquele que mais usualmente é capaz de lesar esta região.

3.0 – Diferenças entre o SN somático eferente e SN visceral eferente ou autônomo

Os impulsos nervosos que seguem pelo SN somático eferente terminam em **músculo estriado esquelético,** enquanto os que seguem pelo SN autônomo terminam em **músculo estriado cardíaco, músculo liso** ou **glândula.** Assim, o sistema nervoso eferente somático é voluntário, enquanto o SN autônomo é involuntário. Do ponto de vista anatômico uma diferença muito importante diz respeito ao número de neurônios que ligam o SN central (medula ou tronco encefálico) ao órgão efetuador (músculo ou glândula). Este número no SN somático é de apenas um neurônio, o neurônio motor somático (fig. 6.0) cujo corpo, na medula, localiza-se na coluna anterior, saindo o axônio pela raiz anterior e terminando em placas motoras nos músculos estriados esqueléticos.

Já no SN autônomo temos dois neurônios unindo o SN central ao órgão efetuador. Um deles tem o corpo dentro do SN central (medula ou tronco encefálico), o outro tem seu corpo localizado no SN periférico. Corpos de neurônios situados fora do SN central tendem a se agrupar formando dilatações denominadas **gânglios.** Assim os neurônios do SN autônomo cujos corpos estão situados fora do SN central localizam-se em gânglios e são denominados **neurônios pós-ganglionares** (melhor seria talvez a denominação neurônios ganglionares); aqueles que têm seus corpos dentro do SN central são denominados **neurônios pré-ganglionares** (fig. 6.1). Convém lembrar ainda que no SN somático eferente, as fibras terminam em estruturas denominadas placas motoras que não existem na terminação das fibras do SN autônomo.

4.0 – Organização geral do SN autônomo

Neurônios pré e pós-ganglionares são os elementos fundamentais da organização da parte periférica do SN autônomo. Os corpos dos neurônios pré-ganglionares localizam-se na medula e no tronco encefálico. No tronco encefálico, eles se agrupam formando os núcleos de origem de alguns nervos cranianos como o nervo vago. Na medula eles ocorrem do 1.° ao 12° segmentos torácicos (T1 até T12), nos dois primeiros segmentos lombares (L1 e L2) e nos segmentos S2, S3 e S4 da medula sacral (*).

Na porção torácico-lombar (T1 até L2), os neurônios pré-ganglionares se agrupam formando uma coluna muito evidente denominada **coluna lateral** situada entre as colunas anterior e posterior da substância cinzenta (Fig. 5.7). O axônio do neurônio pré-ganglionar, envolvido pela bainha de mielina e bainha de neurilema, constitui a chamada **fibra-preganglionar,** assim denominada por estar situada antes de um gânglio, onde termina fazendo sinapse com o neurônio pós-ganglionar.

Os corpos dos neurônios pós-ganglionares estão situados nos gânglios do SN autônomo onde são envolvidos por um tipo especial de células neurogliais denominadas **anfícitos.** São neurônios multipolares no que se diferenciam dos neurônios sensitivos, também localizados em gânglios, pois estes são **pseudounipolares.** O axônio do neurônio pós-ganglionar envolvido apenas pela bainha de neurilema constitui a **fibra pós-ganglionar.** Portanto a fibra pós-ganglionar se diferencia histologicamente da pré-ganglionar por

---

(*) A medula apresenta 31 segmentos que correspondem aos 31 pares de nervos espinhais. Os segmentos estão assim distribuídos: 8 cervicais, 12 torácicos, 5 lombares, 5 sacrais e 1 coccígeo. Os segmentos são indicados pela letra maiúscula que indica a região, seguida do número do segmento. Por exemplo, C3 = terceiro segmento cervical da medula.

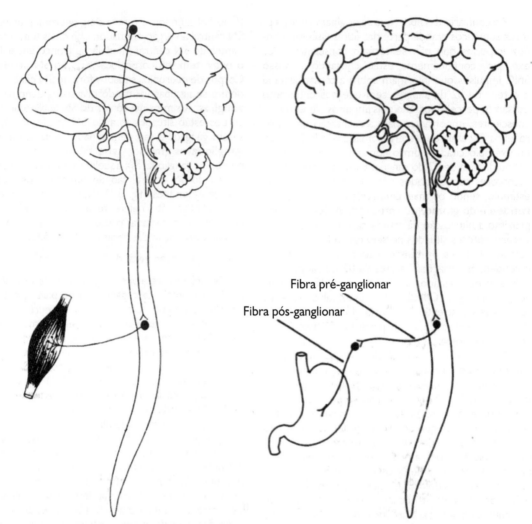

Fig. 6.0 – Sistema nervoso somático eferente, esquemático (Reproduzido de MACHADO, A.B.M., Neuroanatomia Funcional.

Fig. 6.1 – Sistema nervoso visceral eferente (SN autônomo), esquemático (Reproduzido de MACHADO, A.B.M., Neuroanatomia Funcional).

ser amielínica com neurilema **(fibra de Remak)**. As fibras pós-ganglionares terminam nas vísceras em contato com glândulas, músculo liso ou músculo cardíaco.

Convém lembrar que existem áreas no telencéfalo e no diencéfalo que regulam as funções viscerais, sendo as mais importantes o **hipotálamo** e o chamado **sistema límbico**. Estas áreas estão relacionadas também com certos tipos de comportamento, especialmente com o comportamento emocional. Impulsos nervosos nelas originados são levados por fibras especiais que terminam fazendo sinapse com os neurônios pré-ganglionares do tronco encefálico e da medula (fig. 6.2). Por este mecanismo o SN central influencia a funcionamento das viseiras. A existência destas conexões entre as áreas cerebrais relacionadas com o comportamento emocional e os neurônios pré-ganglionares do SN autônomo ajuda a entender as alterações do funcionamento visceral que frequentemente acompanham os graves distúrbios emocionais.

5.0 – Diferenças entre o SN simpático e parassimpático

De acordo com Langley, o SN autônomo se divide em duas partes: SN simpático e SN parassimpático, que se distinguem segundo critérios anatômicos, farmacológicos e fisiológicos.

5.1 – Diferenças anatômicas (Fig. 6.2)

a) **Posição dos neurônios pré-ganglionares ?**
No SN simpático os neurônios pré-ganglionares localizam-se na medula torácica e lombar **(en-**

tre T1 e L2). Diz-se, pois, que o SN simpático é toráco-lombar. No SN parassimpático eles se localizam no tronco encefálico (portanto dentro do crânio) e na medula sacral S2, S3, S4). Diz-se que o SN parassimpático é crânio-sacral.

b) **Posição dos neurônios pós-ganglionares** ? No SN simpático, os neurônios pós-ganglionares localizam-se longe das vísceras e próximo da coluna vertebral. Formam os gânglios para-vertebrais e pré-vertebrais que serão estudados no próximo capítulo. No SN parassimpático, os neurônios pós-ganglionares localizam-se próximo ou dentro das vísceras. Como exemplo temos as células ganglionares dos plexos **submucoso** (de Meissner) e **mioentérico** (de Auerbach) situados na parede do tubo digestivo.

c) **Tamanho das fibras pré e pós-ganglionares** ? Em consequência da posição dos gânglios, o tamanho das fibras pré e pós-ganglionares é diferente nos dois sistemas. Assim no SN simpático, a fibra pré-ganglionar é curta e a pós-ganglionar é longa. Já no SN parassimpático temos o contrário, a fibra pré-ganglionar é longa e a pós-ganglionar curta (Fig. 6.2).

5.2 – Diferenças farmacológicas entre o SN simpático e parassimpático. Mediadores químicos

As diferenças **farmacológicas** dizem respeito a ação de drogas. Quando injetamos em um animal certas drogas, como **adrenalina** e **noradrenaline**, obtemos efeitos (aumento da tensão arterial, do ritmo cardíaco etc.) que se assemelham aos obtidos por ação do SN simpático. Estas drogas que imitam a ação do SN simpático são denominadas **simpaticomiméticas.** Existem também drogas, como a **acetilcolina**, que imitam as ações do parassimpático e são chamadas **parassimpático miméticas**. A descoberta dos mediadores químicos veio explicar o modo de ação e as diferenças existentes entre estes dois tipos de drogas. Sabemos hoje que a ação da fibra nervosa sobre o efetuador (músculo ou glândula) se faz por liberação de um mediador químico, dos quais os mais importantes são a **acetilcolina** e a **noradrenalina**. As fibras nervosas que liberam a acetilcolina são chamadas **colinérgicas** e as que liberam noradrenalina, **adrenérgicas.** A rigor estas últimas deveriam ser chamadas **noradrenérgicas,** mas inicialmente pensou-se que o principal mediador seria a adrenalina e o termo "adrenérgico" ficou clássico. Hoje sabemos que, nos mamíferos, é a noradrenalina e não a adrenalina o principal mediador químico nas fibras adrenérgicas. De um modo geral, as ações destas duas substâncias são bastante semelhantes, mas existem diferenças importantes que serão vistas nas disciplinas de Farmacologia e Fisiologia.

Os sistemas simpático e parassimpático diferem no que se refere à disposição das fibras adrenérgicas e colinérgicas. As fibras pré-ganglionares tanto simpáticas como parassimpáticas, e as fibras pós-ganglionares parassimpáticas são colinérgicas. Contudo, a grande maioria das fibras pós-ganglionares do sistema simpático é adrenérgica. Fazem exceção as fibras que inervam as glândulas sudoríparas que, apesar de serem simpáticas, são colinérgicas.

5.3 – Diferenças fisiológicas entre o SN simpático e parassimpático

De um modo geral o sistema simpático tem ação antagônica à do parassimpático em um determinado órgão. Esta afirmação entretanto não é válida em todos os casos. Assim, por exemplo, nas glândulas salivares os dois sistemas aumentam a secreção, embora a secreção produzida por ação parassimpática seja mais fluída e muito mais abundante. Além do mais, é importante acentuar que os dois sistemas, apesar de, na maioria dos casos, terem ações antagônicas, colaboram e trabalham harmonicamente na coordenação da atividade visceral, adequando o funcionamento de cada órgão às diversas situações a que é submetido o organismo. A ação do simpático e do parassimpático em um determinado órgão depende do modo de terminação das fibras pós-ganglionares de cada uma destas divisões do SNA dentro do órgão. Técnicas modernas de microscopia eletrônica e histoquímica têm contribuído para esclarecer este ponto.

Estas técnicas confirmaram a ideia clássica de que na maioria dos órgãos a inervação autônoma é mista, simpática e parassimpática. Entretanto alguns órgãos têm inervação puramente simpática, como as glândulas sudoríparas, os músculos eretores do pelo e o corpo pineal de vários animais. Na maioria das glândulas endócrinas as células secretoras não são inervadas uma vez que seu controle é hormonal, e neste caso, existe apenas inervação simpática vascular. Em algumas glândulas exócrinas, como nas glândulas lacrimais, a inervação parenquimatosa é parassimpática, limitando-se o simpático a inervar os vasos. Acreditava-se que este era o padrão também nas glândulas salivares, mas estudos recentes mostram que na maioria das glândulas salivares dos mamíferos o simpático, além de inervar os vasos, inerva as unidades secretoras, juntamente com o parassimpático.

Uma das diferenças fisiológicas entre o simpático e o parassimpático é que este tem ações sempre localizadas a um órgão ou setor do organismo enquanto as ações do simpático, embora possam ser também localizadas, tendem a ser difusas, atingindo vários órgãos. A base anatômica desta diferença reside no fato de que os gânglios do parassimpático estando próximos das vísceras faz com que o território de distribuição

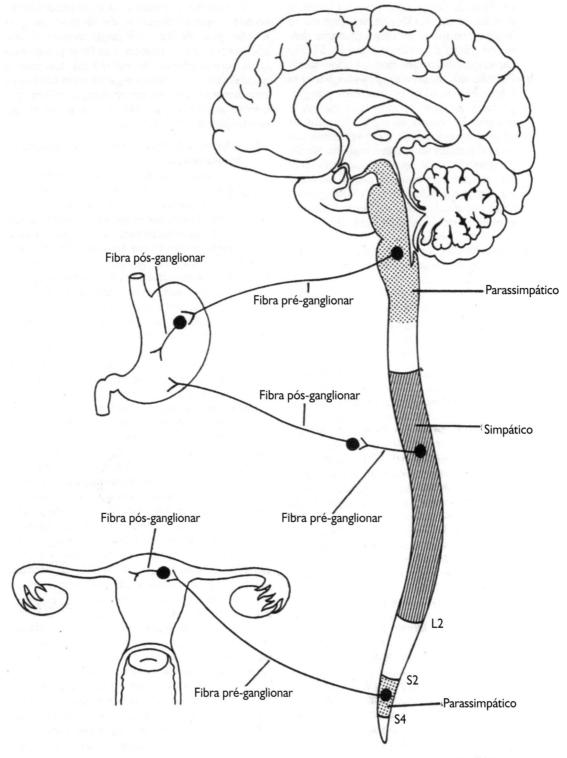

Fig. 6.2 – Sistema nervoso simpático e parassimpático, esquemático (Reproduzido de MACHADO, A.B.M., Neuroanatomia Funcional).

das fibras pós-ganglionares seja necessariamente restrito. Além do mais, no sistema parassimpático, uma fibra pré-ganglionar faz sinapse com um número relativamente pequeno de fibras pós-ganglionares. Já no sistema simpático, os gânglios estão longe das vísceras e uma fibra pré-ganglionar faz sinapse com um grande número de fibras pós-ganglionares e que se distribuem a territórios consideravelmente maiores. Em determinadas circunstâncias, todo o sistema simpático é ativado produzindo uma **descarga em massa**, na qual a medula da supra-renal é também ativada, lançando no sangue a adrenalina que age em todo o organismo. Temos assim uma **reação de alarma** que ocorre em certas manifestações emocionais e situações de emergência (**síndrome de emergência de Cannon**) em que o indivíduo deve estar preparado para lutar ou fugir ("to fight or to flight", segundo Cannon). O estudo da situação descrita acima ajuda a memorizar as ações do sistema simpático, e por oposição, as do parassimpático, em quase todos os órgãos.

Pode-se lembrar ainda que nos órgãos genitais o parassimpático é responsável pelo fenômeno da ereção e o simpático pela ejaculação. Verifica-se assim que as ações dos dois sistemas são complexas, podendo ser para o mesmo sistema, diferente nos vários órgãos. Por exemplo, o simpático que ativa o movimento cardíaco inibe o movimento do tubo digestivo. No quadro estão sintetizados os efeitos dos sistemas simpático e parassimpático sobre os principais órgãos por eles inervados. Sabendo-se que as fibras pós-ganglionares do parassimpático são colinérgicas e as do simpático, com raras exceções, são adrenérgicas, o estudo do quadro dá uma ideia das ações da acetilcolina e da noradrenalina nos vários órgãos. Convém lembrar entretanto que existem muitas variações entre as diferentes espécies animais, sendo o assunto bem mais complicado.

QUADRO I
FUNÇÕES DO SIMPÁTICO E DO PARASSIMPÁTICO EM ALGUNS ÓRGÃOS

ÓRGÃOS	SIMPÁTICO	PARASSIMPÁTICO
íris	dilatação da pupila (midríase)	constrição da pupila (miose)
Glândula lacrimal	vasoconstrição; pouco efeito sobre a secreção	secreção abundante
Glândulas salivares	vasoconstrição; secreção viscosa e pouco abundante	vasodilatação; secreção fluida e abundante
Glândulas sudoríparas	secreção copiosa (fibras colinérgicas)	inervação ausente
Músculos eretores dos pelos	ereção dos pelos	inervação ausente
Coração	aceleração do ritmo cardíaco (taquicardia); dilatação das coronárias	diminuição do ritmo cardíaco (bradicardia); dilatação das coronárias
Brônquios	Dilatação	constrição
Tubo digestivo	diminuição do peristaltismo e fechamento dos esfíncteres	aumento do peristaltismo e abertura dos esfíncteres
Bexiga	pouca ou nenhuma ação	contração da parede
Genitais masculinos	vasoconstrição; ejaculação	vasodilatação; ereção
Glândula supra-renal	secreção de adrenalina (através de fibras pré-ganglionares)	nenhuma ação
Glândula pineal	veicula a ação inibidora da luz ambiente	ação desconhecida
Vasos sanguíneos do tronco e das extremidades	Vasoconstrição	nenhuma ação; inervação possivelmente ausente

CAPÍTULO VI

OBJETIVOS ESPECÍFICOS DO CAPÍTULO VI

Após o estudo deste capítulo o aluno deve ser capaz de:

1. conceituar sistema nervoso autônomo, tendo em vista suas funções e sua relação com a vida vegetativa;
2. citar as características gerais do sistema nervoso visceral aferente;
3. citar as diferenças entre sistema nervoso eferente somático e eferente visceral;
4. descrever a organização geral do sistema nervoso autônomo;
5. citar as diferenças entre o sistema nervoso simpático e o parassimpático, dos pontos de vista anatômico, fisiológico e farmacológico;
6. definir síndrome de emergência de Cannon;
7. citar as manifestações que ocorrem na síndrome de emergência de Cannon;
8. citar as ações do sistema nervoso simpático e parassimpático sobre íris, glândula lacrimal, glândulas salivares, glândulas sudoríparas, coração, brônquios, tubo digestivo, bexiga, genitais masculinos, glândula suprarrenal, vasos sanguíneos do tronco e das extremidades.

Capítulo VII

Sistema Nervoso Autônomo: Anatomia do Simpático, do Parassimpático e dos Plexos Viscerais

No capítulo anterior estudamos alguns aspectos gerais da organização do SN autônomo acentuando as diferenças entre SN simpático e parassimpático. Temos assim os elementos necessários para um estudo da topografia e organização anatômica do componente simpático e parassimpático deste sistema, assim como de seus plexos viscerais. Este estudo será feito de uma maneira sucinta sem dar ênfase às inúmeras variações existentes.

1.0 – Sistema nervoso simpático

1.1 – Aspectos anatômicos

Antes de analisarmos o trajeto das fibras pré e pós-ganglionares no sistema simpático, faremos um estudo de suas principais formações anatômicas.

1.1.1 – Tronco simpático (Fig. 7.0)

A principal formação anatômica do sistema simpático é o **tronco simpático** formado por uma cadeia de **gânglios** unidos através de **ramos interganglionares**.

Cada tronco simpático estende-se, de cada lado, da base do crânio até o cóccix onde termina unindo-se com o do lado oposto. Os gânglios do tronco simpático dispõem-se de cada lado da coluna vertebral em toda sua extensão e são denominados **gânglios paravertebrais**. Na porção cervical do tronco simpático temos classicamente três gânglios: **cervical superior**, **cervical médio** e **cervical inferior**. O gânglio cervical médio falta em vários animais domésticos e, frequentemente, não é observado no homem. Usualmente o gânglio cervical inferior está fundido com o primeiro torácico formando o **gânglio cervico-torácico** ou **estrelado**. O número de gânglios da porção torácica do tronco simpático é usualmente menor (10-12) que o dos nervos espinhais torácicos, pois pode haver fusão de gânglios vizinhos. Na porção lombar temos 3 a 5 gânglios, na sacral 4 a 5 e na coccígea apenas 1 gânglio, o gânglio ímpar, para o qual convergem e no qual terminam os 2 troncos simpáticos de cada lado.

1.1.2 – Nervos esplâncnicos e gânglios pré-vertebrais (Fig. 7.0)

Da porção torácica e do tronco simpático originam-se a partir de T5 os chamados **nervos esplâncnicos, maior, menor** e **imo**, os quais têm trajeto descendente, atravessam o diafragma e penetram na cavidade abdominal onde terminam nos chamados **gânglios pré-vertebrais**. Estes localizam-se anteriormente à coluna vertebral e aorta abdominal, em geral próximo à origem dos ramos abdominais desta artéria dos quais recebem o nome. Assim, existem: dois **gânglios celíacos**, direito e esquerdo situados na origem do tronco celíaco; dois **gânglios aórtico-renais**, na origem das artérias renais; **um gânglio mesentérico superior** e **outro mesentérico inferior** próximo à origem das artérias do mesmo nome. Os nervos esplâncnicos maior e menor terminam respectivamente nos gânglios celíaco e aórtico-renal. Como será visto, apesar dos nervos esplâncnicos se originarem aparentemente de gânglios para-vertebrais, eles são constituídos por fibras pré-ganglionares além de um número considerável de fibras viscerais aferentes.

1.1.3 – Ramos comunicantes (Figs. 7.1 e 7.2)

Unindo o tronco simpático aos nervos espinhais existem filetes nervosos denominados ramos comunicantes que são de dois tipos, **ramos comunicantes brancos** e **ramos comunicantes cinzentos**. Como será visto mais adiante os ramos comunicantes brancos na realidade ligam a medula ao tronco simpático, sendo pois constituídos de fibras pré-ganglionares além de fibras viscerais aferentes. Já os ramos comunicantes cinzentos são constituídos de fibras pós-ganglionares que, sendo amielínicas, dão a este ramo uma coloração ligeiramente mais escura, o que pode ser observado principalmente em preparações não fixadas. Como os neurônios pré-ganglionares simpáticos só existem nos segmentos medulares de TI a L2, as fibras pré-ganglionares emergem somente destes níveis, o que explica a existência de ramos comunicantes brancos apenas nas regiões torácica e lombar alta. Já os ramos comunicantes cinzentos ligam o tronco simpático a todos os nervos espinhais. Como o número de gânglios do tronco simpático é frequentemente menor que o número de nervos espinhais, de um gânglio pode emergir mais de um ramo comunicante cinzento como ocorre, por exemplo, na região cervical onde existem três gânglios para oito nervos cervicais.

1.1.4 – Filetes vasculares e nervos cardíacos (Fig. 7.2)

Do tronco simpático e especialmente dos gânglios pré-vertebrais saem pequenos filetes nervosos que se acolam à adventícia das artérias e seguem com elas até às vísceras. Assim, do polo cranial do gânglio cervical superior sai o **nervo carotídeo interno** que pode ramificar-se formando o **plexo carotídeo interno** e que penetra no crânio nas paredes da artéria carótida interna. Dos gânglios pré-vertebrais filetes nervosos acolam-se à artéria aorta abdominal e seus ramos. Do tronco simpático emergem ainda filetes nervosos que chegam às vísceras por um trajeto independente das artérias. Entre estes temos, por exemplo, os **nervos cardíacos cervicais superior, médio e inferior** que se destacam dos gânglios cervicais correspondentes dirigindo-se ao coração.

A seguir estudaremos como se localizam nestes elementos anatômicos os dois neurônios característicos do SN autônomo ou seja, neurônio pré e pós-ganglionar, com as respectivas fibras pré e pós-ganglionares.

1.2 – Localização dos neurônios pré-ganglionares, destino e trajeto das fibras pré-ganglionares (Fig. 7.1)

Vimos no capítulo anterior que no sistema simpático o corpo do neurônio pré-ganglionar está localizado na coluna lateral da medula de TI a l2. Daí saem as fibras pré-ganglionares pelas raízes ventrais, ganham o tronco do nervo espinhal correspondente e seu ramo ventral, de onde passam ao tronco simpático pelos ramos comunicantes brancos. Estas fibras terminam fazendo sinapse com os neurônios pós-ganglionares que podem estar em 3 posições:

a) em um gânglio para-vertebral situado no mesmo nível de onde a fibra saiu pelo ramo comunicante branco;

b) em um gânglio para-vertebral situado acima ou abaixo deste nível e neste caso a fibra pré-ganglionar chega ao gânglio pelos ramos interganglionares que são formados por um grande número de tais fibras. Por este trajeto, ou seja, no interior do próprio tronco simpático, as fibras pré-ganglionares chegam em gânglios situados acima de TI ou abaixo de L2, ou seja, em níveis onde já não emergem fibras pré-ganglionares simpáticas da medula;

c) em um gânglio pré-vertebral onde a fibra pré-ganglionar chega por um nervo esplâncnico que, assim, poderia ser considerado como verdadeiro "ramo comunicante branco" muito longo. É fácil verificar que as fibras pré-ganglionares que seguem este trajeto passam pelos gânglios para-vertebrais, sem entretanto aí fazerem sinapse.

1.3 – Localização dos neurônios pós-ganglionares, destino e trajeto das fibras pós-ganglionares

Os neurônios pós-ganglionares estão nos gânglios para e pré-vertebrais de onde saem as fibras pós-ganglionares cujo destino é sempre uma glândula, músculo liso ou cardíaco. As fibras pós-ganglionares para chegar a este destino podem seguir por 3 trajetos:

a) **Por intermédio de um nervo espinhal** (Fig. 7.1) - neste caso, as fibras voltam ao nervo espinhal pelo ramo comunicante cinzento e se distribuem no território de inervação deste nervo. Assim, todos os nervos espinhais possuem fibras simpáticas pós-ganglionares que desta forma chegam aos músculos eretores dos pelos e às glândulas sudoríparas e vasos cutâneos.

b) **Por intermédio de um nervo independente** (Fig 7.2) - neste caso, o nervo liga diretamente o gânglio à víscera. Aqui se situam, por exemplo, os nervos cardíacos cervicais do simpático.

c) **Por intermédio de uma artéria** (Figuras 7.2 e 7.3) - as fibras pós-ganglionares acolam-se à artéria e a acompanham em seu território de vascularização. Assim, as fibras pós-ganglionares que se originam nos gânglios pré-vertebrais inervam as vísceras do abdome, seguindo na parede dos vasos que irrigam estas vísceras. Do mesmo modo, fibras pós-ganglionares originadas no gânglio cervical superior formam o nervo e o plexo carotídeo interno e acompanham a artéria carótida interna em seu trajeto intracraniano, inervando os vasos intracranianos, o corpo pineal, a hipófise e a íris.

SISTEMA NERVOSO AUTÔNOMO: ANATOMIA DO SIMPÁTICO, DO PARASSIMPÁTICO E DOS PLEXOS VISCERAIS 81

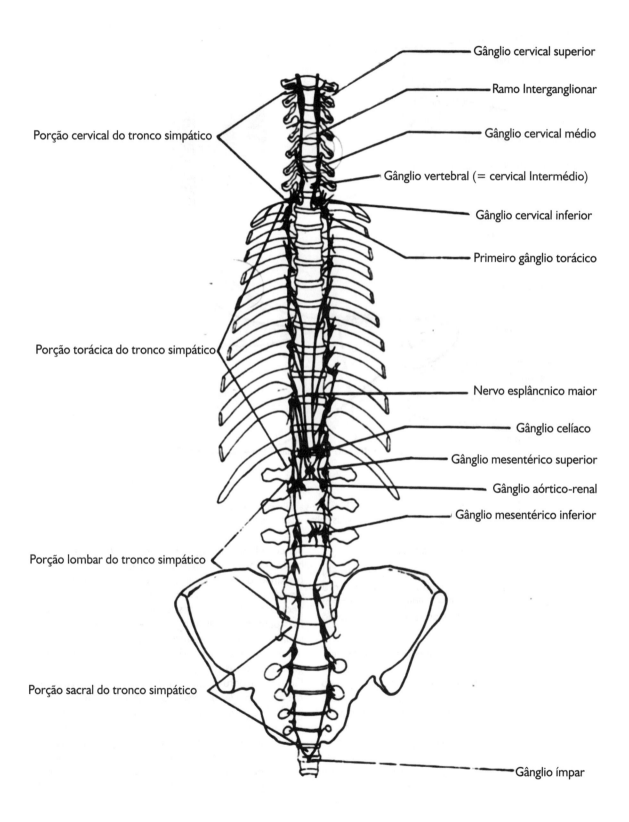

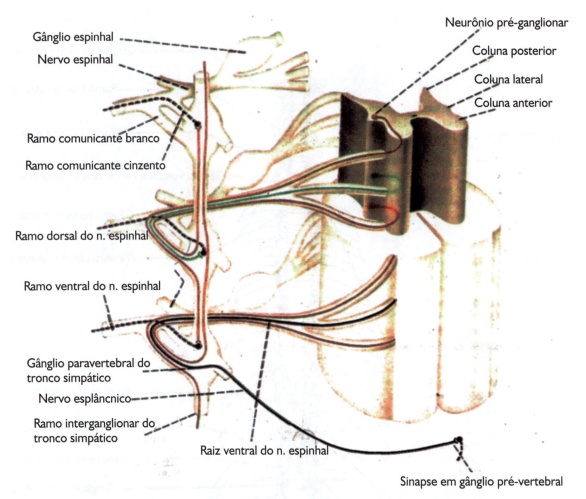

Fig. 7.1 – Alternativas de trajeto das fibras pré-ganglionares simpáticas. As fibras pós-ganglionares estão representadas pelas linhas interrompidas.

2.0 – Sistema nervoso parassimpático

Vimos que os neurônios pré-ganglionares do SN parassimpático estão situados no tronco encefálico e na medula sacral. Isto permite dividir este sistema em duas partes: uma craniana e outra sacral, que serão estudadas a seguir.

2.1 – Parte craniana do sistema nervoso parassimpático

É constituído por alguns núcleos do tronco encefálico, gânglios e fibras nervosas em relação com alguns nervos cranianos. Nos núcleos localizam-se corpos dos neurônios pré-ganglionares cujas fibras pré-ganglionares atingem os gânglios através dos pares cranianos III, VII, IX e X. Dos gânglios saem as fibras pós-ganglionares para as glândulas, músculo liso ou músculo cardíaco. Observe a figura 7.3 e identifique os gânglios associados à porção craniana do parassimpático: **ciliar, ptérigopalatino, ótico** e submandibular. Além destes, existem ainda, na parede ou nas proximidades das vísceras torácicas e abdominais, um grande número de gânglios parassimpáticos, em geral pequenos, às vezes constituídos por células isoladas. Nas paredes do tubo digestivo eles integram o plexo submucoso e o mioentérico. Estes gânglios recebem fibras pré-ganglionares do vago e dão fibras pós-ganglionares curtas para as vísceras onde estão situados. Convém acentuar que o trajeto da fibra pré-ganglionar até o gânglio parassimpático pode ser muito complexo. Frequentemente, ela chega a ele por um nervo diferente daquele no qual saiu do tronco encefálico.

O quadro número II sintetiza os principais dados relativos à posição dos neurônios pré e pós-ganglionares, trajeto das fibras pré-ganglionares e destino das pós-ganglionares na parte craniana do sistema nervoso parassimpático.

QUADRO II

Localização do neurônio pré-ganglionar	Nervo (fibra pré-ganglionar)	Localização do neurônio pós-ganglionar	Órgão inervado
Núcleo de Edinger-Westphal	III par	Gânglio ciliar	M. esfíncter da pupila e m. ciliar
Núcleo salivatorio superior	VII par (n. intermédio)	Gânglio submandibular	Gls. submandibular e sublingual
Núcleo salivatorio inferior	IX par	Gânglio ótico	Glândula parótida
Núcleo lacrimal	VII par (n. intermédio)	Gânglio ptérigopalatino	Glândula lacrimal
Núcleo motor dorsal do vago	X par	Gânglios nas visc. torácicas e abdominais	Vísceras torácicas e abdominais

2.2 – Parte sacral do SN parassimpático (Fig. 7.2)

Os neurônios pré-ganglionares estão nos segmentos sacrais em S2, S3 e S4. As fibras pré-ganglionares saem pelas raízes ventrais dos nervos sacrais correspondentes e ganham o tronco destes nervos, dos quais se destacam para formar os **nervos esplâncnicos pélvicos**. Por meio destes nervos atingem as vísceras da cavidade pélvica onde terminam fazendo sinapse nos gânglios (neurônios pós-ganglionares) localizados. Os nervos esplâncnicos pélvicos são também denominados eretores, pois estão ligados ao fenômeno da ereção. Sua lesão causa a impotência.

3.0 – Plexos viscerais

3.1 – Conceito

Quanto mais próximo das vísceras, mais difícil fica separar por dissecação as fibras do simpático e do parassimpático. Isto ocorre porque forma-se nas cavidades torácica, abdominal e pélvica, um emaranhado de filetes nervosos e gânglios constituindo os chamados **plexos viscerais** que não são puramente simpáticos ou parassimpáticos, mas que contêm elementos dos dois sistemas além de fibras viscerais aferentes. Na composição destes plexos podemos, pois, ter os seguintes elementos: fibras simpáticas pré-ganglionares (raras) e pós-ganglionares; fibras parassimpáticas pré e pós-ganglionares; fibras viscerais aferentes e gânglios do parassimpático, além dos gânglios pré-vertebrais do simpático.

3.2 – Sistematização dos plexos viscerais

3.2.1 – Plexos da cavidade torácica. Inervação do coração (Fig. 7.2)

Na cavidade torácica existem três plexos, **cardíaco, pulmonar** e **esofágico,** cujas fibras parassimpáticas originam-se do vago e as simpáticas dos três gânglios cervicais e seis primeiros torácicos. Em vista da importância da inervação autônoma do coração, merece destaque o plexo cardíaco, intimamente relacionado ao pulmonar, em cuja composição entram principalmente os três nervos cardíacos cervicais do simpático (superior, médio e inferior) e os dois nervos cardíacos cervicais do vago (superior e inferior), além de nervos cardíacos torácicos do vago e do simpático. Fato interessante é que o coração embora tenha posição torácica recebe sua inervação predominantemente da região cervical, o que se explica por sua origem na região cervical do embrião.

Os nervos cardíacos convergem para a base do coração, ramificam-se e trocam amplas anastomoses, formando o **plexo cardíaco**, no qual se observam numerosos gânglios do parassimpático. A este plexo externo correspondem plexos internos subepicárdicos e subendocárdicos formados de células ganglionares e ramos terminais das fibras simpáticas e parassimpáticas. A inervação autônoma do coração é especialmente abundante na região do nó sinu-atrial, fato significativo uma vez que a sua função se faz fundamentalmente sobre o ritmo cardíaco, sendo o simpático cárdio-acelerador e o parassimpático cárdio-inibidor.

3.2.2 – Plexos da cavidade abdominal (Fig. 7.2)

Na cavidade abdominal situa-se o **plexo celíaco**, o maior dos plexos viscerais, localizado na parte profunda da região epigástrica, adiante da aorta abdominal e dos pilares do diafragma, na altura do tronco celíaco. Aí se localizam os gânglios simpáticos celíacos, mesentérico superior e aórtico-renais, a partir dos quais o plexo celíaco se irradia a toda cavidade abdominal, formando plexos secundários ou subsidiários. Fato de grande importância é que a maioria dos nervos que formam o plexo celíaco são oriundos da cavidade torácica, sendo mais importantes:

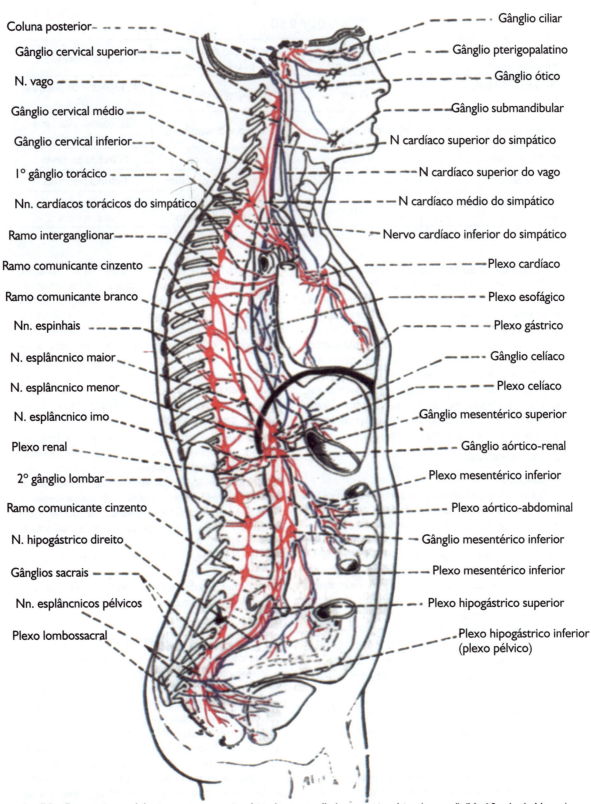

Fig. 7.2 – Disposição geral do sistema nervoso simpático (em vermelho) e parassimpático (em azul) (Modificado de Netter).

SISTEMA NERVOSO AUTÔNOMO: ANATOMIA DO SIMPÁTICO, DO PARASSIMPÁTICO E DOS PLEXOS VISCERAIS   85

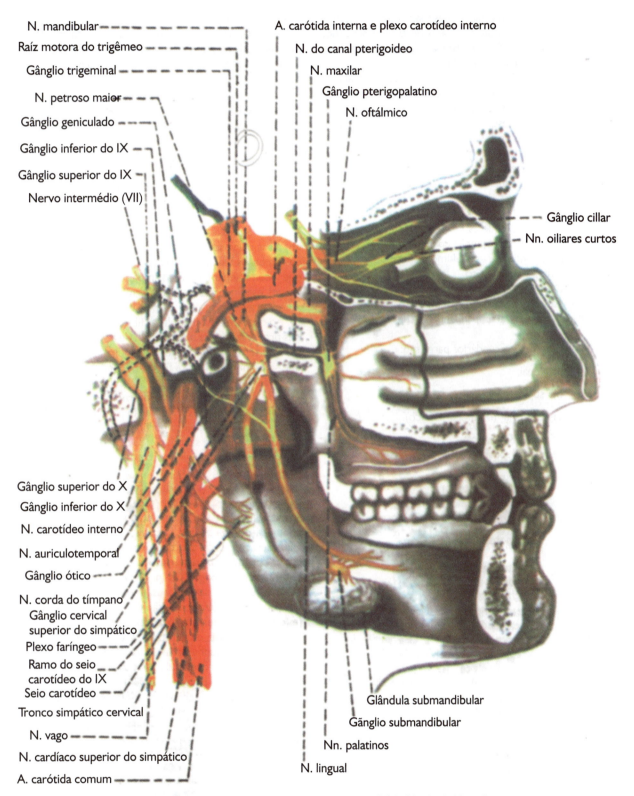

Fig. 7.3 – Esquema do parassimpático, porção craniana ? (Modificado de Netter).

a) os nervos esplâncnicos maior e menor, que se destacam de cada lado do tronco simpático de T5 a T12, e terminam fazendo sinapse nos gânglios pré-vertebrais.

b) o tronco vagal anterior e o tronco vagal posterior, oriundos do plexo esofágico, contendo cada um fibras oriundas dos nervos vago direito e esquerdo, que trocam amplas anastomoses no seu trajeto torácico.

As fibras parassimpáticas do vago passam pelos gânglios pré-vertebrais do simpático sem fazer sinapse e terminam estabelecendo sinapse com gânglios e células ganglionares das vísceras abdominais, destacando-se os que formam os plexos mioentérico e submucoso. Admite-se que as fibras vagais se estendam até aproximadamente a junção do cólon transverso com o cólon descendente, este último já inervado pela parte sacral do parassimpático.

Do plexo celíaco irradiam-se plexos secundários ou subsidiários que se distribuem às vísceras da cavidade abdominal acompanhando, via de regra, os vasos.

Os plexos secundários pares são:

a) renal;

b) suprarrenal;

c) testicular (ou útero-ovárico).

Os plexos secundários ímpares são:

a) hepático

b) esplênico

c) gástrico

d) pancreático

e) mesentérico superior

f) mesentérico inferior

g) aórtico-abdominal

3.2.3 – Plexos da cavidade pélvica (Fig. 7.2)

As vísceras pélvicas são inervadas pelo **plexo hipogástrico** no qual se distinguem uma porção superior – **plexo hipogástrico superior** – e uma porção inferior – **plexo hipogástrico inferior**. Este último é também denominado **plexo pélvico**. Na verdade, o plexo pélvico é uma formação par, compreendendo um plexo pélvico direito e outro esquerdo, disposto de cada lado nas paredes do reto, do útero e da bexiga. Para a formação dos plexos hipogástricos contribuem principalmente os nn. esplâncnicos pélvicos trazendo fibras pré-ganglionares da parte sacral do parassimpático, as quais terminam fazendo sinapse em numerosos gânglios situados nas paredes das vísceras pélvicas.

Entre as vísceras inervadas pelo plexo pélvico merece destaque a bexiga, cuja inervação é de grande importância clínica.

3.2.4 – Inervação da bexiga

As fibras viscerais aferentes da bexiga ganham a medula através do sistema simpático ou do parassimpático. No primeiro caso sobem pelos nervos hipogástricos e plexo hipogástrico superior, conduzindo impulsos nervosos que atingem os segmentos torácico-lombares baixos da medula (T10 -L2). Já as fibras que acompanham o parassimpático seguem pelos nervos esplâncnicos pélvicos terminando na medula sacral através das raízes dorsais dos nervos S2, S3 e S4. Ao chegarem na medula, as fibras aferentes viscerais provenientes da bexiga ligam-se a vias ascendentes que terminam no cérebro conduzindo impulsos que se manifestam sob a forma de plenitude vesical. As fibras que chegam à região sacral integram a parte aferente do **arco reflexo da micção**, cuja parte eferente está a cargo da inervação parassimpática da bexiga. Esta inicia-se nos neurônios pré-ganglionares situados na medula sacral (S2, S3, S4) os quais originam as fibras pré-ganglionares que seguem pelas raízes ventrais e nervos sacrais S2, S3, S4, de onde se destacam os nervos esplâncnicos pélvicos. Através destes nervos as fibras pré-ganglionares dirigem-se aos gânglios parassimpáticos situados no plexo pélvico, na parede da bexiga. Daí saem as fibras pós-ganglionares, muito curtas, que inervam a musculatura lisa da parede da bexiga (**músculo detrusor**) e o **m. esfíncter da bexiga**. Os impulsos parassimpáticos que seguem por esta via causam relaxamento do esfíncter da bexiga e a contração do músculo detrusor, fenômeno que permite o esvaziamento da bexiga. Segundo a maioria dos autores, o sistema simpático tem pouca ou nenhuma importância na micção. O estímulo para o reflexo da micção é representado pela distensão da parede vesical. Convém acentuar entretanto, que a micção, como ato puramente reflexo, existe normalmente apenas na criança até o fim do primeiro ano de vida. Daí em diante aparece a capacidade de impedir a contração do detrusor, apesar da bexiga estar cheia e a micção torna-se até certo ponto um ato controlado pela vontade. As funções vesicais são gravemente alteradas em certas lesões do sistema nervoso, especialmente da medula.

ROTEIRO PARA AULA PRÁTICA DE SISTEMA NERVOSO AUTÔNOMO

1.0 – O SN autônomo exige particular atenção do estudante de área biológica pois é impossível, sem conhecê-lo bem, fazer um bom curso de fisiologia. O funcionamento dos diversos sistemas orgânicos depende do SN autônomo. Mais do que nunca, entretanto, o conhecimento da parte teórica é um pré-requisito indispensável para aula prática que, na verdade, se limita à identificação de estruturas que compõem o SN autônomo.

2.0 – Comece reconhecendo os elementos anatômicos que constituem o SN simpático. Com o auxílio da figura 7.0, identifique na peça disponível o **tronco simpático**, com seus **gânglios** e **ramos interganglionares**. Identifique os gânglios cervicais, recordando que as variações são possíveis, os **nervos esplâncnicos** (maior, menor e imo), **gânglios pré-vertebrais** (celíacos, articorrenais, mesentérico superior e mesentérico inferior) e os **ramos comunicantes**. Podem surgir alguns problemas e, por esta razão, lembre-se destas advertências:

a) o tronco simpático é melhor identificado nas regiões cervical e torácica;

b) os gânglios pré-vertebrais, às vezes, são difíceis de serem visualizados, imersos que estão num emaranhado de nervos que constituem os plexos viscerais. É preciso, entretanto, que você saiba pelo menos a sua localização topográfica. O auxílio do Professor pode também ser valioso;

c) os ramos comunicantes devem ser identificados no tórax, onde são facilmente reconhecidos, estabelecendo uma comunicação entre os nn. espinhais e o tronco simpático.

O tronco simpático foi também preparado no cão, um dos animais mais utilizados nos laboratórios de fisiologia. Observe a peça e faça a identificação das estruturas.

3.0 – Uma peça especial foi colocada na mesa neutra para demonstrar o extenso território de inervação do **n. vago** (X par craniano). Verifique como ele se distribui a vísceras torácicas e abdominais. Isto também pode ser observado no cão. (*)

4.0 – Observe agora hemicabeças onde foram, dissecadas as **glândulas lacrimal, submandibular, sublingual e parótida.** A que nervos pertencem as fibras parassimpáticas que inervam estas estruturas?

5.0 – Na mesa neutra uma hemicabeça foi preparada para a identificação dos gânglios associados ao parassimpático craniano: **ciliar, ptérigopalatino, ótico e submandibular.** Recorra à figura 7.3 e se não conseguir reconhecê-los peça a assistência do Professor.

6.0 – No cadáver observe a presença dos **plexos viscerais.** Tente a identificação dos **nervos cardíacos cervicais** usando a figura esquemática 7.2. Se houver dificuldade recorra ao Professor.

(*) Na região cervical do cão o n. vago e tronco simpático estão envolvidos por uma bainha comum (tronco vago-simpático dos veterinários). Quando penetram no tórax eles se separem.

OBJETIVOS ESPECIFICOS DO CAPÍTULO VII

Após o estudo deste capítulo o aluno deve ser capaz de:

1. citar as principais formações anatômicas do sistema nervoso simpático e a localização topográfica das mesmas;
2. citar a localização dos neurônios pré-ganglionares do sistema nervoso simpático;
3. descrever o trajeto e citar o destino das fibras pré-ganglionares do sistema nervoso simpático;
4. citar a localização dos neurônios pós-ganglionares do sistema nervoso simpático;
5. descrever o trajeto e citar o destino das fibras pós-ganglionares do sistema nervoso simpático;
6. citar os nervos cranianos que possuem fibras eferentes parassimpáticas e as estruturas que inervam;
7. citar os gânglios associados à porção craniana do sistema nervoso parassimpático;
8. citar a localização dos neurônios pré-ganglionares da parte craniana do sistema nervoso parassimpático;
9. relacionar a localização dos neurônios pré-ganglionares da parte craniana do sistema nervoso parassimpático com o nervo craniano, gânglio parassimpático e órgão inervado;
10. citar a localização dos neurônios pré-ganglionares da parte sacral do sistema nervoso parassimpático;
11. citar as formações anatômicas da parte do sistema nervoso parassimpático;
12. conceituar plexos viscerais;
13. citar os plexos viscerais da cavidade torácica;
14. descrever a inervação autônoma do coração;
15. citar os plexos viscerais da cavidade abdominal e sua localização;
16. citar os plexos viscerais secundários;
17. citar os plexos viscerais da cavidade pélvica;
18. descrever a inervação da bexiga;
19. identificar, em peças preparadas (no homem e no cão), o tronco simpático, nervos esplâncnicos e gânglios pré-vertebrais;
20. identificar em peças preparadas (no homem e no cão) o n. vago e as vísceras por ele inervadas;
21. identificar em hemicabeças as glândulas lacrimal, submandibular, sublingual e parótida e sua inervação;
22. identificar em hemicabeças os gânglios ciliar, ptérigopalatino, ótico e submandibular;
23. identificar em peças preparadas, os nervos esplâncnicos pélvicos, os plexos viscerais e os nervos cardíacos cervicais.

Capítulo VIII

Sistema Circulatório

1.0 – Conceito

O crescimento e a manutenção da vitalidade do organismo são proporcionados pela adequada nutrição celular. A função básica do sistema circulatório é a de levar material nutritivo e oxigênio às células. Assim, o sangue circulante transporta material nutritivo que foi absorvido pela digestão dos alimentos às células de todas as partes do organismo. Da mesma forma, o oxigênio que é incorporado ao sangue, quando este circula pelos pulmões, será levado a todas as células. Além desta função primordial, o sangue circulante transporta também os produtos residuais do metabolismo celular, desde os locais onde foram produzidos até os órgãos encarregados de os eliminarem. O sangue possui ainda células especializadas na defesa orgânica contra substâncias estranhas e microrganismos. O sistema circulatório é um sistema fechado, sem comunicação com o exterior, constituído por **tubos**, no interior dos quais circulam **humores**. Os tubos são chamados **vasos** e os humores são o **sangue** e a **linfa**. Para que estes humores possam circular através dos vasos, há um órgão central – o **coração**, que funciona como uma bomba contrátil-propulsora. Sendo um sistema tubular hermeticamente fechado, as trocas entre o sangue e os tecidos vão ocorrer em extensas redes de vasos de calibre reduzido e de paredes muito finas – **os capilares.** Por meio de permeabilidade seletiva, que se processa através de fenômenos físico-químicos complexos, material nutritivo e oxigênio passam dos capilares para os tecidos, e produtos do resíduo metabólico, inclusive CO_2, passam dos tecidos para o interior dos capilares. Certos componentes do sangue e da linfa são células produzidas pelo organismo nos chamados **órgãos hemopoiéticos**, os quais são incluídos no estudo do sistema circulatório.

2.0 – Divisão

Pelo exposto, conclui-se que o sistema circulatório está assim constituído:
a) **sistema** sanguífero, cujos componentes são os **vasos** condutores do sangue (artérias, veias e capilares) e o **coração** (o qual pode ser considerado como um vaso modificado);
b) **sistema linfático**, formado pelos **vasos** condutores da linfa (capilares linfáticos, vasos linfáticos e troncos linfáticos) e por **órgãos linfoides** (linfonodos e tonsilas);
c) **órgãos hemopóiéticos**, representados pela **medula óssea** e pelos **órgãos linfoides** (baço e timo).

A medula óssea já foi descrita no capítulo de osteologia. O baço é descrito pela Nomenclatura Anatômica no sistema linfático (por ser um órgão linfoide), mas por causa de sua importante função hemopoiética, pode também ser incluído entre os órgãos desta função, como aliás o faz a Nomenclatura Histológica.

3.0 – Coração

É um órgão muscular, oco, que funciona como uma bomba contrátil-propulsora. O tecido muscular que forma o coração é de tipo especial – **tecido muscular estriado cardíaco**, e constitui sua camada média ou miocárdio. Forrando internamente o miocárdio existe endotélio, o qual é contínuo com a camada íntima dos vasos que chegam ou saem do coração. Esta camada interna recebe o nome de **endocárdio**. Externamente ao miocárdio, há uma serosa revestindo-o, denominada **epicárdio**. A cavidade do coração é subdividida em **quatro câmaras** (dois átrios e dois ventrículos) e entre átrios e ventrículos existem orifícios com dispositivos orientadores da corrente sanguínea – são as **valvas**.

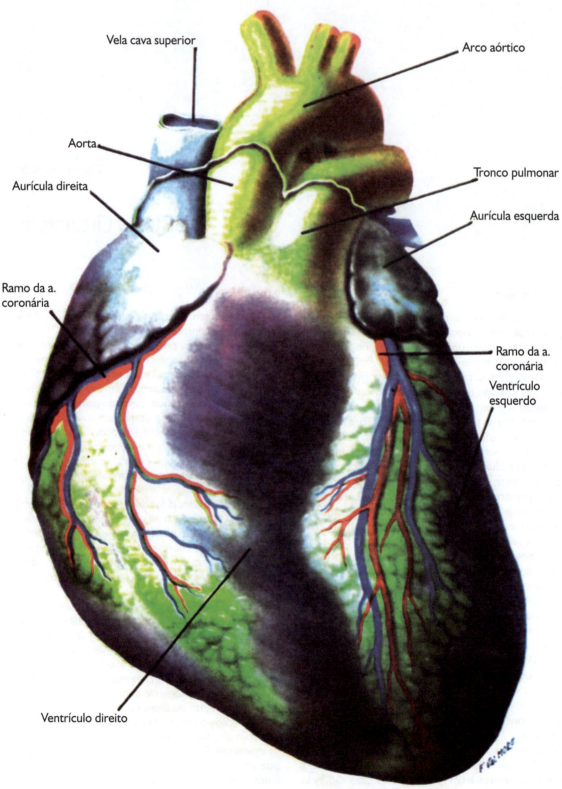

Fig. 8.0 – Coração e vasos de base, vistos anteriormente.

SISTEMA CIRCULATÓRIO 91

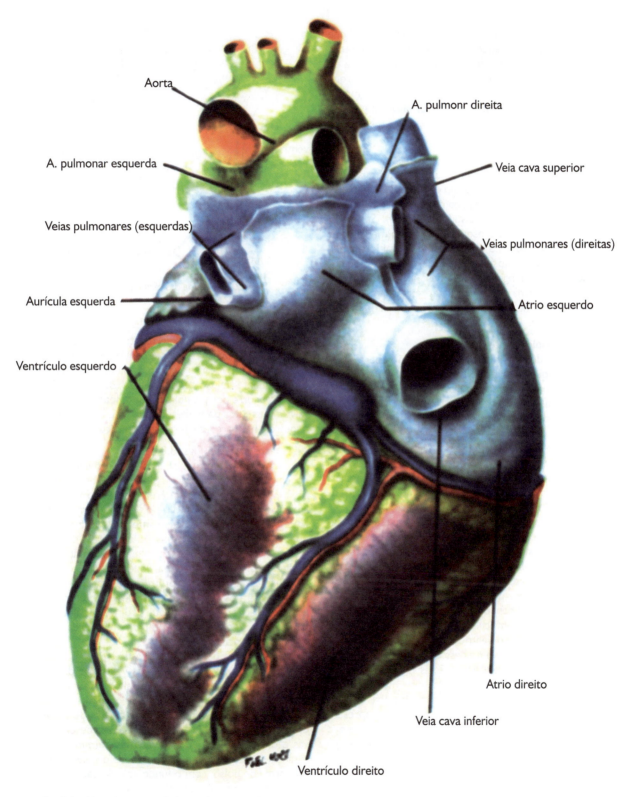

Fig. 8.1 – Coração e vasos de base, vistos posteriormente.

3.1 – Forma

O coração tem a forma aproximada de um cone truncado, apresentando uma **base,** um **ápice** e **faces** (esternocostal, diafragmática e pulmonar). A base do coração não tem uma delimitação nítida, isto porque corresponde à área ocupada pelas raízes dos grandes **vasos da base do coração,** isto é, vasos através dos quais o sangue chega ou sai do coração (Figs. 8.0 e 8.1).

3.2 – Situação

O coração fica situado na cavidade torácica, atrás do esterno, acima do músculo diafragma sobre o qual em parte repousa, no espaço compreendido entre os dois sacos pleurais (mediastino] (Fig. 9.12). Sua maior porção se encontra à esquerda do plano mediano. O coração fica disposto obliquamente, de tal forma que a base é medial e o ápice lateral. O maior eixo do coração – eixo longitudinal (da base ao ápice) é, pois, oblíquo e forma um ângulo de aproximadamente 40° com o plano horizontal e também com o plano mediano do corpo.

3.3 – Morfologia interna

Quando as paredes do coração são abertas, verifica-se que a cavidade cardíaca apresenta **septos,** subdividindo-a em quatro câmaras (Fig. 8.2). O septo horizontal – **septo átrio-ventricular,** divide o coração em duas porções, superior e inferior. A porção superior apresenta um septo sagital – **septo inter-atrial,** que a divide em duas câmaras: **átrios direito** e **esquerdo.** Cada átrio possui um apêndice, o qual visto na superfície externa do coração se assemelha a orelha de animal e recebe por isso o nome de **aurícula** (do latim *auris,* orelha). (Fig. 8.0).

A porção inferior apresenta também um septo sagital – **septo inter-ventricular,** que a divide em duas câmaras: **ventrículos direito** e **esquerdo.** O septo átrio-ventricular possui dois orifícios, um à direita e outro à esquerda – **óstios átrio-ventriculares direito** e **esquerdo,** possibilitando assim a comunicação do átrio direito com o ventrículo direito e do átrio esquerdo com o ventrículo esquerdo.

Os óstios átrio-ventriculares são providos de dispositivos que permitem a passagem do sangue somente do átrio para o ventrículo: são as **valvas átrio-ventriculares.** A valva é formada por uma lâmina de tecido conjuntivo denso, recoberta em ambas as faces pelo endocárdio. Esta lâmina é descontínua, apresentando subdivisões incompletas, as quais recebem o nome de **válvulas** ou **cúspides.** A valva átrio-ventricular direita possui três válvulas e recebe a denominação de **valva tricúspide;** a valva átrio-ventricular esquerda apresenta duas válvulas e chama-se **valva mitral** (Fig. 8.3).

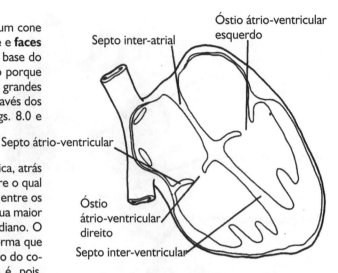

Fig. 8.2 – Esquema das câmaras cardíacas

Quando ocorre a **sístole** (contração) ventricular, a tensão nesta câmara aumenta consideravelmente, o que poderia provocar a eversão da valva para o átrio e consequente refluxo de sangue para esta câmara. Tal fato não ocorre porque **cordas tendíneas** prendem a valva a **músculos papilares,** os quais são projeções do miocárdio nas paredes internas do ventrículo (Fig. 8.3).

3.4 – Vasos da base (Figs. 8.0 e 8.1)

Os vasos através dos quais o sangue chega ou sai do coração, têm suas raízes situadas na base deste órgão, razão pela qual esta área (base) não tem delimitação nítida. No átrio direito desembocam a **veia cava superior** e a **veia cava inferior**. No átrio esquerdo desembocam as **veias pulmonares,** em número de quatro (duas de cada pulmão). Do ventrículo direito sai o **tronco pulmonar,** que após curto trajeto bifurca-se em **artérias pulmonares direita** e **esquerda,** para os respectivos pulmões. Do ventrículo esquerdo sai a artéria **aorta,** que se dirige inicialmente para cima e depois para trás e para a esquerda, formando assim o **arco aórtico.**

Ao nível dos orifícios de saída do tronco pulmonar e da aorta, respectivamente no ventrículo direito e esquerdo, existe um dispositivo valvar para impedir o retorno do sangue por ocasião do enchimento dos ventrículos (diástole ventricular): são a **valva do tronco pulmonar** e a **valva aórtica**. Cada uma destas valvas está constituída por três **válvulas semilunares,** lâminas de tecido conjuntivo forradas de endotélio, em forma de bolso, com o fundo voltado para o ventrículo e a porção aberta voltada para a luz da artéria (Fig. 8.3)

SISTEMA CIRCULATÓRIO 93

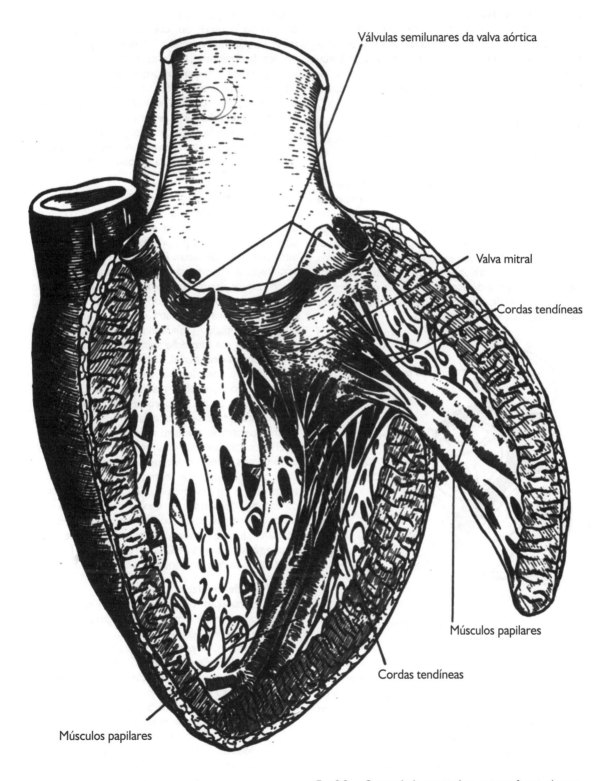

Fig. 8.3 – O ventrículo esquerdo e a aorta foram abertos para mostrar suas valvas.

3.5 – Esqueleto cardíaco

Consiste de uma massa contínua de tecido conjuntivo fibroso que circunda os óstios átrio-ventriculares e os óstios do tronco pulmonar e da aorta. Nele se inserem as valvas dos orifícios átrio-ventriculares e dos orifícios arteriais, além de camadas musculares (Fig. 8.4).

3.6 – Pericárdio (Fig. 8.5)

É um saco fibro-seroso que envolve o coração, separando-o dos outros órgãos do mediastino e limitando sua expansão durante a diástole ventricular. Consiste de uma camada externa fibrosa – **pericárdio fibroso** e de uma camada interna serosa – **pericárdio seroso**. Este último possui uma **lâmina parietal**, aderente ao pericárdio fibroso e uma **lâmina visceral**, aderente ao miocárdio e também chamada epicárdio. Entre as duas lâminas do pericárdio seroso existe urna cavidade virtual – **cavidade do pericárdio**, ocupada por camada líquida de espessura capilar, que permite o deslizamento de uma lâmina contra a outra durante as mudanças de volume do coração.

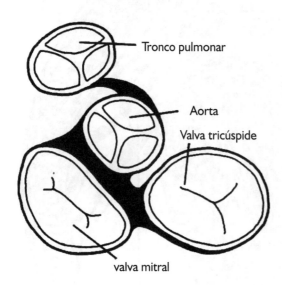

Fig. 8.4 – Esqueleto cardíaco

4.0 – Circulação do sangue

A circulação é a passagem do sangue através do coração e dos vasos. A circulação se faz por meio de duas correntes sanguíneas, as quais partem ao mesmo tempo do coração (Fig. 8.6). A primeira corrente sai do ventrículo direito através do **tronco pulmonar** e se dirige aos capilares pulmonares, onde se processa a **hematose,** ou seja, a troca de CO_2 por O_2. O sangue oxigenado resultante é levado pelas **veias pulmonares** e lançado no átrio esquerdo, de onde passará para o ventrículo esquerdo. A outra corrente sanguínea sai do ventrículo esquerdo, pela **artéria aorta,** a qual vai-se ramificando sucessivamente e chega a todos os tecidos do organismo, onde existem extensas redes de vasos capilares nos quais se processam as trocas entre o sangue e os tecidos. Após as trocas, o sangue carregado de resíduos e CO_2 retorna ao coração através de numerosas veias, as quais em última instância, são tributarias (ou afluentes) de dois grandes troncos venosos ? veia cava inferior e veia cava superior, as quais desembocam no átrio direito, de onde o sangue passará para o ventrículo direito.

4.1– Sistema de condução (Fig. 8.7)

O coração do sapo quando retirado do corpo do animal continua a contrair-se ritmicamente durante algum tempo. A esta propriedade deu-se o nome de **automatismo cardíaco**. Da mesma forma, corações isolados de animais de sangue quente apresentam este automatismo, desde que colocados em uma solução líquida especial substitutiva do sangue. O controle da atividade cardíaca é feito através do vago (atua inibindo) e do simpático (atua estimulando). Estes nervos agem sobre uma formação situada na parede do átrio direito – o **nó sinu-atrial**, considerado como o "marca-passos" do coração. Daí, ritmicamente, o impulso espalha-se ao miocardio, resultando contração. Este impulso chega ao **no átrio-ventricular**, localizado na porção inferior do septo inter-atrial e se propaga aos ventrículos através do feixe átrio-ventricular. Este, ao nível da porção superior do septo interventricular, emite os **ramos direito** e **esquerdo**, e assim, o estímulo alcança o miocárdio dos ventrículos. Ao conjunto destas estruturas de tecido especial é dada a denominação de **sistema de condução**. Lesões deste sistema atrapalham a transmissão do estímulo e consequentemente alteram o ritmo e o trabalho do coração. Na **miocardite chagásica** (doença de Chagas) ocorre com frequência lesão do feixe átrio-ventricular ou de seus ramos.

4.2 – Tipos de circulação

  a) **circulação pulmonar** ou pequena circulação, tem início no ventrículo direito, de onde o sangue é bombeado para a rede capilar dos pulmões. Depois de sofrer a hematose, o sangue oxigenado retorna ao átrio esquerdo. Em síntese, é uma **circulação coração-pulmão-coração** (Fig. 8.6).

  b) **circulação sistêmica** ou grande circulação, tem início no ventrículo esquerdo, de onde o sangue é bombeado para a rede capilar dos tecidos de todo o organismo. Após as trocas, o sangue retorna pelas veias ao átrio direito. Em resumo, é uma **circulação coração-tecidos-coração** (Fig. 8.6).

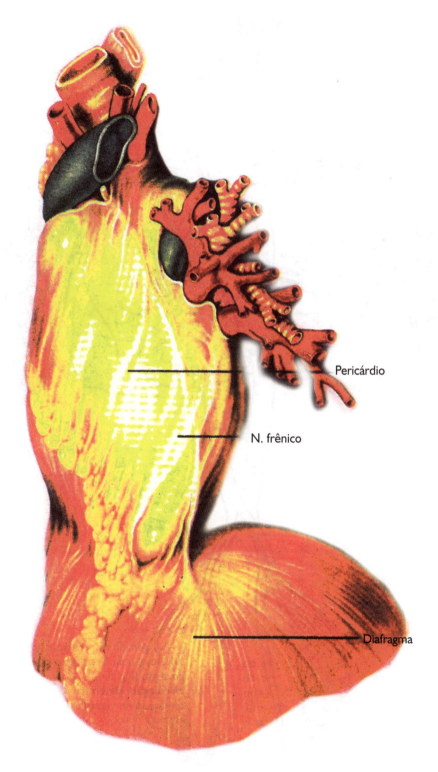

Fig. 8.5 – Pericárdio envolvendo o coração, visto anteriormente.

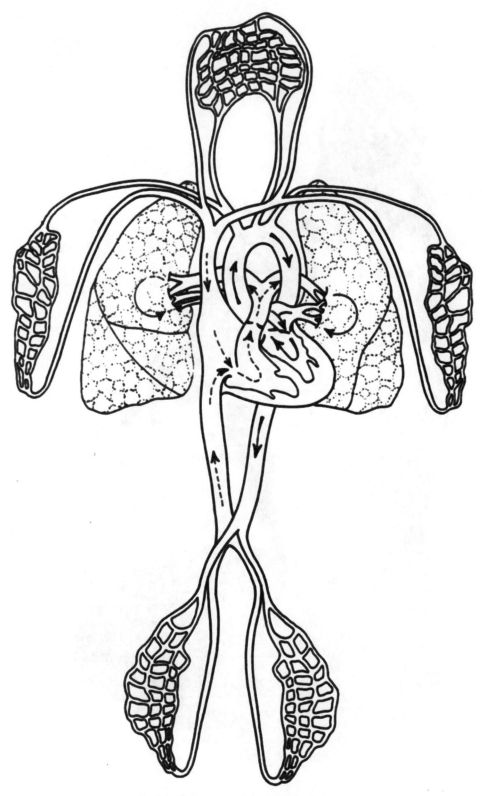

Fig. 8.6 – Esquema geral da circulação do sangue.

SISTEMA CIRCULATÓRIO 97

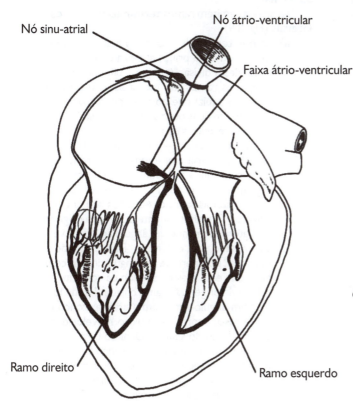

Fig. 8.7 – Sistema de condução do coração.

c) **circulação colateral** – Normalmente, existem anastomoses (comunicações) entre ramos de artérias ou de veias entre si. Estas anastomoses são em maior ou menor número, dependendo da região do corpo. Em condições normais, não há muita passagem de sangue através destas comunicações, mas no caso de haver uma obstrução (parcial ou total) de um vaso mais calibroso que participe da rede anastomótica, o sangue passa a circular ativamente por estas variantes, estabelecendo-se uma efetiva **circulação colateral**. É provável que a circulação colateral possa estabelecer-se a partir de capilares, pela adição de tecidos "as suas paredes, convertendo-se em artéria ou veia. Pelo exposto, conclui-se que a circulação colateral é um mecanismo de defesa do organismo, para irrigar ou drenar determinado território quando há obstrução de artérias ou veias de relativo calibre.

d) **circulação portal** (Fig. 8.8) – Neste tipo de circulação, uma veia interpõe-se entre duas redes de capilares, sem passar por um órgão intermediário. Isto acontece na circulação portal-hepática, provida de uma rede capilar no intestino (onde há absorção dos alimentos) e outra rede de capilares sinusoides no fígado (onde ocorrem complexos processos metabólicos), ficando a **veia porta** interposta entre as duas redes. Existe também um sistema portal na hipófise.

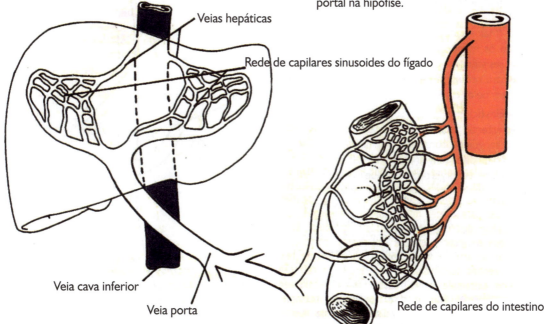

Fig. 8.8 – Esquema da circulação portal.

5.0 – Tipos de vasos sanguíneos

Os vasos condutores do sangue são as artérias, as veias e os capilares sanguíneos.

5.1 – Artérias

5.1.1 – Conceito

São tubos cilindroides, elásticos, nos quais o sangue circula centrifugamente em relação ao coração. No cadáver apresentam-se com a cor branca-amarelada e no vivente nem sempre é fácil distingui-las, pois sua coloração se confunde com a dos tecidos vizinhos e seus batimentos às vezes são notados apenas pela palpação.

5.1.2 – Calibre

Tendo em vista seu calibre, as artérias podem de um modo simplificado ser classificadas em artérias de **grande**, **médio** e **pequeno calibre** e **arteríolas**. As de grande calibre têm diâmetro interno de 7mm (ex. aorta), as de médio calibre entre 2,5 a 7mm, as de pequeno entre 0,5 e 2,5mm e arteríolas com menos de 0,5mm de diâmetro interno. Levando-se em conta a considerável espessura das paredes das arteríolas com relação à sua luz, existe o conceito de arteríola baseado neste fato. A relação entre espessura da parede e luz da arteríola foi fixada por alguns autores na proporção média de 1:2.

Levando-se em conta a estrutura e função, as artérias classificam-se em: **elásticas** ou de grande calibre (ex: aorta, tronco braquiocefálico, subclávia); **distribuidoras** (ou ainda musculares) ou de tamanho médio (maioria das artérias do corpo); **arteríolas**, que são os menores ramos das artérias e oferecem maior resistência ao fluxo sanguíneo, contribuindo assim para reduzir a tensão do sangue antes de sua passagem pelos capilares.

5.1.3 – Elasticidade

As artérias possuem elasticidade a fim de manter o fluxo sanguíneo constante. A dilatação das artérias em razão da onda sanguínea bombeada na sístole ventricular, forma energia potencial que mantém até certo grau a tensão durante a diástole (dilatação) ventricular. As artérias podem dilatar-se no sentido transversal para conter maior volume de sangue; podem também distender-se no sentido longitudinal, atendendo aos deslocamentos dos segmentos corpóreos. Em geral, as artérias se encontram em estado de tensão no sentido longitudinal, o que explica a retração das duas extremidades do vaso quando seccionado transversalmente. Nas secções transversais incompletas, esta mesma tensão longitudinal força esta abertura e pode levar a artéria à secção completa.

5.1.4 – Ramos

As artérias emitem ramos **terminais** e ramos **colaterais** (Fig. 8.9)

a) **ramos terminais** – Quando a artéria dá ramos e o tronco principal deixa de existir por causa desta divisão (em geral bifurcação) diz-se que os ramos são terminais, É o caso da artéria braquial que ao nível do cotovelo bifurca-se em duas outras: artérias radial e ulnar – ramos terminais da a. braquial.

b) **ramos colaterais** – São assim classificados quando a artéria emite ramos e o tronco de origem continua a existir. Entre eles situa-se a grande maioria dos ramos arteriais. Os ramos colaterais saem das artérias sob ângulos diversos. O mais frequente é a artéria originar a colateral formando um ângulo agudo de vértice voltado para o coração. Esta angulação é funcional, pois permite ao sangue circular com facilidade e no mesmo sentido da corrente da artéria de origem. O ramo colateral pode formar um ângulo reto com a artéria tronco e, neste caso, ocorre diminuição na velocidade de circulação do sangue. Quando o ramo colateral forma com a artéria tronco um ângulo obtuso, recebe o nome de **recorrente,** e neste caso, o sangue circula em direção oposta àquela da artéria de origem (Fig. 8.9).

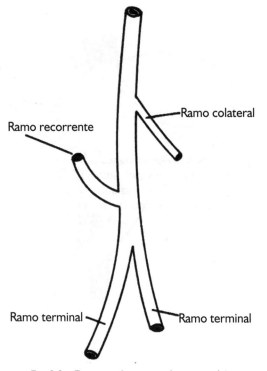

Fig. 8.9 – Esquema dos ramos de uma artéria.

5.1.5 – Número

O número de artérias que irriga um determinado órgão é muito variável, mas está em relação não apenas com o volume do órgão, mas principalmente com sua importância funcional e mesmo com sua atividade em determinados momentos. Geralmente um órgão ou uma estrutura recebe sangue de mais de uma artéria, embora haja exceções, como é o caso dos rins e do baço.

5.1.6 – Situação

As artérias podem ser superficiais ou profundas. As artérias **superficiais** em geral são oriundas de artérias musculares e se destinam à pele, sendo por isso mesmo de calibre reduzido e distribuição irregular. A quase totalidade das artérias são **profundas**, e isto é funcional pois nesta situação as artérias encontram-se protegidas. As artérias têm "filia" pelos ossos e "fobia" pela pele. Às vezes, a contiguidade entre artéria e osso é tão acentuada que ela faz sulcos nos ossos. Ao nível das junturas, as artérias principais ficam na face de flexão, onde são mais protegidas contra as trações. As artérias profundas são acompanhadas por uma ou duas veias, tendo esta (s) mesmo trajeto, calibre semelhante e em geral o mesmo nome da artéria que acompanham, sendo chamadas **veias satélites**. Quando decorrem juntos artéria, veia(s) e nervo(s), o conjunto recebe o nome de feixe vásculo-nervoso. Alguns pequenos trechos de artérias profundas apresentam trajetos superficiais, e disto se aproveitam os médicos para aplicações práticas. Assim, a a. radial é superficial ao nível da extremidade distal do antebraço, do que se vale o médico para comprimi-la contra o rádio e pesquisar a **pulsação**. Também a a. femoral (na raiz da coxa), a a. temporal superficial e a. dorsal do pé possuem trechos superficiais.

5.1.7 – Nomenclatura

Entre os critérios utilizados para designar as artérias, os mais comuns são: situação (a. braquial), direção (a. circunflexa da escápula), órgão irrigado (a. renal), peça óssea contígua (a. femoral).

5.2 – Veias

5.2.1 – Conceito

São tubos nos quais o sangue circula centripetamente em relação ao coração. As veias fazem sequência aos capilares e transportam o sangue que já sofreu trocas com os tecidos, da periferia para o centro do sistema circulatório que é o coração. No vivente, as veias superficiais têm coloração azul-escura porque suas finas paredes deixam transparecer o sangue que nelas circula.

5.2.2 – Forma

É variável de acordo com a quantidade de sangue em seu interior. Quando cheias de sangue, as veias são mais ou menos cilíndricas; quando pouco cheias ou mesmo vazias são achatadas, de secção elíptica. Fortemente distendidas apresentam-se moniliformes ou nodosas devido à presença das válvulas.

5.2.3 – Calibre

Como para as artérias, as veias podem ser classificadas em veias de **grande, médio** e **pequeno calibre** e **vênulas,** estas últimas seguindo-se aos capilares. As veias em geral têm maior calibre que as artérias correspondentes. Em virtude da menor tensão do sangue no seu interior e de possuir paredes mais delgadas, as veias são muito depressíveis, podendo suas paredes entrar em contato ("colabamento") e assim permanecer por algum tempo. O poder de distensão das veias no sentido transversal é tão acentuado, que elas podem, segundo alguns autores, quintuplicar o seu diâmetro.

5.2.4 – Tributárias ou afluentes

A formação das veias lembra de perto a formação dos rios: afluentes vão confluindo no leito principal e o caudal deste torna-se progressivamente mais volumoso. As veias recebem numerosas **tributárias** e seu calibre aumenta à medida que se aproximam do coração, exatamente o oposto do que ocorre com as artérias, nas quais o calibre vai diminuindo à medida que emitem ramos e se afastam do coração.

5.2.5 – Número

O número de veias é maior do que o das artérias, não só porque é muito frequente a existência de duas veias satélites acompanhando uma artéria, como também pela existência de um sistema de veias superficiais às quais não correspondem artérias. Em geral há duas veias acompanhando uma artéria, mas há exceções: por ex., na porção proximal dos membros há uma veia satélite; no pênis e no cordão umbilical há duas artérias e uma veia.

Tendo-se em conta que a velocidade do sangue é menor nas veias que nas artérias e que as veias têm de transportar o mesmo volume de sangue num determinado tempo, compreende-se porque o número de veias é maior que o de artérias. Sem detalhes de precisão, em vista dos fatos citados, pode-se dizer que o leito venoso (soma dos volumes internos) é praticamente o dobro do leito arterial.

5.2.6 – Situação

De acordo com sua localização em relação às camadas do corpo humano, as veias são classificadas em superficiais e profundas.

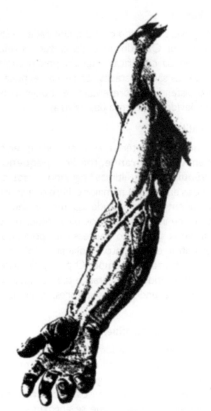

Fig. 8.10 – Velas superficiais do membro superior

5.2.7 – Anastomoses

As anastomoses venosas são mais frequentes que as arteriais, sendo difícil delimitar o exato território de drenagem de uma veia. Mesmo a distribuição de uma veia é extremamente variável, o que torna difícil fixar o padrão normal de distribuição.

5.2.8 – Válvulas

A presença de válvulas é uma das principais características das veias, embora haja exceções, pois estão ausentes nas veias do cérebro e em algumas veias do tronco e do pescoço. As válvulas são pregas membranosas da camada interna da veia, em forma de bolso.

Possuem uma **borda aderente** à parede do vaso e uma **borda livre**, voltada sempre para a direção do coração (Fig. 8.11).

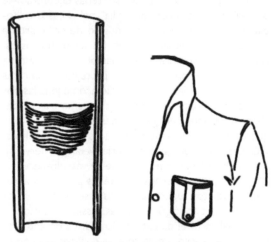

Fig. 8.11 – Válvula venosa, esquemático.

a) **veias superficiais** (Fig. 8.10) – São subcutâneas, com frequência visíveis por transparência na pele, mais calibrosas nos membros e no pescoço. Drenam o sangue da circulação cutânea e servem também como via de descarga auxiliar da circulação profunda. Permitem o esvaziamento rápido de veias dos músculos durante a contração dos mesmos e assim diminuem o retorno pela circulação profunda. São volumosas e facilmente visíveis nos indivíduos musculosos e menos nítidas no sexo feminino. As veias superficiais não acompanham artérias. Devido à sua situação subcutânea, é nestas veias que se faz aplicação de injeções endovenosas.

b) **veias profundas** – Podem ser **solitárias,** isto é, não acompanham artérias (vv. cavas, v. ázigos, v. porta etc.) ou **satélites** das artérias.

Numerosas veias comunicam veias superficiais com veias profundas e são denominadas **veias comunicantes.**

As veias da cabeça e do tronco podem ser classificadas em **viscerais,** quando drenam as vísceras ou órgãos e em **parietais,** quando drenam as paredes daqueles segmentos.

O espaço delimitado pela borda aderente e situado entre a válvula e a parede da veia chama-se **seio da válvula**. Comparando-a com um bolso de vestuário, a costura do bolso corresponde à borda aderente, a parte sem costura à borda livre e a cavidade do bolso ao seio da válvula.

Quando o sangue contido na veia é impulsionado, ele empurra a válvula de encontro à parede do vaso, circulando assim livremente em direção ao coração. (Fig. 8.12). Como a progressão da corrente sanguínea venosa não é contínua, cessada a força que o impulsiona, tende o sangue a retornar pela ação da gravidade. Tal fato entretanto não ocorre porque o sangue se insinua no seio da válvula, ocupando-o integralmente e fazendo com que a borda livre se encoste na parede do vaso. Desta forma, a luz da veia é temporariamente obliterada, até que novo impulso faça o sangue progredir em direção ao coração. Pode haver mais de uma válvula em um mesmo ponto da veia, sendo fre-

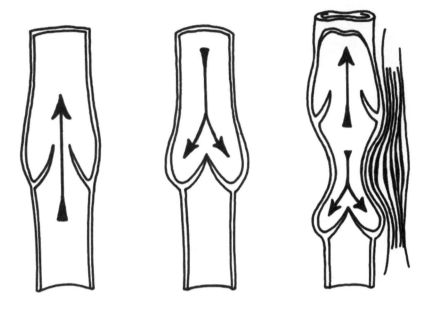

Fig. 8.12 – Esquema do funcionamento das válvulas venosas

quente encontrar duas e mais raramente três. Insuficiência de uma válvula é a impossibilidade de impedir completamente o refluxo do sangue. A insuficiência de muitas válvulas de uma mesma veia provoca sua dilatação e consequente estase sanguínea: tal estado é conhecido pelo nome de **varizes.**

Além de orientar a direção da corrente sanguínea, permitindo sua circulação apenas na direção do coração e impedindo seu refluxo, as válvulas dividem a coluna sanguínea venosa, possibilitando ao sangue progredir de segmento em segmento. A força do bombeamento cardíaco diminui à medida que o sangue passa por vasos de calibre cada vez menores e sobretudo nos capilares. Nas veias, tensão e velocidade do sangue são menores que nas artérias. Um dos mais importantes fatores do retorno do sangue venoso ao coração é a **contração muscular,** que comprime as veias e impulsiona o sangue nelas contido (Fig. 8.12).

6.0 – Capilares sanguíneos

São vasos microscópicos, interpostos entre artérias e veias. Neles se processam as trocas entre o sangue e os tecidos. Sua distribuição é quase universal no corpo humano, sendo rara sua ausência em tecidos ou órgãos, como é o caso da epiderme, da cartilagem hialina, da córnea e da lente. Seu estudo é feito na Histologia.

7.0 – Sistema linfático

É um sistema formado por vasos e órgãos linfoides e nele circula a linfa, sendo basicamente um sistema auxiliar de drenagem, ou seja, auxiliar do sistema venoso. Nem todas as moléculas do líquido tecidual passam para os capilares sanguíneos. É o caso de moléculas de grande tamanho, que são recolhidas em capilares especiais – os **capilares linfáticos**, de onde a linfa segue para **vasos linfáticos**, e destes para **troncos linfáticos**, os mais volumosos, que por sua vez lançam a linfa em veias de médio ou grande calibre. Os capilares linfáticos são mais calibrosos e mais irregulares que os sanguíneos, e terminam em fundo cego, sendo geralmente encontrados na maioria das áreas onde estão situados os capilares sanguíneos. São extremamente abundantes na pele e nas mucosas. Os vasos linfáticos possuem **válvulas** em forma de bolso, como as das veias, e elas asseguram o fluxo da linfa numa só direção, ou seja, para o coração. Como o calibre do vaso é menor ao nível da localização das válvulas, ele apresenta-se irregular e lembra as contas dum rosário. O maior tronco linfático recebe o nome de **ducto torácico**, e geralmente desemboca na junção da v. jugular interna com a v. subclávia, do lado esquerdo. Os vasos linfáticos estão ausentes no sistema nervoso central, na medula óssea, nos músculos esqueléticos (mas não no tecido conjuntivo que os reveste) e em estruturas avasculares.

7.1 – Diferenças entre s. linfático e s. sanguífero

O sistema linfático assemelha-se ao sistema sanguífero em muitos aspectos, mas dele difere em outros. Assim, o sistema linfático está constituído de capilares onde ocorre a absorção do líquido tecidual mas estes capilares são tubos de fundo cego. Por outro lado, o sistema linfático não possui um órgão central bombeador, apenas conduzindo a linfa para vasos mais calibrosos que desembocam principalmente em veias do pescoço. Uma outra importante diferença é que aos vasos linfáticos associam-se estruturas denominadas **linfonodos**.

7.2 – Linfonodos

Estão interpostos no trajeto dos vasos linfáticos e agem como uma barreira ou filtro contra a penetração na corrente circulatória de microrganismos, toxinas ou substâncias estranhas ao organismo. Os linfonodos são, portanto, elementos de defesa para o organismo, e para tanto, produzem glóbulos brancos, principalmente linfócitos. Os linfonodos variam muito em forma, tamanho e coloração, ocorrendo geralmente em grupos embora possam apresentar-se isolados. Frequentemente estão localizados ao longo do trajeto de vasos sanguíneos, como ocorre no pescoço e nas cavidades torácica, abdominal e pélvica. Na axila e na região inguinal são abundantes, sendo em geral palpáveis nesta última. Como reação a uma inflamação, o linfonodo pode intumescer-se e tornar-se doloroso, fenômeno conhecido com o nome vulgar de **íngua**.

7.3 – Fluxo da linfa

O fluxo da linfa é relativamente lento durante os períodos de inatividade de uma área ou órgão. A atividade muscular provoca o aparecimento de fluxo mais rápido e regular. A circulação da linfa aumenta durante o peristaltismo (movimento das vísceras do tubo digestivo) e também com o aumento dos movimentos respiratórios, mas é pouco influenciada por elevação da tensão arterial.

8.0 – Baço

É um órgão linfoide, situado no lado esquerdo da cavidade abdominal, junto ao diafragma, ao nível das 9.ª, 10ª e 11ª, costelas. Apresenta duas faces distintas, uma relacionada com o diafragma – **face diafragmática** e outra voltada para as vísceras abdominais – **face visceral**. Nesta verifica-se a presença de uma fenda – o **hilo do baço**, onde penetram vasos e nervos. O baço é drenado pela **veia esplênica**, tributária da veia porta.

9.0 – Timo (Fig. 8.13)

Órgão linfoide, formado por massa irregular, situado em parte no tórax e em parte na porção inferior do pescoço. A porção torácica fica atrás do esterno e a porção cervical anteriormente e dos lados da traqueia. O timo cresce após o nascimento até atingir seu maior tamanho na puberdade. A seguir, começa a regredir, sendo grande parte de sua substância substituída por tecido adiposo e fibroso, não desaparecendo, entretanto, todo o tecido tímico.

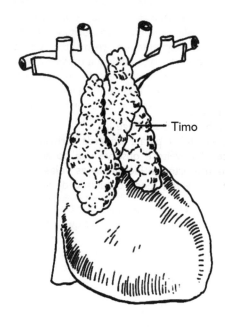

Fig. 8.13 – Timo, em criança de 12 anos, visto anteriormente.

ROTEIRO PARA AULA PRÁTICA DE SISTEMA CIRCULATÓRIO

1.0 – **Coração e vasos da base *in situ*** – No cadáver **foi** retirada **a** parede ântero-lateral do tórax para expor a cavidade torácica. Examine os órgãos contidos nesta cavidade. Reconheça os pulmões, e entre eles, o coração. Este está envolvido por uma membrana – o **pericárdio** – e só será visto integralmente afastando-se os retalhos do pericárdio que foi previamente seccionado. Veja agora a posição do coração observando que ele repousa sobre o músculo diafragma e está disposto obliquamente. Sua maior porção fica à esquerda do plano mediano e a maior parte visível do coração nesta vista anterior, corresponde ao ventrículo direito. Identifique as **aurículas** direita e esquerda, semelhantes a orelhas de animal. Repare também como o tecido adiposo, em maior ou menor quantidade, de cor amarelada, acumula-se sobre a superfície cardíaca.

Identifique agora os vasos da base do coração (Figs. 8.0 e 8.1). Comece pelo **tronco pulmonar**, que logo se bifurca em **artérias pulmonar direita** e **esquerda**, que vão para os respectivos pulmões. Em seguida identifique a **artéria aorta**, o mais calibroso vaso da base, que se dirige inicialmente para cima e depois para trás e para a esquerda, formando o **arco aórtico**. Aproveite e observe que do arco aórtico saem outras artérias. Identifique as **veias cavas superior** e **inferior**, tendo o cuidado de verificar que esta última tem trajeto mínimo no tórax, visto que ela perfura o diafragma e se lança logo no átrio direito. Acompanhe agora as **veias pulmonares**, em número de quatro, provenientes dos pulmões. Elas são as mais posteriores e talvez seja necessário levantar o coração para visualizá-las melhor.

Agora que você identificou os vasos da base, apalpe as paredes do coração junto a esses vasos. A resistência é a mesma? Você tem a impressão que as paredes têm espessura desigual em pontos diferentes?

2.0 – **Pequena e grande circulação** – Com os conhecimentos que você já adquiriu acerca dos vasos da base, torna-se agora mais fácil entender a pequena e grande circulação. Reveja o texto da teoria e acompanhe ao mesmo tempo as peças.

3.0 – **Coração isolado** – a) **Morfologia externa** ? tomando um coração isolado, identifique a **base** e o **ápice** e confirme sua forma de **cone truncado** (há peças que se deformam na preparação e perdem esta forma característica). Aproveite para rever os **vasos da base** e as **aurículas.** Você vai notar a presença de veias e artérias, frequentemente misturadas ao tecido adiposo. As artérias são as **coronárias** e a obstrução, parcial ou total, de seus ramos vai causar os infartos do miocárdio (Fig. 8.14). Na mesa neutra você encontrará peças especiais para identificar melhor as aa. coronárias.

b) **Morfologia interna** (Fig. 8.3) Muitos corações foram abertos para mostrar as câmaras e os aparelhos valvares. Reconheça os **septos átrio-ventricular, inter-atrial** e **interventricular**, e em seguida os átrios e os ventrículos. Constate que a metade direita do órgão não se comunica com a metade esquerda, mas que átrio e ventrículo do mesmo lado se comunicam através dos **óstios átrio-ventriculares**. Nestes encontram-se os aparelhos orientadores da corrente sanguínea: valva tricúspede (à direita) e valva mitral (à esquerda) (Fig. 8.3). Tome agora os orifícios de saída do tronco pulmonar e da aorta e identifique a presença da **valva do tronco pulmonar** e **da valva aórtica**, formadas cada uma delas de três válvulas em forma de bolso, as chamadas **válvulas semilunares** (Fig. 8.3). Para que servem as valvas átrio-ventriculares e arteriais? Observe agora a face interna do coração e verifique como é irregular. Identifique os **músculos papilares** e as **cordas tendíneas** (Fig. 8.3). Para que servem as cordas tendíneas? Veja na mesa neutra a peça de **esqueleto cardíaco.** Observe agora a espessura do miocárdio e conclua se é igual ou desigual nas diferentes câmaras. Procure dar uma explicação funcional para o fato. Em todos os mamíferos, o coração apresenta estrutura idêntica. Veja esta semelhança em coração de cavalo e boi, na mesa neutra.

4.0 – No membro superior dissecado identifique a **a. braquial** e repare como ela é cilindroide e elástica. Acompanhe-a distalmente e verifique como ela se ramifica, dando ramos para as estruturas adjacentes, sendo facilmente visíveis os ramos musculares. Acompanhe alguns deles. Observe também que a artéria vai diminuindo de calibre à medida que emite ramos.

No membro inferior dissecado, verifique a presença de **veias superficiais** na tela subcutânea. Repare como as **tributárias** confluem, à semelhança de rios, e vão formando veias cada vez mais calibrosas à medida de sua aproximação da raiz do membro. As anastomoses entre elas são extremamente abundantes. Se houver uma veia mais calibrosa aberta no sentido longitudinal, procure identificar uma **válvula venosa.** O que são as válvulas venosas? Para que servem? Convém reler o texto a respeito. Veja na mesa neutra o modelo de válvulas venosas.

5.0 – Na raiz do membro inferior foram retirados os planos superficiais para que você visualize importantes órgãos do sistema linfático: **os linfonodos.** Estes são abundantes na região inguinal e na axila. Qual a função dos linfonodos ?

6.0 – Reconheça um **baço** humano em peça isolada e veja como é diferente daquele do cavalo. Este último é mais alongado e suas bordas apresentam fendas pronunciadas. Lembre-se que o baço fica situado na cavidade abdominal e você deve identificá-lo *in situ.*

7.0 – Volte agora à peça onde você tem aberta a cavidade torácica e procure identificar o **timo.**

Leia novamente o texto para relembrar entre outras coisas, que este órgão é substituído em grande parte por tecido adiposo e fibroso, principalmente após a puberdade. O timo deve ser também identificado em fetos onde este órgão é mais desenvolvido (Fig. 8.12).

8.0 – Veja na mesa neutra um coração de boi onde foram dissecados o **nó átrio-ventricular** e o **feixe átrio-ventricular** (Fig. 8.7).

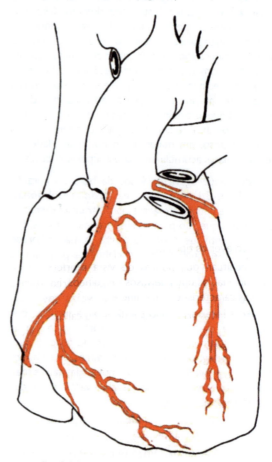

Fig. 8.14 – Artérias coronárias, esquemático.

OBJETIVOS ESPECÍFICOS DO CAPÍTULO VIII

Após o estudo deste capítulo o aluno deve ser capaz de:

1. conceituar sistema circulatório, dos pontos de vista morfológico e funcional;
2. citar os elementos constituintes do sistema circulatório;
3. conceituar, dos pontos de vista morfológico e funcional, o coração;
4. descrever, *in situ*, a posição do coração e suas relações com os órgãos vizinhos;
5. descrever a morfologia externa do coração;
6. citar as cavidades cardíacas e os vasos relacionados com elas;
7. conceituar, dos pontos de vista morfológico e funcional, as valvas átrio-ventriculares, pulmonar e aórtica e citar sua localização;
8. descrever o esqueleto cardíaco;
9. definir Anatômica e funcionalmente o pericárdio e cavidade do pericárdio;
10. descrever a circulação do sangue no coração e nos vasos da base;
11. descrever o sistema de condução do coração;
12. descrever os tipos de circulação do sangue;
13. conceituar, dos pontos de vista morfológico e funcional, os tipos de vasos sanguíneos, indicando suas características diferenciais;
14. classificar as artérias segundo o seu calibre;
15. classificar as artérias segundo sua estrutura e função;
16. citar os fatos relacionados com a elasticidade das artérias;
17. definir ramos terminais, colaterais e recorrente;
18. citar os fatores que determinam o número de artérias que devem irrigar um órgão;
19. classificar as artérias segundo sua situação e citar as características de cada tipo;
20. citar os criterios mais utilizados para designar as artérias;
21. citar as razões pelas quais o leito venoso é praticamente o dobro do leito arterial;
22. citar as características morfológicas e funcionais das veias superficiais;
23. definir veias solitárias, satélites, comunicantes, viscerais e parietais;
24. conceituar, dos pontos de vista morfológico e funcional, as válvulas venosas;
25. descrever o funcionamento da válvula venosa;
26. conceituar, dos pontos de vista morfológico e funcional, o sistema linfático;
27. citar os elementos componentes do sistema linfático;
28. citar as diferenças entre sistema linfático e sistema sanguífero;
29. definir linfonodo e citar sua localização geral;
30. citar os fatores que regulam o fluxo da linfa;
31. citar a localização do baço;
32. definir e citar a localização do timo;
33. identificar o pericárdio em peças preparadas;
34. identificar o coração e órgãos vizinhos, *in situ*;
35. identificar os vasos da base do coração *in situ*;
36. identificar, em coração isolado, as cavidades cardíacas e respectivas paredes, os septos e as aurículas;
37. identificar, em coração isolado, os vasos da base e as valvas aórtica e pulmonar;
38. identificar em coração isolado, as comunicações entre as cavidades e as valvas respectivas
39. identificar os mm. papilares, as cordas tendíneas e o esqueleto cardíaco;
40. identificar linfonodos em peças preparadas;
41. identificar o baço humano *in situ* e isolado;
42. identificar o baço isolado de outros mamíferos.

Capítulo IX

Sistema Respiratório

1.0 – Conceito

Em qualquer forma que se apresente, a respiração é uma das características básicas dos seres vivos. Essencialmente, consiste na absorção, pelo organismo, de oxigênio, e a eliminação do gás carbônico resultante de oxidações celulares. Nos animais unicelulares o oxigênio é retirado diretamente do meio onde eles vivem, sendo também direta a eliminação do CO_2. Nos animais superiormente colocados na escala zoológica, embora o princípio seja o mesmo, a troca de gases é indireta. Nestes casos, o sangue é um elemento intermediário entre as células do organismo e o meio habitado pelo animal, servindo como condutor de gases entre eles. O órgão respiratório, por excelência, é o pulmão, mas nestes animais desenvolvem-se órgãos especiais que possam promover o rápido intercâmbio entre o ar e o sangue. No conjunto estes órgãos constituem o **sistema respiratório.**

2.0 – Divisão

Didática e funcionalmente, o sistema respiratório pode ser dividido em duas partes:

a) porção de condução;

b) porção de respiração.

A primeira porção pertencem órgãos tubulares cuja função é a de levar o ar inspirado até a porção respiratória, representada pelos pulmões, e destes conduzir o ar expirado, eliminando o CO2. Assim, dos pulmões o ar expirado é conduzido pelos **brônquios** e **traqueia,** órgãos que realmente funcionam apenas como tubos condutores de ar (aeríferos). Acima destes, entretanto, situam-se a laringe, a faringe e o nariz que não são apenas condutores aeríferos. Assim, a laringe é também o órgão responsável pela fonação; a faringe está relacionada com o sistema digestivo, parte dela servindo de tubo condutor de alimentos; e o nariz apresenta porções que cumprem função olfatória. A figura 9.0 mostra esquematicamente os órgãos que compõem o sistema respiratório.

3.0 – Nariz

No estudo do nariz incluem-se:
3.1 – nariz externo
3.2 – cavidade nasal
3.3 – seios paranasais

3.1 – Nariz externo

É visível externamente no plano mediano da face, apresentando-se, no homem, como uma pirâmide triangular em que a extremidade superior, correspondendo ao vértice da pirâmide, é denominada **raiz,** e a inferior, **base.** Nesta, encontram-se duas aberturas em fenda, as **narinas,** separadas por um septo, e que comunicam o meio externo com a **cavidade nasal.** O ponto mais projetado, anteriormente, da base do nariz recebe o nome de **ápice** e entre ele e a raiz estende-se o **dorso do nariz,** cujo perfil é variável, apresentando-se retilíneo, côncavo ou convexo. A forma das narinas é variável nos grupos raciais. A raça negra, por exemplo, apresenta narinas quase horizontais, com grande eixo transversal, enquanto a raça branca as apresenta com grande eixo no sentido anteroposterior. A fig. 9.1 mostra estas variações de forma.

SISTEMA RESPIRATÓRIO 107

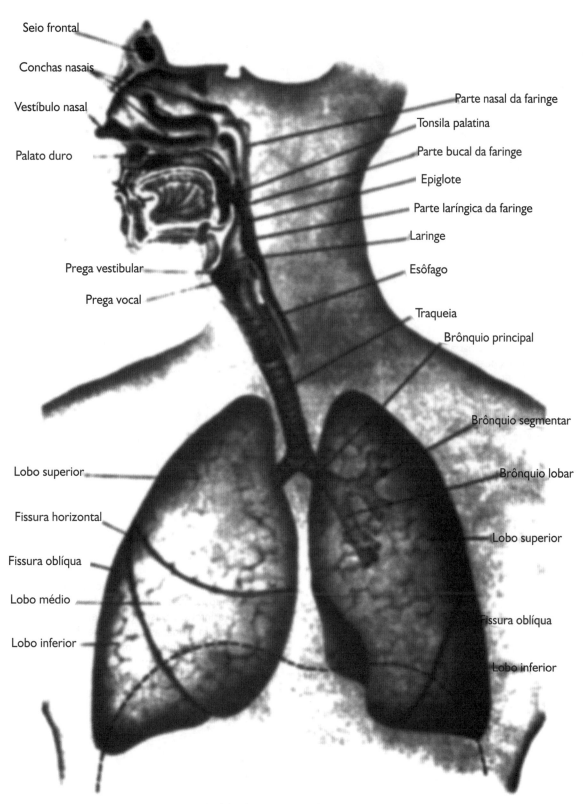

Fig. 9.0 – Sistema respiratório: esquema geral.

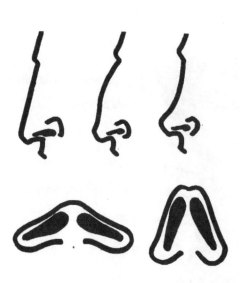

Fig. 9.1.

O esqueleto do nariz é ósteo-cartilagíneo, isto é, além dos **ossos nasais** e **porções das duas maxilas,** fazem parte do esqueleto do nariz diversas **cartilagens nasais.** Em crânios preparados as cartilagens são destruídas durante o processo, ficando conservadas apenas as partes ósseas que delimitam a **abertura piriforme** (Fig. 9.2).

3.2 – Cavidade nasal

Comunica-se com o meio externo através das narinas, situadas anteriormente, e com a porção nasal da faringe posteriormente, através das **coanas,** aberturas que podem ser identificadas facilmente em crânios secos. Na verdade, as coanas marcam o limite entre a cavidade nasal e a porção nasal da faringe.

A cavidade nasal é dividida em metades direita e esquerda pelo **septo nasal;** o termo cavidade nasal pode referir-se tanto à cavidade como um todo, quanto a cada uma de suas metades, dependendo do sentido.

O septo nasal apresenta-se quase sempre desviado para a direita ou para a esquerda e grandes desvios podem dificultar a respiração. Está constituído por partes cartilaginosa **(cartilagem do septo nasal)** e óssea **(lâmina perpendicular do osso etmoide** e **osso vômer).** A fig. 9.3 dá uma ideia das partes constituintes do septo nasal.

O osso etmoide é um osso difícil de ser isolado do crânio por ter paredes muito finas que se rompem durante a preparação do material. Fica situado abaixo da porção mediana do osso frontal e entre as órbitas. O esquema 9.4 é uma ilustração simplificada das partes que o constituem.

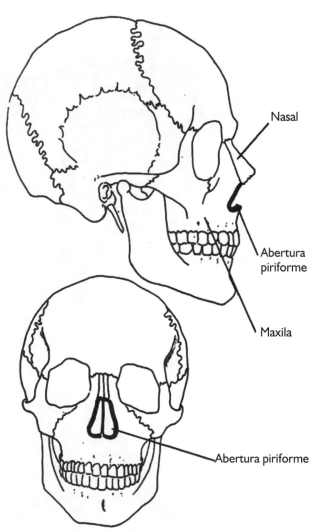

Fig. 9.2 – Abertura piriforme, em vistas lateral e anterior do crânio.

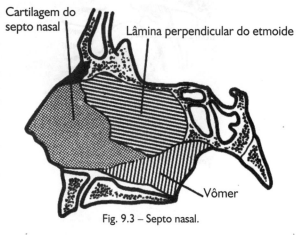

Fig. 9.3 – Septo nasal.

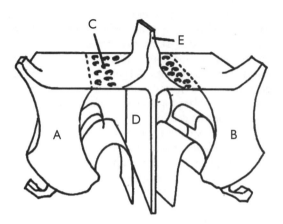

Fig. 9.4 – Osso etmoide, visto anteriormente (esquemático)

Repare que o osso apresenta duas massas laterais (A e B) constituídas de células pneumáticas, isto é, espaços delimitados por delgadas trabéculas ósseas não representadas na figura, que são denominadas **labirintos etmoidais**; na sua parte superior, unindo os labirintos aparece a **lâmina crivosa** (C) apresentando numerosas aberturas destinadas à passagem de fibras do nervo olfatório; a última porção é a **lâmina perpendicular** (D) que contribui para a formação do septo nasal. No plano mediano a lâmina crivosa apresenta uma projeção, a **crista galli** (E). Os labirintos etmoidais recebem também o nome de seios etmoidais, um dos **seios paranasais** que serão discutidos posteriormente. A fig. 9.4 mostra também projeções da face medial de cada labirinto, geralmente duas, como lâminas ósseas recurvadas, que são as **conchas nasais** superior e média; a concha inferior é um osso separado. Estas conchas projetam-se na cavidade nasal, estão recobertas pela mucosa e delimitam espaços denominados **meatos**: o meato superior fica entre a concha superior e a média; o meato médio entre a concha média e inferior; o inferior sob a concha inferior. Os seios paranasais desembocam nestes meatos, sendo que no inferior encontra-se a abertura do **ducto naso-lacrimal**, responsável pela drenagem da secreção lacrimal em direção às cavidades nasais. A fig. 9.5 mostra as conchas nasais.

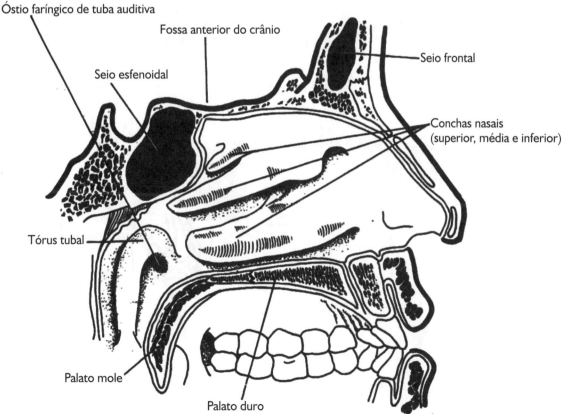

Fig. 9.5 – Conchas e meatos nasais, vistos num corte sagital.

As conchas nasais existem para aumentar a superfície mucosa da cavidade nasal pois é esta superfície mucosa que umedece e aquece o ar inspirado, "condicionando-o" para que seja melhor aproveitado na hematose que se dá ao nível dos pulmões.

A cavidade nasal pode ser dividida em **vestíbulo**, **região respiratória** e **região olfatória**. O vestíbulo segue-se imediatamente às narinas, compreendendo uma pequena dilatação revestida de pele apresentando pelos. Ao vestíbulo seguem-se as regiões respiratória e olfatória, recobertas por mucosa. A região olfatória, no homem, é bastante reduzida, restringindo-se à concha superior e 1/3 superior do septo nasal. Desta região partem as fibras nervosas que, em conjunto, constituem o nervo olfatório e que atravessam as aberturas da lâmina crivosa do osso etmoide.

Convém ressaltar que a mucosa da cavidade nasal é extremamente vascularizada, particularmente na porção anterior do septo nasal que, frequentemente, é sede de hemorragias nasais (epistaxe).

3.3 – Seios paranasais

Alguns ossos do crânio, entre eles o frontal, a maxila, o esfenoide e o etmoide, apresentam cavidades denominadas **seios paranasais** cujas funções são obscuras embora muitas teorias tenham sido propostas para esclarecê-las. A figura 9.6 mostra, esquematicamente, a topografia dos seios maxilar, frontal e etmoidal em relação à cavidade nasal, bucal, órbita e fossa anterior do crânio.

As paredes ósseas que separam os seios paranasais das cavidades assinaladas são muito finas, podendo ser rompidas em processos patológicos. O simples exame de um crânio seco revela a perigosa topografia destas cavidades sob o ponto de vista patológico. Acrescente-se o fato de que os seios paranasais, forrados por mucosa contínua com aquela que atapeta a cavidade nasal, com esta mantêm comunicação. Assim, o seio esfenoidal, que pode ser visto na fig. 9.5, desemboca acima da concha superior; os seios etmoidais, no meato superior e médio, sendo que neste último abrem-se também os orifícios de comunicação

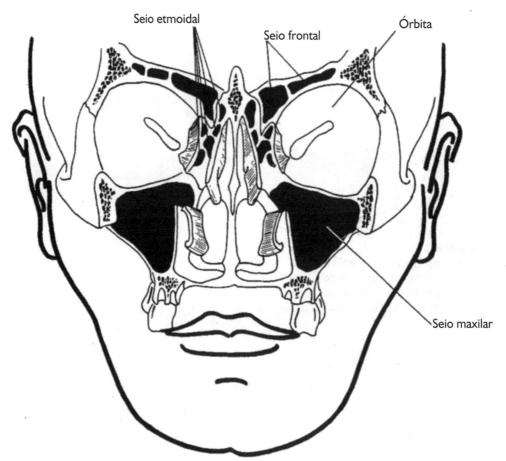

Fig. 9.6 – Seios paranasais, vistos em corte frontal do crânio.

com os seios frontal e maxilar. A cavidade nasal, portanto, ocupa o centro de um circulo cavitário importante: situa-se superiormente à cavidade bucal, dela separada pelo **palato** (em parte ósseo, **palato duro**, e em parte muscular, **palato mole**) que forma o teto da cavidade bucal (fig. 9.5); o seio frontal e fossa anterior do crânio são superiores à ela; o seio esfenoidal, posterior; os seios etmoidais e maxilares são laterais à cavidade nasal.

Convém ressaltar que nos bovinos está presente também um **seio palatino** que não existe em outros animais (Fig. 9.7). O seio frontal dos bovinos é, frequentemente, muito extenso e septado por trabéculas ósseas, o que também pode ocorrer no homem.

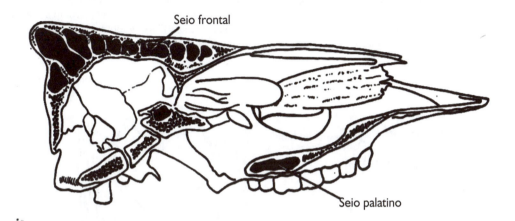

Fig. 9.7 – Seio palatino de bovino, visto num corte sagital.

4.0 – Faringe

É um tubo muscular associado a dois sistemas: respiratório e digestivo, situando-se posteriormente à cavidade nasal, bucal e à laringe, reconhecendo-se nela, por esta razão, três partes: **parte nasal**, superior, que se comunica com a cavidade nasal através das coanas; **parte bucal**, média, comunicando-se com a cavidade bucal propriamente dita por uma abertura denominada **istmo da garganta** (ou das fauces); **parte laríngica**, inferior, situada posteriormente à laringe e continuada diretamente pelo esôfago. Não existem limites precisos entre as três partes da faringe que pode ser vista nas figuras 9.0 e 9.5. Trata-se de um canal que é comum para a passagem do alimento ingerido e do ar inspirado e, no seu trajeto, as vias seguidas pelo bolo alimentar e pela corrente aérea, se cruzam (Fig.9.8).

Na parede lateral da parte nasal da faringe apresenta-se o **óstio faríngico da tuba auditiva**, abertura em fenda que marca a desembocadura da tuba auditiva nesta porção da faringe. A tuba auditiva comunica a parte nasal da faringe com a cavidade timpânica do ouvido médio, situada no osso temporal, igualando deste modo, as pressões do ar externo e daquele contido na cavidade timpânica. Por outro lado, esta comunicação explica como infecções da faringe podem propagar-se ao ouvido médio. O óstio faríngico da

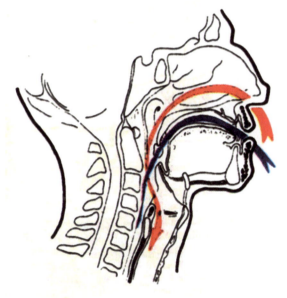

Fig. 9.8

tuba auditiva está limitado, superiormente, por uma elevação em forma de meia lua, muito nítida, denominada **tórus tubal**, produzida pela cartilagem da tuba revestida de mucosa (Fig. 9.5).

Outras pregas da mucosa podem também ser observadas nesta região.

5.0 – Laringe

É um órgão tubular, situado no plano mediano e anterior do pescoço que, além de via aerífera é órgão da fonação, ou seja, da produção do som. Coloca-se anteriormente à faringe e é continuada diretamente pela traqueia.

5.1 – Esqueleto da laringe

A laringe apresenta um esqueleto cartilaginoso que pode ser visto na fig. 9.9.

A maior das cartilagens é a **tireoide**, constituída de duas lâminas que se unem anteriormente em V; a cartilagem **cricoide** é ímpar e tem forma de um anel de sinete, situando-se inferiormente à cartilagem tireoide; a cartilagem **aritenoide**, uma de cada lado, é semelhante a uma pequena pirâmide triangular de ápice superior e cuja base articulase com a cartilagem cricoide (Fig. 9.9.B); a cartilagem **epiglótica**, ímpar e mediana, é fina e lembra uma folha peciolada, situando-se posteriormente à raiz da língua e cartilagem tireoide. Outras cartilagens de menor importância fazem parte do esqueleto da laringe e, inclusive, podem ser encontradas pequenas cartilagens supranumerárias. Ligamentos unem as diversas cartilagens da laringe.

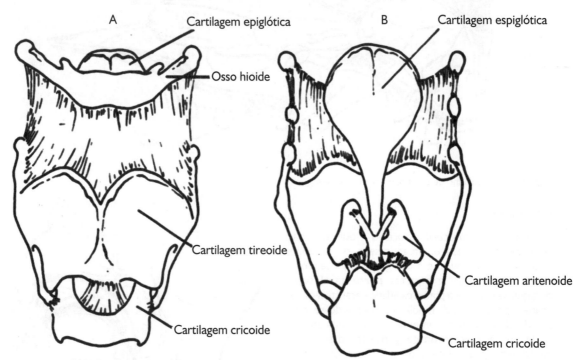

Fig. 9.9 – Esqueleto cartilaginoso da laringe. A, visto anteriormente e B, visto posteriormente.

5.2 – Cavidade da laringe

Quando se examina a superfície interna de uma laringe cortada sagitalmente, como na fig. 9.10, o que chama a atenção de imediato é a presença de uma fenda ântero-posterior que leva a uma pequena invaginação, o **ventrículo da laringe**. Esta fenda está delimitada por duas pregas: uma superior, a **prega vestibular**, e outra inferior, a **prega vocal**. A porção da cavidade da laringe situada acima da prega vestibular é o **vestíbulo**, que se estende até o orifício de entrada da laringe, o **ádito da laringe**. A porção compreendida entre as progas vestibular e vocal de cada lado é a **glote**, enquanto que aquela situada abaixo das pregas vocais é a **cavidade infraglótica** que se continua com a cavidade da traqueia. As pregas vocais são constituídas pelo **ligamento** e **músculo vocais**, revestidos por mucosa, e o espaço existente entre elas é denominado **rima glótica**. Em condições normais as pregas vestibulares não tomam parte na fonação tendo função protetora. Para que se produza o som laríngeo, ao nível das pregas vocais, a laringe possui numerosos músculos, denominados, genericamente, **músculos intrínsecos da laringe** que podem aduzir ou abduzir as pregas vocais, isto é, que podem aproximá-las ou afastá-las, respectivamente. A musculatura intrínseca da laringe, da qual é parte o próprio músculo vocal contido na prega vocal, pode também provocar tensão ou relaxamento das pregas vocais, o que interfere sobremaneira na tonalidade do som produzido.

6.0 – Traqueia e brônquios

À laringe segue-se a traqueia, estrutura cilindroide constituída por uma série de anéis cartilagíneos incompletos, em forma de C, sobrepostos e ligados entre si pelos **ligamentos anulares**. A parede posterior, desprovida de cartilagem, constitui a **parede membranácea da traqueia**, que apresenta musculatura lisa, o **m. traqueal**. Tal como ocorre com outros órgãos do sistema respiratório, as cartilagens da traqueia proporcionam-lhe rigidez suficiente para impedi-la de entrar em colapso e, ao mesmo tempo, unidas por tecido elástico, fica assegurada a mobilidade e flexibilidade da estrutura que se desloca durante a respiração e com os movimentos da laringe. Embora seja um tubo mediano, a traqueia sofre um ligeiro desvio para a direita próximo à sua extremidade inferior, antes de dividir-se nos dois **brônquios principais**, direito e esquerdo, que se dirigem para os pulmões. Estes apresentam estrutura muito semelhante à da traqueia e são também denominados **brônquios de primeira ordem**. Cada brônquio principal dá origem aos **brônquios lobares**, ou de **segunda ordem**, que ventilam os lobos pulmonares. Estes, por sua vez, dividem-se em **brônquios segmentares** ou de **terceira ordem**, que vão ter aos **segmentos bronco-pulmonares**. Os brônquios segmentares sofrem ainda sucessivas divisões antes de terminarem nos alvéolos pulmonares. Vê-se, assim, que cada brônquio principal dá origem no pulmão a uma série de ramificações conhecidas, em conjunto, como **árvore brônquica** (Fig. 9.11).

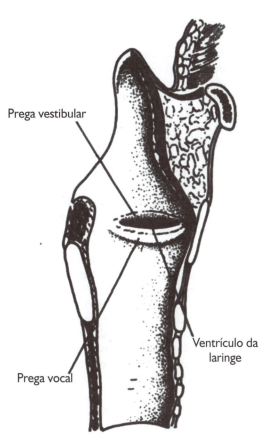

Fig. 9.10 – Cavidade da laringe, num corte sagital.

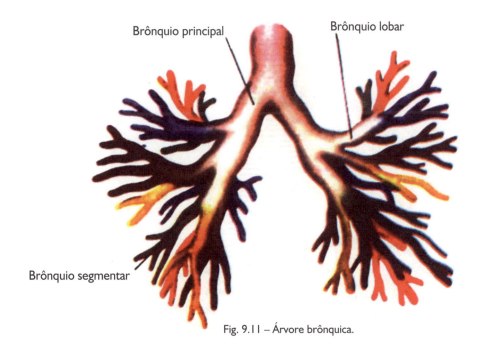

Fig. 9.11 – Árvore brônquica.

7.0 – Pleura e pulmão

Os pulmões, direito e esquerdo, órgãos principais da respiração, estão contidos na cavidade torácica e entre eles há uma região mediana denominada **mediastino**, ocupada pelo coração, os grandes vasos e alguns dos seus ramos proximais, o esôfago, parte da traqueia e brônquios principais, além de nervos e linfáticos. Cada pulmão está envolto por um saco seroso completamente fechado, a **pleura**, que apresenta dois folhetos: a **pleura pulmonar** que reveste a superfície do pulmão e mantém continuidade com a **pleura parietal** que recobre a face interna da parede do tórax (Fig. 9.12). Entre as pleuras pulmonar e parietal há um espaço virtual, a **cavidade da pleura** contendo uma película de líquido de espessura capilar que permite o livre deslizamento de um folheto contra o outro nas constantes variações de volume do pulmão, ocorridas nos movimentos respiratórios. Dentro da cavidade pleural a pressão é subatmosférica, um fator importante na mecânica respiratória.

Os pulmões são órgãos de forma cônica, apresentando um **ápice** superior, uma **base** inferior e duas faces: **costal** (em relação com as costelas) e **medial** (voltada para o mediastino). A base descansa sobre o diafragma, músculo que separa, internamente, o tórax do abdome, e por esta razão, ela é conhecida também como **face diafragmática.** Os pulmões se subdividem em **lobos** cujo número, embora possam existir variações, é de três para o direito e dois para o esquerdo, no homem. Em outros animais o número de lobos é variável com a espécie: no cão, por exemplo, o pulmão direito apresenta quatro lobos e o esquerdo três. No homem, os lobos do pulmão direito, **superior, médio** e **inferior,** são separados entre si por fendas profundas, as **fissuras oblíqua** e **horizontal** (Fig 9.0). Já o pulmão esquerdo, com seus dois lobos **superior** e **inferior** apresenta apenas a **fissura oblíqua** (Fig. 9.0). Os lobos pulmonares são subdivididos em **segmentos bronco-pulmonares,** considerados como sendo as maiores porções de um lobo ventiladas por um brônquio específico que se origina, diretamente, de um brônquio lobar. Assim, um mesmo lobo apresenta vários segmentos bronco-pulmonares, cada um deles suprido por brônquio segmentar específico, de 3.ª ordem, que tem origem no brônquio lobar, de 2.ª ordem. Na sua face medial, cada um dos pulmões apresenta uma fenda em forma de raquete, o **hilo do pulmão,** pelo qual entram ou saem brônquios, vasos e nervos pulmonares, constituindo a **raiz do pulmão** (Fig. 9.13).

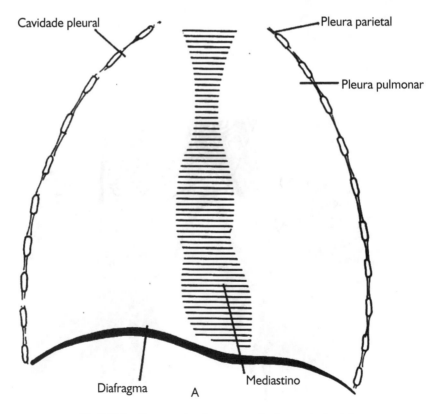

Fig. 9.12.A – Esquema das pleuras e mediastino, corte frontal.

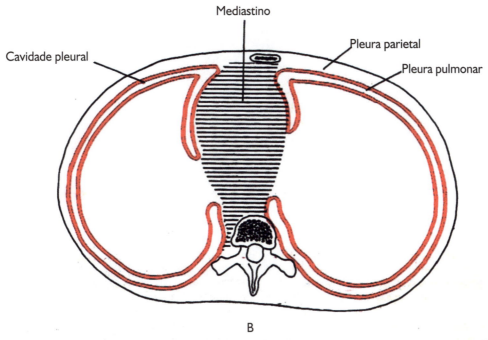

Fig. 9.12.B – Esquema das pleuras e mediastino, corte transversal.

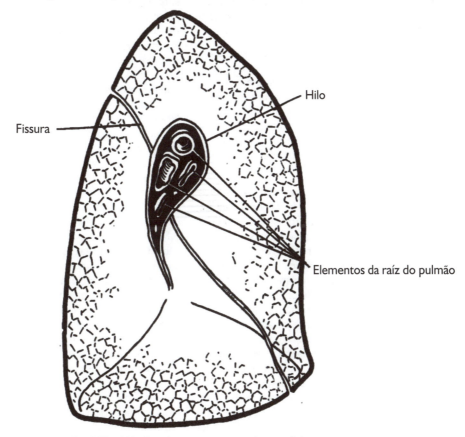

Fig. 9.13 – Hilo do pulmão, visto em sua face medial.

ROTEIRO PARA AULA PRATICA DE SISTEMA RESPIRATÓRIO

1.0 – Tenha presente as normas gerais, descritas em capítulo anterior que regem o estudo prático desta disciplina. Sobretudo, lembre-se que o texto teórico, as ilustrações do capítulo e este roteiro são os seus meios de informação; o cadáver e as peças, o seu objeto de investigação, descoberta, análise e conclusão. Não se acomode pretendendo obter respostas ditas do Professor para problemas que você e seu grupo não tenham, sozinhos, tentado resolver.

2.0 – Comece identificando, no homem, os órgãos que constituem o sistema respiratório: **nariz, cavidade nasal, faringe, laringe, traqueia, brônquios** e **pulmão**. Algumas destas estruturas devem ser vistas em hemicabeças e outras no cadáver. Recorra às ilustrações do capítulo IX para fazer a identificação. Que órgãos do sistema respiratório têm dupla função? E quais aqueles que são considerados apenas como condutores de ar?

3.0 – **Nariz** – Observe nos seus colegas de grupo a forma do dorso do nariz e identifique a **raiz do nariz**, a **base do nariz** e as **narinas**, observando a orientação do maior eixo destas aberturas. Que importância tem a forma das narinas? Segure o seu próprio nariz entre o polegar e o indicador e desloque-o com movimentos laterais. Repare a mobilidade exagerada dos dois terços inferiores do órgão em contraposição à imobilidade da raiz do nariz. Explique o fato. Examine um crânio e identifique nele a **abertura piriforme** (Fig. 9.2). Na mesa neutra há uma hemicabeça de cavalo. Introduza o dedo na narina e veja como ela se comunica com a cavidade nasal. Entretanto se o dedo introduzido na narina for dirigido lateralmente, penetrará em uma bolsa de fundo cego que só existe nestes animais: é o **divertículo nasal**. Peça ao Professor para localizá-lo se por acaso você mesmo não conseguir fazê-lo.

4.0 – **Cavidade nasal e seios paranasais** – Identifique no crânio a cavidade nasal cuja abertura anterior é a abertura piriforme e a posterior está representada pelas **coanas**. Para identificar as coanas recorra a figura 2.18. Através da abertura piriforme observe o **septo nasal** e a presença das **conchas nasais**. No crânio, geralmente, só permanece intata a parte óssea do septo nasal **(lâmina perpendicular do osso etmoide e osso vômer),** sendo destruída a parte cartilagínea **(cartilagem do septo nasal)** durante o processo de preparação. Esta última, entretanto, pode ser visualizada em uma hemicabeça em que o septo nasal esteja íntegro. Compare com a fig. 9.3. Examine um crânio onde tenha sido retirada a calota e procure identificar a **lâmina crivosa** do osso etmoide bem como a **crista galli** (Fig. 9.4). Observe agora uma hemicabeça de onde o septo nasal tenha sido removido para visualizar a cavidade nasal revestida por mucosa. Identifique as **conchas nasais** (Fig 9.5). Compare com a hemicabeça de um ruminante, o cabrito, e também com a do cavalo. Nestes animais só há duas conchas, chamadas **dorsal** e **ventral.** A figura 9.7 mostra a localização. Volte à hemicabeça humana e identifique os **meatos.** Levante com cuidado as conchas e observe como existem orifícios (óstios) e fendas nos meatos. São aberturas finais de canais que comunicam os seios paranasais e o ducto naso-lacrimal com a cavidade nasal. Para que servem as conchas? O que são seios paranasais? Na mesa neutra há peças cortadas frontalmente que mostram a localização dos seios paranasais. Identifique-os, lembrando que o seio esfenoidal pode ser visto em hemicabeças cortadas sagitalmente (Figs. 9.5 e 9.6). Verifique o grau de proximidade entre os seios paranasais e as cavidades nasal, bucal e órbita. Que importância tem este fato? No crânio, identifique o **palato duro** e na hemicabeça o **palato mole,** que formam o assoalho da cavidade nasal e, ao mesmo tempo, o teto da cavidade da boca. Examine agora, na mesa neutra, o palato duro do bovino em um crânio cortado sagitalmente para identificar o **seio palatino,** próprio destes animais. Aproveite a ocasião para, na mesma peça, verificar a grande extensão do seio frontal, geralmente septado, o que também pode ocorrer na espécie humana.

5.0 – **Faringe** – Localize a faringe na hemicabeça e distinga suas partes: **nasal, bucal** e **laríngea.** Observe as comunicações que elas mantém, respectivamente, com as cavidades nasal, bucal e com a laringe. Repare que ela é continuada pelo esôfago. Onde se localiza o **óstio faríngico da tuba auditiva?** Identifique-o. Para fazê-lo, localize primeiro o **tórus tubal.** Qual a função da tuba auditiva? Localize o óstio faríngico da tuba auditiva em hemicabeças de outros animais: cavalo e cabrito.

6.0 – **Laringe** – Observe a posição da laringe no cadáver e veja a sua continuidade com a traqueia. Com o auxílio da fig. 9.9 e em peças isoladas de laringe, identifique as cartilagens mais importantes do esqueleto da laringe: **tireoide, cricoide, aritenoide** e **epiglótica.** Observe como as cartilagens estão unidas uma às outras por ligamentos e músculos. Em laringes cortadas sagitalmente identifique o **ventrículo da laringe, as pregas vestibulares** e **vocais,** o **ádito da laringe, vestíbulo, glote** e **cavidade infra-glótica.** Examine uma laringe fechada, através do ádito da laringe: reconheça as pregas vestibulares e vocais. O que é a **rima glótica?** Observe a laringe de outros animais e veja a semelhança com a do homem. Note, entretanto, que nos bovinos (ruminantes) não há pregas vestibulares.

7.0 – **Traqueia e brônquios** – No cadáver localize a **traqueia** e veja como ela se bifurca nos **brônquios principais;** note também o seu desvio para a direita. Em peças isoladas observe atentamente como a traqueia e os brônquios principais estão estruturados com seus anéis. Note que parte da parede posterior da traqueia é desprovida de anéis. Identifique os **ligamentos anulares.** Explique por que razão a traqueia não é constituída de anéis cartilagíneos completos. Na mesa neutra observe peças onde os brônquios lobares podem ser identificados. Em algumas delas o parênquima pulmonar foi parcialmente retirado para demonstrar a **árvore brônquica.** Nestas peças, **brônquios segmentares** podem também ser identificados como divisões diretas dos brônquios lobares.

8.0 – **Pleura e pulmão** – No cadáver identifique a **pleura pulmonar** e a **pleura parietal,** bem como o **mediastino.** Observe como os pulmões "descansam" sobre o **m. diafragma**. Em peças isoladas identifique as **faces do pulmão**, bem como seus **lobos** e **fissuras** (Fig. 9.0). Note as diferenças entre o pulmão direito e o esquerdo. Observe na mesa neutra como o pulmão do cabrito apresenta mais lobos que o do homem. Examine a face medial dos pulmões direito e esquerdo: identifique o **hilo do pulmão.** Que elementos constituem a **raiz do pulmão?** Tente identificá-los nas peças.

9.0 – Finalmente, identifique em uma hemicabeça de cavalo a **bolsa gutural** que não existe em outros animais domésticos nem no homem. A bolsa gutural é um divertículo da tuba auditiva que se comunica com a faringe através do óstio faríngico da tuba auditiva. Sua função é desconhecida. Se não conseguir identificá-la peça ao Professor para fazê-lo.

10.0 – Na mesa neutra estão peças onde você pode identificar músculos que interferem diretamente na mecânica respiratória: **diafragma** e **mm. intercostais (internos** e **externos).** A inervação do m. diafragma foi dissecada para que seja possível a identificação dos **nn. frênicos** (Fig. 9.14). Observe que estes nervos têm origem cervical. Identifique-os também no cão. Examine agora uma peça onde foram dissecados os mm. intercostais internos e externos (Fig. 9.15). Observe que as fibras dos mm. intercostais externos se dirigem para baixo e para diante, enquanto que as dos mm. intercostais internos se dirigem para baixo e para trás. Ambos estão envolvidos no fenómeno respiratório.

11.0 – Examine o esqueleto do tórax humano e note como as costelas apresentam uma inclinação para baixo. Com esta disposição, qualquer elevação das costelas resulta num movimento do esterno para cima e para diante, com consequente aumento do diâmetro ântero-posterior do tórax, fato importante na mecânica respiratória e no qual interferem os mm. intercostais. (*)

(*) A ação dos mm. intercostais no movimento das costelas é altamente complexo, resultando, na verdade, no aumento dos diâmetros ântero-posterior e transverso do tórax, correndo por conta do diafragma, pelo seu abaixamento ao contrair-se, o aumento do diâmetro longitudinal do tórax. Não cabe aqui, evidentemente, uma descrição pormenorizada da ação destes músculos.

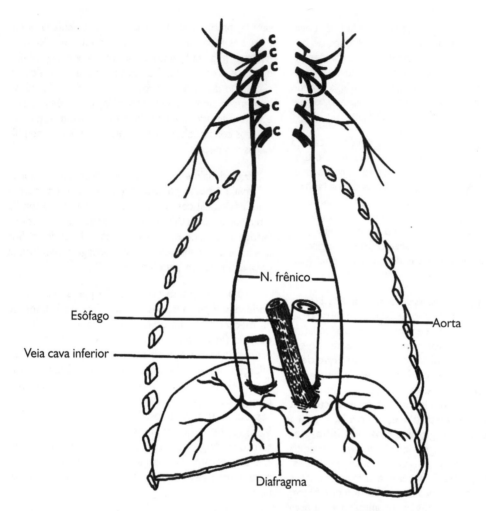

Fig. 9.14 – Inervação do músculo diafragma.

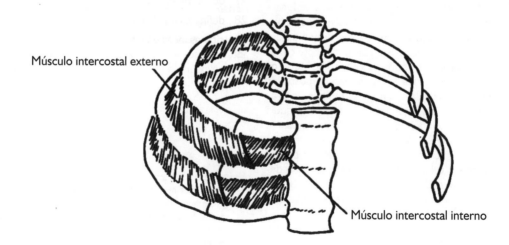

Fig. 9.15 – Músculos intercostais.

OBJETIVOS ESPECÍFICOS DO CAPÍTULO IX

Após o estudo deste capítulo o aluno deve ser capaz de:

1. conceituar sistema respiratório dos pontos de vista anatômico e funcional;
2. citar os elementos constituintes do sistema respiratório;
3. citar os órgãos do sistema respiratório que têm dupla função;
4. citar as partes do nariz externo;
5. citar as formas do dorso do nariz e das narinas;
6. citar os componentes do esqueleto do nariz;
7. definir coanas e abertura piriforme;
8. definir septo nasal e citar as suas partes constituintes;
9. citar as partes do osso etmoide;
10. definir meatos nasais;
11. citar as partes da cavidade nasal e seus respectivos limites;
12. definir seios paranasais;
13. citar os seios paranasais, sua localização e comunicações com a cavidade nasal;
14. descrever as relações topográficas dos seios paranasais com a fossa anterior do crânio, a órbita e as cavidades nasal e bucal, citando sua importância funcional e patológica;
15. definir faringe e citar sua localização;
16. citar as partes da faringe e suas respectivas comunicações;
17. conceituar, morfológica e funcionalmente, a tuba auditiva;
18. definir laringe e citar sua localização;
19. descrever o esqueleto cartilaginoso da laringe;
20. descrever a cavidade da laringe e citar sua divisão;
21. citar as ações da musculatura intrínseca da laringe;
22. definir a traqueia, descrevendo sua constituição anatômica;
23. descrever o trajeto da traqueia;
24. citar a razão pela qual a traqueia é constituída de anéis cartilaginosos incompletos;
25. definir brônquios principais, lobares e segmentares;
26. definir árvore brônquica;
27. definir pleura, e citar seus folhetos;
28. definir cavidade da pleura;
29. citar as faces do pulmão;
30. citar os lobos pulmonares e as respectivas fissuras que os separam;
31. definir hilo do pulmão;
32. definir raiz do pulmão e seus componentes;
33. identificar in sito os órgãos do sistema respiratório;
34. identificar as partes do nariz externo;
35. identificar os elementos anatômicos do esqueleto do nariz;
36. identificar no crânio: abertura piriforme, lâmina crivosa do osso etmoide, fossa anterior do crânio, cavidade nasal, palato duro, septo nasal, coanas, **crista galli**;

37. identificar em hemicabeças (homem, cavalo, cabra): septo nasal e suas partes, conchas nasais, meatos, palato duro, palato mole, faringe e suas divisões, óstio faríngico da tuba auditiva, tórus tubal;
38. identificar em peças cortadas frontalmente os seios paranasais, cavidade nasal, bucal e a órbita;
39. identificar em peças isoladas, humanas e de outros animais, as principais cartilagens da laringe;
40. identificar os elementos anatômicos da cavidade da laringe no homem, no cavalo e na cabra;
41. identificar: anéis traqueais e ligamentos anulares da traqueia;
42. identificar brônquios principais, lobares e segmentares;
43. identificar pleuras, pulmonar e parietal, e mediastino;
44. identificar no pulmão: faces, fissuras, lobos, hilo e elementos constituintes da raiz;
45. identificar em hemicabeças de cavalo odivertículo nasal e a bolsa gutural;
46. identificar em crânios de bovino os seios palatino, frontal e maxilar;
47. identificar *in situ* os músculos intercostais externos e internos e o músculo diafragma com sua inervação;
48. identificar a inclinação das costelas em relação ao plano horizontal no esqueleto do tórax.

Capítulo X

Sistema Digestivo

1.0 – Conceito

Para que o organismo se mantenha vivo e funcionante é necessário que ele receba um suprimento constante de material nutritivo. Muitos dos alimentos ingeridos pelo animal precisam ser tornados solúveis e sofrer modificações químicas para que sejam absorvidos e assimilados, nisto consistindo a digestão. Os órgãos que, no conjunto, compreendem o **sistema digestivo** são especialmente adaptados para que estas exigências sejam cumpridas. Assim, suas funções são as de preensão, mastigação, deglutição, digestão e absorção dos alimentos e a expulsão dos resíduos, eliminados sob a forma de fezes.

2.0 – Divisão do sistema digestivo

Reconhecemos no sistema digestivo um **canal alimentar** e **órgãos anexos**. Do primeiro fazem parte órgãos situados na cabeça, pescoço, tórax, abdome e pelve. Entre os anexos incluem-se as **glândulas salivares**, o **fígado** e o **pâncreas**. O canal alimentar inicia-se na **cavidade bucal**, continuando-se na **faringe, esôfago, estômago, intestinos** (delgado e grosso), para terminar no reto, que se abre no meio externo através do **ânus**. O canal alimentar, portanto, é aberto nas suas duas extremidades (boca e ânus) o que faz sua luz, pela qual transita o alimento, ser parte do meio externo. A fig. 10.0 mostra as partes constituintes do canal alimentar no homem.

3.0 – Boca e cavidade bucal

A boca é a primeira porção do canal alimentar, comunicando-se anteriormente com o exterior através de uma fenda limitada pelos lábios, a **rima bucal**, e, posteriormente, com a **parte bucal da faringe**, através de uma região estreitada, o **istmo das fauces**. A cavidade bucal está limitada, lateralmente, pelas bochechas, superiormente pelo **palato** e, inferiormente, por **músculos** que constituem o assoalho da boca. Nesta cavidade fazem saliência as **gengivas**, os **dentes** e a **língua**.

3.1 – Divisão da cavidade bucal

A cavidade bucal é dividida em duas porções:

a) **vestíbulo da boca**
b) **cavidade bucal propriamente dita**

A primeira porção é um espaço limitado por um lado pelos lábios e bochechas e por outro pelas gengivas e dentes, constituindo o restante a cavidade bucal propriamente dita. A figura 10.1 ilustra a divisão.

3.2 – Palato

O teto da cavidade bucal está constituído pelo palato e neste reconhecemos o **palato duro**, anterior, ósseo, e o **palato mole**, posterior, muscular. O palato separa a cavidade nasal da cavidade bucal, como já foi visto no Capítulo IX. Do palato mole, no plano mediano, projeta-se uma saliência cônica, a **úvula** e, lateralmente, duas pregas denominadas **arco palatoglosso** (a mais anterior) e **arco palatofaríngico** (a mais posterior), produzidas por músculos que recebem os mesmos nomes dos arcos. Observe na fig. 10.1 estas estruturas e repare como entre os arcos acima referidos há um espaço, a **fossa tonsilar**, ocupado pela **tonsila palatina** (amígdala). Podemos agora definir os limites do **istmo das fauces** que comunica a cavidade bucal com a parte bucal da faringe: superiormente, está limitado pela úvula; lateralmente, pelos arcos palatoglossos e, inferiormente, pelo dorso da língua (Fig. 10.1).

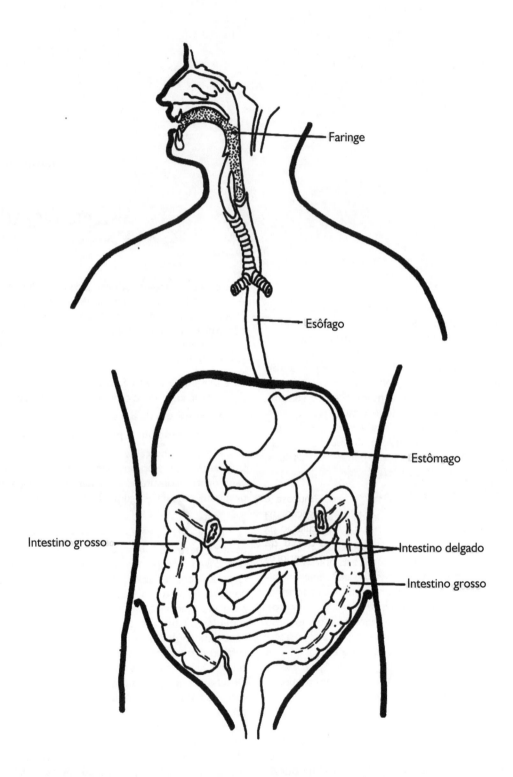

Fig. 10.0 – Desenho esquemático das partes constituintes do sistema digestivo. Os órgãos anexos não estão representados.

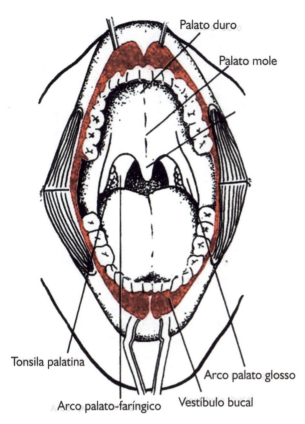

Fig. 10.1 – Cavidade bucal. O vestíbulo bucal está indicado em vermelho.

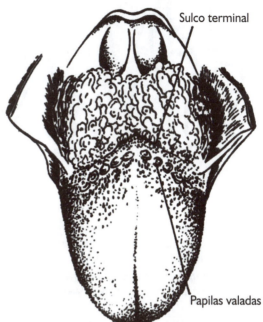

Fig. 10.2 – Dorso da língua

e entre elas uma zona estreitada, o **colo,** circundado pela gengiva (Fig. 10.3).

No homem adulto, há 32 dentes, sendo 8 incisivos, 4 caninos, 8 pré-molares e 12 molares. A figura 10.4 mostra as características morfológicas essenciais destes diversos tipos de dentes.

3.3 – Língua

É um órgão muscular revestido por mucosa e que exerce importantes funções na mastigação, na deglutição, como órgão gustativo e na articulação da palavra. Sua face superior é denominada **dorso da língua.** Neste, na junção dos dois terços anteriores com o terço posterior, nota-se o **sulco terminal** que divide a língua em duas porções: **corpo,** anterior, e **raiz,** posterior a ele. A observação da mucosa que reveste o dorso da língua permite identificar uma série de projeções, as **papilas linguais,** que são de vários tipos; as maiores, facilmente identificáveis, dispõem-se comumente em V, logo adiante do sulco terminal, e são denominadas **papilas valadas.** Nestas, como em outras de tipo diferente, localizam-se receptores gustativos (Fig. 10.2).

3.4 – Dentes

São estruturas rijas, esbranquiçadas, implantadas em cavidades da maxila e da mandíbula, denominadas **alvéolos dentários.** Em cada dente distinguem-se três partes: **raiz,** implantada no alvéolo, **coroa,** livre,

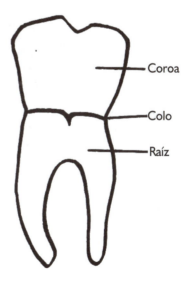

Fig. 10.3 – Partes de um dente.

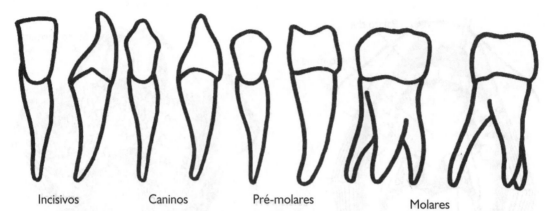

Incisivos　　　Caninos　　　Pré-molares　　　Molares

Fig. 10.4 – Tipos de dentes.

a) **incisivos** – coroa em bisel, com margem cortante e uma única raiz; estão situados anteriormente na arcada dentária.

b) **caninos** – coroa cônica, terminando em ponta, e raiz única; localizam-se lateralmente aos incisivos.

c) **pré-molares** – coroa apresentando dois tubérculos e raiz única ou bífida; situam-se na região lateral da arcada dentária, posteriormente aos caninos.

d) **molares** – possuem coroa com 3-5 tubérculos e duas ou três raízes; são posteriores aos pré-molares.

No homem há duas dentições: a primeira é denominada **primária** ("de leite"), com 20 dentes que começam a aparecer a partir dos 6 meses de idade : 8 incisivos, 4 caninos e 8 molares; a segunda denominada **permanente**, apresenta-se com 32 dentes como vimos. A substituição começa a partir dos 6 ou 7 anos de idade podendo estender-se, com variações, até os 25 anos de idade. É curioso observar que os mamíferos são os únicos que apresentam, no mesmo animal, dentes com características morfológicas diferentes, ou seja, uma **heterodontia**. Abaixo dos mamíferos os animais apresentam **homodontia**, isto é, no mesmo animal, todo os dentes são semelhantes, variando apenas o tamanho. Mesmo nas diferentes espécies de mamíferos o número de dentes é variável, bem como o número de dentes de cada tipo: no gato, por exemplo, os molares são quatro e nos roedores os caninos estão ausentes.

3.5 – Glândulas salivares

As glândulas salivares são consideradas anexos do sistema digestivo, mas por razões didáticas, dada às suas relações com a cavidade bucal, este é o momento de estudá-las. São responsáveis pela secreção da saliva e apesar de numerosas, só nos interessam as chamadas **extraparietais**, que compreendem 3 pares de glândulas: **parótidas, submandibulares** e **sublinguais**:

a) **glândula parótida** (fig. 10.5) ? Está situada lateralmente na face e anteriormente ao pavilhão do ouvido externo. Seu canal excretor, o **ducto parotídico**, abre-se no vestíbulo da boca, ao nível do 2.º molar superior. O processo infeccioso que se assesta na parótida (parotidite) é conhecido com o nome de **caxumba**.

b) **glândula submandibular** (Fig. 10.5) ? Localiza-se anteriormente à parte mais inferior da parótida, protegida pelo corpo da mandíbula. O **ducto submandibular** abre-se no assoalho da boca, abaixo da língua, próximo ao plano mediano.

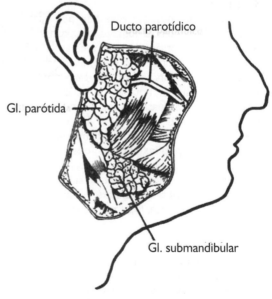

Fig. 10.5 – Glândulas parótida e submandibular.

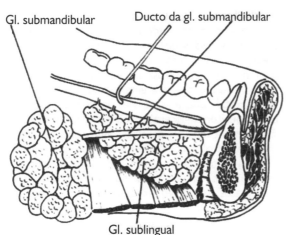

Fig. 10.6 – Glândulas sublingual e submandibular, vis tas pela cavidade bucal.

c) glândula sublingual (Fig. 10.6) É a menor das três, situando-se lateral e inferiormente à língua, sob a mucosa que reveste o assoalho da boca. Sua secreção é lançada na cavidade bucal, sob a porção mais anterior da língua, por canais que desembocam independentemente por uma série de orifícios no assoalho da cavidade da boca.

4.0 – Faringe

A parte nasal da faringe foi estudada em conexão com o sistema respiratório, capítulo IX (Fig. 9.0 e 9.5). A parte bucal da faringe comunica-se com a cavidade bucal propriamente dita através do **istmo das fauces**, (Fig. 10.1) já definido, e a parte laríngica comunica-se anteriormente com o **ádito da laringe** e, posteriormente, é continuada pelo **esôfago**. A musculatura da faringe é estriada. Na deglutição, o palato mole é elevado, bloqueando a continuidade entre a parte nasal da faringe e o restante deste tubo muscular. Deste modo o alimento é impedido de passar à nasofaringe e, eventualmente, de penetrar na cavidade nasal. Por outro lado a cartilagem epiglótica fecha o ádito da laringe, evitando que o alimento penetre no tracto respiratório.

5.0 – Esôfago

É um tubo muscular que continua a faringe e é continuado pelo estômago. Pode-se distinguir três porções no esôfago: **cervical, torácica** e **abdominal**, sendo a segunda a maior delas. No tórax, o esôfago situa-se ventralmente à coluna vertebral e dorsalmente a traqueia (Fig. 10.7), estando próximo da aorta. Para atingir o abdome ele atravessa o músculo diafragma e, quase imediatamente, desemboca no estômago. A luz do esôfago aumenta durante a passagem do bolo alimentar, o qual é impulsionado por contrações da

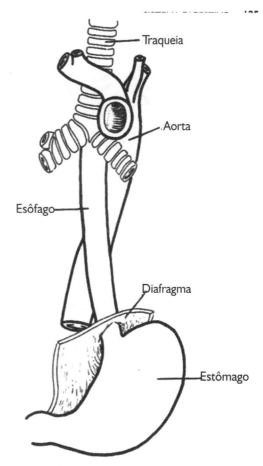

Fig. 10.7 – Esôfago e suas relações com a traqueia e a aorta.

musculatura de sua parede. Estes movimentos, que sãopróprios de todo o restante do canal alimentar, são denominados **peristálticos** e à capacidade de realizá-los dá-se o nome de **peristaltismo**.

6.0 – Abdome: generalidades

Os órgãos descritos até o parágrafo anterior, com exceção da porção mais caudal do esôfago, estão situados na cabeça, pescoço e tórax. O restante do canal alimentar localiza-se no abdome e algumas considerações preliminares devem ser feitas antes de prosseguir na descrição dos órgãos do sistema digestivo.

6.1 – Diafragma (Fig. 10.8)

O abdome está separado do tórax, internamente, por um septo muscular, o **diafragma**, disposto em cúpula de concavidade inferior. O diafragma apresenta uma parte tendínea, o centro tendíneo, e outra carnosa, periférica, que se prende às 6 últimas costelas, extremidade caudal do esterno e à coluna vertebral. A **aorta**, a **veia cava inferior** e o **esôfago** atravessam o diafragma passando pelo **hiato aórtico, forame da veia cava** e **hiato esofágico**, respectivamente. O m. diafragma exerce importante função na mecânica respiratória.

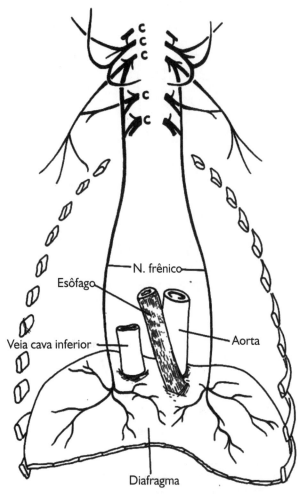

Fig. 10.8 – Diafragma e estruturas que o atravessam.

Fig. 10.9 – Órgãos retroperitoniais (em reticulado) em corte transversal do abdome. Esquema simplificado.

6.2 – Peritônio

No sistema respiratório vimos como os pulmões estavam envolvidos por um saco de dupla parede, a **pleura**. Os órgãos abdominais são também revestidos por uma membrana serosa em maior ou menor extensão, o **peritônio**, que apresenta duas lâminas: o **peritônio parietal** reveste as paredes da cavidade abdominal e o **peritônio visceral** envolve as vísceras. As duas lâminas são contínuas, permanecendo entre elas uma cavidade virtual, a **cavidade peritoneal**, que contém pequena quantidade de líquido. Alguns órgãos abdominais situam-se junto da parede posterior do abdome e, nestes casos, o peritônio parietal é anterior a eles: diz-se que estas vísceras são **retroperitoneais**. A figura 10.9, esquemática, mostra como os rins e o pâncreas são órgãos retroperitoneais, embora não sejam os únicos. É evidente que as vísceras que ocupam posição retroperitoneal são fixas. Muitas outras, entretanto, salientam-se na cavidade abdominal, destacando-se da parede, e o peritônio que as reveste as acompanha, de modo que, entre o órgão e a parede, forma-se uma lâmina peritoneal denominada **meso** ou **ligamento**. Outras vezes, estas pregas se estendem entre dois órgãos e recebem o nome de **omento**. A figura 10.10 mostra esquematicamente o comportamento destas pregas peritoneais.

7.0 – Estômago

É uma dilatação do canal alimentar que se segue ao esôfago e se continua no intestino. Está situado logo abaixo do diafragma, com sua maior porção à esquerda do plano mediano. Apresenta dois orifícios: um, proximal, de comunicação com o esôfago, o **óstio cárdico**, e outro distal, **óstio pilórico**, que se comunica com a porção inicial do intestino delgado denominada **duodeno**. Neste nível ocorre uma condensação de feixes musculares longitudinais e circulares que constituem um mecanismo de abertura e fechamento do óstio para regular o trânsito do bolo alimentar. Este dispositivo é denominado **piloro**. Dispositivo semelhante é também encontrado ao nível do óstio cárdico, sendo responsável pela abertura e fechamento ativos da comunicação esôfago-gástrica. A forma e a posição do estômago variam de acordo com a idade, tipo constitucional, tipo de alimentação, posição do indivíduo e o estado fisiológico do órgão. Descrevem-se no estômago as seguintes partes (Fig. 10.11):

a) **parte cárdica** (cárdia) – corresponde à junção com o esôfago;
b) **fundo** – situada superiormente a um plano horizontal que tangencia a junção esôfago-gástrica;
c) **corpo** – corresponde à maior parte do órgão;
d) **parte pilórica** – porção terminal, continuada pelo duodeno.

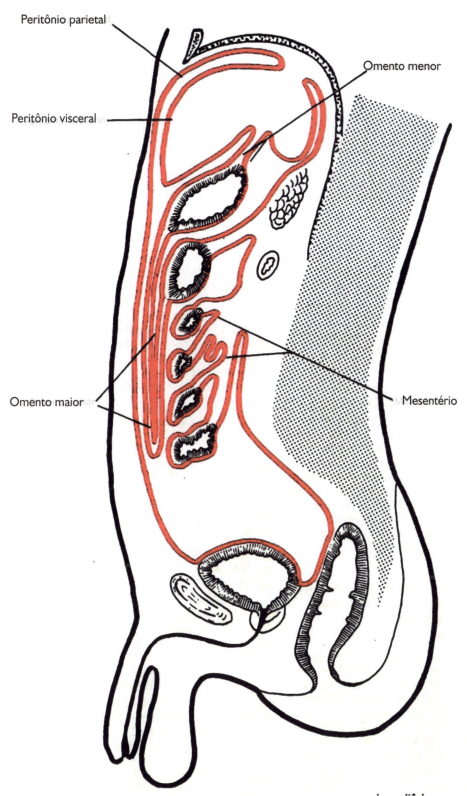

Fig. 10.10 – Esquema geral do comportamento do peritônio.

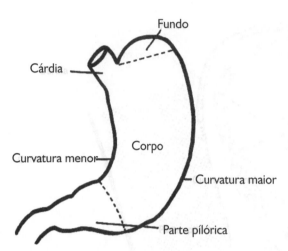

Fig. 10.11 – Partes do estômago

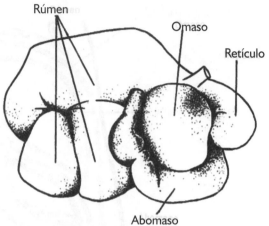

Fig. 10.12 – Estômago de ruminante.

As duas margens do estômago são denominadas **curvaturas maior**, à esquerda e **menor**, à direita (Fig. 10.11). A mucosa do estômago apresenta numerosas pregas de direção predominantemente longitudinal que desaparecem com a distensão do órgão.

7.1 – Estômago dos ruminantes

Entre os mamíferos é conveniente ressaltar o fato de que o estômago é, às vezes, dividido em várias câmaras. Isto ocorre especialmente nos ruminantes onde o estômago apresenta quatro divisões: **rúmen, retículo, omaso** e **abomaso**. (Fig. 10.12). O alimento deglutido vai ter primeiramente ao rúmen e deste passa ao retículo. Do retículo o bolo alimentar pode ser regurgitado, pela vontade do animal, para sofrer nova mastigação. Isto feito o alimento é novamente deglutido indo ter, desta vez, ao omaso e depois ao abomaso que é continuado pelo duodeno.

8.0 – Intestino

O estômago é continuado pelo **intestino delgado** e este pelo intestino grosso; estas denominações são devidas ao calibre que apresentam.

8.1 – Intestino delgado

Subdivide-se em três segmentos: **duodeno, jejuno** e **íleo**. O duodeno inicia-se no óstio pilórico e termina ao nível de brusca angulação, a **flexura duodenojejunal**. É um órgão bastante fixo (quase todo retroperitoneal) acolado à parede posterior do abdome e apresenta a forma de um arco em forma de U aberto para a esquerda e cranialmente, que "abraça" a cabeça do pâncreas (Fig. 10.13). No duodeno desembocam os **ductos colédoco** (que traz a bile) e **pancreático** (que traz a secreção pancreática). O jejuno, por não ter limite nítido na sua continuação com o íleo, pode ser descrito em conjunto com este. O **jejuno-íleo** constitui a porção móvel do intestino delgado, iniciando-se na flexura duodeno-jejunal e terminando no início do intestino grosso onde se abre pelo **óstio íleo-cecal** ao nível da junção **íleo-ceco-cólica**. O jejuno-íleo apresenta numerosas alças intestinais e está preso à parede posterior do abdome por uma prega peritoneal ampla, o **mesentério**. A mucosa do intestino delgado apresenta inúmeras pregas circulares que se salientam na luz intestinal e aumentam a superfície interna da víscera.

8.2 – Intestino grosso

Constitui a porção terminal do canal alimentar, sendo mais calibroso e mais curto que o intestino delgado. Deste distingue-se também por apresentar ao exame externo bosseladuras (dilatações limitadas por sulcos transversais) denominadas **haustros**, três formações em fita, as **tênias**, que correspondem a condensação da musculatura longitudinal e o percorrem em quase toda a extensão, e acúmulos de gordura salientes na serosa da víscera, os **apêndices epiploicos**. O intestino grosso é subdividido nos seguintes segmentos (Fig. 10.14):

a) **Cécum** – é o segmento inicial, em fundo cego, que se continua no **cólon ascendente**. O limite entre eles é dado por um plano horizontal que passa ao nível do meio da **papila íleo-ceco-cólica**, onde se abre o óstio íleocecal. Um prolongamento cilindroide, o **apêndice vermiforme**, destaca-se do cécum, no ponto de convergência das tênias.

b) **Cólon ascendente** – Segue-se ao cécum e tem a direção cranial, estando fixado à parede posterior do abdome. Alcançando o fígado e, sob este, se flete para continuar no cólon transverso. A flexão, que marca o limite entre os dois segmentos, é denominada **flexura cólica direita**.

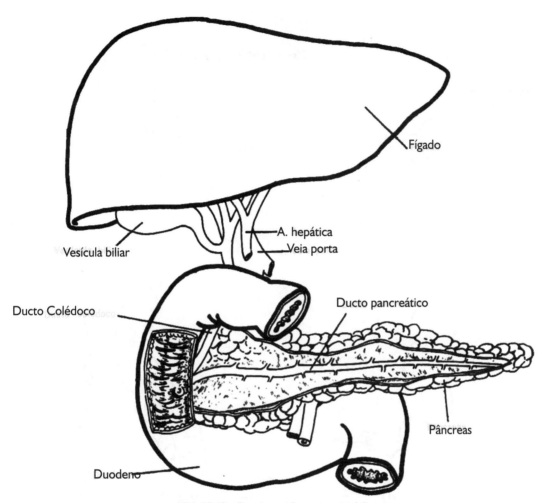

Fig. 10.13 – Duodeno, pâncreas e vias biliares.

c) **Cólon transverso** – É bastante móvel, estendendo-se da flexura cólica direita, onde continua o cólon ascendente, à **flexura cólica esquerda**, onde se flete para continuar no cólon descendente.

d) **Cólon descendente** – Como o ascendente, está fixado à parede posterior do abdome, iniciando-se na flexura cólica esquerda e terminando, após um trajeto aproximadamente vertical, na altura de um plano horizontal que passa pela crista ilíaca.

e) **Cólon sigmoide** – É a continuação do cólon descendente e tem trajeto sinuoso, dirigindo-se para o plano mediano da pelve onde é continuado pelo reto.

f) **Reto** – Continua o cólon sigmoide e sua parte final, estreitada, denominada canal anal, atravessa o conjunto de partes moles que oblitera inferiormente a pelve óssea (períneo) e se abre no exterior através do ânus.

9.0 – Anexos do canal alimentar

As glândulas salivares já foram descritas, e, por esta razão, resta abordar os aspectos morfológicos do **fígado** e do **pâncreas**.

9.1 – Fígado

É o mais volumoso órgão da economia, localizando-se imediatamente abaixo do diafragma e à direita, embora uma pequena porção ocupe também a metade esquerda do abdome. Trata-se de uma glândula que desempenha importante papel nas atividades vitais do organismo, seja interferindo no metabolismo dos carboidratos, gordura e proteínas, seja secretando a bile e participando de mecanismos de defesa. Duas faces são descritas no órgão: **diafragmática**, em relação como diafragma, e **visceral**, em contato com várias

130 CAPÍTULO X

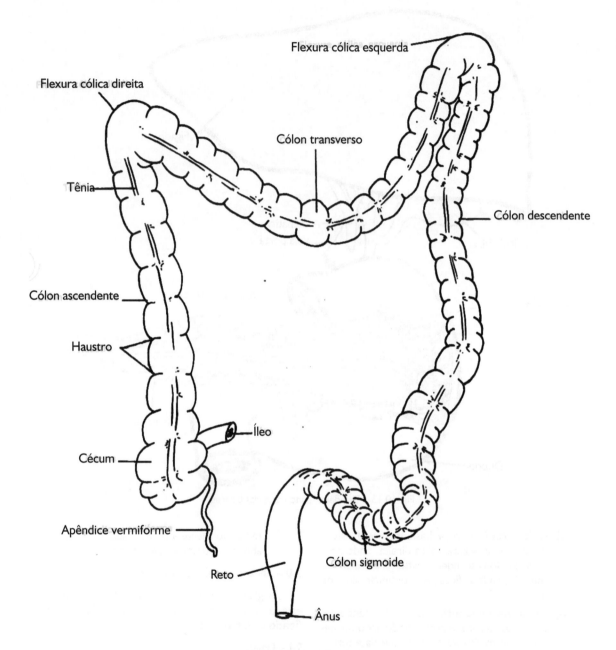

Fig. 10.14 – Intestino grosso.

vísceras abdominais. Nesta face distinguem-se **quatro lobos** que podem ser identificados na fig. 10.15: **direito, esquerdo, quadrado** e **caudado**. Na face diafragmática os lobos direito e esquerdo são separados por uma prega do peritônio, o **ligamento falciforme**. Observe bem a fig. 10.15 e repare que:

a) entre o lobo direito e o lobo quadrado se situa a **vesícula biliar**;

b) entre o lobo direito e o lobo caudado há um sulco que aloja a **veia cava inferior**;

c) entre os lobos quadrado e caudado há uma fenda transversal, a **porta do fígado**, por onde passam os elementos que constituem o **pedículo hepático: artéria hepática, veia porta, ducto hepático comum**, além de nervos e linfáticos.

SISTEMA DIGESTIVO 131

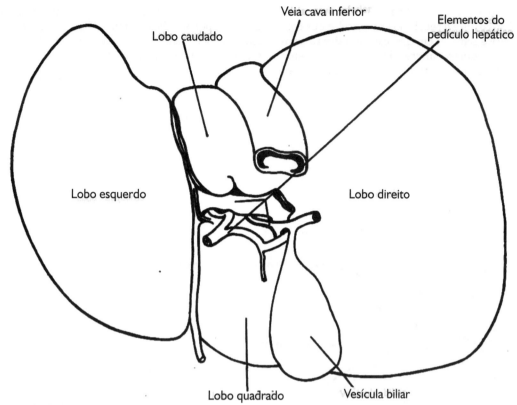

Fig. 10.15.A – Face visceral do fígado

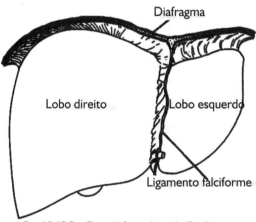

Fig. 10.15.B – Face diafragmática do fígado

A bile, produzida no fígado, alcança os **dúctulos bilíferos** intra-hepáticos os quais, após confluências sucessivas, terminam por formar os **ductos hepáticos, direito** e **esquerdo**; estes, ao nível da porta do fígado, se unem para formar o **ducto hepático comum**, um dos elementos do pedículo hepático. O ducto hepático comum conflui com o **ducto cístico**, que drena a vesícula biliar, formando-se o **ducto colédoco**. Este último se abre no duodeno, quase sempre juntamente com o **ducto pancreático** que é o canal excretor do pâncreas (Fig. 10.16). A bile não flui diretamente do fígado para o duodeno. Isto é possível porque na desembocadura do colédoco há um dispositivo muscular que controla a abertura e o fechamento deste ducto. Quando fechado, a bile reflui para a vesícula biliar onde é armazenada e concentrada. A contração da vesícula, eliminando o seu conteúdo no colédoco através do ducto cístico, coincide com a abertura da desembocadura do colédoco no duodeno. Entre os mamíferos, alguns animais não possuem vesícula biliar, como por exemplo o rato e o cavalo.

9.2 – Pâncreas

Depois do fígado é a glândula anexa mais volumosa do sistema digestivo. Situa-se posteriormente ao estômago, em posição retroperitoneal, estando portanto fixada à parede abdominal posterior. No órgão reconhecem-se três partes: uma extremidade direita, dilatada, a cabeça, emoldurada pelo duodeno; **um corpo**, disposto transversalmente, e **uma cauda**, extremidade esquerda, afilada, que continua diretamente o corpo e se situa próximo ao baço. O pâncreas é uma glândula exócrina e endócrina. A secreção endócrina é a **insulina** e a exócrina o **suco pancreático**. Este é recolhido por dúctulos que confluem, quase sempre, em dois canais: o **ducto pancreático** e o **ducto pancreático acessório** (menor e inconstante). Na sua terminação o ducto pancreá- tico acola-se ao ducto colédoco para desembocar no duodeno por um óstio comum (Fig. 10. 16). Entretanto, o ducto pancreático pode, também, desembocar separadamente no duodeno.

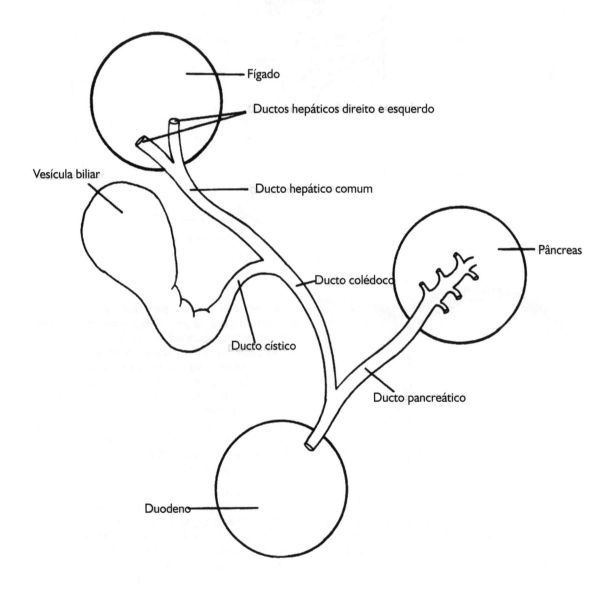

Fig. 10.16 – Vias biliares e ducto pancreático – (esquemático).

ROTEIRO PARA AULA PRATICA DE SISTEMA DIGESTIVO

1.0 – O sistema digestivo compreende órgãos situados em várias partes do corpo: cabeça, pescoço, tórax, abdome e pelve. Por esta razão, o estudante deve examinar numerosas peças para fazer um bom estudo prático deste sistema.

2.0 – Comece tomando uma hemicabeça onde várias estruturas podem ser identificadas: **palato, gengivas, dentes** e **língua** (Figs. 10.1 e 9.5). Reconheça o **vestíbulo da boca** e a **cavidade bucal propriamente dita**. Como definir o vestíbulo da boca? Identifique o palato nas duas porções, **duro** e **mole**. Observe em um crânio o palato duro (Fig 2.18). Volte à hemicabeça e reconheça a **úvula**, os **arcos palatoglosso** e **palato-faríngico**, a **fossa tonsilar** e a **tonsila palatina**. Quais são os limites do **istmo das fauces**?

3.0 – Observe um bloco visceral onde a língua pode ser visualizada. Identifique no **dorso da língua** o **sulco terminal**, o **corpo**, a **raiz** e as **papilas valadas**. Verifique se estão presentes outras **papilas linguais**, de tipo diferente (Fig. 10.2).

4.0 – Moldes de arcadas dentárias devem ser agora observados para você identificar os tipos de dentes: **incisivos, caninos, pré-molares** e **molares**. Dentes isolados também podem ser estudados e classificados. Reconheça neles a **raiz**, a **coroa** e o **colo**. Quantos dentes possui o homem na dentição primária? E na permanente? Observe as arcadas dentárias de outros mamíferos.

5.0 – Examine agora uma hemicabeça onde foram dissecadas as **glândulas salivares**. Comece pela **parótida** (Fig. 10.5) e identifique também o seu canal excretor, o **ducto parotídico**. Onde desemboca o ducto parotídico? Identifique a **glândula sublingual** e a **submandibular**.

6.0 – No Capítulo IX você estudou a faringe. Faça agora uma revisão deste órgão. Reconheça suas partes: **nasal, bucal** e **laríngica**. Observe as comunicações de cada uma das partes. Peças especiais foram colocadas na mesa neutra para que você veja a musculatura estriada da faringe. Explique porque o alimento deglutido não passa à parte nasal da faringe nem penetra no tracto respiratório.

7.0 – A faringe é continuada pelo **esôfago**. Observe no cadáver esta continuidade e as relações que este tubo muscular mantém com a coluna vertebral, a traqueia e a aorta (Fig. 10.7). Repare como o esôfago atravessa o **m. diafragma** para atingir o abdome e ser continuado pelo estômago.

8.0 – Peças do **m. diafragma** foram especialmente preparadas e estão na mesa neutra: identifique o **centro tendíneo**, os **hiatos aórtico** e **esofágico** e o **forame da veia cava** (Fig. 10.8). Releia o item 10.0 do roteiro para sistema respiratório, Capítulo IX.

9.0 – Examine na mesa neutra cortes transversais de abdome para observar (Figs. 10.9 e 10.10):

a) a posição retroperitoneal dos rins e pâncreas;

b) o peritônio parietal e o visceral;

c) pregas peritoneais que prendem vísceras à parede posterior do abdome.

O estudo do peritônio não é fácil. A assistência do Professor pode ser necessária e deve ser solicitada quando as dificuldades não puderem ser resolvidas pelo grupo de estudo. Foi preparada uma peça especial para a identificação de dois **omentos: maior** e **menor**. O omento maior estende-se como um aventai sobre as alças intestinais e o menor estende-se do fígado ao estômago e duodeno. Cuidado no manuseio deste tipo de peça para não romper estas pregas peritoneais. Se for necessário peça o auxílio do Professor. Uma das pregas mais importantes do peritônio é o **mesentério**, que prende as alças intestinais à parede posterior do abdome. Peça ao Professor para mostrá-lo no cadáver.

10.0 – No cadáver, examine o estômago. Note a junção esofagogástrica e a gastroduodenal (**piloro**). Observe as **curvaturas maior** (à esquerda) e **menor** (à direita). Em peças isoladas de estômago e com o auxílio da fig. 10.11 note as partes do estômago: **parte cárdica, fundo, corpo** e **parte pilórica**. Algumas destas peças foram abertas na curvatura maior para que você observe as pregas da mucosa, de direção predominantemente longitudinal. No material cadavérico estas pregas podem estar ausentes ou ser pouco nítidas. Compare o estômago humano com o estômago de um ruminante da mesa neutra e note as diferenças. Com o auxílio da Fig 10.12, reconheça no último o **rúmen, retículo, omaso** e **abomaso**.

11.0 – Observe agora, no cadáver, o **duodeno**. Note como ele continua o estômago e termina na **flexura duodeno-jejunal**, brusca angulação que marca o início do **jejuno**. Para localizar a flexura acompanhe a extensão do duodeno até descobrir onde ele se angula. Observe como este ponto de transição separa uma parte fixa do intestino delgado (duodeno) de outra móvel (jejuno-íleo). Examine o duodeno e compare com a fig. 10.13: veja como o duodeno "abraça" a cabeça do pâncreas, uma relação da mais alta importância clínica e cirúrgica. Repare agora como as alças intestinais são ricamente vascularizadas. Por que apresentam tantas curvaturas? No cadáver é praticamente impossível determinar onde termina o jejuno e começa o íleo, embora isto possa ser feito no vivente ou em cortes histológicos. Pode-se dizer entretanto que o jejuno corresponde aos 2/5 iniciais e o íleo aos 3/5 terminais. Observe como o íleo desemboca no **cécum** do intestino grosso. Em peças isoladas onde o cécum foi aberto note o **óstio íleo-cecal** ao nível da **junção íleo-ceco-cólica**. Observe também as pregas circulares da mucosa do intestino delgado em peças que estão na mesa neutra.

12.0 – Com o auxílio da fig. 10.14 reconheça as partes do **intestino grosso**: **cécum, cólon ascendente, cólon transverso, cólon descendente, cólon sigmoide** e o **reto**. Observe a presença dos haustros, tênias e **apêndices epiploicos**. Como definir estas estruturas? No ponto de convergência das tênias, ao nível do cécum, identifique o **apêndice vermiforme**. Localize as **flexuras cólicas direita** e **esquerda**. Na mesa neutra ha' hemipelves onde o reto deve ser também identificado (Figs. 12.0 e 13.0).

13.0 – Veja no cadáver a localização do **fígado** e em peças isoladas deste órgão identifique as **faces diafragmática** e **visceral**. Nesta última e usando a fig. 10.15 reconheça os **lobos direito, esquerdo, quadrado** e **caudado**, bem como o **ligamento falciforme**, a **vesícula biliar**, o **sulco para a veia cava inferior** (e a própria **veia cava inferior**, se estiver presente) e a **porta do fígado** com os elementos que constituem o **pedículo hepático: artéria hepática, veia porta** e **ducto hepático comum**. (*) Blocos especiais foram preparados para você estudar as vias bilíferas: identifique nestas peças os **ductos hepáticos direito** e **esquerdo**, o **ducto hepático comum**,

---

(*) Os ductos hepáticos direito e esquerdo podem fazer parte do pedículo hepático quando se fundem abaixo do nível da porta do fígado para formar o ducto hepático comum.

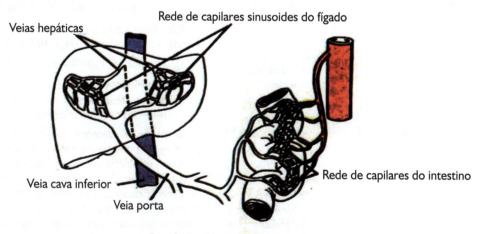

Fig. 10.17 – Circulação portal.

o **ducto cístico** e o **ducto colédoco**. A figura 10.16 pode ser valiosa nessa identificação, bem como no reconhecimento do **ducto pancreático**. Onde desemboca o colédoco? O que acontece com a bile produzida no fígado? No capítulo VIII você estudou a **circulação portal**. Seria conveniente reler agora aquele item. A figura 10.17 é um esquema que reproduz a circulação portal do abdome.

Tome um fígado isolado e localize o sulco para a veia cava inferior. Na parte mais superior do órgão você pode identificar a luz das veias hepáticas que desembocam na v. cava inferior (Fig. 10.18).

14.0 – Volte ao cadáver e observe o pâncreas. Veja as relações que mantém com o duodeno. Em peças isoladas identifique a **cabeça**, o **corpo** e a **cauda do pâncreas** bem como o ducto pancreático. Qual a função do pâncreas? Onde desemboca o ducto pancreático?

15.0 – Você deve ter observado que o sistema digestivo tem órgãos em várias partes do corpo. Será que agora tem uma imagem visual de todo o sistema? Seria capaz de fazer um esquema da continuidade que eles representam?

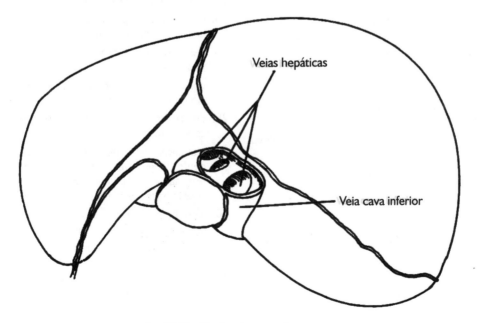

Fig. 10.18 – Fígado, visto superiormente.

OBJETIVOS ESPECIFICOS DO CAPITULO X

Após o estudo deste capítulo o aluno deve ser capaz de:

1. conceituar, do ponto de vista funcional, o sistema digestivo;
2. citar as partes componentes do sistema digestivo;
3. definir cavidade bucal e citar suas partes com respectivos limites;
4. definir palato;
5. citar os limites do istmo das fauces;
6. definir fossa tonsilar;
7. citar as partes da língua;
8. definir dentes, citar suas partes anatômicas e as características morfológicas essenciais de cada tipo;
9. descrever as dentições;
10. citar as glândulas salivares extraparietais, sua localização e trajeto de seus duetos excretores;
11. definir faringe, citar suas partes com respectivos limites e suas comunicações;
12. definir esôfago, citar suas porções, localização e comunicações;
13. definir diafragma;
14. definir peritônio;
15. definir órgão retroperitoneal e citar exemplos;
16. definir estômago, citar sua localização, suas partes e comunicações;
17. conceituar o piloro do ponto de vista anatômico e funcional;
18. citar as partes do estômago dos ruminantes;
19. definir intestino delgado e citar suas partes com respectivos limites;
20. citar as comunicações do intestino delgado;
21. definir intestino grosso e citar suas partes com respectivos limites;
22. citar as características diferenciais macroscópicas entre intestinos delgado e grosso;
23. definir fígado, morfológica e funcionalmente, e citar sua localização;
24. descrever a circulação portal;
25. conceituar, dos pontos de vista morfológico e funcional, vesícula biliar e citar sua localização;
26. descrever a formação anatômica e o trajeto das vias bilíferas extra-hepáticas;
27. conceituar, dos pontos de vista morfológico e funcional, o pâncreas e citar sua localização;
28. descrever a formação anatômica e trajeto das vias condutoras do suco pancreático;
29. identificar em hemicabeças: palato, gengivas, dentes, língua, vestíbulo da boca, cavidade bucal propriamente dita, úvula, arcos palatoglosso e palatofaríngico, fossa tonsilar e tonsila palatina;
30. identificar na língua: dorso da língua, sulco terminal, corpo, raiz e papilas valadas;
31. identificar as partes constituintes e os diversos tipos de dentes;
32. identificar em hemicabeças as glândulas salivares e o ducto parotídico;
33. identificar as partes da faringe e sua musculatura estriada;

34. identificar as porções do esôfago e suas relações com a traqueia, coluna vertebral e aorta;
35. identificar o centro tendíneo, hiatos e forame da veia cava inferior no diafragma;
36. identificar os omentos maior e menor e o mesentério;
37. identificar as partes do estômago, as pregas da mucosa gástrica, piloro e as curvaturas maior e menor;
38. identificar as partes do estômago de ruminantes;
39. identificar as partes do intestino delgado e grosso e respectivos limites;
40. identificar o óstio íleo-cecal, o apêndice vermiforme, haustros, tenias e apêndices epiploicos;
41. identificar no fígado: faces, lobos, ligamento falciforme, vesícula biliar, sulco para a veia cava inferior, porta do fígado, pedículo hepático (e seus componentes) e veias hepáticas;
42. identificar em peças preparadas as vias bilíferas e o ducto pancreático;
43. identificar o pâncreas e suas partes.

Capítulo XI

Sistema Urinário

1.0 – Conceito

As atividades orgânicas resultam na decomposição de proteínas, lípides e carboidratos, acompanhada de liberação de energia e formação de produtos que devem ser eliminados para o meio exterior. A urina é um dos veículos de excreção com que conta o organismo. Assim, o **sistema urinário** compreende os órgãos responsáveis pela formação da urina, **os rins,** e outros, a eles associados, destinados à eliminação da urina: **ureteres, bexiga urinária** e **uretra** (Fig. 11.0).

2.0 – Órgãos do Sistema Urinário

2.1 – Rim

É um órgão par, abdominal, localizado posteriormente ao peritônio parietal, o que o identifica como retroperitoneal. Os rins estão situados à direita e à esquerda da coluna vertebral, ocupando o direito uma posição inferior em relação ao esquerdo, em virtude da presença do fígado à direita. O órgão, no homem, tem a forma de um grão de feijão, apresentando duas faces, **anterior** e **posterior,** e duas bordas, medial e **lateral.** Suas duas extremidades, **superior** e inferior, são comumente denominadas **polos** e, sobre o polo superior, situa-se a **glândula suprarrenal,** pertencente ao sistema endócrino (Fig. 11.1).

Em outros animais domésticos o rim se apresenta com a forma de uma copa de baralho (cavalo) ou com lobulações na superfície, separadas por fissuras mais ou menos profundas (boi). No cabrito e no cão os rins apresentam morfologia muito semelhante ao do homem, variando apenas a dimensão. No porco, embora conservada a forma de grão de feijão, o órgão se apresenta mais alongado e achatado no sentido ventro-dorsal (Fig. 11.2)

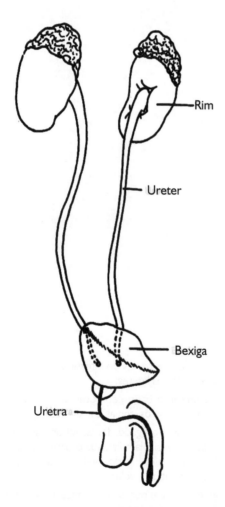

Fig. 11.0 – Desenho esquemático dos componentes do sistema urinário.

SISTEMA URINÁRIO 139

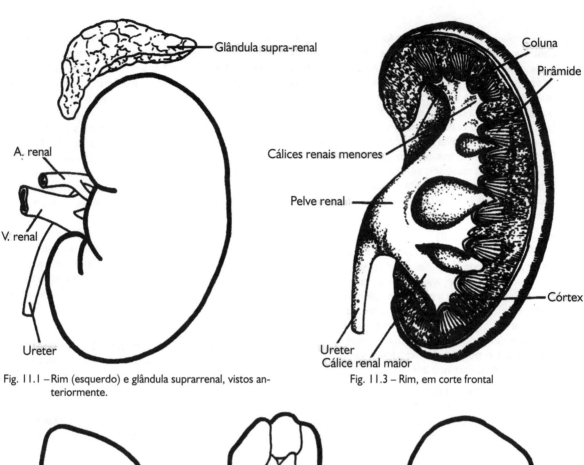

Fig. 11.1 – Rim (esquerdo) e glândula suprarrenal, vistos anteriormente.

Fig. 11.3 – Rim, em corte frontal

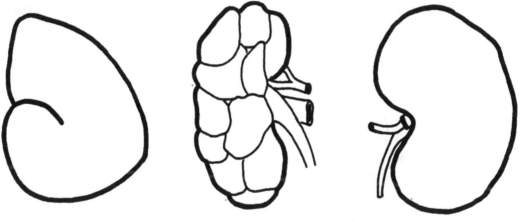

Fig. 11.2 – Rim de cavalo (A), de bovino (B) e de cabra (C).

Os rins estão envolvidos por uma **cápsula fibrosa** e, quase sempre, é abundante o tecido adiposo perirrenal constituindo a **cápsula adiposa**.

A borda medial do rim apresenta uma fissura vertical, o **hilo**, por onde passam o **ureter, artéria e veia renais, linfáticos** e **nervos**. Estes elementos constituem, em conjunto, o **pedículo renal** (Fig. 11.1). Dentro do rim o hilo se expande em uma cavidade central denominada **seio renal** que aloja a **pelve renal**. Esta não é mais que a extremidade dilatada do ureter.

2.1.1 – Corte macroscópico do rim

O rim pode ser estudado em um corte macroscópico frontal que o divide em duas metades, anterior e posterior (Fig. 11.3). Examinando uma das metades é fácil reconhecer ao longo da periferia do órgão uma porção mais pálida, o **córtex renal,** que se projeta numa segunda porção, mais escura, a **medula renal**.

Estas projeções do córtex têm a forma de colunas, as **colunas renais**, e separam porções cônicas da medula denominadas **pirâmides renais**. As pirâmides têm os ápices voltados para a pelve renal, enquanto suas bases olham para a superfície do órgão. A pelve renal, por sua vez, está dividida em 2 ou 3 tubos curtos e largos, os **cálices renais maiores** que se subdividem em um número variável de **cálices renais menores**. Cada um destes últimos oferece um encaixe, em forma de taça, para receber o ápice das pirâmides renais. Este ápice denomina-se **papila renal**. Um exame cuidadoso da medula renal mostra a presença de estriações, os **raios medulares**.

2.2 – Ureter – (Fig. 11.0)

É definido como um tubo muscular que une o rim à bexiga. Partindo da pelve renal, que constitui sua extremidade superior dilatada, o ureter, com trajeto descendente, acola-se à parede posterior do abdome e penetra na pelve para terminar na bexiga, desembocando neste órgão pelo **óstio ureteral**. Em virtude do seu trajeto, distinguem-se duas partes do ureter: **abdominal** e **pélvica**. O tubo muscular é capaz de contrair-se e realizar movimentos peristálticos.

2.3 – Bexiga – (Figs. 11.0, 12.0 e 13.0)

É uma bolsa situada posteriormente à sínfise púbica e que funciona como reservatório da urina. O fluxo contínuo de urina que chega pelos ureteres é transformado, graças a ela, em emissão periódica (micção). A forma, o tamanho, a situação e as relações da bexiga com órgãos vizinhos variam com as suas fases de vacuidade, plenitude ou intermediárias, com as mesmas fases em que se encontram os órgãos vizinhos e ainda com a idade e o sexo. No adulto, vazia, ela se achata contra a sínfise púbica; cheia, toma a forma de um ovoide e faz saliência na cavidade abdominal. No feto e recém-nascido ocupa posição abdominal, atingindo a pelve na época da puberdade. No sexo masculino, o reto coloca-se posteriormente a ela; no sexo feminino, entre o reto e a bexiga, situa-se o útero. (Fig. 11.4).

A túnica muscular da bexiga tem disposição complexa, descrevendo-se um **músculo esfíncter da bexiga** ao nível do **óstio interno da uretra** que corresponde ao início da uretra. O músculo esfíncter da bexiga, bem como a camada muscular do órgão, estão envolvidos no fenômeno da micção.

2.4 – Uretra – (Figs 12.0 e 13.0)

Constitui o último segmento das vias urinárias e será descrita junto com o sistema genital. Aqui é bastante lembrar que ela difere nos dois sexos, mas em ambos é um tubo mediano que estabelece a comunicação entre a bexiga urinária e o meio exterior. No homem é uma via comum para a **micção** e **ejaculação**, enquanto na mulher, serve apenas à excreção da urina.

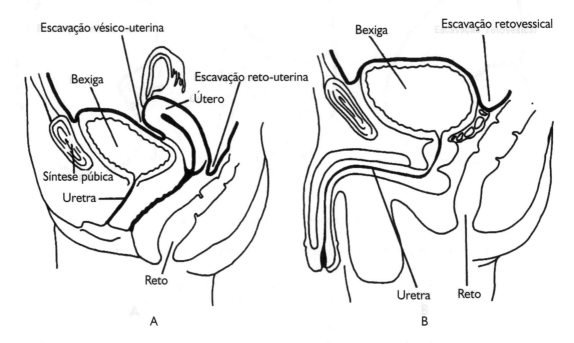

Fig. 11.4 – Comportamento do peritônio na cavidade pélvica feminina (A) e masculina (B).

ROTEIRO PARA AULA PRÁTICA DE SISTEMA URINÁRIO

1.0 – O cadáver foi preparado para que os órgãos constituintes do sistema urinário possam ser identificados *in situ*, isto é, na posição que ocupam no vivente. Com o auxílio da figura 11.0, reconheça os **rins**, os **ureteres** e a **bexiga**. Nesta peça a uretra não é visível. Alguns pontos devem ser cuidadosamente observados nesta peça:

a) os rins ocupam posição diferente à direita e à esquerda ? explique o fato;

b) à direita, o peritônio parietal foi conservado e os rins e ureteres, retroperitoneais, não são muito visíveis; estes órgãos podem ser melhor identificados à esquerda onde o peritônio parietal foi removido;

c) o comportamento do peritônio deve ser observado em outras peças, hemipelves masculinas e femininas.

2.0 – Em uma hemipelve masculina repare como o peritônio se reflete da bexiga para o reto, formando-se uma escavação entre os dois órgãos – **escavação retovesical** (Fig. 11.4.B). Cerca de 1/3 do reto fica abaixo do nível do peritônio. Se a mesma observação for feita numa hemipelve feminina (Fig. 11.4.A) você notará a diferença: o peritônio se reflete da bexiga para o útero e deste para o reto, formando duas escavações – **vesico-uterina** e **reto-uterina**. Estas formações, entretanto, serão estudadas melhor no Capítulo XIII.

3.0 – Tome agora um rim isolado e com o auxílio da fig. 11.1 identifique as faces **anterior** e **posterior**, as bordas **medial** e **lateral** e os polos **superior** e **inferior**. Observe a forma do órgão. Reconheça o **hilo do rim** e os elementos que constituem o pedículo renal: **ureter, artéria** e **veia renais** (na peça foram retirados os linfáticos c os nervos). Na mesa neutra há rins de outros animais (cavalo, boi, cabrito e cão). Note as diferenças e semelhanças com o auxílio da fig. 11.2.

4.0 – Examine agora um corte macroscópico frontal do rim humano, compare com a figura 11.3 e identifique: **córtex renal, colunas renais, pirâmides renais, cálices renais maiores, cálices renais menores** e a **papila renal**.

5.0 – Volte à hemipelve masculina e observe cuidadosamente como o ureter desemboca na bexiga. Note também o trajeto da uretra, da bexiga à extremidade livre do pênis. Estudo mais detalhado da uretra será feito no Capítulo XII. Passe a uma hemipelve feminina e observe como a uretra é bem mais curta que no homem (Fig. 13.0).

OBJETIVOS ESPECÍFICOS DO CAPÍTULO XI

Após o estudo deste capítulo o aluno deve ser capaz de:
1. conceituar o sistema urinário em função do metabolismo;
2. citar os órgãos que constituem o sistema urinário;
3. descrever a localização topográfica dos rins no homem;
4. citar as diferenças morfológicas existentes entre o rim humano e o de cavalo, boi, cabra, cão e porco;
5. citar as faces, bordas e extremidades do rim;
6. citar os envoltórios do rim;
7. definir hilo, pedículo, seio e pelve renais;
8. definir e citar as partes e trajeto do ureter;
9. definir morfológica e funcionalmente a bexiga;
10. citar os fatores que influenciam a forma, volume situação topográfica e relações da bexiga;
11. citar a localização da bexiga no feto, recém-nascido e na puberdade;
12. definir a uretra;
13. citar a diferença entre a uretra masculina e feminina sob o ponto de vista funcional;
14. identificar os órgãos do sistema urinário em cadáveres e peças isoladas;
15. identificar as faces, bordas e extremidades do rim, hilo, pedículo (e elementos componentes) e seio renais;
16. identificar em corte frontal do rim: córtex, medula, coluna, pirâmide, papilas renais, pelve renal, cálices renais maiores e menores;
17. identificar o rim do cavalo, boi, cabra e cão;
18. identificar em hemipelve: ureter, bexiga, escavações retovesical e vesico-uterina e uretra;
19. identificar em peças preparadas o óstio interno da uretra.

Capítulo XII

Sistema Genital Masculino

1.0 – Conceito de reprodução

À capacidade do ser vivo de gerar outro ser vivo da mesma espécie, isto é, com as mesmas características, dá-se o nome de **reprodução**. Através desta importante função é que ocorre a perpetuação da espécie. O **sistema reprodutor** é o encarregado de executá-la e na espécie humana, bem como na maioria dos animais superiores, a reprodução é **sexuada**, realizada por células especiais – **os gametas**, de cuja união (fecundação) vai resultar o **zigoto**, ponto de partida para a formação do novo ser vivo. Como se vê, na espécie humana a reprodução necessita do concurso de dois indivíduos, um macho e uma fêmea, dotados de órgãos que irão se ajustar com tamanha contiguidade, a ponto de permitir a passagem do gameta masculino para os órgãos genitais femininos. Deve-se ainda ressaltar que esta atividade reprodutora é limitada a certos períodos de vida, iniciando-se ao final da puberdade, atingindo seu clímax na fase adulta e decrescendo com o avançar da idade. A função gametogênica cessa mais cedo na mulher que no homem, e neste, em idades extremamente variáveis. A reprodução é, sem dúvida, o fenômeno biológico mais importante, pois dele depende a perpetuação da espécie.

2.0 – Órgãos genitais masculinos

Pelo que ficou exposto, assim podemos esquematizar os órgãos genitais masculinos (Fig. 12.0):

a) **gônadas** – órgãos produtores de gâmetas: são os testículos;
b) **vias condutoras dos gâmetas**, isto é, vias percorridas pelos gâmetas masculinos (espermatozoides) desde o local onde são produzidos até sua eliminação nas vias genitais femininas: **túbulos** e **dúctulos dos testículos, epidídimo, ducto deferente, ducto ejaculatório** e **uretra**;
c) **órgão de cópula**, ou seja, órgão que vai penetrar nas vias genitais feminas, possibilitando o lançamento nelas dos espermatozoides: é o **pênis**;
d) **glândulas anexas**, cujas secreções, vão facilitar a progressão dos espermatozoides nas vias genitais: **vesículas seminais, próstata** e **glândulas bulbo-uretrais**;
e) **estruturas eréteis**, formadas por tecido especial que se enche de sangue, ocorrendo então aumento de seu volume: são os **corpos cavernosos** e o **corpo esponjoso do pênis**;
f) órgãos genitais externos, são aqueles visíveis na superfície do corpo: **pênis** e **escroto**, sendo este uma bolsa que aloja os testículos.

2.1 – Testículos

São os órgãos produtores dos espermatozoides, sendo que a partir da puberdade produzem também hormônios, que são responsáveis pelo aparecimento dos caracteres sexuais secundários. Em número de dois, ovoides, facilmente palpáveis dentro da bolsa que os aloja (escroto), onde o esquerdo está em geral em um nível inferior ao direito. A estrutura do testículo é estudada melhor em Histologia, mas algumas informações podem aqui ser registradas de modo esquemático. O testículo é revestido por uma membrana fibrosa-túnica albugínea. Delicados septos dividem incompletamente o testículo em lóbulos cuneiformes – são os **lóbulos do testículo** (Fig. 12.1). Os ápices destes lóbulos em forma de cunha convergem e formam o **mediastino do**

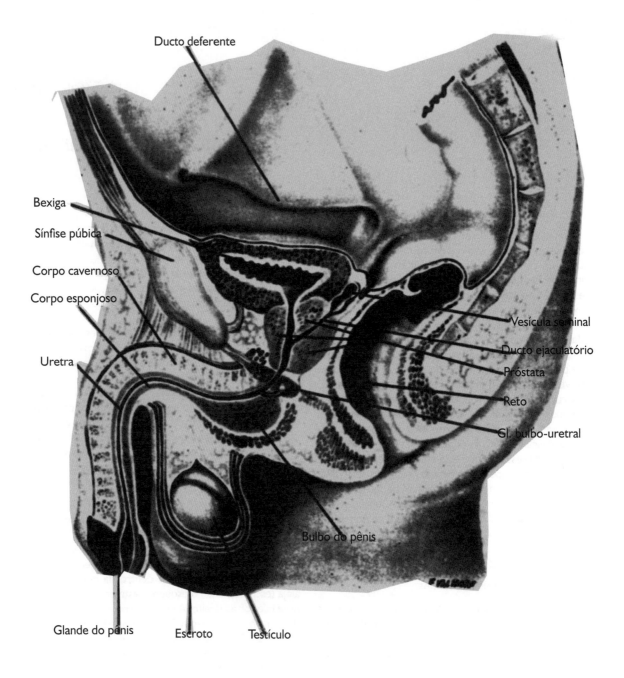

Fig. 12.0 – Órgãos do sistema genital masculino, em corte sagital mediano.

testículo, que é uma massa de tecido fibroso contínuo com a túnica albugínea. Nos lóbulos localiza-se o parênquima do testículo: consiste de **túbulos seminíferos contorcidos**, ao nível dos quais tem lugar a **espermatogênese**. À medida que estes túbulos se aproximam do ápice dos lóbulos, tornam-se retilíneos e passam a ser denominados **túbulos seminíferos retos**. Estes, por sua vez, vão se anastomosar, formando a **rede testicular**, que atravessa o mediastino do testículo. Desta rede formam-se 15 a 20 canais, os **dúctulos eferentes do testículo**, que penetram no epidídimo.

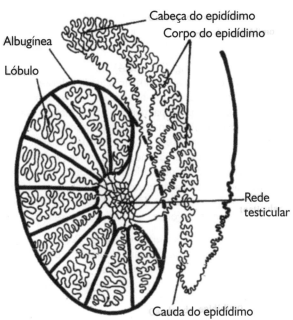

Fig. 12.1 – Testículo, em corte sagital – esquemático.

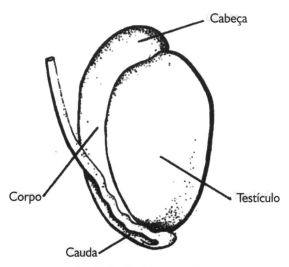

Fig. 12.2 – Testículo e epidídimo

Os testículos são formados na cavidade abdominal e durante o desenvolvimento fetal descem na direção do escroto, para ocupá-lo definitivamente, o que ocorre em geral até no 8° mês de vida intrauterina. Nos roedores, o testículo tem posição abdominal e só desce ao escroto na época da procriação. Em alguns mamíferos, como o elefante, não há escroto, de maneira que os testículos ficam sempre localizados no abdome.

2.2 – Epidídimo (Fig. 12.2)

É uma estrutura em forma de C, situada contra a margem posterior do testículo, onde pode ser sentida pela palpação. Os espermatozoides são aí armazenados até o momento da ejaculação (fenômeno da eliminação do sêmen). Descrevem-se no epidídimo a **cabeça**, o **corpo** e a **cauda**.

2.3 – Ducto deferente (Fig. 12.3)

É a continuação da cauda do epidídimo e conduz os espermatozoides até o ducto ejaculatório. Considerando-se que os testículos estão localizados externamente à parede da pelve e que o ducto ejaculador encontra-se dentro da cavidade pélvica, torna-se necessária a existência de um túnel através da parede do abdome para permitir a passagem do ducto deferente. A esta passagem dá-se o nome de **canal inguinal**, situado na porção mais inferior da parede abdominal, de trajeto oblíquo e com 3 a 5 cm de comprimento.

Pelo canal inguinal passam também as demais estruturas relacionadas com os testículos, como artérias, veias, linfáticos e nervos. Ao conjunto destas estruturas que passam pelo canal inguinal, incluindo-se o ducto deferente, dá-se o nome de **funículo espermático**. Na mulher, o canal inguinal é ocupado pelo **ligamento redondo do útero** e alguns filetes nervosos. O canal é uma área potencialmente fraca no sexo masculino, podendo aí ocorrer as **hérnias inguinais**. O ducto deferente tem cerca de 30 cm de comprimento e pode ser palpado como um cordão duro, antes de penetrar no canal inguinal.

2.4 – Ducto ejaculatório – (Fig. 12.4)

É formado pela junção do dueto deferente com o ducto da vesícula seminal. Das vias condutoras dos espermatozoides, é a porção de menor dimensão e de calibre mais reduzido. Em quase todo seu trajeto está situado na próstata e vai desembocar na **parte prostática da uretra**, junto de uma saliência denominada **colículo seminal**.

2.5 – Uretra – (Fig. 12.0)

A uretra masculina é um canal comum para a micção e para a ejaculação, com cerca de 20 cm de comprimento. Inicia-se no **óstio interno da uretra**, na bexiga, e atravessa sucessivamente a próstata, o assoa-

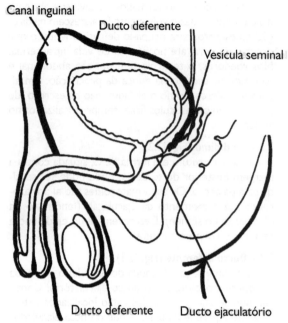

Fig. 12.3 – Ducto deferente e seu trajeto, inclusive sua passagem através do canal Inguinal. Corte sagital da pelve, esquemático.

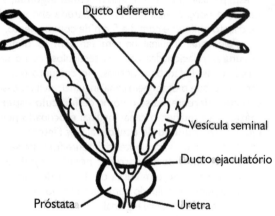

Fig. 12.4 – Ducto deferente, vesícula seminal, ducto ejaculador, próstata e bexiga, vistos posteriormente.

lho da pelve e o pênis, terminando na extremidade deste órgão pelo **óstio externo da uretra**. Reconhecem-se três partes na uretra masculina: **parte prostática**, quando atravessa a próstata; **parte membranosa**, quando atravessa o assoalho da pelve e **parte esponjosa**, localizada no corpo esponjoso do pênis. A parte prostática apresenta uma pequena saliência – o **colículo seminal**, de cada lado do qual desembocam os duetos ejaculatórios. Na parte esponjosa, adjacente ao óstio externo da uretra, há uma porção dilatada conhecida como **fossa navicular da uretra**.

2.6 – Vesículas seminais – (Fig. 12.4)

São bolsas sacciformes, situadas na parte póstero-inferior da bexiga. Cada vesícula seminal consiste de um tubo enovelado que emite vários divertículos e termina superiormente em fundo cego. Inferiormente, sua extremidade torna-se estreita e reta para formar o **ducto da vesícula seminal**, que junta-se ao correspondente ducto deferente para constituir o ducto ejaculatório.

O **sêmen** consta de espermatozoides e componentes líquidos, sendo a função destes últimos ativar os espermatozoides e facilitar a progressão dos mesmos através de suas vias de passagem. A secreção das vesículas seminais faz parte do líquido seminal e parece ter papel na ativação dos espermatozoides.

2.7 – Próstata – (Fig. 12.0 e 12.4)

É um órgão pélvico, ímpar, situado inferiormente à bexiga e atravessado em toda sua extensão pela uretra. Consiste principalmente de musculatura lisa e tecido fibroso, mas contém também glândulas. A secreção destas junta-se à secreção das vesículas seminais para constituir o volume do líquido seminal. A secreção das glândulas prostáticas é lançada diretamente na porção prostática da uretra através de numerosos **dúctulos prostáticos** (não visíveis macroscopicamente) e confere odor característico ao sêmen.

2.8 – Glândulas bulbo-uretrais – (Fig. 12.0)

São duas formações arredondadas, pequenas, situadas nas proximidades da parte membranosa da uretra. Seus dutos desembocam na uretra esponjosa e sua secreção é mucosa.

2.9 – Pênis – (Fig. 12.0 e 12.3)

Órgão masculino da cópula, o pênis é normalmente flácido, mas quando seus tecidos lacunares se enchem de sangue, apresenta-se túrgido, com sensível aumento de volume e torna-se rígido, ao que se dá a denominação de **ereção**. Basicamente, o pênis é formado por três cilindros de tecido erétil – os **corpos cavernosos** e o **corpo esponjoso**, envolvidos por fáscias, túnicas fibrosas e externamente por pele fina e extremamente distensível (Fig. 12.5). Os corpos cavernosos fixam-se por suas extremidades posteriores (**ramos do pênis**) a ossos da bacia (ísquio e pube). O corpo esponjoso apresenta duas dilatações, uma anterior (**glande do pênis**) e outra posterior (**bulbo do pênis**) (Fig. 12.6), sendo que esta se prende a estruturas do assoalho da pelve. O pênis, apresenta uma raiz e um **corpo**. A raiz é sua porção fixa, compreendendo os **ramos do pênis** e o **bulbo do pênis**. O corpo do pênis é a parte livre, pendente, e é recoberta pela pele. No corpo do pênis, os ramos são continuados pelos corpos cavernosos e o bulbo é continuado pelo corpo esponjoso, o qual é mais delgado que os **corpos cavernosos**, mas na sua terminação anterior dilata-se para constituir a glande do pênis. Como a parte esponjosa da uretra percorre o **corpo esponjoso**, encontra-se na extremidade da glande uma fenda mediana – é o **óstio externo da uretra**. A glande está recoberta, em extensão variável, por uma dupla camada de pele – o prepúcio. O **frênulo do prepúcio** é uma prega mediana e inferior que passa de sua camada profunda para as adjacências do óstio externo da uretra.

Fimose é uma condição em que ocorre um estreitamento em graus variáveis do prepúcio. Quando o estreitamento é acentuado, a glande fica permanentemente recoberta, condição esta que dificulta os cuidados higiênicos e pode causar desconforto durante as relações sexuais. A fimose é facilmente corrigida através de intervenção cirúrgica com anestesia local.

2.10 – Escroto – (Fig. 12.0)

É uma bolsa situada atrás do pênis e abaixo da sínfise púbica. É dividida por um septo em dois compartimentos, cada um contendo um testículo. O escroto apresenta várias camadas, entre as quais a **pele**, que é fina, hiperpigmentada e com pelos e a **túnica dartos**, constituída essencialmente de fibras musculares lisas. O aspecto do escroto varia com o estado de contração ou relaxamento da musculatura lisa da túnica dartos, aparecendo curto e enrugado quando contraído, como acontece no frio. O escroto, através de sua arquitetura, propicia uma temperatura favorável à espermatogênese, e a túnica dartos atua como um "termostato", visando manter a constância desta temperatura.

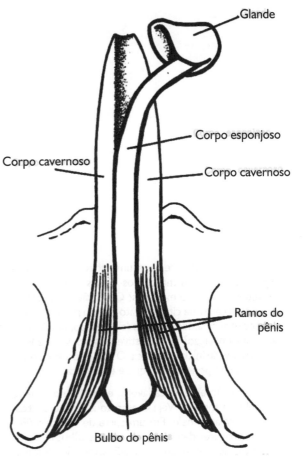

Fig. 12.6 – Corpos cavernosos e corpo esponjoso. Uma parte deste e a glande foram separados dos corpos cavernosos.

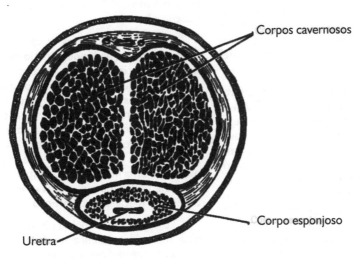

Fig. 12.5 – Corpo do pênis, em corte transversal.

ROTEIRO PARA AULA PRÁTICA DE SISTEMA GENITAL MASCULINO

1.0 – Inicialmente, faça uma chave esquemática dos órgãos genitais masculinos. Quais são os órgãos considerados como externos? Quais são os internos? Você será capaz de citar o exato trajeto por onde passam os espermatozoides, desde onde são, produzidos até sua eliminação? Se não estiver seguro, volte a ler o texto antes de iniciar a prática. O que é **sêmen** e quais são seus componentes? O que é **ejaculação**?

2.0 – Observe no cadáver o **escroto** e o aspecto da pele do mesmo. Veja o escroto aberto e os **testículos** alojados nele. Em um corte de testículo (Fig. 12.1), procure identificar sua **túnica albugínea**, os **lóbulos do testículo**, o **mediastino do testículo**, os **túbulos seminíferos contorcidos** e **retos**, a **rede testicular**. Quais as funções do testículo? Eles são palpáveis no vivente? Quando você examinava o testículo deve ter reparado uma estrutura acolada a ele e já deve ter concluído que é o **epidídimo** (Fig. 12.2). Tente identificar suas três porções, embora elas não tenham limites anatômicos precisos. Qual parte do epidídimo vai-se continuar com o ducto deferente? Qual a função do epidídimo?

3.0 – Identifique no cadáver o **ducto deferente** (Fig. 12.3). Qual parte do ducto deferente é palpável no vivente? Observe que o ducto deferente desaparece junto da parede do abdome: por que? O que é o **canal inguinal** e para que ele serve? O que é **funículo espermático** e quais seus componentes? Identifique no cadáver o funículo espermático e o canal inguinal, que deve estar aberto de um lado. No sexo feminino, o que passa no canal inguinal? Em uma hemipelve continue acompanhando o ducto deferente: observe que dentro da cavidade pélvica ele se afasta dos demais componentes do funículo e se dirige em direção à face posterior da bexiga. Nesta mesma hemipelve reconheça outros órgãos: as **vesículas seminais**, a **próstata** e a **uretra prostética** (Fig. 12.0 e 12.4) Como se forma o **ducto ejaculatório**? Embora nem sempre seja fácil visualizá-lo nas peças à disposição, devido a seu reduzido calibre, tente fazê-lo e esquematize seu trajeto na peça. Volte sempre que necessário às figuras do texto. Qual a função das vesículas seminais?

4.0 – Nas hemipelves, a próstata é bastante visível e tem a forma de uma castanha. Localize-a inferiormente à bexiga e note como é atravessada pela uretra (Fig. 12.0). Em peças especiais da mesa neutra, a próstata pode ser vista sob outro ângulo. Qual a função da próstata?

5.0 – Acompanhe nas hemipelves todo o trajeto da uretra, desde o **óstio interno** até o **óstio externo** da mesma. Identifique as três partes da uretra. Qual delas é a menor? E a maior? O que passa na uretra masculina?

6.0 – Observe o **pênis** no cadáver: identifique o **corpo do pênis**, a **glande**, o **óstio externo da uretra**, o **prepúcio**, o **frênulo do prepúcio**. Em peças especiais da mesa neutra, identifique a **raiz do pênis**, com os **ramos** e o **bulbo do pênis** (Fig. 12.6); em cortes transversais, identifique os **corpos cavernosos** e o corpo esponjoso (Fig. 12.5). Observe como este último é atravessado por um canal – **uretra esponjosa**. Também nas hemipelves você pode reconhecer os corpos cavernosos, o corpo esponjoso, o bulbo do pênis e a uretra, bem como os envoltórios do pênis. Explique o mecanismo da **ereção**.

7.0 – Agora que você já identificou os órgãos genitais masculinos, acompanhe nas peças de hemipelve o trajeto seguido pelos espermatozoides e correlatamente a formação do sêmen. Acompanhe também o trajeto percorrido pela urina após sua saída da bexiga.

OBJETIVOS ESPECIFICOS DO CAPÍTULO XII

1. Após o estudo deste capítulo o aluno deve ser capaz de:
2. conceituar a reprodução nos mamíferos e o sistema reprodutor;
3. citar e definir, morfológica e funcionalmente, os órgãos genitais masculinos;
4. definir: túnica albugínea, lóbulos do testículo, mediastino do testículo, rede testicular;
5. definir epidídimo e citar sua função e partes;
6. citar o trajeto do ducto deferente;
7. definir canal inguinal e seu conteúdo;
8. definir funículo espermático e citar seus componentes;
9. definir ducto ejaculatório e citar sua desembocadura;
10. 9. definir uretra masculina, e citar suas funções, trajeto, estios e partes;
11. definir vesícula seminal e citar sua localização e função;
12. definir próstata e citar sua localização e função;
13. definir pênis e descrever suas partes;
14. definir prepúcio e frênulo do prepúcio;
15. explicar o mecanismo da ereção;
16. definir escroto, citar suas túnicas e função;
17. identificar: túnica albugínea, lóbulos do testículo, mediastino do testículo, rede testicular, epidídimo (e suas partes), ducto deferente (e seu trajeto), canal inguinal, funículo espermático (e seus componentes), vesículas seminais, próstata, uretra (e suas partes), óstios da uretra, pênis e suas partes.

Capítulo XIII

Sistema Genital Feminino

1.0 – Conceito

Tal como no sistema genital masculino, o sistema genital feminino é o conjunto de órgãos encarregados da reprodução na mulher. Compõe-se também de órgãos gametógenos (produtores de gametas) e órgãos gametóforos (por onde transitam os gâmetas), e de um órgão que vai abrigar o novo ser vivo em desenvolvimento. Do ponto de vista da reprodução, o organismo feminino é mais complexo que o do homem, pelo fato de possuir mais um órgão e consequentemente mais uma função, ou seja, a de abrigar e propiciar o desenvolvimento do novo ser vivo. Ao final deste capítulo faz-se o estudo das **mamas**, pelas íntimas relações funcionais que estes órgãos mantêm com a reprodução.

2.0 – Órgãos genitais femininos - (Fig. 13.0)

Anatômica e funcionalmente, assim podemos distribuí-los:

a) **gônadas** ou órgãos produtores de gâmetas: são os ovários, que produzem os **óvulos**;

b) **vias condutoras dos gâmetas:** são as **tubas uterinas**;

c) **órgão que abriga o novo ser vivo:** é o **útero**;

d) **órgão de cópula**, representado pela **vagina**;

e) **estruturas eréteis**: são o **clitóris** e o **bulbo do vestíbulo**;

f) **glândulas anexas: glândulas vestibulares maiores** e **menores**;

g) **órgãos genitais externos**, no conjunto também conhecidos pelas expressões **pudendo feminino** ou **vulva**: monte púbico, lábios maiores, lábios menores, clitóris, bulbo do vestíbulo e glândulas vestibulares.

2.1 – Comportamento do peritônio na cavidade pélvica

Antes de descrever os órgãos genitais femininos, é interessante fazer uma breve descrição do peritônio ao nível da cavidade pélvica. Os ovários, as tubas e o útero estão situados nesta cavidade entre a bexiga - que é anterior a eles, e o reto - que é posterior a eles (Fig. 11.4). O peritônio, após recobrir a bexiga, reflete-se do assoalho e paredes laterais da pelve sobre o útero, formando uma ampla prega transversal denominada **ligamento largo do útero** (Fig. 13.1). Após recobrir quase todo o útero, o peritônio reflete-se sobre o reto. O ligamento largo divide a cavidade pélvica em um compartimento anterior e outro posterior. O anterior fica entre a bexiga e o útero – **escavação vésico-uterina** e o posterior entre o útero e o reto – **escavação reto-uterina**. O útero, pois, fica envolvido pelo ligamento largo, o mesmo acontecendo com as tubas uterinas, que ficam incluídas na borda superior do ligamento. Já os ovários se prendem à face posterior do ligamento largo por uma prega denominada **mesovário** e desta forma se projetam na escavação reto-uterina. O ligamento largo do útero, juntamente com o **ligamento redondo do útero**, são os principais meios de fixação do útero. Em virtude de sua arquitetura e disposição, o ligamento largo é extremamente distensível, e acompanha o útero quando este aumenta de volume na gestação. Como as tubas uterinas estão incluídas no ligamento largo e os ovários fixados à sua face posterior, também tubas e ovários acompanham o útero na gravidez.

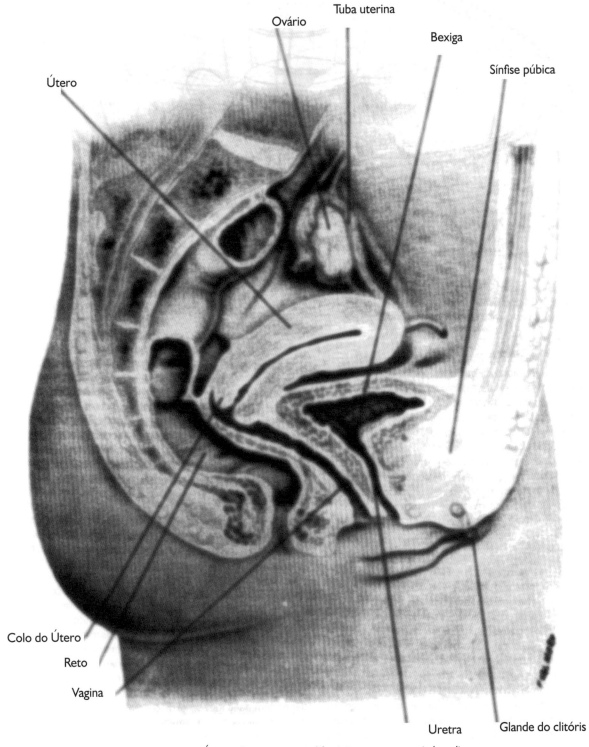

Fig. 13.0 – Órgãos do sistema genital feminino, em corte sagital mediano.

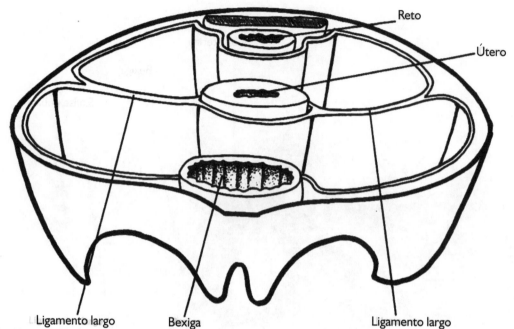

Fig. 13.1 – Comportamento do peritônio na cavidade pélvica feminina. Observar a posição e relações do ligamento largo do útero. Corte transversal, esquemático.

2.2 – Ovários – (Fig. 13.2)

Produzem os gâmetas femininos ou **óvulos** ao final da puberdade. Além desta função gametogênica, produzem também hormônios, os quais controlam o desenvolvimento dos caracteres sexuais secundários e atuam sobre o útero nos mecanismos de implantação do óvulo fecundado e início do desenvolvimento do embrião. Como já foi descrito, os ovários estão fixados pelo mesovário à face posterior do ligamento largo do útero, mas não são revestidos pelo peritônio. Antes da primeira **ovulação** (expulsão do óvulo através da superfície do ovário) o ovário é liso e rosado no vivente, mas depois torna-se branco-acinzentado e rugoso devido às cicatrizes deixadas pelas subsequentes ovulações. Na velhice, diminuem de tamanho.

2.3 – Tubas uterinas – (Fig. 13.2)

Transportam os óvulos que romperam a superfície do ovário para a cavidade do útero. Por elas passam, em direção oposta, os espermatozoides e a fecundação ocorre habitualmente dentro da tuba. A tuba uterina está incluída na borda superior do ligamento largo do útero, é um tubo de luz estreita cuja extremidade medial (**óstio uterino da tuba**) se comunica com a cavidade uterina e cuja extremidade lateral (**óstio abdominal da tuba**) se comunica com a cavidade peritoneal. O óstio abdominal da tuba permite a comunicação da cavidade peritoneal com o meio exterior (através da tuba, cavidade uterina, vagina e vulva), comunicação esta inexistente no sexo masculino, onde a cavidade peritoneal é dita fechada. A tuba é subdividida em quatro partes, que indo do útero para o ovário, são: uterina (na parede do útero), **istmo, ampola** e **infundíbulo**. O infundíbulo tem forma de funil em cuja base se encontra o óstio abdominal da tuba e é dotado em suas margens de uma série de franjas irregulares – **as fímbrias**. O óvulo já fecundado pode ocasionalmente fixar-se na tuba uterina e aí dar-se o início do desenvolvimento do embrião, fato conhecido com o nome de **gravidez tubária**.

2.4 – Útero – (Figs. 13.0 e 13.2)

É o órgão que aloja o embrião e no qual este se desenvolve até o nascimento. Envolvido pelo ligamento largo, tem em geral a forma de uma pera invertida e nele se distinguem quatro partes: **fundo, corpo, istmo** e **cérvix**. O **corpo** comunica-se de cada lado com as tubas uterinas e a porção que fica acima delas é o **fundo**. O corpo é a porção principal e estende-se até uma região estreitada inferior que é o **istmo**. Este é muito curto (1cm ou menos) e a ele segue-se o cérvix (ou colo do útero) que faz projeção na vagina e com ela se comunica pelo **óstio do útero**. O útero varia de forma, tamanho, posição e estrutura. Estas variações dependem da idade, do estado de plenitude ou vacuidade da bexiga e do reto e sobretudo, do estado de gestação. O cérvix tem sua extremidade voltada para trás e para baixo, de forma que existe uma discreta an-

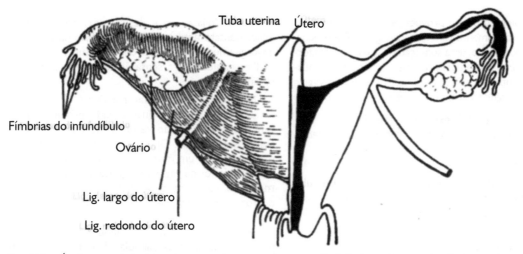

Fig. 13.2 — Órgãos genitais femininos internos, vistos posteriormente. Do lado direito foi retirado o lig. largo e feito um corte frontal para mostrar a luz da tuba e do útero.

gulação ao nível do istmo. Com relação ao eixo da vagina, o útero faz um ângulo de cerca de 90° (Fig. 13.0). Na sua estrutura, o útero apresenta três camadas: a) interna ou **endométrio**, que sofre modificações com a fase do ciclo menstrual, uterino ou na gravidez; b) média ou **miométrio**, de fibras musculares lisas e constituindo a maior parte da parede uterina; c) externa ou **perimétrio**, representada pelo peritônio. As paredes do útero são espessas em razão da musculatura, mas a **cavidade uterina** é relativamente estreita no útero não grávido. Mensalmente, o endométrio se prepara para receber o óvulo fecundado, ou seja, o futuro embrião. Para tanto, há um aumento de volume do endométrio com formação de abundantes redes capilares, além de outras modificações. Não ocorrendo a fecundação, isto é, na ausência de embrião, toda esta camada do endométrio que se preparou sofre descamação, com hemorragia, e consequente eliminação sanguínea através da vagina e vulva, fenômeno conhecido com o nome de **menstruação**.

Nos animais domésticos o corpo do útero é em geral muito pequeno e o órgão apresenta dois **cornos**, que constituem a parte principal do útero e onde se desenvolve o embrião (Fig. 13.3).

2.5 – Vagina (Fig. 13.0)

É o órgão de cópula feminino. O termo vagina vem do latim e significa baínha, nome dado a esta estrutura por analogia funcional, pois a vagina vai atuar como uma baínha ao ser penetrada pelo pênis durante a cópula. A vagina é um tubo cujas paredes normalmente se tocam (isto é, estão "colabadas") e no seu exame clínico (ou no exame do cérvix do útero) o médico coloca um aparelho para afastá-las. Comunica-se superiormente com a cavidade uterina através do **óstio do útero** e inferiormente abre-se no **vestíbulo**

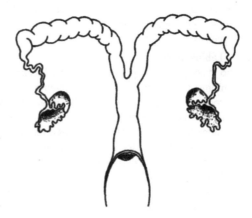

Fig. 13.3 — Órgãos genitais internos da vaca

da vagina através do **óstio da vagina**. A cavidade uterina e a vagina constituem no conjunto o **canal do parto**, através do qual o feto passa no momento do nascimento. Além de ser o órgão de cópula, a vagina dá passagem ao feto no parto e mensalmente aos produtos da menstruação.

Nas virgens, o óstio da vagina é fechado parcialmente pelo **hímen**, membrana de tecido conjuntivo forrada por mucosa interna e externamente. O hímen é variável em forma e tamanho, sendo frequentemente anular ou em crescente. Geralmente tem abertura única, mas pode ser cribiforme. Condições raras são a imperfuração e agenesia (ausência) do hímen. Após a dilaceração ou ruptura da membrana, restam pequenos fragmentos no local de inserção de sua margem: são as **carúnculas himenais**. Por tratar-se de membrana de pequena espessura e de vascularização reduzida, o rompimento do hímen durante a cópula não é doloroso e nem provoca profusas hemorragias como erroneamente tem sido divulgado. Pode ocorrer, quando muito, uma sensação de ligeiro desconforto nas primeiras relações sexuais, em virtude de músculos e outras estruturas vizinhas do óstio da vagina não terem ainda sofrido um necessário relaxamento.

2.6 – Órgãos genitais externos – (Fig. 13.4)

Também denominados no conjunto de pudendo feminino ou vulva.

2.6.1 – Monte púbico

É uma elevação mediana, anterior à sínfise púbica e constituída principalmente de tecido adiposo. Apresenta pelos espessos após a puberdade, com distribuição característica.

2.6.2 – Lábios maiores

São duas pregas cutâneas, alongadas, que delimitam entre si uma fenda, a **rima do pudendo**. Após a puberdade apresentam-se hiperpigmentadas e cobertas de pelos, embora suas faces internas sejam sempre lisas e glabras (sem pelos).

2.6.3 – Lábios menores

São duas pequenas pregas cutâneas, localizadas medialmente aos lábios maiores. No vivente, a pele que os recobre é lisa, úmida e vermelha. Ficam escondidos pelos lábios maiores, exceto nas crianças e na idade avançada, quando os lábios maiores contêm menos tecido adiposo e consequentemente menor volume. O espaço entre os lábios menores é o **vestíbulo da vagina**, onde se apresentam o **óstio externo da uretra**, o **óstio da vagina** e os **orifícios dos duetos das glândulas vestibulares**.

2.6.4 – Estruturas eréteis

Como no sexo masculino, são formadas por tecido erétil, capazes de dilatar-se como resultado de engurgitamento sanguíneo. O **clitóris** é o homólogo do pênis, ou mais exatamente, dos corpos cavernosos. Possui duas extremidades fixadas ao ísquio e ao púbis – **ramos do clitóris**, que depois se juntam formando o **corpo do clitóris**, e este termina por uma dilatação – a **glande do clitóris**. O clitóris é uma estrutura rudimentar quando comparada ao pênis e apenas a glande do clitóris é visível, no local onde se fundem anteriormente os lábios menores. O clitóris, e mais particularmente sua glande, é estrutura extremamente sensível e ligada à excitabilidade sexual feminina. O **bulbo do vestíbulo** é formado por duas massas pares de tecido erétil, alongadas e dispostas como uma ferradura ao redor do óstio da vagina. Não são visíveis na superfície porque estão profundamente situados, recobertos que são pelos músculos bulbo-esponjosos. São os homólogos rudimentares do bulbo do pênis e porção adjacente do corpo esponjoso. Quando cheios de sangue, dilatam-se e desta forma proporcionam maior contato entre o pênis e o orifício da vagina. O engurgitamento sanguíneo das estruturas eréteis da mulher confere-lhe a sensação de edema e peso na região pudenda.

2.6.5 – Glândulas vestibulares maiores

São em número de duas, situadas profundamente e nas proximidades do vestíbulo da vagina, onde se abrem seus ductos. Durante o coito são comprimidas e secretam um muco, que serve para lubrificar a porção inferior da vagina. As **glândulas vestibulares menores**, em número variável, têm seus minúsculos ductos se abrindo no vestíbulo, entre os óstios da uretra e da vagina.

De um modo geral, as glândulas da pele da região do vestíbulo e as glândulas da mucosa da vagina produzem secreção nos momentos preparatórios e durante o coito, visando tornar as estruturas úmidas e propícias à relação sexual.

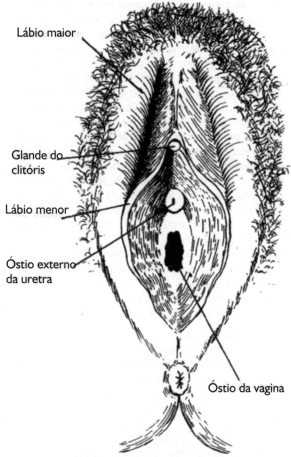

Fig. 13.4 – Órgãos genitais femininos externos (vulva ou pudendo).

3.0 – Mamas

Faz-se neste capítulo o estudo das mamas devido às relações funcionais que estes órgãos mantêm com aqueles da reprodução e seus hormônios.

3.1 – Conceito

As mamas são anexos da pele, pois seu parênquima é formado de glândulas cutâneas modificadas que se especializam na produção de leite após a gestação.

3.2 – Situação e arquitetura – (Fig. 13.5)

As mamas situam-se ventralmente a músculos da região peitoral (m. peitoral maior, m. serrátil anterior e m. oblíquo externo), entre as camadas superficial e profunda da tela subcutânea.

Na sua arquitetura, a mama é constituída de:

a) **parênquima**, de tecido glandular ou **glândula mamária**, composta de 15 a 20 lobos piramidais, cujos ápices estão voltados para a superfície e as bases para a parte profunda da mama. Ao conjunto destes lobos dá-se o nome de corpo da mama, que pode ser sentido pela palpação como uma região de consistência mais firme que das áreas vizinhas.

b) **estroma**, de tecido conjuntivo, que envolve cada lobo e o corpo mamário como um todo. Predomina o tecido adiposo e este é sustentado por inúmeras trabéculas de tecido conjuntivo denso. O tamanho e a forma da mama estão diretamente relacionados com a quantidade de tecido adiposo do estroma.

c) **pele**, dotada de glândulas sebáceas e sudoríparas, muito fina e onde se notam por transparência veias superficiais.

3.3 – Morfologia externa – (Fig. 13.6)

A forma da mama é geralmente cônica, mas há muita variação, dependendo da quantidade de tecido adiposo, do estado funcional (gestação, lactação) e da idade. As mamas iniciam seu desenvolvimento na puberdade, e com as gestações sucessivas ou no avançar da idade tornam-se progressivamente pedunculadas, fato explicado pela perda de elasticidade das estruturas de sustentação do estroma.

A **papila mamária** é uma projeção onde desembocam os 15 a 20 **ductos lactíferos** dos respectivos lobos da glândula mamária. A papila é composta principalmente de fibras musculares lisas, podendo tornar-se rija. A papila da mama é abundantemente inervada. Ao redor da papila há uma área de maior pigmentação – a **aréola mamária** onde existem glândulas sudoríparas e sebáceas, estas formando pequenos tubérculos. Durante a gravidez a aréola torna-se mais escura e retém esta cor posteriormente.

O maior aumento da mama ocorre evidentemente na fase final da gestação, onde seu volume pode até triplicar. Em razão da ação de hormônios femininos, não é raro ocorrer um discreto enrijecimento das mamas, às vezes doloroso, durante o período pré-menstrual.

3.4 – Considerações gerais

No sexo masculino a mama é pouco desenvolvida, ficando restrita à papila e aréola de tamanhos reduzidos. Nos pequenos ruminantes existem habitualmente duas mamas, a vaca apresenta quatro e a cadela oito. Na vaca, o tecido glandular é abundante, existindo pouco tecido adiposo no corpo mamário.

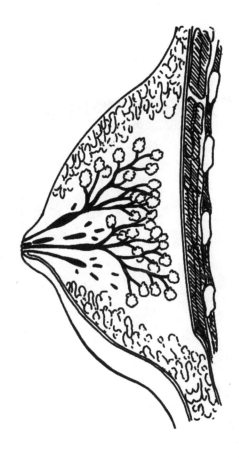

Fig. 13.5 – Mama, corte sagital.

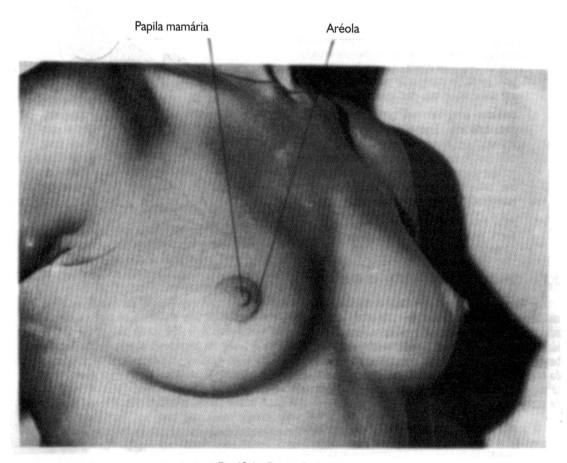

Fig. 13.6 – Fotografia de mama.

ROTEIRO PARA AULA PRÁTICA DE SISTEMA GENITAL FEMININO

1.0 – Faça inicialmente uma chave esquemática dos órgãos genitais femininos. Quais são os órgãos considerados como externos? E os internos? Você é capaz de descrever o caminho seguido pelo **óvulo**, fecundado e não fecundado? O que é **ovulação**? Defina **menstruação** e explique seu significado funcional.

2.0 – Examine uma **pelve óssea** e repare a **cavidade pélvica**, que abriga órgãos importantes do sistema genital feminino. Note como, inferiormente, a pelve óssea é aberta. Esta abertura inferior está fechada, no vivente, por um conjunto de partes moles (faseias, ligamentos, músculos, tecido adiposo), denominado assoalho da pelve. Por que se diz que estas estruturas só fecham **parcialmente** a abertura inferior da pelve?

3.0 – Examine agora a pelve do cadáver. Observe que há órgãos pélvicos (situados na cavidade pélvica) – como os **ovários**, as **tubas uterinas** e o **útero**, e órgãos que não são pélvicos, constituintes do **pudendo feminino** ou **vulva**.

4.0 – **Comportamento do peritônio na cavidade pélvica** – No cadáver, examine detidamente a cavidade pélvica e acompanhe o peritônio refletindo-se sobre órgãos aí situados, de modo a formar pregas – como o **ligamento largo do útero** (Fig. 13.1) e espaços – **escavações vésico-uterina** e **reto-uterina** (Fig. 11.4). Uma observação feita também em hemipelve pode ajudá-lo a melhor compreender o assunto. Em que compartimentos o ligamento largo divide a cavidade pélvica? Aproveite para localizar as **tubas uterinas** e o **ligamento redondo do útero**, todos incluídos no ligamento largo e os **ovários**, fixados à face posterior desta ampla prega peritoneal. (Figs. 13.0 e 13.2).

5.0 – **Ovários** – Onde estão fixados? em qual compartimento da cavidade pélvica se projetam? No cadáver, suas características são diferentes daquelas do vivente por causa dos processos de fixação, e o próprio mesovário não é muito evidente. Quais as características dos ovários antes da primeira ovulação, após ovulações sucessivas e na velhice? Você será capaz de justificar porque o ovário não é revestido pelo peritônio? Você acha que a pílula anticoncepcional impede a ovulação ou a fecundação?

6.0 – **Tubas uterinas** – Localize-as na borda superior do ligamento largo, onde estão incluídas. Identifique o **infundíbulo** e as **fímbrias**. Se a peça estiver em boas condições, será possível ver o diminuto **óstio abdominal da tuba**. Sendo a luz das tubas muito estreita, não será possível visualizar esta estreita passagem a não ser com o auxílio de técnicas especiais. Você sabe explicar a razão de dizer-se que a cavidade periioneal é aberta no sexo feminino e **fechada** no sexo masculino? Normalmente, onde ocorre a fecundação? E o que é gravidez tubária?

7.0 – **Útero** – (Figs. 13.0 e 13.2) – Volte a observar os ligamentos de fixação deste órgão. Note as relações do útero com as estruturas vizinhas: quais órgãos estão situados anterior e posteriormente a ele? Repare como em geral o útero está desviado para a direita ou para a esquerda. Numa hemipelve, onde o útero foi cortado sagitalmente, note como são espessas as paredes em relação à estreita **cavidade uterina** e veja como esta é contínua com a vagina. Identifique as partes do útero, não se preocupando, entretanto, com o **istmo**, difícil de distinguir-se nas peças fixadas. Repare que o cérvix faz projeção na vagina e nele identifique o **óstio do útero**. Como você definiria **canal do parto** – Que função desempenha o útero?

8.0 – **Vagina** – Nas hemipelves, localize a vagina (Fig. 13.0). Note como parte dela é pélvica e parte atravessa o assoalho pélvico. Observe novamente o cérvix do útero em sua parte superior. Verifique agora que a vagina faz um ângulo com o útero. Aproximadamente, de quantos graus é este ângulo? Veja importantes relações da vagina com estruturas vizinhas: a uretra é anterior e o reto posterior a ela. Onde se abre a vagina inferiormente? O que é o hímen? O hímen fecha completamente a abertura da vagina? Nas peças que você tem à sua disposição o hímen não é visto, mas você pode determinar com relativa precisão o local onde ele se situa. Faça isto. O que são **carúnculas himenais**?

9.0 – **Pudendo feminino ou vulva** (Fig. 13.4) – Reconheça o **monte púbico**, os **lábios maiores** e os **lábios menores**. Ao nível da junção anterior dos lábios menores procure localizar a **glande do clitóris**. Se você leu bem o texto, sabe o que é **vestíbulo da vagina**. Identifique-o, então, bem como as estruturas nele localizadas: **óstio externo da uretra** e **óstio da vagina**. Embora você não visualize em peças comuns as glândulas vestibulares maiores, procure ter um ideia de sua situação e do local onde desembocam seus ductos. O **clitóris** e o **bulbo do vestíbulo** não são vistos nas peças comuns que você tem em mãos – por que? Mas podem ser vistos em preparações especiais na mesa neutra. Examine-os. Você é capaz de citar as funções das estruturas do pudendo feminino ?

10.0 – Tendo estudado os órgãos genitais femininos e suas funções e tendo identificado estas estruturas na prática, faça agora um exercício final: descreva o exato trajeto seguido pelos espermatozoides nestes órgãos, até o local da fecundação.

11.0 – **Mamas** – Compare as peças de mama feminina com as de um ruminante, como a vaca. Neste animal, o tecido glandular é abundante, existindo pouco tecido adiposo; na proporção relativa, a mama feminina possui maior quantidade de tecido adiposo. Repare, na mama feminina, a **papila** e a **aréola**. (Fig. 13.6).

12.0 – Para completar o seu estudo, examine os órgãos genitais da vaca. Repare como o útero apresenta **cornos** (Fig. 13.3) e lembre-se que nos animais domésticos o corpo do útero é geralmente muito pequeno. Os cornos constituem a parte principal do útero e é neles que se desenvolve o embrião.

OBJETIVOS ESPECÍFICOS DO CAPÍTULO XIII

Após o estudo deste capítulo o aluno deve ser capaz de:

1. citar e definir, morfológica e funcionalmente, os órgãos genitais femininos;
2. descrever o comportamento do peritônio na cavidade pélvica;
3. definir escavação vesico-uterina e reto-uterina;
4. citar os principais meios de fixação do útero;
5. citar a localização e fixação do ovário;
6. citar as diferenças morfológicas macroscópicas observadas no ovário antes e depois das ovulações;
7. definir e citar a localização das tubas uterinas, comunicações e partes;
8. citar a localização ou útero, comunicações e partes;
9. citar os fatores que determinam as variações de forma, tamanho e posição do útero;
10. citar a posição do útero com relação à vagina;
11. definir vagina e citar suas comunicações;
12. definir o canal do parto;
13. definir hímen e citar suas características morfológicas;
14. citar os órgãos genitais externos;
15. definir vestíbulo da vagina e citar os elementos nele situados;
16. citar a localização e descrever a morfologia do clitóris e do bulbo do vestíbulo;
17. definir mama, citar sua localização e descrever sua morfologia externa e arquitetura;
18. definir assoalho da pelve;
19. identificar: ligamentos largo e redondo do útero, mesovário, escavações vesico-uterina e reto-uterina, ovários, tubas, útero e suas partes, vagina e pudendo feminino com seus elementos;
20. identificar a papila e aréola na mama feminina;
21. citar as diferenças existentes, quanto ao tecido glandular e adiposo, entre as mamas humanas e de um bovino;
22. identificar os cornos uterinos em bovino, bem como os órgãos genitais destes animais.

Capítulo XIV

Sistema Endócrino

1.0 – Conceito anatômico e funcional

As glândulas endócrinas, também chamadas glândulas sem ducto ou glândulas de secreção interna, estão representadas por órgãos relativamente pouco volumosos e localizados em regiões diversas do corpo. Por não possuírem ducto ou ductos excretores, lançam seus respectivos produtos de secreção – **hormônios** – diretamente na corrente sanguínea. Este fato atesta a solidariedade fisiológica que existe entre elas, isto é, são glândulas hormógenas, que produzem hormônios. Por outro lado, não há nenhuma conexão estrutural demonstrável entre estes órgãos, tal como encontramos, por exemplo, entre os componentes do sistema digestivo ou do sistema respiratório. Portanto, a rigor, não se poderia falar de um **sistema endócrino anatômico,** embora a expressão seja de uso corrente. Isto não exclui, todavia, o fato de que cada glândula endócrina desenvolve-se em íntima relação com um sistema orgânico específico, embora a falta de conexão anatômica entre elas seja obstáculo suficiente para tornar discutível o conceito de sistema endócrino, do ponto de vista anatômico.

2.0 – Glândulas endócrinas

A elas pertencem a glândula tireoide, paratireoide, suprarrenal, pâncreas, hipófise, corpo pineal, ovário e testículo. A figura 14.0 mostra a localização topográfica das glândulas endócrinas em conjunto.

2.1 – Glândula tireoide

Situa-se no plano mediano do pescoço, abraçando parte da traqueia e da laringe. Tem a forma de um H ou de um U (Fig. 14.0), apresentando dois **lobos, direito** e **esquerdo**, unidos por uma fita variável de tecido glandular, o istmo.

2.2 – Glândulas paratireoides

Estão situadas, geralmente, na metade medial da face posterior de cada lobo da glândula tireoide. Seu número varia de 2 a 6 e cada uma delas mede no máximo 6 milímetros.

2.3 – Glândulas suprarrenais

São bilaterais, estando localizadas sobre o polo superior dos rins onde podem ser facilmente visualizadas. Sua porção central é a **medula**, e a periférica, o **córtex**.

2.4 – Pâncreas

É uma glândula mista e sua porção exócrina foi mencionada no Capítulo X. A parte endócrina corresponde às **ilhotas pancreáticas** (de Langerhans) microscópicas, disseminadas na porção exócrina.

2.5 – Hipófise

É um corpo ovoide, cuja principal porção está situada na fossa hipofisária do osso esfenoide onde, geralmente, permanece após a remoção do cérebro. Faz parte do **hipotálamo** e está ligada ao cérebro pelo **Infundíbulo**. Veja o Capítulo V.

2.6 – Corpo pineal

Também denominado epífise, está localizado abaixo do esplênio do corpo caloso e faz parte do **diencéfalo**. Veja o Capítulo V.

2.7 – **Ovário:** Veja o Capítulo XIII.

2.8 – **Testículo:** Veja o Capítulo XII.

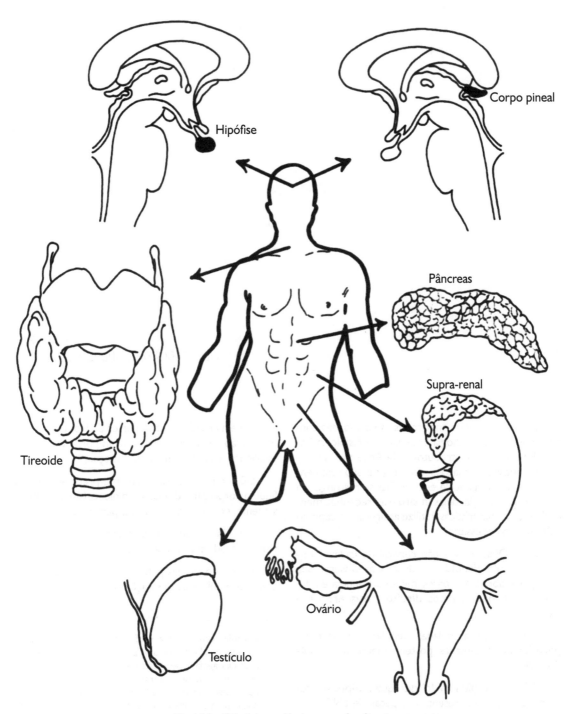

Fig. 14.0 – Glândulas endócrinas e sua localização.

ROTEIRO PARA AULA PRATICA DE GLÂNDULAS ENDÓCRINAS

1.0 – As glândulas endócrinas são estudadas com pormenores na Histologia Especial e na Fisiologia Básica. Em um curso introdutório de Anatomia, entretanto, poucas informações morfológicas são realmente essenciais para aquele estudo. Elas se restringem à identificação das glândulas **in situ** e ao reconhecimento de suas características. Utilize as figuras do capítulo XIV quando necessário.

2.0 – Observe a região cervical do cadáver onde a **glândula tireoide** foi dissecada. Observe sua topografia, abraçando parcialmente a traqueia e a laringe. Identifique os **lobos direito** e **esquerdo** e o **istmo**.

3.0 – Em peças isoladas identifique as glândulas **paratireoides**, situadas posteriormente à glândula tireoide.

4.0 – No capítulo V foi dito que a **hipófise**, geralmente, não se apresenta nas peças de SNC, pois quando se retira o encéfalo do crânio, rompe-se a haste que a prende a outras partes do hipotálamo. Por esta razão, para visualizar esta importante glândula endócrina, examine uma hemicabeça. (*)

5.0 – Em peças especialmente preparadas identifique o **corpo pineal** situado no diencéfalo (mais precisamente, no epitálamo, uma das partes do diencéfalo).

6.0 – Identifique no cadáver a **glândula suprarrenal**, situada sobre o polo superior do rim.

7.0 – O pâncreas já foi estudado no Capítulo X. Localize-o utilizando ilustrações daquele capítulo.

(*) A hipófise ocupa a fossa hipofisal da sela túrcica do osso esfenoide, recoberta por uma prega da dura-máter denominada diafragma da sela. Esta prega é atravessada pela haste que une a hipófise a outras partes do hipotálamo. Nestas condições, a glândula fica "enclausurada" na sela túrcica, o que explica o rompimento da haste quando se retira o encéfalo do crânio.

OBJETIVOS ESPECÍFICOS DO CAPÍTULO XIV

Após o estudo deste capítulo o aluno deve ser capaz de:

1. conceituar sistema endócrino dos pontos de vista anatômico e funcional;
2. citar a localização, a forma e os lobos da glândula tireoide;
3. citar a localização das glândulas paratireoides, suprarrenais, pâncreas, hipófise, corpo pineal, ovário e testículo;
4. identificar no cadáver ou em peças isoladas: glândulas tireoide, paratireoides, suprarrenais, pâncreas, hipófise, corpo pineal, ovário e testículo;
5. identificar os lobos da glândula tireoide.

Capítulo XV

Sistema Sensorial

1.0 – Conceito

Para que o sistema nervoso possa exercer suas funções de integração e coordenação, comandando contínuos ajustamentos que se fazem necessários para o perfeito funcionamento do organismo, é preciso que cheguem até ele informações provenientes dos meios interno e externo. Estes informes originam-se como estímulos que são captados por órgãos específicos, denominados **sensoriais** que, no seu conjunto, constituem o **sistema sensorial.** O elemento primário de qualquer órgão sensorial é o receptor que pode ser único ou consistir de um agregado de unidades. Assim, no capítulo V, foram mencionados os órgãos relacionados com a sensibilidade geral **(exteroceptiva e proprioceptiva)** e nos capítulos IX e X, foram feitas referências, respectivamente, aos órgãos sensoriais diretamente relacionados com a **olfação e gustação.** Na extremidade cefálica, entretanto, desenvolvem-se órgãos sensoriais altamente complexos, encarregados de captar o estímulo luminoso e o sonoro: são os **órgãos da visão** e **vestíbulo-coclear.** Este capítulo diz respeito à Anatomia destes dois órgãos sensoriais.

2.0 – Órgãos da visão

Compreende o olho e órgãos acessórios, que serão descritos separadamente.

2.1 – Olho – O bulbo ocular

Está localizado na órbita e funciona como uma máquina fotográfica, isto é, dotado de um sistema de lentes que fazem convergir os raios luminosos para os fotorreceptores (Fig. 15.0).

2.1.1 – Túnicas do bulbo ocular – (Fig. 15.0)

O bulbo ocular apresenta três túnicas concêntricas:

a) **túnica fibrosa,** a mais externa;
b) **túnica vascular,** média;
c) **túnica interna,** a **retina,** onde se localizam os fotorreceptores.

a) **Túnica fibrosa** – Compreende a **esclera** e a **córnea.** Esta última é a parte anterior, transparente, da túnica fibrosa do bulbo ocular, e funciona como meio dióptrico, isto é, como meio de refração para os raios luminosos. A esclera é a parte opaca, posterior, da túnica fibrosa, servindo como meio de proteção e para a inserção de tendões dos músculos motores do olho. Tem uma coloração esbranquiçada e pode ser vista através da conjuntiva, como o "branco do olho".

b) **Túnica vascular** – Corresponde à túnica média e contém numerosos vasos. Compreende três partes: **corioide, corpo ciliar e íris.** A corioide é posterior, de coloração marrom, e forra a maior parte da esclera. O corpo ciliar é um espessamento da túnica vascular e une a corioide com a íris. Apresenta uma série de elevações em sua superfície interna, os **processos ciliares,** nos quais se prendem as fibras do **ligamento suspensor da lente.** A **lente** (cristalino) está, portanto, presa ao corpo ciliar (Fig. 15.1). Um dos componentes mais importantes do corpo ciliar é o **músculo ciliar** (músculo liso): quando se contrai, o corpo ciliar é deslocado anteriormente e isto,

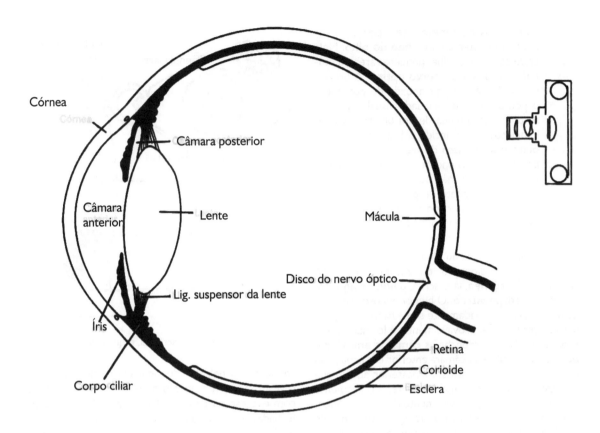

Fig. 15.0 – Corte sagital do olho. A corioide aparece em preto.

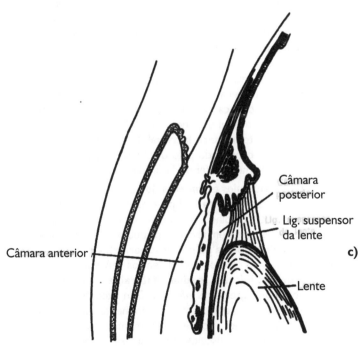

Fig. 15.1 – Corte sagital do olho: detalhe.

presumivelmente, faz diminuir a tensão das fibras do ligamento suspensor da lente. Nestas condições, a parte central da lente torna-se mais curva, aumentando seu poder de refração e permitindo o foco para objetos mais próximos. A este fenômeno dá-se o nome de **mecanismo de acomodação**. A **íris** é um diafragma circular, pigmentado, situado anteriormente à lente e apresentando uma abertura central, a **pupila**. O diâmetro da pupila varia com a quantidade de raios luminosos: na luz intensa ela se contrai, dilatando-se quando há pouca luminosidade. Para isto a íris apresenta um **músculo dilatador da pupila** e um **músculo esfíncter da pupila**.

c) **Túnica interna** – É também denominada **retina** e apresenta uma estrutura microscópica complexa para poder captar os estímulos luminosos. Esta estrutura, entretanto, não existe em toda a retina, terminando ao nível de uma franja denteada, a **ora serrata**. A porção receptora da retina, posterior à **ora serrata**, contém células especiais, fotorreceptoras, os cones e os **bastonetes**. Esta porção é conhecida também como **fundo do olho**. Nele pode-se distinguir duas pequenas áreas, a **mácula** e o **disco do nervo óptico**. A primeira contém grande quantidade de cones e é o ponto de maior acuidade visual. Para que se tenha visão nítida de um objeto, os raios luminosos devem incidir sobre a mácula. Por outro lado, o disco do nervo óptico corresponde ao ponto onde este nervo emerge da retina. Esta área não possui fotorreceptores, cones ou bastonetes, e por esta razão é denominada **ponto cego da retina** (Fig. 15.0). Os impulsos luminosos captados na retina são levados ao cérebro pelo nervo óptico.

2.1.2 – Meios dióptricos do olho

O aparelho dióptrico ou refrativo do olho compreende a **córnea**, já descrita, o **humor aquoso**, a **lente** e o **corpo vítreo**. O humor aquoso tem uma composição aproximadamente semelhante à do plasma sem proteínas e, provavelmente, é formado pelos processos ciliares. Preenche as **câmaras anterior** e **posterior do olho**. A câmara anterior é o espaço situado entre a córnea e a íris, e a posterior, aquele que se localiza entre a íris, anteriormente, e o ligamento suspensor da lente, posteriormente (Fig. 15.0). A lente é uma estrutura biconvexa, transparente, capaz de produzir a refração de raios luminosos. Está situada posteriormente à íris e presa aos processos ciliares pelo seu ligamento suspensor. Sua convexidade, como foi visto, pode aumentar ou diminuir com o mecanismo da acomodação, permitindo a visão de objetos mais próximos ou mais distantes. Finalmente, o corpo vítreo, é uma substância gelatinosa, transparente, que ocupa os 4/5 posteriores do olho, posteriormente à lente (Fig. 15.0).

2.1.3 – Algumas considerações

Na corioide da maioria dos mamíferos uma membrana iridescente, o **tapetum**, pode ser visto através da retina. Esta membrana é responsável pelo reflexo verde ou azulado, visto nos olhos de muitos mamíferos, como no gato, por exemplo.

2.2 – Anexos do olho

Os anexos do olho incluem **elementos de proteção** e **músculos motores**, denominados **extrínsecos do olho**.

2.2.1 – Elementos de proteção

Compreendem os **supercílios**, os **cílios**, as **pálpebras** e a **glândula lacrimal**. Os supercílios impedem que o suor, escorrendo pela fronte, atinja o olho. Os cílios, implantados na borda livre das pálpebras, protegem o olho contra a penetração de partículas de poeira. As pálpebras apresentam na sua superfície interna uma membrana

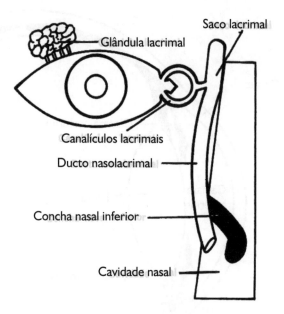

Fig. 15.2 – Vias lacrimais, esquemático.

rósea, muito delgada, denominada **conjuntiva**, que reveste também a porção anterior do bulbo ocular, com exceção da córnea. Quando as pálpebras estão fechadas forma-se um espaço entre elas e o bulbo ocular, o **saco conjuntival**. A glândula lacrimal (Fig. 15.2) está situada no ângulo lateral e superior da órbita e seus ductos se abrem na porção superior do saco conjuntival. A secreção lacrimal (lágrimas) umedece constantemente o olho, impedindo o ressecamento da córnea e neste processo o piscar das pálpebras é um auxiliar valioso. Como as lágrimas são produzidas continuamente, faz-se necessário a existência de um sistema de drenagem. Este está constituído, em cada olho, por dois **canalículos lacrimais** que se iniciam **no** ângulo medial do olho e desembocam, depois de curto trajeto, no **saco lacrimal**. O saco lacrimal, por sua vez é continuado pelo **ducto nasolacrimal** que se abre no meato inferior da cavidade nasal (Fig. 15.2).

2.2.2 – Músculos extrínsecos do olho

Observe a figura 15.3 para identificar os músculos extrínsecos do olho. São sete, dos quais seis estão fixados na esclera e um levanta a pálpebra superior **(músculo elevador da pálpebra superior)**. Os músculos motores do olho compreendem os **músculos retos superior, inferior, medial** e **lateral**, e os **músculos oblíquos superior** e **inferior**. Com exceção dos retos lateral e medial, que são puramente **abdutores** e **adutores** do olho, respectivamente, as ações dos outros quatro músculos são complexas e não podem ser expressas simplesmente como um abaixamento

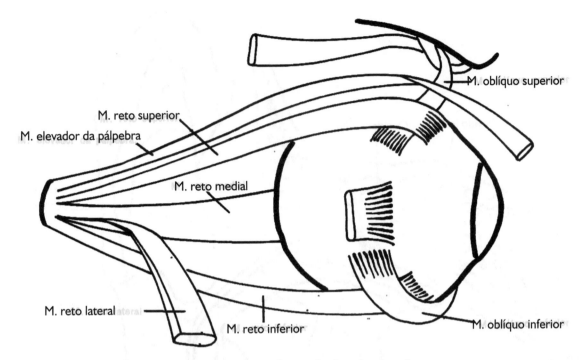

Fig. 15.3.A – Músculos extrínsecos do olho, vistos lateralmente.

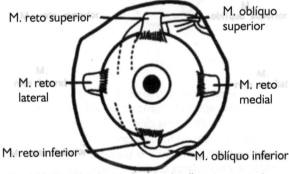

Fig. 15.3.B – Músculos extrínsecos do olho, vistos anteriormente.

(reto inferior) ou elevação (reto superior) do olho. Na verdade, dependendo da posição do olho, isto é, se aduzido, abduzido ou em posição primária, as ações dos músculos retos (superior e inferior), e dos oblíquos (superior e inferior), variam. Não cabe aqui uma discussão minuciosa sobre o assunto.

3.0 – Órgão vestíbulo-coclear

É um órgão que percebe não apenas estímulos sonoros mas também estímulos provocados por alterações da posição da cabeça no espaço. Deste modo, o órgão vestíbulo-coclear é o órgão da audição mas também do equilíbrio e compreende três partes: **ouvido externo, médio** e **interno** (Fig. 15.4).

3.1 – Ouvido externo (Fig. 15.4).

Compreende o **pavilhão** e o **meato acústico externo.** O pavilhão, dobra cutânea em forma de concha, suportada por esqueleto cartilaginoso incompleto, é continuado pelo meato acústico externo; este canal, cartilaginoso no terço lateral e ósseo nos dois terços mediais, é revestido internamente por pele, rica em glândulas ceruminosas.

As ondas sonoras captadas pelo pavilhão seguem pelo meato acústico externo até a **membrana do tímpano,** lâmina conjuntiva flexível situada entre o ouvido externo e o ouvido médio.

3.2 – Ouvido médio

É uma pequena cavidade **(cavidade do tímpano)** cheia de ar e separada do ouvido externo pela membrana do tímpano. O princípio da audição repousa na utilização de estímulos sonoros que fazem vibrar a membrana do tímpano e dão início aos impulsos nervosos que devem ser conduzidos pela porção coclear do n. vestíbulo-coclear (VIII par) até as áreas auditivas do cérebro. Entre a membrana do tímpano e o nervo entretanto, existe a cavidade do tímpano e parte do osso temporal (mais precisamente, parte da porção petrosa do osso temporal). Para que o estímulo cruze o ouvido médio, estende-se através dele uma cadeia de minúsculos ossos denominados **ossículos do ouvido.** A figura 15.5 mostra como o **martelo,** a **bigorna** e o **estribo** se articulam entre si.

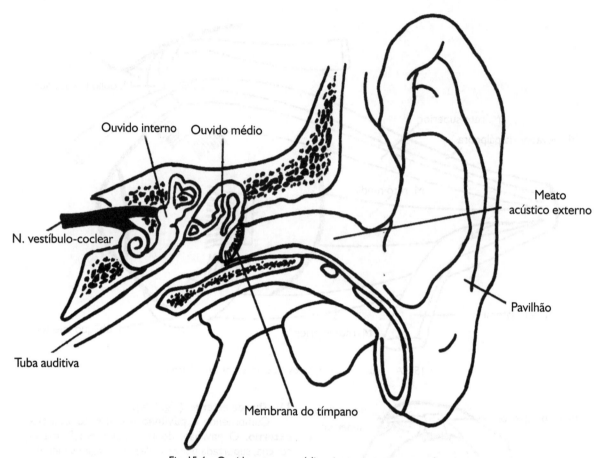

Fig. 15.4 – Ouvido externo, médio e interno, esquema geral.

A base do estribo está aplicada a uma abertura oval da parede medial do ouvido médio denominada **janela do vestíbulo**. As vibrações da membrana do tímpano são transmitidas pelos ossículos do ouvido à base do estribo e dela para o ouvido interno. A tensão da cadeia de ossículos do ouvido é controlada por dois músculos, o **m. tensor do tímpano** e o **m. estapédio**. Logo abaixo da janela do vestíbulo nota-se uma segunda abertura, a **janela da cóclea,** obliterada pela **membrana secundária do tímpano**. Não é demais relembrar que o ouvido médio comunica-se com a faringe através da **tuba auditiva**; esta comunicação permite estabelecer igualdade de pressão atmosférica em ambas as faces da membrana do tímpano, condição essencial para o seu bom funcionamento (Fig. 15.5.B).

3.3 – Ouvido interno – (Fig. 15.6 e 15.7)

Situado na parte petrosa do osso temporal, tem uma forma complicada e, por esta razão, é denominado **labirinto**. Na verdade, há dois labirintos: um **ósseo** que aloja o segundo, **membranoso**. O labirinto ósseo consiste de três partes: a **cóclea**, o **vestíbulo** e os **canais semicirculares**. A cóclea apresenta-se como uma espiral em torno de um eixo, o **modíolo**.

O vestíbulo é uma cavidade oval situada entre a cóclea e os canais semicirculares, apresentando duas vesículas membranosas – o **sáculo** e o **utrículo**. Os canais semicirculares são três e dispõem-se de tal modo a ocupar os três planos geométricos, formando entre si ângulos de cerca de 90°.

Como foi dito, o labirinto ósseo aloja o membranoso, existindo entre os dois um líquido, a **perilinfa**. O labirinto membranoso por sua vez está cheio de **endolinfa**. As vibrações transmitidas pelos ossículos à perilinfa, através da janela do vestíbulo, propagam-se ao labirinto membranoso e à endolinfa que estimula o **órgão espiral** (de Corti)), sede dos receptores auditivos e situados no **ducto coclear** (cóclea membranosa). Daí partem os impulsos nervosos, provocados pelas ondas sonoras, através de fibras da porção coclear do n. vestíbulo-coclear, em direção a núcleos situados na ponte, de onde, por cadeias de neurônios, são levados à córtex auditiva do cérebro, localizada no lobo temporal.

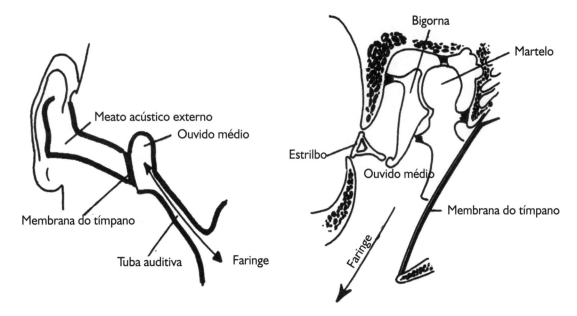

Fig. 15.5.A – Ouvido médio e sua comunicação com a faringe através da tuba auditiva.

Fig. 15.5.B – Ossículos do ouvido médio.

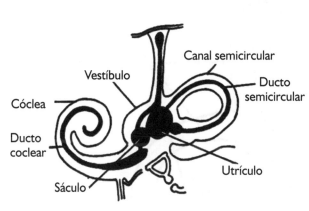

Fig. 15.6 – Ouvido interno, esquemático.

O século, utrículo e ductos semicirculares estão relacionados com o equilíbrio (Fig. 15.6). As duas primeiras estruturas são vesículas membranosas contidas no vestíbulo e unidas por um pequeno canal; dentro dos canais semicirculares ficam os **ductos semicirculares** (são parte do labirinto membranoso) que se abrem no utrículo. A extremidade que se abre no utrículo apresenta uma dilatação, a **ampola**. Nesta situa-se um órgão sensorial específico, a **crista ampular**. No sáculo e utrículo apresentam-se as **máculas**, também encarregadas de recepção sensorial.

3.4 – Equilíbrio e ouvido interno

A Ampola, utrículo e ductos semicirculares estão envolvidos pela perilinfa e contêm endolinfa. Movimentos da cabeça agitam a endolinfa, estimulando os receptores específicos referidos no item anterior: crista ampular e mácula. Os impulsos aí originados são levados ao tronco encefálico pelas fibras da porção vestibular do VIII par craniano e daí vão ter ao cerebelo, levando-lhe informações sobre a posição e os movimentos da cabeça. Estes estão particularmente associados com a manutenção do equilíbrio e da postura do indivíduo, e a informação recebida do cérebro é correlacionada e integrada com impulsos captados no órgão da visão e nos receptores proprioceptivos localizados em tendões musculares e cápsulas articulares, produzindo uma resposta muscular reflexa que mantém o equilíbrio. Diversas experiências demonstram a função da porção vestibular do órgão vestíbulo-coclear: animais nos quais se destrói esta porção, perdem a habilidade para manter o equilíbrio. O "enjoo" sentido por certas pessoas quando viajam de carro, avião ou navio, é devido a um aumento da excitabilidade da porção vestibular do ouvido interno.

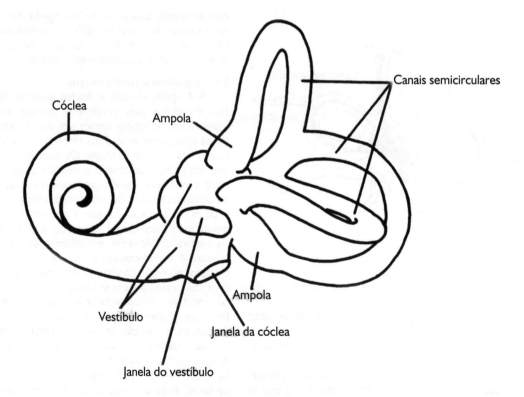

Fig. 15.7 – Labirinto ósseo: cóclea, vestíbulo e canais semicirculares.

ROTEIRO PARA AULA PRATICA DE SISTEMA SENSORIAL

1.0 – Na aula prática vão interessar somente os órgãos da visão e o vestíbulo-coclear. É preciso que se tenha em mãos material de boa qualidade e cuidadosamente selecionado. Nesta prática a assistência do Professor é indispensável e algumas estruturas deverão ser demonstradas, fugindo à regra geral seguida nos capítulos anteriores.

2.0 – Os laboratórios que disponham de modelos de gesso, borracha sintética, material plástico etc. devem entregá-los aos alunos. Geralmente estes modelos são desmontáveis e os estudantes podem, com o auxílio das ilustrações, mesmo esquemáticas do Capítulo XV, identificar as estruturas mais importantes. Este estudo, entretanto, não é suficiente: preparações especiais devem ser feitas para complementá-lo.

3.0 – Utilizando modelo dos órgãos da visão, identifique as túnicas do bulbo ocular: **fibrosa, vascular** e **interna**. Reconheça a **esclera** e a **córnea**, a **corioide**, o **corpo ciliar**, a íris, a **pupila**, a **lente**, os **processos ciliares**, a **ora serrata**, a **mácula**, o **disco do nervo óptico** e as **câmaras anterior** e **posterior do olho**.

4.0 – Olhos de boi, pelo seu tamanho, servem muito bem para este estudo. Observe uma destas peças cortadas frontalmente, e identifique a pupila, a íris, o corpo ciliar e os processos ciliares. Note a coloração escura da retina. Em algumas peças, eventualmente, pode ter sido conservada a **lente**.

5.0 – Na mesa neutra peças foram especialmente preparadas para demonstrar anexos do olho. Com o auxílio da figura 15.2 identifique a **glândula lacrimal**, os **canalículos lacrimais**, o **saco lacrimal** e o **ducto nasolacrimal**. Qual a função da **conjuntiva**? E da **secreção lacrimal**? Onde desemboca o ducto nasolacrimal?

6.0 – Observe agora uma peça onde foram dissecados os músculos extrínsecos do olho. Identifique os **mm. retos superior, inferior, medial, lateral**, os **mm. oblíquos superior** e **inferior** e o **m. elevador da pálpebra superior**. Qual a função destes músculos em termos gerais?

7.0 – Tome agora um modelo de órgão vestíbulo-coclear. Com o auxílio das figuras do Capítulo XV identifique o **ouvido externo, médio** e **interno**. A seguir reconheça o pavilhão, o meato acústico externo, a **membrana do tímpano**, os **ossículos do ouvido**, a **janela do vestíbulo**, a **janela da cóclea**, a **tuba auditiva**, a **cóclea**, os **canais semicirculares**, o **sáculo** e o **utrículo**.

8.0 – Em uma hemicabeça, identifique na nasofaringe o **óstio faríngico da tuba audiva**. Qual a função da tuba auditiva?

9.0 – Na mesa neutra peças especiais foram preparadas para que você possa identificar in situ, o ouvido externo, médio e interno com as estruturas neles contidas. Esta identificação nem sempre é fácil: peça a assistência do Professor. Ele pode também mostrar para você moldes do labirinto em liga de Wood e preparações isoladas dos ossículos do ouvido.

CAPÍTULO XV

OBJETIVOS ESPECÍFICOS DO CAPÍTULO XV

Após o estudo deste Capítulo o aluno deve ser capaz de:

1. conceituar funcionalmente o sistema sensorial;
2. definir as túnicas do bulbo ocular;
3. definir e citar a função da córnea e da esclera;
4. citar os componentes da túnica média;
5. definir corpo ciliar e ligamento suspensor da lente;
6. citar a função do músculo ciliar;
7. definir a íris e citar sua função;
8. definir retina e citar sua função;
9. definir ora serrata, ponto cego, disco do nervo óptico e mácula da retina;
10. descrever as câmaras do bulbo ocular e seus respectivos conteúdos;
11. definir os meios dióptricos do olho;
12. citar a localização da lente;
13. citar os músculos extrínsecos do olho e a função principal de cada um deles;
14. citar a localização e função dos órgãos anexos do olho;
15. definir o órgão vestíbulo-coclear e citar as suas partes;
16. definir as partes do ouvido externo e citar suas funções;
17. definir membrana do tímpano;
18. definir ouvido médio e descrever seu conteúdo e comunicações;
19. definir tuba auditiva e citar sua função;
20. descrever o ouvido interno e suas partes componentes com respectivas funções;
21. citar o trajeto do estímulo sonoro até o local de interpretação do mesmo;
22. explicar a correlação entre movimentos da cabeça e equilíbrio;
23. identificar em modelo: túnicas do bulbo ocular, esclera, córnea, corpo ciliar, íris, pupila, processos ciliares, **ora serrata**, mácula, disco do n. óptico, câmaras anterior e posterior do olho e n. óptico;
24. identificar em olho de bovino: pupila, íris, corpo ciliar, processos ciliares e a retina;
25. identificar em peças preparadas: glândula lacrimal, canalículos lacrimais, saco lacrimal e ducto nasolacrimal;
26. identificar em peças preparadas os mm. extrínsecos do olho;
27. identificar em modelo: pavilhão, meato acústico externo, membrana do tímpano, ossículos do ouvido, janela do vestíbulo, janela da cóclea, tuba auditiva, cóclea, canais semicirculares, sáculo e utrículo;
28. identificar em hemicabeça o óstio faríngico da tuba auditiva;
29. identificar em peças preparadas o ouvido externo, médio e interno e as estruturas neles contidas.

Capítulo XVI

Sistema Tegumentar

1.0 – Conceito

Embora o estudo do sistema tegumentar seja eminentemente microscópico, algumas informações macroscópicas devem ser aqui registradas. Trata-se de um sistema que inclui a pele e seus anexos (pele, unhas e mamas), proporcionando ao corpo um revestimento protetor, que contém terminações nervosas sensitivas e participa da regulação da temperatura corporal, além de cumprir outras funções. Por razões didáticas as mamas foram descritas no Capítulo XIII.

2.0 – Pele

No adulto a área total de pele corresponde a aproximadamente 2 m^2, apresentando espessura variável (1 a **4** mm) conforme a região: é mais espessa, por exemplo, nas superfícies dorsais e extensoras do corpo do que nas ventrais e flexoras. As áreas de pressão, como a palma das mãos e a planta dos pés, apresentam pele mais espessa; já nas pálpebras ela é muito fina. O fator etário também condiciona a espessura da pele, mais delgada na infância do que na velhice. A distensibilidade é outra das características da pele que também varia de região para região: muito distensível no dorso da mão, por exemplo, na palma da mão ela o é muito pouco. A elasticidade, por outro lado, também diminui com a idade.

2.1 – Camadas da pele (Fig. 16.0)

Duas camadas são reconhecidas na pele: a **epiderme**, mais superficial, e a **derme**, subjacente a ela; ambas apresentam complexa estrutura microscópica. Na epiderme, as diferentes camadas que a constituem mostram as fases pelas quais passam as células que, produzidas nos estratos mais profundos, sofrem um processo de corneificação à medida que atingem os estratos mais superficiais. Em resumo, isto significa que as células da epiderme estão continuamente sendo substituídas: nas camadas mais superficiais elas morrem e se convertem em escamas de queratina que se desprendem da superfície epidérmica. A queratina é uma proteína que se hidrata facilmente e isto explica a tumefação da pele por imersão na água, fato que pode ser comprovado sem dificuldades. A derme é rica em fibras colágenas e elásticas que conferem à pele sua capacidade de distender-se quando tracionada, voltando ao estado original desde que cesse a tração. Ricamente irrigada, com extensas redes capilares, esta camada mostra elevações **(papilas dérmicas)** que se projetam na epiderme fazendo com que esta, na superfície, apresente uma série de cristas separadas por sulcos. Na polpa dos dedos estas cristas são muito visíveis, constituindo as **impressões digitais,** usadas para a identificação, uma vez que sua disposição difere de indivíduo para indivíduo.

A derme repousa sobre a **tela subcutânea** (hipoderme), rica em **tecido adiposo** (gordura). Deve-se ressaltar, entretanto, que a quantidade de tecido adiposo varia nas diferentes partes do corpo, não existindo em algumas, como as pálpebras e o prepúcio. Geralmente ela é mais espessa no sexo feminino do que no masculino e sua distribuição é diferente nos dois sexos (caráter sexual secundário). A tela subcutânea contribui para impedir a perda de calor e constitui reserva de material nutritivo.

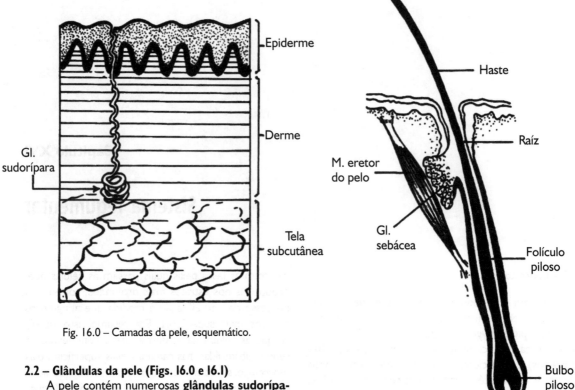

Fig. 16.0 – Camadas da pele, esquemático.

Fig. 16.1 – Corte de pele ao nível do folículo piloso, esquemático

2.2 – Glândulas da pele (Figs. 16.0 e 16.1)

A pele contém numerosas **glândulas sudoríparas** e **sebáceas**. As primeiras localizam-se na derme ou tela subcutânea, com importante função na regulação da temperatura corporal, porque sua secreção, o suor, absorve calor por evaporação da água. Possuem um longo e tortuoso ducto excretor que atravessa a epiderme e se abre na superfície da pele por meio de um **poro**. As glândulas sudoríparas são especialmente abundantes na palma das mãos e planta dos pés. Em certas regiões, como a axila e a dos órgãos genitais externos, existem glândulas muito semelhantes às sudoríparas, cuja secreção, entretanto, produz odor característico.

As glândulas sebáceas estão localizadas na derme, mas faltam nas regiões palmar e plantar. Via de regra, os duetos destas glândulas abrem-se nos folículos pilosos. Sua secreção, conhecida como sebo, serve para lubrificar a pele e os pelos.

2.3 – Coloração da pele

A cor da pele depende da quantidade de pigmentos, da vascularização e da espessura dos estratos mais superficiais da epiderme. Entre os pigmentos, a **melanina** é o mais importante e sua quantidade na pele varia com a raça. A pigmentação aumenta após inflamação, exposição ao calor, aos raios solares ou aos raios-X. Sardas e pintas são acúmulos circunscritos de melanina.

3.0 – Anexos da peie

Os pelos e as unhas, como as mamas, são considerados anexos da pele. As últimas foram descritas no Capítulo XIII.

3.1 – Pelos (Fig. 16.1)

Os pelos são uma característica fundamental dos mamíferos e cobrem considerável parte da pele, embora estejam ausentes em algumas regiões do corpo, como a palmar e a plantar. Os pelos que se desenvolvem inicialmente constituem a **lanugem,** que se desprende pouco antes do nascimento para dar lugar a pelos finos. Pelos longos desenvolvem-se na cabeça (couro cabeludo) nas axilas, ao nível da sínfise púbica e, no sexo masculino, também na face. Como ocorre com a pele, a coloração dos pelos depende da quantidade de pigmento neles existente.

No pelo distingue-se duas partes: a **haste** e a **raiz,** estando a primeira acima da pele e a segunda alojada num tubo epidérmico denominado **folículo piloso,** que mergulha na derme ou na tela subcutânea. A base do folículo é dilatada, constituindo o **bulbo piloso**. No ângulo obtuso formado pela raiz do pelo e a superfície da pele encontra-se, geralmente, um feixe de fibras musculares lisas denominado **m. eretor do pelo**, cuja contração provoca a ereção do pelo. Os ductos das glândulas sebáceas abrem-se no folículo piloso.

3.2 – Unhas (Fig. 16.2)

São placas curvas queratinizadas, dispostas na superfície dorsal das falanges distais, com função protetora. Apresentam uma parte distal, exposta, o **corpo** e uma parte proximal oculta, a raiz (matriz). Esta é coberta por um prolongamento ou prega da camada córnea da epiderme. A unha repousa sobre o **leito ungueal**, que é abundantemente vascularizado e inervado. O crescimento das unhas é contínuo durante a vida, graças a um processo de proliferação e diferenciação de células epiteliais da raiz da unha, que gradualmente se queratinizam para formar a placa córnea.

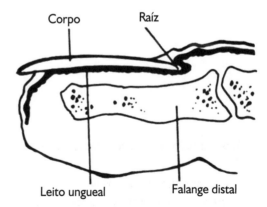

Fig. 16.2 – Corte sagital de unha em um dedo da mão, esquemático.

CAPÍTULO XVI

OBJETIVOS ESPECÍFICOS DO CAPÍTULO XVI

Após o estudo deste capítulo o aluno deve ser capaz de:

1. conceituar o sistema tegumentar;
2. descrever as características morfológicas da pele, exemplificando as variações;
3. citar as camadas da pele e suas características essenciais;
4. explicar a existência das impressões digitais;
5. definir tela subcutânea e citar suas características essenciais;
6. citar as glândulas da pele, sua localização, distribuição e função;
7. explicar a coloração da pele;
8. citar as partes componentes dos pelos;
9. citar a localização e função de m. eretor do pelo;
10. citar as partes componentes das unhas.

2

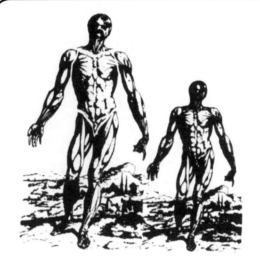

OSSOS, JUNTURAS, MÚSCULOS, VASOS E NERVOS DOS SEGMENTOS APENDICULARES E AXIAIS

CAPÍTULO XVII

Membro Inferior

Nestes, e nos capítulos seguintes, faz-se a descrição dos **ossos, articulações, músculos, vasos** e **nervos** dos segmentos corpóreos, começando pelos apendiculares (membro inferior e superior) e prosseguindo com os axiais (pescoço e cabeça, tórax, abdome e pelve).

I.0 – OSSOS DO MEMBRO INFERIOR

Como em outros vertebrados, os membros superiores e inferiores têm uma estrutura bastante semelhante, estando ligados ao tronco por ossos que constituem as chamadas **cinturas, escapular** (escápula e clavícula, para o membro superior) e **pélvica** (ossos do quadril, para o membro inferior). Se é possível descrever analogias morfológicas nos membros superior e inferior, deve-se destacar as suas diferenças funcionais, ocasionadas principalmente pela postura ereta adquirida pelo homem. Assim, **a principal função do membro superior é orientar a mão no espaço, permitindo-lhe os movimentos delicados e especializados que é capaz de executar; por outro lado, as principais funções do membro inferior são a locomoção e a sustentação do peso.** É costume descrever, com o membro inferior, regiões de transição, como a região glútea (das nádegas), além dos segmentos que o compõem: coxa, perna e pé. Da mesma maneira, e por razões didáticas, no estudo do esqueleto apendicular do membro inferior inclui-se o osso do quadril, e no do membro superior, os ossos da cintura escapular. Isto é plenamente justificável pois vários músculos da coxa têm origem em ossos da cintura pélvica, e vários músculos do braço e tórax fixam-se na escápula ou na clavícula.

O estudo dos ossos consiste, essencialmente, na identificação, em peças esqueléticas preparadas, dos acidentes ósseos, com o auxílio de desenhos ou fotografias. Quase sempre estes desenhos ou fotografias são dos ossos da metade direita do esqueleto, no caso dos ossos pares e, por esta razão, a primeira preocupação do estudante é verificar se tem nas mãos uma peça esquelética direita ou esquerda. A maneira mais fácil de fazer esta verificação é, evidentemente, comparar o osso que vai ser estudado com o mesmo osso num esqueleto articulado. Mais tarde o estudante descobrirá que há outros processos que podem ser empregados sem a utilização visual do esqueleto articulado. Mesmo tendo nas mãos um osso do lado esquerdo o estudo poderá ser feito, sem problemas, mas com maior atenção por parte do estudante. Exatamente porque o objetivo deste estudo é a identificação dos principais acidentes ósseos, as descrições que faremos serão sucintas, evitando perda de tempo na realização da tarefa. Preferimos, sempre que possível, desenhos múltiplos e esquemáticos, em sequência ordenada, para facilitar a descoberta dos acidentes. Quase sempre os Atlas e livros de Anatomia empregam figuras que apontam numerosos acidentes na mesma ilustração o que, a nosso ver, dificulta o aprendizado. É sempre conveniente relembrar que para estudar ossos isolados o estudante tem que ter um bom conhecimento das generalidades sobre o sistema esquelético (Capítulo II).

178 CAPÍTULO XVII

Os ossos do quadril (Fig. 17.0), que constituem a cintura pélvica, unem-se anteriormente na sínfise púbica e posteriormente articulam-se com a parte superior do osso sacro. O fêmur é o osso da coxa, articulando-se superiormente com o osso do quadril e inferiormente com a tíbia. Esta e a fíbula constituem o esqueleto da perna. A tíbia une-se ao esqueleto do pé.

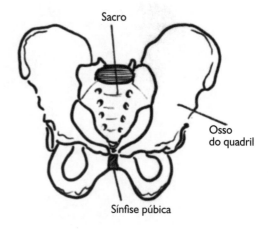

Fig. 17.1 – Ossos do quadril articulados com o sacro

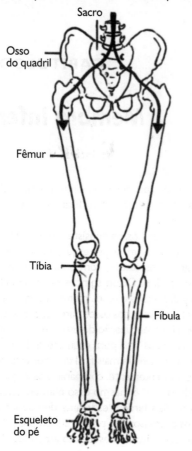

Fig. 17.0 – Esqueleto do membro inferior e cintura pélvica. As setas indicam a transmissão de peso para os membros inferiores

2.0 – Osso do Quadril

2.1 – Observe num esqueleto articulado (Fig. 17.1) como os ossos do quadril se unem anteriormente na **sínfise púbica** e posteriormente com o sacro, formando a pelve. O osso do quadril é um osso plano e suas funções incluem as de movimento (participa das articulações com o sacro e o fêmur), de defesa (protege os órgãos pélvicos), e de sustentação (transmite aos membros inferiores o peso de todos os segmentos do corpo situados acima dele) (Fig. 17.0). Em razão destas múltiplas funções o osso do quadril tem uma estrutura complexa e sua formação envolve três ossos isolados: o **ílio**, o **ísquio** e o **púbis** (Fig. 17.2). Observe que estas três peças ósseas se unem na região onde mais se faz sentir o peso suportado pelo osso do quadril, isto é, no centro do **acetábulo,** fossa articular que recebe a cabeça do fêmur. **Assim, é neste ponto que se dá a união entre o esqueleto apendicular do membro inferior e a cintura pélvica.** No homem, até a puberdade, as três peças ósseas que constituem o osso do quadril permanecem unidas umas às outras por cartilagem; a partir desta época dá-se a ossificação da cartilagem e o osso do quadril passa a ser único, embora se conserve as denominações das peças ósseas que o constituem originalmente.

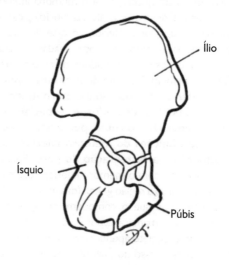

Fig. 17.2 – As três partes do osso do quadril

2.2 – Observe o osso do quadril visto lateralmente e localize o **acetábulo** (Fig. 17.3), fossa articular que recebe a cabeça do fêmur. A parede desta cavidade é interrompida, inferiormente, pela **incisura do acetábulo.** Note que no acetábulo é possível distinguir uma porção lisa em forma de ferradura, a **face semilunar,** e outra, situada entre os ramos da ferradura, rebaixada, a **fossa do acetábulo,** contínua com a incisura do acetábulo. A cabeça do fêmur desliza na face semilunar, sendo esta, portanto, a porção articular do acetábulo. Como já foi referido (Fig. 17.2) as três peças esqueléticas que constituem o osso do quadril estão unidas, no adulto, ao nível do acetábulo de modo que o **ílio** forma sua porção póstero superior, o **ramo superior do púbis,** a sua porção anterior e o **corpo do ísquio** a sua porção póstero-inferior. Toda a porção do ílio situada superiormente ao acetábulo (Fig. 17.4) constitui a **face glútea da asa do ílio,** pois serve à fixação dos músculos glúteos. As áreas de origem destes músculos são demarcadas por três linhas curvas, nem sempre fáceis de serem reconhecidas (Fig. 17.4), denominadas **linhas glúteas posterior, anterior** e **inferior.** Superiormente o ílio termina numa borda espessa, a **crista ilíaca,** facilmente palpável no vivente (Fig. 17.4). Note que a crista termina anteriormente numa projeção óssea, a **espinha ilíaca anterossuperior,** ocorrendo o mesmo posteriormente onde se localiza a **espinha ilíaca póstero superior.** Abaixo dessas duas projeções ósseas apresentam-se incisuras que as separam das **espinhas ilíacas póstero-inferior** e **anteroinferior.** A espinha ilíaca anterossuperior é um ponto de referência importante e serve à fixação do **ligamento inguinal.** Localize novamente a espinha ilíaca póstero-inferior e observe a presença da concavidade situada inferiormente **a** ela (Fig. 17.5): é a **incisura isquiática maior.** Anteriormente ao terço mais distal desta incisura, entre ela e a borda do acetábulo, apresenta-se uma elevação arredondada que marca o ponto de fusão do ílio com o ísquio. Com o auxílio da Fig. 17.5, localize o **corpo do ísquio** situado inferior e posteriormente ao acetábulo. Observe que ele se continua diretamente com a **tuberosidade isquiática** onde têm origem músculos da face posterior da coxa. Superiormente à tuberosidade isquiática (Fig. 17.5) pode-se ver a **incisura isquiática menor,** a qual está separada da incisura isquiática maior por uma projeção óssea pontiaguda, a **espinha isquiática.**

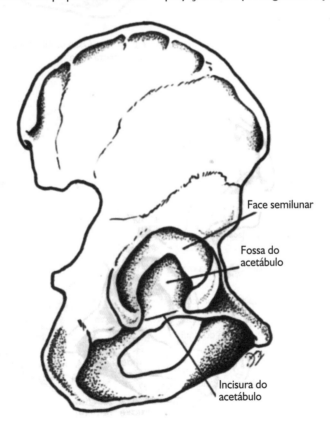

Fig. 17.3 – Osso do quadril visto lateralmente. Partes do acetábulo

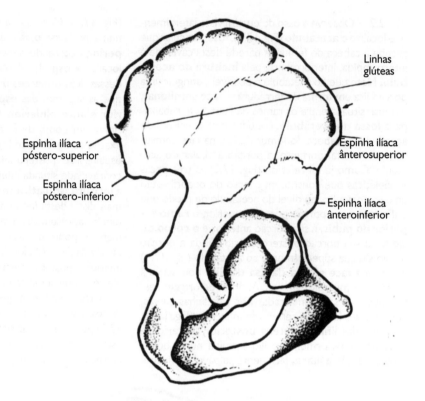

Fig. 17.4 — Osso do quadril em vista lateral. As setas apontam a crista ilíaca

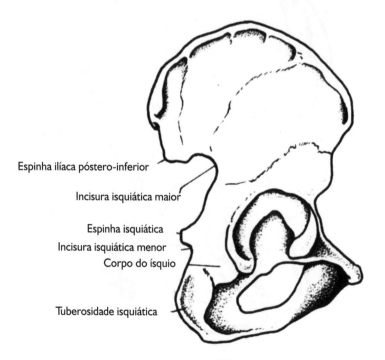

Fig. 17.5 Osso do quadril em vista lateral

2.3 – Inferiormente ao acetábulo vê-se uma grande abertura, o **forame obturado,** (Fig. 17.6) assim denominado porque no vivente ele é fechado, exceto numa pequena porção superior, pela **membrana obturadora**. Observe os limites do forame: a) inferiormente, a peça óssea que o limita está constituída pelo **ramo inferior do ísquio,** posterior, e pelo **ramo inferior do púbis,** anterior. A fusão destes dois ramos, que marca a junção do púbis com o ísquio, ocorre aproximadamente na metade da peça óssea, mas não há, no adulto, sinal evidente do ponto de junção; b) o contorno anterior do forame é constituído pelo **corpo do púbis;** c) o limite posterior é dado pelo **corpo do ísquio;** d) o limite superior está represen-

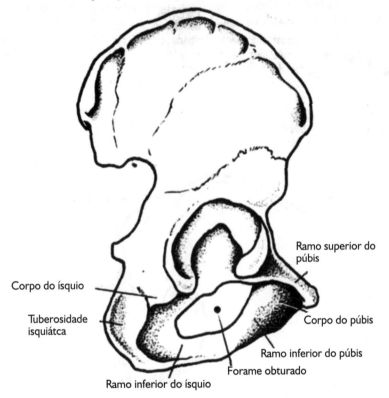

Fig. 17.6 – Osso do quadril em vista lateral

tado pelo **ramo superior do púbis**. Na figura 17.7 observe os acidentes do púbis: sua borda medial une-se à do corpo do púbis do lado oposto, por meio de uma placa de fibrocartilagem, para constituir a **sínfise púbica** (Fig. 17.1); a borda superior do ramo superior do púbis recebe a denominação de **linha pectínea*** e esta termina, medialmente, numa projeção óssea bem marcada, o **tubérculo púbico** no qual se fixa o **ligamento inguinal**. Deste modo o ligamento inguinal estende-se da espinha ilíaca anterossuperior ao tubérculo púbico (Fig. 19.79)**.

---

* O corpo do púbis tem uma borda anterior, áspera, medialmente ao tubérculo público, denominada crista púbica. Alguns A.A. denominam a linha pectínea como crista pectínea ou simplesmente pecten.

** O ligamento inguinal é, na verdade, a borda inferior da aponeurose do m. Oblíquo externo, um dos músculos da parede anterolateral do abdome.

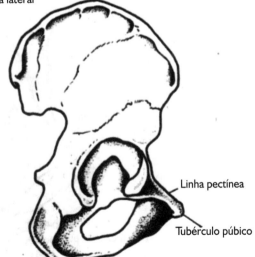

Fig. 17.7 – Osso do quadril em vista lateral

2.4 – Observe agora o osso do quadril pela sua face medial (Fig. 17.8). A maioria dos acidentes descritos anteriormente podem ser reconhecidos nesta nova visão, mas outros devem ser assinalados. Assim, na parte mais superior e posterior do ílio, situa-se uma área articular com forma de orelha, donde o seu nome – **face auricular** destinada à articulação com o osso sacro. Observe esta união num esqueleto articulado. Acima da face auricular note a presença de uma área rugosa, a **tuberosidade ilíaca,** destinada à fixação de ligamentos e músculos. Veja que, partindo da porção mais anterior da face auricular e dirigindo-se para o púbis, apresenta-se uma projeção óssea bem marcada, de direção oblíqua; no ílio ela não é tão cortante quanto no ramo superior do púbis. Esta projeção recebe o nome de **linha arqueada** e se continua com a linha pectínea. Assim, no osso do quadril, a linha arqueada está constituída pela **linha pectínea** (porção mais cortante, situada no ramo superior do púbis) e pela porção ilíaca, da linha arqueada, menos cortante, que se inicia anteriormente à face auricular. Observe que anteriormente à linha arqueada, mas antes do seu ponto de continuidade com a linha pectínea, encontra-se uma projeção, a eminência ílio-púbica, que marca a fusão do ílio com o púbis. Note como a linha arqueada divide o osso em duas porções bem distintas: a escavada, denomina-se **fossa ilíaca** e no vivente é recoberta pelo m. ilíaco; a porção inferior compreende o púbis, o ísquio e pequena porção do ílio, e nela é possível localizar as incisuras isquiáticas maior e menor, a espinha isquiática e o forame obturado, estruturas já descritas nos itens 2.2 e 2.3.

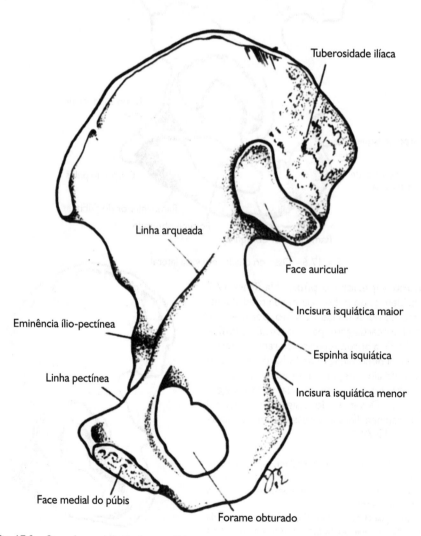

Fig. 17.8 – Osso do quadril em vista medial

2.5 – **Anatomia de superfície** – Diversos acidentes do osso do quadril são importantes pontos de reparo e podem ser palpados com maior ou menor dificuldade. Assim, a crista ilíaca pode ser palpada em toda a sua extensão e a espinha ilíaca anterossuperior é um ponto de referência frequentemente utilizado em antropometria e na prática médica. Outro acidente importante em anatomia de superfície é a tuberosidade isquiática. Sua palpação é relativamente fácil exceto nos indivíduos que apresentam nádegas muito volumosas.

2.6 – **Construção da pelve** – Articulados entre si, através da sínfise púbica anteriormente, e do sacro posteriormente, os ossos do quadril constituem a pelve óssea. O **estreito superior da pelve** (Fig. 17.9), no nível das linhas arqueadas, divide a pelve numa porção superior, a **pelve maior** (ou falsa) e outra inferior, a **pelve menor** (ou verdadeira). A pelve maior abriga órgãos abdominais, enquanto que a pelve menor abriga órgãos do sistema genital e partes terminais do sistema digestivo.

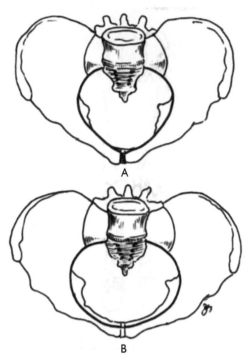

Fig. 17.10 – Estreito superior da pelve. A – no sexo masculino; B – no sexo feminino

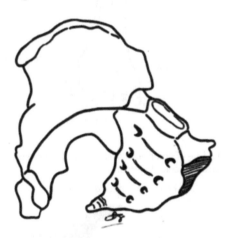

Fig. 17.9 – Estreito superior da pelve. A pelve maior situa-se acima dele enquanto que a pelve menor está abaixo

A pelve masculina tende a apresentar ossos mais pesados, com relevos mais salientes e cavidade pélvica (pelve menor) mais profunda. O estreitos superior apresenta-se com a forma de "copas" de baralho (Fig. 17.10) e o **ângulo subpúbico** (Fig. 17.11) é mais agudo. Na pelve feminina, os ossos são mais leves e delicados, com relevos menos salientes e cavidade pélvica mais rasa. As distâncias entre as espinhas isquiáticas e entre as tuberosidades isquiáticas são maiores que no sexo masculino. Além disso, na mulher, o estreito superior é redondo ou oval (Fig. 17.10) e o ângulo subpúbico aproxima-se dos 90° (Fig. 17.11). Nem sempre, entretanto, estas diferenças são marcantes.

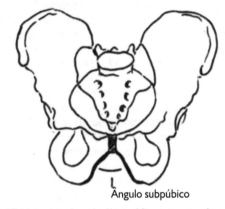

Fig. 17.11 – Angulo subpúbico. No sexo masculino ele é mais agudo e no sexo feminino aproxima-se dos 90°:

3.0 – Fêmur

3.1 – O maior osso do esqueleto é classificado como um osso longo, apresentando, portanto, duas **epífises,** proximal e distal, e um corpo, ou **diáfise. O** fêmur articula-se pela sua extremidade proximal com o osso do quadril e pela extremidade distal com a tíbia. Observe no esqueleto articulado que, em virtude das articulações dos quadris serem muito afastadas, devido à construção da pelve, os fêmures dirigem-se inferior, medial e anteriormente, convergindo para os joelhos e formando com as tíbias um ângulo obtuso (Fig. 17.12).

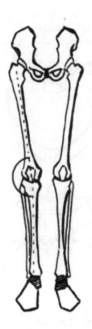

Fig. 17.12 — O ângulo obtuso formado pelo fêmur e tíbia

3.2 — Examine a extremidade proximal do fêmur (Fig. 17.13) e localize a **cabeça femural,** esferoide. Veja num esqueleto articulado como ela se encaixa no acetábulo do osso do quadril. A cabeça do fêmur apresenta uma pequena depressão, a **fóvea da cabeça do fêmur** (Fig. 17.14) onde se fixa um dos ligamentos da articulação do quadril, o ligamento da cabeça do fêmur. A conexão da cabeça femural com o corpo do osso faz-se pelo **colo do fêmur** (Fig. 17.13): repare como ele se dirige superior, medial e um pouco anteriormente. Na verdade, o colo do fêmur é um prolongamento do corpo do osso, tanto no seu desenvolvimento quanto na sua ossificação e estrutura.

Assim, no nascimento o colo é curto e espesso, alongando-se à medida que o osso se desenvolve. Do mesmo modo, o ângulo que o eixo longitudinal do colo forma com o eixo longitudinal da diáfise, denominado **ângulo de inclinação,** varia com o crescimento do osso, sendo mais aberto nos jovens (Fig. 17.13). Uma diminuição acentuada deste ângulo resulta numa condição conhecida como **coxa vara** (quadril inclinado). O aumento exagerado do ângulo de inclinação é conhecido como **coxa valga.** Muitos vasos de pequeno calibre penetram no colo do fêmur e constituem a fonte mais importante de irrigação da cabeça do fêmur. Nas fraturas do colo, e são bastante frequentes, estes vasos podem ser lesados, resultando eventualmente na necrose da cabeça do fêmur. O exame cuidadoso do ponto de união do colo com o corpo

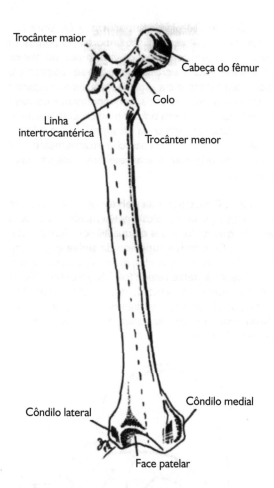

Fig. 17.13 — Fêmur em vista anterior. Observe o ângulo de inclinação do colo do fêmur

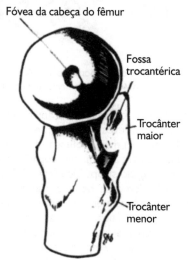

Fig. 17.14 — Extremidade proximal do fêmur em vista medial

do fêmur, em vista anterior, mostra uma linha saliente, a **linha intertrocantérica,** (Fig. 17.13) mascarada lateral e superiormente pela presença de uma grande massa óssea, o **trocânter maior.** Vê-se, pois, que o trocânter maior está justaposto à base do colo do fêmur. Observado pela face posterior, (Fig. 17.15) o **trocânter maior,** na sua parte mais superior recobre uma depressão profunda, a **fossa trocantérica** (Fig. 17.14) e está em conexão com uma projeção óssea menor e medial, o **trocânter menor,** através da **crista intertrocantérica.**

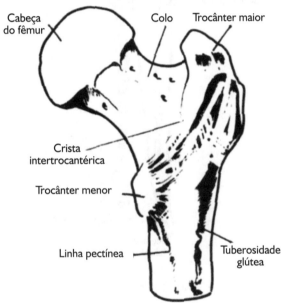

Fig. 17.15 — Extremidade proximal do fêmur em vista posterior

3.3 — O **corpo do fêmur** (diáfise) tem uma secção de forma aproximadamente triangular no terço médio e, assim, apresenta as faces anterior, medial e lateral. As faces medial e lateral, estão delimitadas, posteriormente pela **linha áspera,** que é bastante visível (Fig. 17.16). Observe a linha áspera no terço médio do corpo femural: note que ela é dupla, podendo-se distinguir um **lábio medial** e outro **lateral.** No terço médio os lábios estão muito próximos, mas nos terços proximal e distal eles tendem a divergirem. No terço proximal ocorre uma bifurcação da linha áspera: o lábio medial dirige-se para o trocânter menor e denomina-se **linha pectínea;** por sua vez o lábio lateral divergente é substituído por uma crista larga e rugosa a qual recebe o nome de **tuberosidade glútea.** No terço distal os lábios medial e lateral da linha áspera divergem, delimitando entre eles uma superfície triangular, a **face poplítea.** As linhas divergentes recebem o nome de **linhas supracondilares, medial e lateral.**

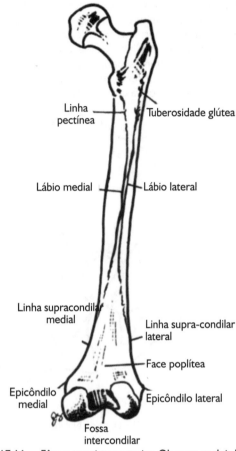

Fig. 17.16 — Fêmur em vista posterior. Observe os dois lábios da linha áspera

3.4 — Examine agora a epífise distal (Fig. 17.13) e repare como ela se expande em duas massas volumosas, os côndilos medial e lateral do fêmur. Note que estão unidos anteriormente numa superfície lisa, a face patelar, para receber a patela (rótula). O contato da patela com a face patelar dá-se quando a perna está totalmente fletida. Vistos posteriormente, (Fig. 17.16) os côndilos do fêmur mostram-se separados pela fossa intercondilar. Repare que na parte mais superior do côndilo medial apresenta-se uma projeção óssea denominada tubérculo adutor. Observe (Fig. 17.16) que ambos os côndilos apresentam pequena projeção nas suas superfícies não articulares, denominadas epicôndilos medial e lateral.

3.5 — **Anatomia de superfície** — Se o corpo do fêmur não pode ser palpado com facilidade, em virtude do revestimento dado pelas partes moles, o trocânter maior e os côndilos medial e lateral (assim como os epicôndilos lateral e medial) podem ser palpados e constituem importantes pontos de reparo.

O exame cuidadoso da posição relativa do trocánter maior pode ser muito útil no diagnóstico de luxações da cabeça do fêmur: o vértice do trocánter maior é tangenciado por uma linha (de Nelaton) traçada entre a espinha ilíaca anterossuperior e a tuberosidade isquiática (Fig. 17.36). Observe que a linha de Nelaton que deve ser traçada com a coxa fletida em ângulo reto.

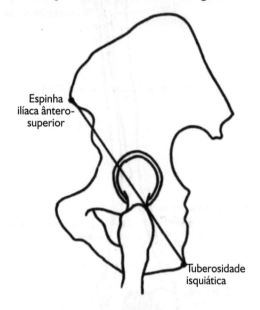

Fig. 17.17 – Linha de Nelaton

4.0 – Tíbia e Fíbula

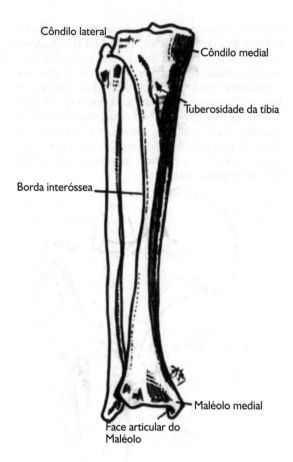

Fig. 17.18 – Tíbia e fíbula em vista anterior

São dois ossos longos, fortemente unidos, os quais, com a **membrana interóssea** distendida entre eles, formam o esqueleto da perna. A tíbia é medial e mais robusta que a fíbula, articulando-se com o fêmur pela sua extremidade proximal. Distalmente, entretanto, ambos os ossos se articulam com o tálus embora a tíbia seja a responsável direta pela transmissão do peso àquele osso.

4.1 – Tíbia

4.1.1 – Observe como a extremidade proximal da tíbia se expande para constituir uma plataforma destinada a articular-se com a extremidade distal do fêmur (Fig. 17.18). Esta plataforma está constituída pelos **côndilos medial e lateral** da tíbia que apresentam (Fig. 17.19) faces articulares na sua parte superior, separadas por uma elevação mediana, a **eminência intercondilar**. Na verdade, esta projeção mediana está constituída de dois **tubérculos**, o **intercondilar medial** e **intercondilar lateral**. Observe a presença de 2 áreas, (Fig. 17.19) respectivamente, anterior e posterior à eminência intercondilar: a anterior é maior,

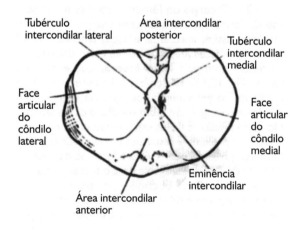

Fig. 17.19 – Extremidade proximal da tíbia em vista superior

triangular, denominada **área intercondilar** anterior; a posterior é menor, estreitada, área intercondilar posterior. Observe cuidadosamente o côndilo lateral: na parte mais posterior e inferior (Fig. 17. 20) identifique a face articular fibular, que se articula com a cabeça da fíbula. Além dos côndilos, a extremidade proximal da tíbia inclui também uma robusta projeção óssea (Fig. 17.18), a tuberosidade da tíbia, situada anteriormente, no ponto de junção da epífise com a diáfise.

4.1.2 – Basicamente o corpo da tíbia tem forma triangular (Fig. 17.18) apresentando, portanto, 3 bordas: anterior, muito proeminente e subcutânea, medial e lateral, que delimitam as três faces, medial, lateral e posterior. Devido à posição do osso, pode-se palpar facilmente, não só a borda anterior como também a face medial do corpo da tíbia no vivente. Observe como a borda lateral é cortante: aí se prende a membrana interóssea, e por esta razão, esta borda é também conhecida como borda interóssea. A borda anterior, muito nítida nos 2/3 proximais, atenua-se no terço distal, e inclusive sofre um desvio medial, fazendo com que a face lateral, nesta região venha a ocupar uma posição ligeiramente anterior. Na parte mais superior da face posterior (Fig. 17. 20) note a presença de uma crista pouco marcada que, partindo da face articular fibular cruza medial e obliquamente a face posterior para alcançar a borda medial: é a linha do músculo sóleo (linha solear).

4.1.3 – A extremidade distal da tíbia (Fig. 17.18) é uma continuação direta do corpo do osso que, estreitado na junção do terço médio com o distal, vai se alargando para constituir aquela extremidade. Assim, observe que a face medial do corpo termina expandindo-se numa robusta projeção óssea, o maléolo medial, facilmente palpável sob a pele, ao nível do tornozelo. Na parte posterior do maléolo medial (Fig. 17.20) está presente o sulco maleolar, no qual se aloja o tendão do m. tibial posterior. A face lateral do maléolo é lisa (Fig. 17.18), articula-se com o tálus e recebe o nome de face articular do maléolo. Note que ela é contínua com a face articular inferior da extremidade distal da tíbia, retangular, também destinada a articular-se com o tálus. Finalmente, observe que a face lateral da epífise distal é marcada pela presença de uma incisura, a incisura fibular, que recebe a extremidade distal da fíbula. (Fig. 17.20).

4.2 – **Fíbula** – É um osso longo, muito menos volumoso que a tíbia com a qual se articula proximal e distalmente. (Fig. 17.18).

4.2.1 – Observe sua extremidade superior (Fig. 17.21), constituída pela **cabeça da fíbula** e identifique, na sua superfície medial, uma faceta oval, situada posteriormente, destinada à articulação com a face

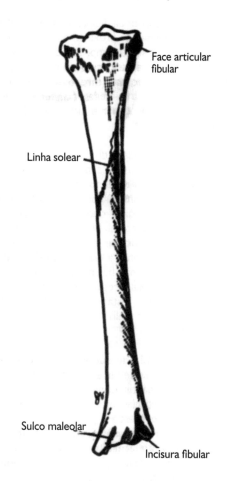

Fig. 17.20 – Tíbia em vista posterior

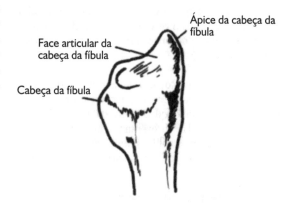

Fig. 17.21 – Extremidade proximal da fíbula

articular fibular do côndilo lateral da tíbia: **é a face articular da cabeça da fíbula.** Note como lateralmente a ela apresenta-se uma projeção óssea evidente, o **ápice da cabeça da fíbula.**

4.2.2 — O corpo da fíbula, bastante delgado, está unido à extremidade proximal por uma zona estreitada, o **colo,** de limites imprecisos, (Fig. 17.22) e apresenta-se ligeiramente torcido em espiral. Por esta razão, das suas três bordas **(interóssea, anterior e posterior),** somente a primeira pode ser identificada com facilidade. Como o nome indica prende-se aí a membrana interóssea*.

4.2.3 — A extremidade distal da fíbula (Fig. 17.23) tem forma triangular e sua superfície lateral é subcutânea, facilmente palpável no **nível** do tornozelo e termina em ponta, constituindo o **maléolo lateral.** Na verdade, pode-se dizer que a extremidade distal da fíbula é o maléolo lateral. Na sua superfície medial nota-se uma **face articular** para a articulação **com o tálus** e, posteriormente a ela, a **fossa do maléolo lateral.** Observe que não há uma face articular para a articulação com a tíbia: a região situada acima da face articular do maléolo, justapõe-se à incisura fibular. Este detalhe pode ser melhor examinado num esqueleto articulado.

4.3 — **Anatomia de superfície da Tíbia e da Fíbula.** Os côndilos da tíbia e a tuberosidade da tíbia são facilmente palpáveis ao nível do joelho. Lateral e inferiormente à articulação do joelho, a cabeça da fíbula pode ser sentida sob a pele e, inferiormente a ela, **sente-se o relevo do n. fibular comum que contorna a porção lateral do colo da fíbula.** Procure palpá-lo em você mesmo. Tanto a borda anterior quanto a face medial da tíbia são subcutâneas em toda a extensão da perna. Repare, num esqueleto articulado, a extremidade distal da tíbia e da fíbula em relação ao tálus: **observe que o vértice do maléolo medial está em nível mais alto que o vértice do maléolo lateral ao nível do tornozelo.** Faça estas observações em um colega.

5.0 — **Patela (Rótula)** — É classificada como um osso sesamóide, por estar inclusa no tendão de inserção do músculo quadríceps da coxa. O osso tem forma triangular, apresentando uma **base,** superior, e um **ápice** dirigido inferiormente. (Fig. 17.24). Observe que sua face **anterior** subcutânea,

é ligeiramente convexa e marcada por sulcos verticais. A **face articular** é posterior e apresenta duas áreas separadas por uma ligeira elevação. Destas áreas, a lateral é maior do que a medial, mas ambas se articulam

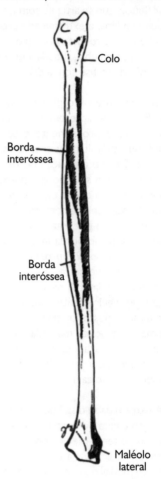

Fig. 17.22 – Fíbula em vista medial

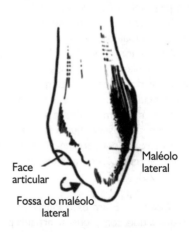

Fig. 17.23 – Extremidade distal da fíbula

---
* Os acidentes que geralmente são descritos o corpo da fíbula apresentam marcadas variações, sendo ora muito nítidos, ora muito atenuados.

com os côndilos do fêmur. O processo mais simples para se determinar se a patela é direita ou esquerda é colocá-la sobre a mesa, com o ápice voltado em direção oposta à do observador: nestas condições, a patela inclinar-se-á para o lado lateral, visto ser esta a porção mais pesada do osso, inclinando-se para o lado a que pertence.

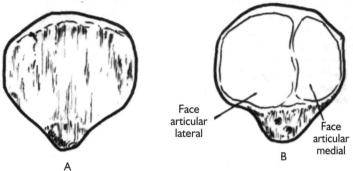

Fig. 17.24 — Patela esquerda

6.0 — Esqueleto do pé

O esqueleto do pé, como o da mão, constitui-se de ossos irregulares articulados entre si, o **tarso,** com o qual se articulam cinco ossos longos, em conjunto denominado metatarso; com os ossos do metatarso, por sua vez, articulam-se as **falanges** dos dedos. A descrição feita a seguir é um estudo do esqueleto do pé como um todo e, assim, deve ser acompanhada tendo-se em mãos um esqueleto articulado deste segmento.

Observe a Fig. 17.25 e identifique os ossos que constituem o esqueleto do pé. O **tálus,** o **calcâneo,** o **navicular,** o **cuboide** e os três **cuneiformes** (medial, lateral e intermédio) compreendem o tarso. Identifique a seguir os ossos metatársicos de I a V e reconheça as falanges dos dedos (proximal, média e distal). O tálus termina anteriormente numa projeção arredondada (Fig. 17.56), a **cabeça** do tálus, unida ao restante do osso, o **corpo,** por uma porção estreitada, o **colo.** A parte superior do corpo apresenta superfícies articulares que, no conjunto, constituem a **tróclea** do tálus. Note, num esqueleto articulado, que estas superfícies se articulam com a tíbia e a fíbula. O restante do corpo do tálus repousa sobre o calcâneo que, para recebê-lo, apresenta uma projeção medial denominada, por esta razão, **sustentáculo do tálus,** visível numa vista inferior do esqueleto do pé (Fig. 17.26). Observe como grande parte do calcâneo ultrapassa posteriormente os limites do tálus (Fig. 17.27). Identifique a **tuberosidade do calcâneo** na face posterior do osso e a **tróclea fibular** na sua face lateral. Entre o tálus e o calcâneo, mais particularmente entre a porção anterior do calcâneo e a cabeça do tálus apresenta-se um verdadeiro canal, ou funil, o **seio do tarso.** A cabeça do tálus articula-se com o osso navicular e este com os três cuneiformes (medial, intermédio e lateral) enquanto o calcâneo articula-se com o cuboide. Observe-se então que é possível distinguir duas cadeias de ossos no esqueleto do pé: a primeira me-

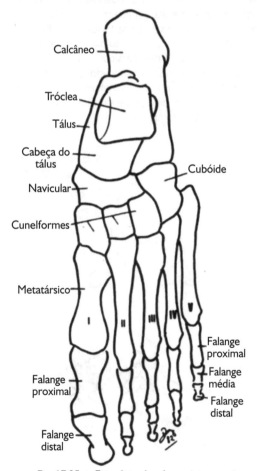

Fig. 17.25 — Esqueleto do pé em vista superior

dial, está representada pelo tálus, navicular, cuneiformes, e I, II e III ossos metatársicos; a segunda, lateral, pelo calcâneo, cuboide e IV e V ossos metatársicos. A cadeia lateral fica em nível mais baixo que a medial. Os ossos metatársicos (Fig. 17.26) apresentam uma **base** (extremidade proximal), um **corpo** e uma **cabeça** (extremidade distal). Observe que o I metatársico é o mais volumoso dos cinco, o que denuncia de imediato a sua participação direta como suporte do peso do corpo. Quanto às falanges, o hálux apresenta apenas duas, o que também pode ocorrer, ocasionalmente, no V dedo.

6.1 — Alguns aspectos gerais do esqueleto do pé

Examinando-se o dorso do esqueleto do pé verifica-se que o contorno do tarso é marcadamente convexo no sentido látero-lateral: não há pontos de relevo proeminentes que se evidenciam acima do nível geral. Entretanto, chama a atenção a presença do **seio do tarso** e a irregularidade e obliquidade da linha de articulação entre os cuneiformes e cuboide com os ossos do metatarso. De fato, observe que os cuneiformes lateral e medial projetam-se anteriormente àquela linha, de modo tal que as bases do I e III ossos metatársicos se situam adiante do plano onde se situam as bases do II e IV metatársicos. Este fato é uma consequência do menor tamanho do cuneiforme intermédio. Na face plantar do esqueleto do pé observe a presença de um par de ossos sesamóides situados na cabeça do I osso metatársico.

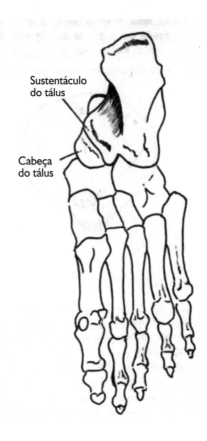

Fig. 17.26 – Esqueleto do pé em vista inferior

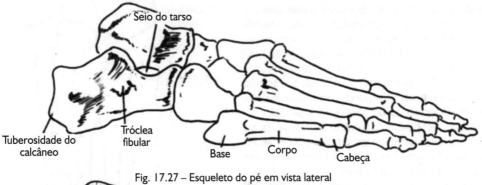

Fig. 17.27 – Esqueleto do pé em vista lateral

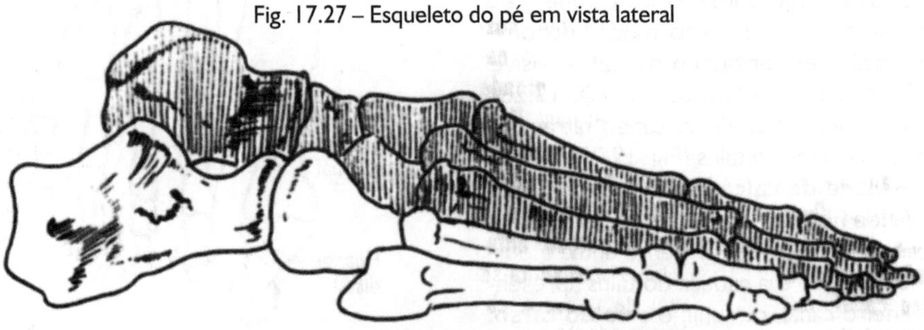

Fig. 17.28 – As duas cadeias de ossos do esqueleto do pé

JUNTURAS

7.0 – Junturas do Membro Inferior

A descrição feita a seguir pretende ser suficientemente objetiva para que o estudante tenha uma visão mais funcional e menos morfológica das principais junturas do membro inferior. Deste modo, certas minúcias foram omitidas em favor dos aspectos considerados fundamentais para a compreensão da análise dos movimentos realizados em cada uma das junturas e que será feita logo após o estudo dos músculos de cada segmento, uma vez que consideramos as ações musculares diretamente relacionadas com a mobilidade das junturas.

7.1 – Articulação do quadril

A cabeça do fêmur articula-se com os ossos do quadril, encaixando-se no acetábulo para constituir uma juntura sinovial de tipo esferoide, triaxial, denominada **articulação do quadril** (Fig. 17.0). Embora apresente características bem semelhantes à articulação do ombro, a do quadril não permite a mesma amplitude de movimentos observada naquela juntura. Por outro lado, é mais robusta e estável, pré-requisitos indispensáveis para a transferência de peso que ocorre neste nível. Além disto, a profundidade do acetábulo é aumentada por um anel fibrocartilaginoso, o **lábio do acetábulo.** (Fig. 17.29) o qual, na verdade, estreita a boca do acetábulo de tal maneira que o seu maior diâmetro é um pouco menor do que o diâmetro máximo da cabeça do fêmur, melhorando assim as condições de encaixe.

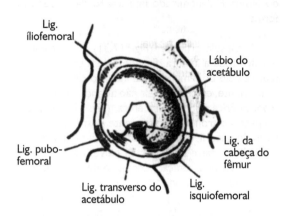

Fig. 17.29 – Acetábulo em vista lateral, depois da remoção do fêmur

7.1.1 – Cápsula articular e ligamentos

A parede do acetábulo, como se recorda, é interrompida inferiormente pela incisura do acetábulo. Um robusto ligamento (Fig. 17.29) estende-se, à maneira de ponte, nesta incisura: é o **ligamento transverso do acetábulo.** Um segundo ligamento (Fig. 17.30) **prende**-se por um lado na fóvea da cabeça do fêmur, e por outro no fundo da fossa acetabular e ligamento transverso do acetábulo. Este segundo ligamento está envolvido por um prolongamento da membrana

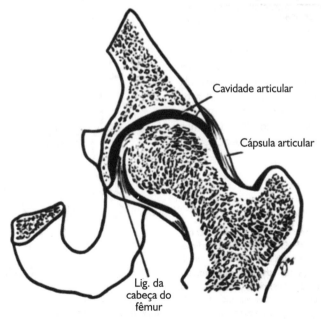

Fig. 17.30 – Articulação do quadril em corte frontal

sinovial e através dele chegam alguns vasos à cabeça do fêmur. É denominado **ligamento da cabeça do fêmur.**

A cápsula articular (Fig. 17.31) é resistente e envolve toda a juntura, fixando-se em torno do acetábulo, colo do fêmur e linha intertro-cantérica. Posteriormente, entretanto, ela não alcança a crista intertroncantérica. Na postura ereta, (Fig. 17.32), o eixo do peso do tronco é ligeiramente posterior à articulação do quadril, de modo que há uma tendência para a queda da parte posterior da pelve, isto é, a pelve descreveria uma rotação, com eixo **na** articulação do quadril, como está indicado na Fig. 17. 32. Para impedir que isso aconteça, pois seria um fator de desequilíbrio, a cápsula articular é mais resistente na sua parte anterior do que **na** posterior. Isto significa, em termos práticos que a cápsula apresenta espessamentos que a reforçam, denominados ligamentos. O mais espesso deles é o **ligamento ílio femoral** (Fig. 17.31), anterior, e que se apresenta com a forma de um Y invertido. Os outros 2 espessamentos são os ligamentos **pubofemoral** e **isquiofemoral** (Figs. 17.31 e 17.33), sendo o último, posterior, o menos espesso dos três. Finalmente, é possível demonstrar a presença de fibras circulares (Fig. 17.33) mais visíveis posteriormente, e que abraçam por assim dizer, o colo do fêmur. Estas fibras formam a **zona orbicular** situada profundamente aos três ligamentos de reforço mencionados.

7.2 — Articulação do joelho

A maior das junturas sinoviais do corpo humano é também uma das mais complexas e discutidas. A complexidade resulta principalmente das numerosas estruturas que dela fazem parte e as controvérsias giram em torno de sua classificação funcional, pois além de permitir os movimentos de uma articulação do tipo gínglimo (flexão e extensão), ela também permite um certo grau de rotação*. A articulação do joelho envolve, na verdade, três ossos: o fêmur a tíbia e a patela. Assim, os côndilos do fêmur articulam-se com os da tíbia e a face patelar recebe

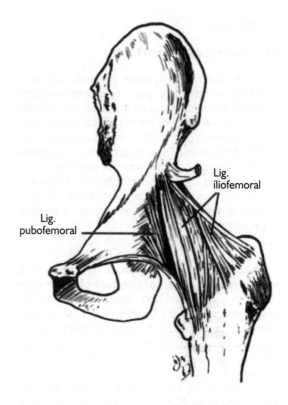

Fig. 17.31 – Cápsula articular da articulação do quadril. Vista anterior

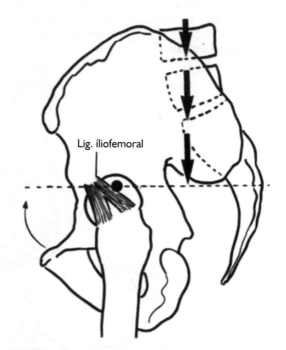

Fig. 17.32 – Importância funcional do ligamento ílio femoral: impede a rotação da pelve

---

* A maioria dos autores classifica a articulação do joelho como condilar, tomando como referência a forma das superfícies que se articulam. Nós preferimos classificá-la como gínglimo em razão dos movimentos que realiza, flexão e extensão. A rotação é considerada por nós como um movimento adicional, sem dúvida importante, como veremos, mas de pequena amplitude em relação à flexão e extensão.

MEMBRO INFERIOR 193

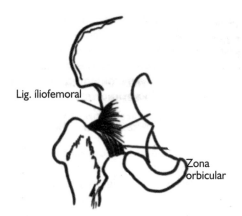

Fig. 17.33 — Articulação do quadril em vista posterior

a patela quando a perna está fletida. Como em todas as articulações do tipo gínglimo, as partes **mais** resistentes e reforçadas da cápsula articular situam-se nos lados da articulação para impedir os deslocamentos medial ou lateral. Por outro lado, para facilitar a flexão e a extensão as porções anterior e posterior da cápsula são mais fracas. Para efeitos didáticos descreveremos as estruturas da articulação do joelho na ordem seguinte: **cápsula articular, estruturas extracapsulares, estruturas intracapsulares** e **membrana sinovial.**

7.2.1 — Cápsula articular, seus espessamentos e expansões

A cápsula articular da articulação do joelho é delgada e membranosa posteriormente, enquanto que, anteriormente, ela é substituída em grande parte pelo tendão do m. quadríceps, patela e o ligamento patelar, como veremos. A Fig. 17.34 mostra como ela se insere, posteriormente, em torno das margens das superfícies articulares dos condilos do **fêmur** e na linha intercondilar. Na tíbia ela se fixa não só nas bordas dos côndilos tibiais, mas também nas **suas** faces anteriores ao longo de linhas oblíquas que se estendem até a tuberosidade da tíbia. Entretanto, a cápsula está ausente entre o tendão do quadríceps e a face anterior do fêmur, permitindo que a membrana sinovial forme uma ampla prega nesta região

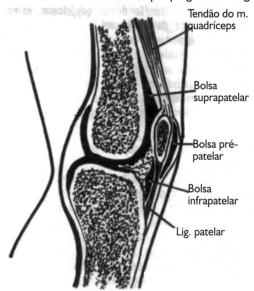

Fig. 17.35 — Articulação do joelho em corte sagital

e constitua (Fig. 17.35) a **bolsa suprapatelar.** Às vezes a bolsa suprapatelar é uma cavidade fechada, isolada da cavidade articular da articulação do joelho. Repare na Fig. 17.36 como, posteriormente, a cápsula articular apresenta uma fenda, através da qual emerge o **músculo poplíteo.** Esta fenda está reforçada, acima da emergência do m. poplíteo por um espessamento que constitui o **ligamento arqueado** (Fig. 17.36).

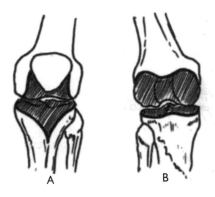

Fig. 17.34 — Fixação da cápsula articular da articulação do joelho. A — vista anterior; B vista posterior

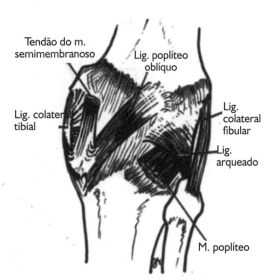

Fig. 17.36 — Articulação do joelho em vista posterior

Observe também a presença do **ligamento poplíteo oblíquo**, na verdade **uma expansão do tendão do m. semimembranoso.** Anteriormente, como foi dito, (Fig. 17.37), a cápsula está substituída pelo **tendão do m. quadríceps, patela** e **ligamento patelar.** Este último **é a continuação do tendão do m. quadríceps,** estendendo-se do ápice da patela até a tuberosidade da tíbia. **A patela é, portanto, um típico osso sesamóide.** O tendão do m. quadríceps envia também expansões (Fig. 17.37) que se fixam nos côndilos da tíbia e constituem os **retináculos medial e lateral da patela. Estas expansões mantêm a patela em sua posição durante os movimentos da articulação.**

7.2.2 – Estruturas extracapsulares

Na articulação do joelho dois ligamentos são considerados extracapsulares, isto é, estão isolados da cápsula articular. São eles os **ligamentos colaterais tibial e fibular** (Fig. 17.36). O primeiro estende-se do epicôndilo medial do fêmur à parte mais superior da face anteromedial da tíbia e sua superfície profunda **está intimamente aderente à cápsula articular e ao menisco medial*.** O ligamento colateral fibular é cilindroide, com o aspecto de um cordão, estendendo-se do epicôndilo lateral do fêmur à cabeça da fíbula. Está separado da cápsula articular por tecido adiposo. **A disposição diferente dos dois ligamentos tem importância nos movimentos de rotação da articulação do joelho, como veremos.**

7.2.3 – Estruturas intracapsulares (intra-articulares)

As Figs. 17.38 e 17.39 mostram estruturas intracapsulares da articulação do joelho: **meniscos, ligamento transverso e ligamentos cruzados do joelho.** Os meniscos **lateral** e **medial**, são duas estruturas cartilaginosas fixadas aos côndilos da tíbia. **Sendo mais espessos nas suas bordas periféricas, eles aumentam a concavidade das faces articulares dos côndilos da tíbia que se articulam com os côndilos do fêmur.**

---

* Em virtude desta aderência, alguns autores preferem considerar o ligamento colateral tibial como um reforço da cápsula articular e não como uma estrutura extracapsular.

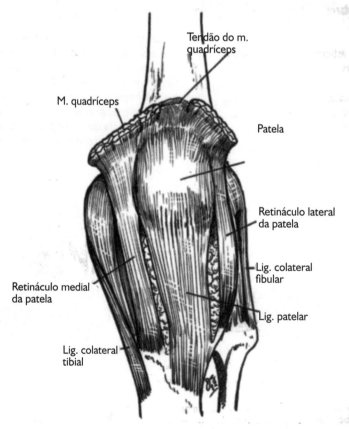

Fig. 17.37 – Articulação do joelho em vista anterior

Deste modo, os meniscos têm importante função, tornando mais congruentes as superfícies ósseas que se articulam. Segundo alguns autores os meniscos funcionariam também como verdadeiros coxins cartilaginosos, absorvendo os choques produzidos na deambulação. O menisco medial tem a forma da letra C, enquanto que o lateral apresenta-se como um círculo quase completo. O menisco medial está intimamente aderido à cápsula articular e ao ligamento colateral tibial (Fig. 17.38) o que reduz a sua mobilidade em relação ao menisco lateral. **Esta reduzida mobilidade faz com que o menisco medial seja mais propenso a lesões nos movimentos rotatórios súbitos da articulação do joelho, como os que podem ocorrer na prática do futebol.** Observe na Fig. 17.39 como o **ligamento transverso do joelho** une as porções anteriores dos meniscos medial e lateral. **A estabilidade da articulação do joelho deve muito à presença dos ligamentos cruzados** (Fig. 17.39) **que impedem deslocamentos no sentido anteroposterior.** Eles se estendem da fossa intercondilar do fêmur à tíbia, respectivamente, anterior e posterior à eminência intercondilar. Ao fazê-lo, como se pode observar na Fig. 17.39, eles se cruzam, donde a sua denominação. Os dois ligamentos cruzados do joelho (anterior e posterior) estão relativamente estirados em todos os estágios de movimento da articulação, mas o estiramento máximo é alcançado na extensão completa da perna. **Deste modo, o ligamento cruzado anterior impede o deslocamento posterior do fêmur sobre a tíbia, enquanto que o posterior bloqueia o deslocamento anterior do fêmur sobre a tíbia.**

7.2.4 — Membrana sinovial

A membrana sinovial reveste a cápsula articular e as estruturas intra-articulares e para fazê-lo forma pregas bastante complicadas e várias bolsas sinoviais, das quais merecem destaque a **bolsa suprapatelar** e a **infrapatelar** (Fig. 17.35). A primeira situa-se acima da patela e profundamente ao tendão do m. quadríceps. Quando há um excesso de líquido na articulação, como ocorre nas infecções ou lesões traumáticas, a bolsa suprapatelar torna-se volumosa e facilmente demonstrável clinicamente. A bolsa infrapatelar (Fig. 17.35) na verdade está constituída por um acúmulo de tecido adiposo revestido pela membrana sinovial e situada posteriormente ao **ligamento patelar.**

7.3 — Articulação tíbio-fibular proximal e distal

A fíbula articula-se com a tíbia proximal e distalmente. A articulação tíbio-fibular proximal (Fig. 17.40) faz-se entre a cabeça da fíbula e o côndilo lateral da tíbia, constituindo uma **articulação plana**. A cápsula

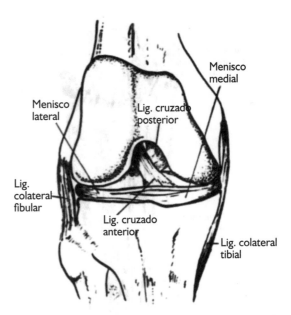

Fig. 17.38 — Elementos intra-articulares da articulação do joelho

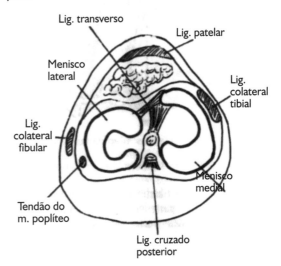

Fig 17.39 — Meniscos do joelho esquerdo vistos superiormente

está reforçada pelos **ligamentos da cabeça da fíbula, anterior e posterior.** A articulação permite apenas pequenos movimentos de deslizamento da cabeça da fíbula. Em cerca de 20% dos casos a cavidade articular se comunica com a da articulação do joelho.

A união distal **da** fíbula com a tíbia (Fig. 17.41) é na verdade uma juntura fibrosa, uma sindesmose, na qual as extremidades distais dos dois ossos são mantidas fortemente unidas por um **espesso ligamento interósseo.** Três outros ligamentos estão asso-

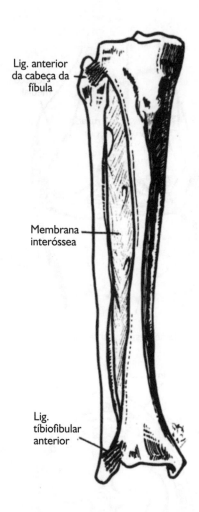

Fig. 17.40 – Articulações tíbiofibulares, proximal e distal

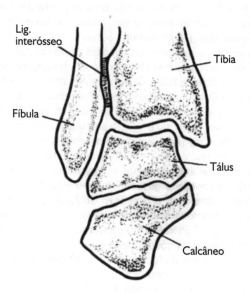

Fig. 17.41 – Corte frontal da articulação do tornozelo para mostrar o Lig. interósseo da sindesmose tibiofibular

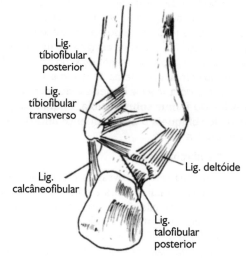

Fig. 17.42 – Articulação do tornozelo em vista posterior

ciados à sindesmose tibiofibular: os ligamentos tíbiofibulares anterior e posterior e o ligamento tibiofibular transverso. Estes ligamentos são extremamente importantes para a integridade da articulação do tornozelo (tíbio-társica) pois impedem que o tálus seja forçado entre os maléolos na sustentação do peso (Fig 17.42). Observe bem a Fig 17.41: se a força que tende a empurrar o tálus entre os maléolos é muito grande, como ocorre quando se cai sobre os pés pulando de grande altura, os ligamentos referidos podem sofrer ruptura e a tíbia separa-se da fíbula.

7.4 – Articulação do pé

Constituem um conjunto de articulações que podem ser classificadas em quatro grupos:

1) **articulação do tornozelo,** que se faz entre ossos do pé e da perna;

2) **articulações interfásicas,** entre os ossos do tarso;

3) **articulações tarsometatársicas e intermetatársicas,** entre o tarso e ossos do metatarso, e entre os ossos do metatarso;

4) **articulações metatarso-falângicas e interfalângicas,** entre o metatarso e as falanges dos dedos, e entre as falanges.

7.4.1 – Articulação do tornozelo

Trata-se de uma juntura sinovial do tipo gínglin, na qual a tróclea do tálus situa-se ente os maléolos medial e lateral, articulando-se com eles e com a face articular inferior da tíbia. Observe que, posteriormente, o **ligamento tibiofibular pos**terior completa o receptáculo para os tálus. Como frequentemente ocorre em junturas do tipo gínglimo, os ligamentos laterais e mediais são muito resistentes. O **ligamento medial,** também denominado **deltoide** (Fig. 17.43), prende-se à extremidade distal do maléolo medial e daí irradia-se em leque para fixar-se no osso navicular e no tálus. Por sua vez **o ligamento lateral** (Fig. 17.44) fixa-se na extremidade distal do maléolo lateral e constitui-se de três partes: os **ligamentos talofibular anterior e posterior e calcâneo fibular.** A cápsula articular é relativamente frouxa nas suas porções anterior e posterior para permitir os movimentos de flexão dorsal e flexão plantar.

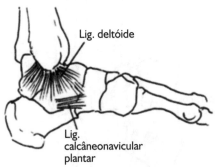

Fig. 17.43 – Articulação do tornozelo em vista medial

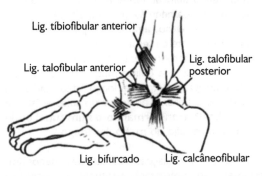

Fig. 17.44 – Articulação do tornozelo em vista medial

7 4.2 – Articulações intertársicas

7.4.2.1 – As junturas entre os ossos do tarso são articulações planas de variado grau de complexidade e em cada uma delas, a amplitude do movimento é bastante reduzida. Entretanto, o somatório destes movimentos resulta na eversão e inversão do pé, que serão discutidos no item 19.0. De qualquer modo, as articulações mais importantes são as que se fazem entre o tálus e o calcâneo e entre o tálus, calcâneo e navicular. Embora estas duas articulações (Fig. 17.44) sejam anatomicamente distintas, funcionalmente elas atuam como uma única articulação denominada subtalar: A articulação talocalcânea apresenta uma cápsula articular que a envolve e está reforçada, anteriormente, por um espessamento, o ligamento talocalcâneo interósseo, que ocupa o seio do tarso, e lateralmente, pelo ligamento lateral. Por sua vez a articulação talocalcaneonavicular é do tipo esferoide: a cabeça do tálus encaixa-se num receptáculo formado pelas facetas articulares dos ossos navicular e calcâneo. Nenhuma figura pode ilustrar corretamente a maneira pela qual estes ossos se articulam, sendo absolutamente necessário, para compreendê-la, observar o esqueleto de um pé articulado. A cápsula articular que envolve a articulação é reforçada, medialmente, pela porção tibionavicular do ligamento deltoide (Fig 17.43) e lateralmente, pelo ligamento calcaneonavicular (Fig. 17.44) que faz parte do chamado ligamento bifurcado. Desta articulação faz parte ainda o robusto ligamento calcaneonavicular plantar (Fig. 17.43) situado entre o sustentáculo do tálus e a borda inferior e posterior do navicular.

Este ligamento, além de unir o calcâneo e o navicular, sustenta a cabeça do tálus formando parte da cavidade articular na qual ela é encaixada. O ligamento calcaneonavicular plantar está relacionado à manutenção dos arcos do pé e sua função é discutida com minúcias no item 22.0.

7.4.2.2 – A articulação entre o calcâneo e o cuboide está aproximadamente na mesma linha transversal do pé que a articulação entre a cabeça do tálus e o navicular. Embora com cavidades e cápsulas articulares separadas, estas duas articulações comportam-se, funcionalmente, como uma unidade, a **articulação transversa do tarso (mediotársica)** *

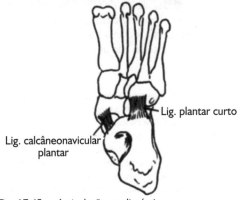

Fig. 17.45 – Articulação mediotársica

Três ligamentos devem ser mencionados.

1 – o **ligamento calcaneocuboide plantar** (Fig. 17.45), também denominado **ligamento plantar curto,** na face plantar da **articulação.**

2 – o **ligamento bifurcado** (Fig. 17.44), dorsal, que se divide anteriormente em uma parte **calcaneocubóide** e uma **calcaneonavicular.**

3 – **ligamento plantar longo** (Fig. 17.46). É o mais longo dos ligamentos do tarso, situando-se superficialmente ao **ligamento plantar curto.** Posteriormente ele está fixado à face plantar do calcâneo e anteriormente prende-se à base do terceiro, quarto e quinto metatársicos. Algumas fibras do ligamento plantar longo estão fixadas nas margens anterior e posterior do sulco existente no cuboide, **transformando-o num túnel onde passa o tendão do m. fibular longo**

As outras articulações intertársicas, menos importantes, não apresentam estruturas que mereçam descrição especial. Apenas deve ser lembrado o fato de que nelas, as cápsulas articulares **são sem**pre mais espessas na face plantar do que na dorsal.

7.4.3 – Articulações tarsometatársicas e intermetatársicas. As articulações tarsometatársicas são as que se fazem entre os cuneiformes e cuboide com as bases dos ossos metatársicos. São junturas sinoviais planas, permitindo apenas pequenos movimentos de deslizamento dos ossos entre si. O segundo metatársico, por situar-se entre os cuneiformes medial e lateral (Fig. 17.25) é o que apresenta menor mobilidade e esta pode ser a razão pela qual a frequência de fratura do segundo metatársico, em exercícios relativamente leves, é bastante alta. Tanto as articulações tarsometatársicas quanto as intermetatársicas são reforçadas por **ligamentos dorsais, plantares** e **interósseos,** alguns dos quais são vistos nas Figs. 17.46 e 17.47. Deve-se chamar a atenção para o **ligamento metatársico** transverso (Fig. 17.46) que corre transversalmente unindo as cabeças de todos os ossos metatársicos.

---

* Alguns AA., contrariamente à descrição feita, consideram como articulação transversa do tarso a combinação das junturas calcaneocubóide e talocalcaneonavicular. O que é importante, entretanto, é que os movimentos na articulação mediotársica transversa são complementares daqueles que ocorrem nas junturas talocalcanear e talocalcaneonavicular. Isto ocorre porque os músculos que movem o calcâneo estão todos fixados em ossos situados anteriormente à articulação transversa do tarso.

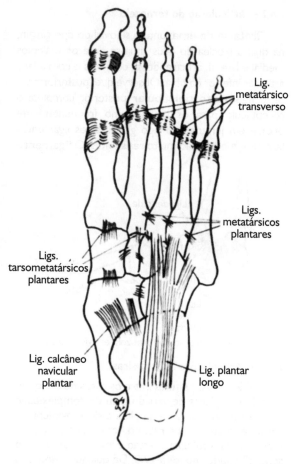

Fig. 17.46 – Articulação do pé: alguns dos ligamentos plantares

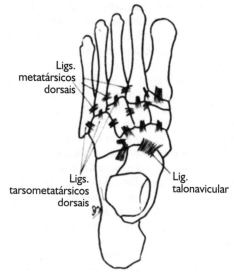

Fig. 17.47 – Articulações do pé: alguns dos ligamentos dorsais

7.4.4 – Articulações metatarsofalângicas e interfalângicas. Não há significado em descrever com detalhes os ligamentos destas articulações (Fig. 17.46). Mas é importante lembrar que as articulações metatarsofalângicas são do **tipo condilar,** ao passo que as interfalângicas são do **tipo gínglimo.**

MÚSCULOS DO MEMBRO INFERIOR

8.0 – O enfoque no estudo dos músculos será essencialmente funcional, isto é, a intenção é agrupar os músculos em relação aos movimentos que produzem nos diversos segmentos do membro inferior. Deste modo, à descrição sumária dos músculos, seguir-se-á uma análise dos principais movimentos das articulações do membro inferior, indicando-se os grupos musculares que neles interferem.

Talvez não exista assunto mais controvertido em Anatomia do que a problemática da ação muscular. Mesmo com a utilização de técnicas altamente sofisticadas, como a eletromiografia, não se conseguiu determinar, com absoluta segurança, as ações de todos os músculos. Isto é particularmente verdade para músculos situados em planos mais profundos. Outra dificuldade reside no fato de que há músculos que atuam em diversos movimentos; por exemplo, o músculo adutor magno possui uma porção adutora e outra extensora. Além do mais, músculos exercem uma ação principal, como protagonistas, mas também auxiliam outros músculos em ações diversas. Nas descrições que se seguem, a nossa intenção é evitar a polémica inútil, atribuindo aos músculos as suas ações principais e, eventualmente, chamando a atenção para aspectos que ainda não estão bem esclarecidos, ou que pela sua importância prática devem ser mencionados.

8.1 – Músculos motores da articulação do quadril – Numerosos músculos atuam na estabilização e mobilidade da juntura do quadril. Esta grande quantidade de músculos é necessária, em virtude das condições funcionais particulares desta articulação. É que não se trata apenas de movimentar o membro livre, como ocorre na juntura escápula-umeral do membro superior. Na posição ereta do corpo a musculatura motora do quadril participa também para:

1 – reforçar e estabilizar a juntura para suportar e transmitir o peso do tronco, membros superiores, pescoço e cabeça;

2 – auxiliar a manter a postura bípede, enquanto suporta carga;

3 – locomover o corpo no espaço, enquanto colabora no equilíbrio e carga do corpo;

4 – servir de plataforma, quando os membros inferiores estão fixos, para que pelve e tronco possam se mover.

Por razões didáticas, os músculos motores da juntura do quadril serão descritos por região, facilitando sua localização. Deste modo serão descritos os músculos das regiões anterior e medial da coxa, da região glútea e finalmente da região posterior da coxa.

8.1.1 – Músculos da região anterior e medial da coxa – A figura 17.48, mostra o conjunto dos músculos anteriores e mediais da coxa

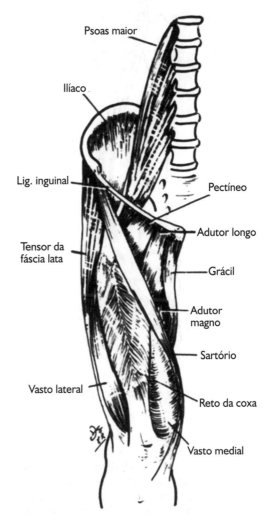

Fig. 17.48 – Músculos anteriores e anteromediais da coxa

M. sartório — O músculo cruza obliquamente a coxa, látero-medialmente, descrevendo um curso espiral. A fig. 17.49 ilustra sua origem e isenção.

Inervação — É inervado pelo **n. femoral,** do plexo lombossacral.

Ação — Durante séculos o m. sartório foi considerado como responsável pelos movimentos usados para cruzar as pernas, postura comum nos alfaiates. De fato, sartório significa costureiro. Sabe-se, entretanto, que esta afirmação não é verdadeira. Estudos eletromiográficos demonstraram que o m. sartório é um **flexor da coxa e da perna.**

Músculo	Origem	Inserção
Sartório	Espinha ilíaca anterossuperior	Borda medial da tuberosidade da tíbia

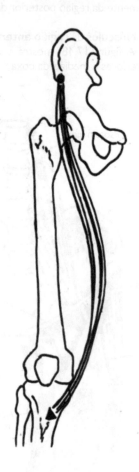

Fig. 17.49 — Origem e inserção do m. sartório

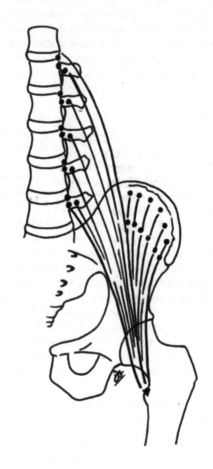

Fig. 17.50 — Origem e inserção dos mm. psoas maior e ilíaco (iliopsoas)

8.1.2 — **M. i**liopsoas — Na verdade trata-se de um músculo com duas porções: o ilíaco, lateral, e o psoas maior, medial. A Fig. 17.48 mostra que somente a parte mais distal do músculo se situa no membro inferior. As maiores porções do ilíaco e do psoas estão situadas no abdome, constituindo parte de sua parede posterior. A Fig. 17.50 ilustra suas origens e inserções.

Inervação — O m. **psoas maior** é inervado por **ramos do plexo lombar** que é formado na substância mesma do músculo. **O m. ilíaco** é inervado por **ramos do n. femoral que se originam no abdome.**

Ação — **O m. iliopsoas** é **um** importante **flexor da coxa.** Quando a coxa está fixada ele flete o tronco.

Músculo	Origem	Inserção
Psoas maior*	Processos transversos, corpos e discos intervertebrais das vértebras lombares	Trocánter menor, junto com o m. ilíaco
Ilíaco	Fossa ilíaca	Trocánter menor, junto com o m. psoas maior

8.1.3 – **M. quadríceps da coxa** – É o mais volumoso e potente músculo do corpo humano (Fig. 17.48), constituindo a maior parte da massa muscular da região anterior e medial da coxa. Como o nome indica, apresenta quatro cabeças de origem: **reto da coxa, vasto medial, vasto lateral** e **vasto intermédio.** Este último só é visualizado quando se rebate o m. reto da coxa. **Entretanto, destas quatro cabeças, somente o m. reto da coxa é motor da articulação do quadril.** Por esta razão, as outras porções do músculo serão descritas com os músculos que atuam sobre a juntura do joelho. A Fig. 17.51 ilustra a origem e inserção do reto da coxa.

Músculo	Origem	Inserção
Reto da coxa	Por duas cabeças: a anterior da espinha ilíaca anteroinferior; a posterior do contorno pósatero-superior do acetábulo	Por tendão único, na patela, e esta se fixa à tuberosidade da tíbia pelo ligamento patelar

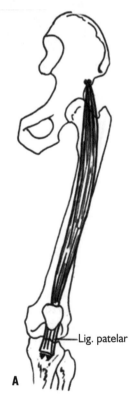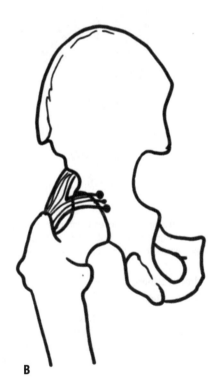

Fig. 17.51 – Origem e inserção do m. reto da coxa. A – vista anterior; B vista posterior

---

* De modo infrequente, pode existir um m. psoas menor associado ao m. psoas maior, mas que não possui ação sobre a coxa. Pode, entretanto, **auxiliar o psoas maior na flexão do tronco.**

O tendão de inserção para o m. reto da coxa serve também à fixação das outras cabeças do m. quadríceps e, por esta razão, é conhecido como **tendão do quadríceps. O ligamento patelar é, na realidade, a extremidade distal do tendão do quadríceps.** Reporte-se ao item 11.1 para compreender melhor a inserção do m. quadríceps da coxa.

Inervação — O **reto da coxa** é inervado pelo **n. femoral,** do plexo **lombossacral.**

Ação — O **reto da coxa é um músculo biarticular,** agindo, portanto, sobre a articulação do quadril e do joelho. Atuando na primeira ele é um **flexor da coxa,** e na segunda, um **extensor da perna.**

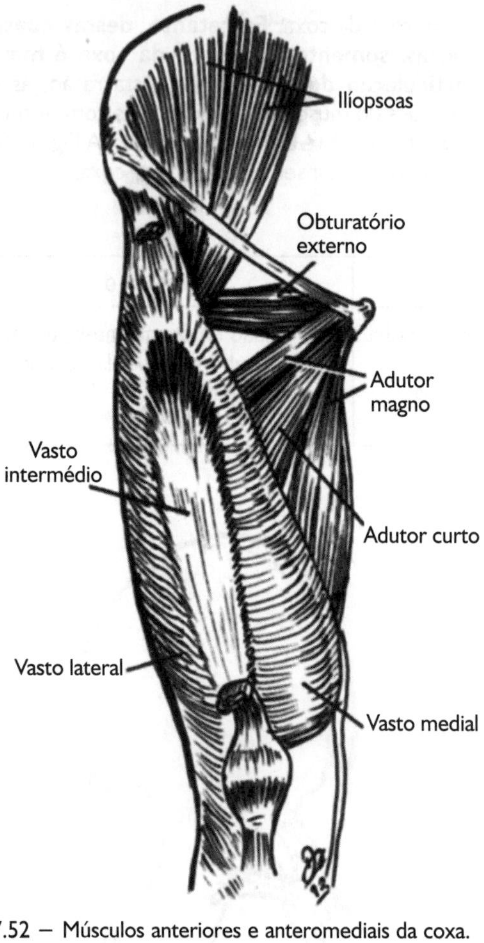

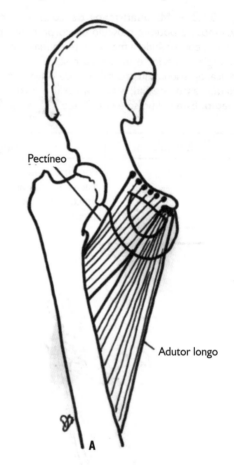

Fig. 17.52 — Músculos anteriores e anteromediais da coxa. O pectíneo, adutor longo, grácil, sartório, tensor da fáscia lata e a maior parte do reto da coxa foram removidos

Fig. 17.53-A — Origem e inserção dos mm. pectíneo e adutor longo; (vista anterior)

8.1.4 — Mm. pectíneo, adutor longo, adutor curto, adutor magno e grácil

Este conjunto de músculos ocupa a região antero**medial da coxa e por serem todos adutores da coxa,** são também conhecidos como **grupo adutor*.** O adutor longo e o pectíneo são mais superficiais, enquanto o grácil é o mais **medial (Fig. 17.48). Entretanto, o adutor curto está recoberto pelo adutor longo e o adutor magno** pelo adutor curto, longo e pelo vasto **medial (Fig. 17.52). As Figs. 17.53, 17.54 e 17.55** ilustram as origens e inserções do grupo adutor.

---

* Entre os músculos que são mediais da coxa, inclui-se o **m. obturatório externo,** que só pode ser visualizado quando se rebate o m. pectíneo que o recobre (Fig.17.52). Por outro lado, **sua inserção se dá posteriormente, na fossa trocantérica** e, por esta razão, ele é descrito geralmente com os músculos da região glútea. Outra razão para isto é que o **obturatório externo não é um adutor da coxa.**

Músculo	Origem	Inserção
Pectíneo	Linha pectínea do púbis	Linha pectínea do fêmur
Adutor longo	Corpo do púbis	Lábio medial da linha áspera do fêmur
Adutor curto	Corpo e ramo inferior do púbis	Linha áspera do fêmur
Adutor magno	Porção adutora: ramo inferior do púbis Porção extensora: tuberosidade isquiática	Porção adutora: linha áspera Porção extensora: linha supracondilar medial e tubérculo adutor
Grácil	Corpo e ramo inferior do púbis	Face medial da porção proximal do corpo da tíbia

O exame do quadro mostra que o m. adutor magno tem duas porções e cada uma delas exerce ação diferente. Alguns autores denominam **a porção extensora do m. adutor magno como adutor mínimo.** Na verdade, a porção extensora do músculo é posterior e entre os músculos posteriores da coxa deveria ser incluído. Entretanto suas fibras estão unidas e, a não ser **na** origem e inserção, **não há como** distingui-los, o que justifica seu estudo como um todo. **Observem na Fig. 17.54 que, na porção distai do m. adutor magno, de modo esquemático, assinala-se a presença, entre a porção adutora e extensora, de um espaço onde as fibras dispõem-se em arco formando o hiato tendíneo do m. adutor magno. Através desta abertura passam os vasos femorais da região anterior e medial da coxa para a posterior.**

Inervação — Os mm. **pectíneo, adutor longo, adutor curto e grácil** são inervados pelo **ramo anterior do n. obturatório.** O m. **adutor magno** recebe dupla inervação: a porção adutora é inervada pelo **ramo posterior do nervo obturatório** e a porção extensora pelo **n. isquiático** (tibial) *. Ressalte-se que o m. pectíneo pode, às vezes, ter dupla inervação, recebendo ramos do femoral e do obturatório.

Ação — Todos os músculos deste grupo são **adutores da coxa.** Deve-se ressaltar, entretanto, que o m. adutor magno tem uma porção **extensora da coxa.** Por outro lado, tanto o **pectíneo como os adutores** são auxiliares na **flexão da coxa** e o **grácil** tem ação na **flexão da perna.**

8.2 — Considerações especiais sobre a região anteromedial da coxa

No término do estudo dos músculos que se situam na região anteromedial da coxa, algumas considerações especiais devem ser feitas sobre estruturas que envolvem alguns destes músculos.

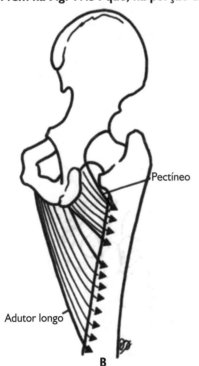

Fig. 17.53-B — Origem e inserção dos mm. pectíneo e adutor longo; (vista posterior)

---

* Alguns AA. distinguem no n. isquiático fibras do **n. tibial** e do **n. fibular,** embora elas estejam fundidas na coxa, a não ser nos casos de divisão alta do nervo. Estes AA. preferem indicar a inervação, não em relação ao n. isquiático, mas aos dois nervos que o constituem. Seguindo a regra, nós também o faremos, dentro do parêntesis.

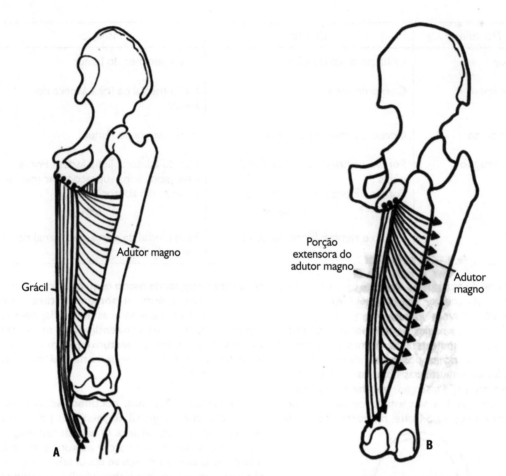

Fig. 17.54 — Origem e inserção dos mm. grácil e adutor magno. A — vista anterior; B vista posterior. Observe em B a porção extensora do adutor magno e a presença do hiato tendíneo do m. adutor magno (hiato dos adutores). Porção extensora do adutor magno.

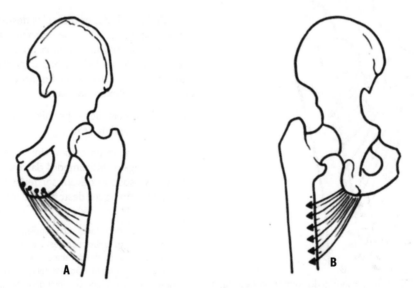

Fig. 17.55. — Origem e inserção do m. adutor curto. A — vista anterior; B — vista posterior

8.2.1 – Trígono femoral – Na porção proximal e anteromedial da coxa delimita-se **uma região** particularmente importante denominada **trígono femoral**. A *Fig.* 17.56 mostra os seus **limites: borda medial do m. sartório** (lateralmente), **borda lateral do m. adutor longo** (medialmente) e **ligamento inguinal** (superiormente). O assoalho do trígono femoral inclui os mm. *i***liopsoas, pectíneo** e **adutor curto**, enquanto seu teto está constituído pela **fáscia lata****. O conteúdo do trígono femoral compreende os vasos e nervo femorais. É nesta região que **a veia safena magna desemboca na v. femoral passando através do hiato safeno*****. **O trígono femoral, em virtude da presença destas estruturas tem enorme importância na cirurgia vascular.**

8.2.2 – Canal adutor – Ao nível do 1/3 médio da coxa o m. vasto medial, anterolateralmente, e os adutores longo e magno, posteriormente, limitam um canal denominado **canal adutor** (*Fig.* 17.57). O teto do canal é formado pelo m. sartório, ou, **mais** especificamente, pela **fáscia subsartorial**. **A artéria e veia femorais, em companhia do** *n.* **safeno (ramo do n. femoral), percorrem o canal adutor.** O canal termina no **hiato tendíneo do m. adutor magno** (item 8.1.4) e neste ponto os vasos femorais passam para a fossa poplítea, região mais distal da face posterior da coxa. O **n. safeno, entretanto, não passa à fossa poplítea.**

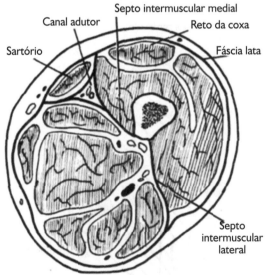

Fig. 17.57 – Corte transversal da coxa

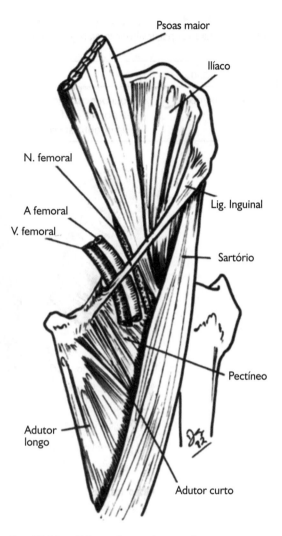

Fig. 17.56 – Trígono femoral e seus limites

** A fáscia lata é a fáscia do revestimento muscular da coxa. Nos 2/3 distais da coxa ela envia extensões para a profundidade que se fixam na linha áspera do fêmur: são os septos intermusculares medial e lateral. (Fig. 17.57)

*** O hiato safeno é uma fenda oval da fáscia lata, na porção proximal da coxa, destinada à passagem da v. safena magna, superficial, para desembocar na v. femoral, profunda.

8.3 – Músculos da região glútea – A massa de músculos que se situa posteriormente à articulação do quadril confere à região glútea sua forma arredondada característica (nádegas). Um dos caracteres sexuais secundários da mulher, é o maior acúmulo de tecido adiposo na tela subcutânea das nádegas, aumentando a proeminência da região glútea. A massa muscular da nádega está constituída, principalmente pelos mm. glúteos, máximo, médio e mínimo, nesta ordem e partindo do plano superficial para o profundo (Fig. 17.58). No entanto, o glúteo máximo recobre não só os mm. glúteos médio e mínimo, como também os chamados mm. curtos desta região: piriforme, obturatório interno, gêmeos superior e inferior, quadrado da coxa e obturatório externo. Por estar funcionalmente associado aos músculos glúteos, o m. tensor da fáscia lata (Fig. 17.48) é descrito nesta **região.**

8.3.1 — **M. glúteo máximo** — É um músculo volumoso, situado superficialmente na região glútea.

A Fig. 17.59 ilustra sua origem e inserção.

Músculo	Origem	Inserção
Glúteo máximo	No ílio, posteriormente, à linha glútea posterior, face posterior do sacro e ligamento sacro tuberoso	Tuberosidade glútea do fêmur e tacto iliotibial *

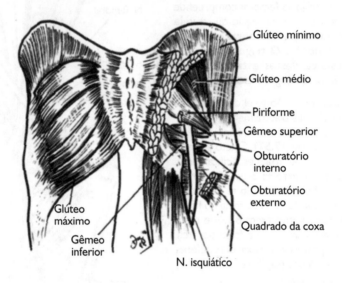

Fig. 17.58 — Região glútea. À direita o m. glúteo máximo foi removido

Inervação — O **m. glúteo máximo** é inervado pelo **n. glúteo inferior,** do plexo lombossacral.

Ação — O **m. glúteo máximo** é um poderoso **extensor da coxa** e **rotador lateral da coxa.** Com os membros inferiores fixos **participa na extensão do tronco.** Outras considerações sobre as ações do m. glúteo máximo serão feitas no item 10.0.

---

* A fáscia de revestimento muscular da coxa, fáscia lata, é muito espessa no contorno anterolateral do segmento, pois tem que conter a potente musculatura femoral, mantendo a forma cônica da coxa. Em toda a face lateral da coxa a fáscia lata é particularmente robusta, pois suas fibras se entrelaçam com fibras tendinosas derivadas das inserções dos músculos tensor da fáscia lata e glúteo máximo, constituindo o ligamento ou tracto iliotibial. Esta parte reforçada da fáscia lata estende-se do nível do trocânter maior até a face anterior do côndilo lateral da tíbia.

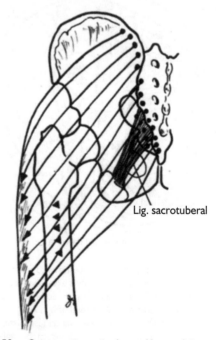

Fig. 17.59 — Origem e inserção da m. glúteo máximo

8.3.2 Mm. glúteos médio e mínimo — Ficam cobertos pelo glúteo máximo. **A Fig. 17.60 ilustra** suas origens e inserções.

Inervação — Os dois músculos, **glúteos médio e mínimo** são inervados pelo n. **glúteo superior,** do plexo lombossacral.

Ação — Ambos os glúteos, médio e mínimo, produzem **abdução** e **rotação medial da coxa.** Estes músculos são particularmente importantes na deambulação (ato de caminhar) e, a este respeito, serão discutidos no item 24.0.

Músculo	Origem	Inserção
Glúteo médio	No ílio, entre as linhas glúteas posterior e anterior	Trocânter maior
Glúteo mínimo	No ílio, entre as linhas glúteas anterior e inferior	Trocânter maior

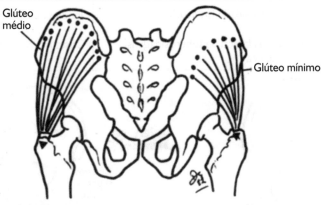

Fig. 17.60 — Origem e inserção dos mm. glúteos, médio e mínimo

8.3.3 — Mm. piriforme, obturatório interno, obturatório externo, gêmeos superior e inferior, quadrado da coxa. — São designados em conjunto como **músculos curtos da região glútea** (Fig. 17.58). Cabe uma observação sobre o obturatório externo: a maior parte de seu ventre muscular situa-se na região medial e proximal da coxa; seu tendão de inserção, entretanto, é posteriormente situado. As Figs. 17.61, 17.62 e 17.63 ilustram as origens e inserções dos mm. curtos da região glútea.

Inervação — Os músculos **piriforme, obturatório interno, quadrado da coxa** e **gêmeos superior e inferior** são inervados por ramos do plexo lombo-sacral que levam seus nomes. O m. obturatório externo é inervado pelo **ramo posterior do n. obturatório.**

Ação — Os seis músculos mencionados são **rotatores laterais da coxa.** Alguns autores mencionam para o piriforme e o obturatório interno uma possível ação abdutora, enquanto outros apontam uma ação adutora para o quadrado da coxa e obturatório externo. Estas hipóteses são discutíveis.

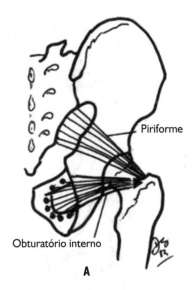

Fig. 17.61-A — Origem e inserção dos mm. forme e obturatório interno. Vista posterior

Músculo	Origem	Inserção
Piriforme	Face pélvica do sacro (2.ª à 4.ª vértebras sacrais)	Trocânter maior do fêmur
Obturatório interno	Contorno interno do forame obturado e membrana obturadora	Face medial do trocánter maior do fêmur; as fibras convergem para um tendão que deixa a pelve através do forame isquiático menor
Obturatório externo	Contorno externo do forame obturado e membrana obturadora	Fossa trocantérica
Gêmeo superior	Espinha isquiática	Tendão do m. obturatório interno
Gêmeo inferior	Tuberosidade isquiática	Tendão do m. obturatório interno
Quadrado da coxa	Borda lateral da tuberosidade isquiática	Crista intertrocantérica

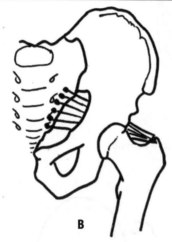

Fig. 17.61-B – Origem e inserção dos mm. piriforme e obturatório interno. Vista anterior (só o piriforme)

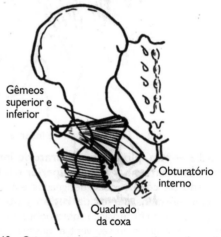

Fig. 17.63 – Origem e inserção dos mm. gêmeos (superior e inferior) e quadrado da coxa

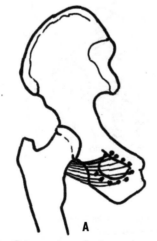
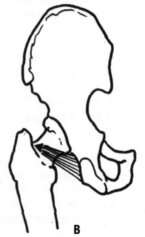

Fig. 17.62 – Origem e inserção do m. obturatório externo. A – vista anterior; B – vista posterior

8.3.4 — M. tensor da fáscia lata — Situa-se na parte anterolateral e proximal da coxa (Fig. 17.48), mas pertence ao grupo glúteo, como indica sua inervação. Está contido num desdobramento da fáscia lata. A Fig. 17.64 ilustra sua origem e inserção.

Músculo	Origem	Inserção
Tensor da fáscia lata	Espinha ilíaca anterossuperior e lábio externo da crista ilíaca	Tracto ílio-tibial

Inervação — O m. tensor da fáscia lata é inervado pelo **n. glúteo superior.**

Ação — O m. tensor da fáscia lata é principalmente um **flexor da coxa,** atuando sinergicamente com o m. iliopsoas. Além disto, **tensiona a fáscia lata** e auxilia na **rotação medial da coxa.** Outras ações, descritas por vezes em alguns tratados, não foram comprovadas ou ocorrem com intensidade insignificante.

9.0 — Músculos da região posterior da coxa — São conhecidos em conjunto como **músculos do jarrete** e cruzam, posteriormente, as articulações do quadril e do joelho. São os músculos **bíceps da coxa, semitendinoso e semimembranoso** (Fig. 17.65). O bíceps da coxa é posterolateral e, distalmente, constitui o limite lateral da parte superior da **fossa poplítea enquanto que o semitendinoso e semimembranoso, posteromediais, a delimitam medialmente.** O semimembranoso situa-se profundamente ao semitendinoso. A Fig. 17.66 ilustra as origens e inserções dos mm. do jarrete.

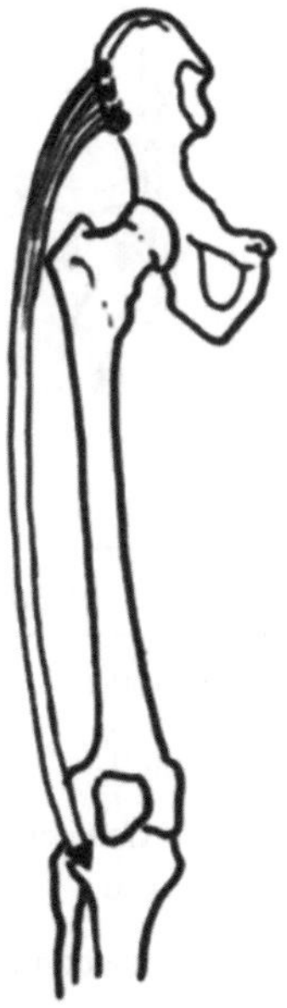

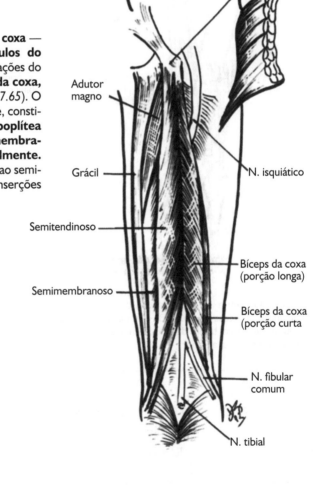

Fig. 17.64 — Origem e inserção do m. tensor da fáscia lata

Fig. 17.65 — Músculos da face posterior da coxa

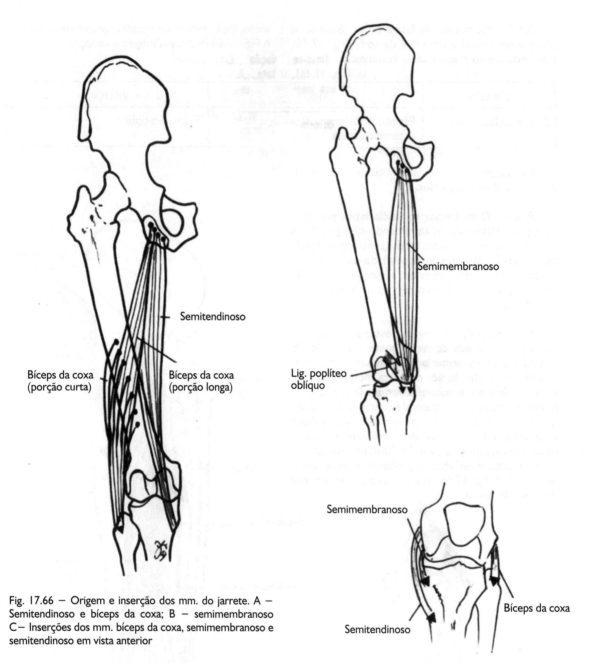

Fig. 17.66 — Origem e inserção dos mm. do jarrete. A — Semitendinoso e bíceps da coxa; B — semimembranoso C— Inserções dos mm. bíceps da coxa, semimembranoso e semitendinoso em vista anterior

Músculo	Origem	Inserção
Bíceps da coxa	**Porção longa:** tuberosidade isquiática	Cabeça da fíbula
	Porção curta: linha áspera do fêmur	Cabeça da fíbula
Semitendinoso	Tuberosidade isquiática	Face medial do corpo da tíbia, proximalmente
Semimembranoso	Tuberosidade isquiática	Côndilo medial da tíbia, póstero-medialmente

Inervação — Os **músculos do jarrete** são inervados pelo **n. isquiático**. Alguns autores costumam, entretanto, considerar o n. isquiático como constituído pelo n. tibial e fibular comum fundidos. Neste caso, a metade medial do n. isquiático incluiria fibras do n. tibial e a metade lateral fibras do n. fibular comum. Esta é a razão pela qual, em muitos tratados de Anatomia, a inervação dos músculos do jarrete é indicada com referência aos nervos tibial e fibular comum. Com este conceito, podemos dizer que o **nervo tibial** inerva os **mm. semitendinoso, semimembranoso** e a **porção longa do bíceps da coxa,** enquanto o **n. fibular comum** inerva a porção curta do bíceps da coxa.

Ação — Excetuada a porção curta do m. bíceps da coxa, todos os **mm. posteriores desta região são biarticulares,** agindo, portanto, sobre as articulações do quadril e do joelho. Estas ações são a **extensão da coxa** (quando agem sobre a articulação do quadril) e a **flexão da perna** (quando agem sobre a articulação do joelho). A ação destes músculos sobre uma das duas articulações depende essencialmente da posição da outra articulação. **É impossível** (e extremamente doloroso) **estender a coxa com a perna totalmente fletida:** neste caso, os músculos do jarrete estão tão encurtados que não podem se contrair e agir sobre a articulação do quadril. Do mesmo modo, se a coxa estiver totalmente estendida, os músculos do jarrete não podem agir sobre a articulação do joelho para fletir a perna. Experimente fazer estes movimentos para comprovar a afirmação. Deve-se ressaltar também que, quando joelho e quadril estão fixados, os músculos do jarrete são responsáveis pela **extensão do tronco,** com o auxílio do m. glúteo máximo.

10.0 — **Movimentos da coxa na articulação do quadril** — A articulação do quadril é do **tipo esferoide, tri-axial,** permitindo, portanto, a **flexão e extensão, adução e abdução e rotação medial e lateral da coxa.** A combinação destes movimentos resulta na **circundução.**

I — **Na flexão a coxa é movida anteriormente,** como ao se dar um passo para diante. Se o joelho está fletido (flexão da perna), a coxa pode fletir-se até tocar o abdome, porém, **com a perna estendida a flexão é limitada pelo estiramento dos músculos do jarrete.** Os principais flexores são: o **iliopsoas, sartório, reto femoral, pectíneo** e **tensor da fáscia lata** (Fig. 17.67).

II — **Na extensão, a coxa retorna de qualquer grau de flexão** ou pode ser levada posteriormente, como ao se dar um passo para trás. A extensão tem

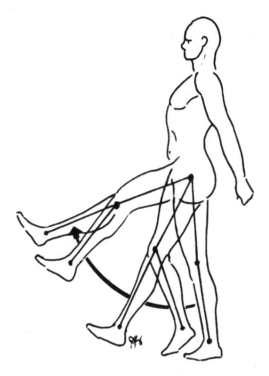

Fig. 17.67 — Movimento de flexão de coxa

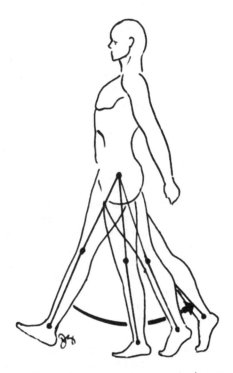

Fig. 17.68 — Movimento de extensão da coxa

menos amplitude que a flexão, pois é **limitada pela distensão da cápsula articular da juntura do quadril,** particularmente dos ligamentos iliofemoral e pubofemoral. Ao contrário, **na flexão a cápsula articular está relaxada e, por esta razão, as luxações da cabeça do fêmur são mais frequentes nesta posição** os principais extensores são: os **mm. bíceps da coxa, semitendinoso, semimembranoso** (mm. do jarrete) **glúteo máximo** e **porção extensora do m. adutor magno** (Fig. 17.68).

III – **Na abdução o membro inferior é afastado do plano mediano** e, consequentemente, do membro oposto. O movimento é limitado pela ação antagonista dos mm. adutores e estiramento do ligamento pubofemoral. Os **mm. glúteos, médio e mínimo,** são os principais abdutores e são importantes na deambulação. (Fig. 17.69).

IV – **A adução** consiste no retorno do membro interior de qualquer grau de abdução até tocar no membro oposto. Entretanto ela pode ser continuada medialmente se for associada a uma flexão da coxa. Os mm. adutores da coxa são: **o pectíneo, adutor longo, adutor curto, adutor magno** (porção adutora) e o **grácil** (Fig. 17.69).

V – **Rotação medial e lateral da coxa** – A rotação da coxa tem uma conceituação um tanto confusa, uma vez que o eixo de rotação não é um eixo longitudinal do corpo do fêmur, mas uma linha que une a cabeça do fêmur ao côndilo lateral da sua extremidade distal (Fig. 17.70). Deste modo, **a rotação medial ocorre quando o fêmur é tracionado anteriormente e gira em torno deste eixo, medialmente. A rotação lateral ocorre quando o movimento se faz em sentido inverso.** Assim, os músculos rotadores que se originam na pelve anteriormente ao eixo de rotação, tracionam o fêmur anteriormente em torno do eixo e produzem rotação medial, não importando se se inserem, anterior ou posteriormente, no fêmur. Os principais rotadores mediais são: **mm. glúteo médio, mínimo** e **tensor da fáscia lata.** Por sua vez, os **mm. glúteo máximo, obturatórios, externo e interno, gêmeos, superior e inferior, quadrado da coxa e piriforme são rotadores laterais. Quando o colo do fêmur se fratura ocorre rotação lateral do fêmur,** pois neste caso, o eixo de rotação passa a ser o corpo do fêmur e, como a maioria dos rotadores estão inseridos posteriormente neste osso, produz-se rotação lateral em torno daquele eixo.

O quadro seguinte resume a análise feita sobre os movimentos na articulação do quadril e os mm. envolvidos.

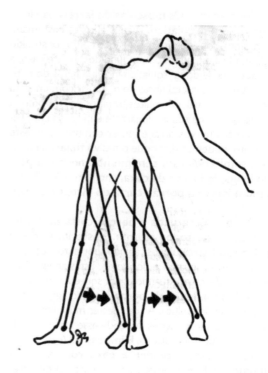

Fig. 17.69 – Movimento de abdução e adução da coxa

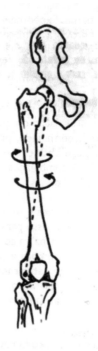

Fig. 17.70 – Movimento de rotação medial e lateral da coxa

Movimento	Músculos
Flexão da coxa	Iliopsas, sartório, reto femoral, pectíneo, tensor da fáscia lata
Extensão da coxa	Bíceps da coxa, semitendinoso, semimembranoso, glúteo máximo, porção extensora do adutor magno
Abdução da coxa	Glúteo médio e glúteo mínimo
Adução da coxa	Pectíneo, adutor longo, adutor curto, adutor magno (porção adutora), grácil
Rotação medial	Glúteo médio, glúteo mínimo, tensor da fáscia lata
Rotação lateral	Glúteo máximo, obturatórios, interno e externo, gêmeos, superior e inferior, quadrado da coxa, piriforme

11.0 – **Músculos motores da articulação do joelho** – Os músculos que agem na articulação do joelho produzem movimentos de flexão e extensão da perna, mas também um certo grau de rotação, especialmente do côndilo lateral do fêmur em torno do eixo de rotação daquela juntura. Alguns dos músculos que movem a perna atuando na articulação do joelho já foram descritos, como os **mm. do jarrete,** que sendo biarticulares, agem tanto sobre a articulação do quadril quanto sobre a do joelho. Os restantes são: o **vasto lateral, vasto medial** e **vasto intermédio,** que junto com o **reto da coxa,** constituem, como já foi dito, o **m. quadríceps da coxa** (Fig. 17.48 e 17.52).

11.1 – Mm. vasto medial, vasto lateral e vasto intermédio – As Figs. 17.71 e 17.72 mostram as origens e inserções destes músculos.

Músculo	Origem	Inserção
Reto da coxa	Espinha ilíaca anterior inferior e borda do acetábulo	Por tendão único, nas bordas proximais e laterais da patela e, por meio do ligamento patelar e retináculos da patela, na tuberosidade da tíbia
Vasto medial	Linha intertrocantérica e lábio medial da linha áspera	
Vasto lateral	Face anterior do trocánter maior e lábio lateral da linha áspera	
Vasto intermédio*	Faces anterior e lateral do corpo do fêmur	

O tendão de inserção destas porções do m. quadríceps da coxa é o mesmo que serve à inserção do m. reto da coxa, já descrito. O ligamento patelar, que se estende do ápice da patela à tuberosidade da tíbia, é, na verdade, a extremidade distal do tendão do quadríceps. Este tendão emite fortes expansões fásciais, os retináculos medial e lateral da patela, que unem seus lados e o ligamento patelar aos côndilos femorais e tibiais e ajudam a formar a cápsula da articulação do joelho. A percussão do ligamento da patela, feita por um martelo de borracha, provoca o estiramento do m. quadríceps com extensão brusca da perna. **Nisto consiste o reflexo patelar, exemplo típico de reflexo miotático ou do estiramento, frequentemente utilizado pelos clínicos nos exames neurológicos de rotina.** Para fazer-se a pesquisa do reflexo patelar o paciente deve sentar-se de modo a não poder tocar o chão com os pés e cruzar uma perna sobre a outra. O reflexo é então pesquisado no tendão patelar da perna superposta.

---

* Alguns AA. descrevem um pequeno músculo adicional, o m. articular do joelho, como sendo uma porção do m. vasto intermédio

Inervação – Os **vastos medial, lateral** e **intermédio** são inervados pelo n. femoral.

Ação – O **quadríceps é um poderoso extensor da perna.** Como já foi mencionado, o reto da coxa, por ser biarticular é também um flexor da coxa.

12.0 – Movimentos da perna na articulação do joelho – Os movimentos permitidos na articulação do joelho são, essencialmente, a **flexão e extensão da perna.** São, portanto, movimentos angulares.

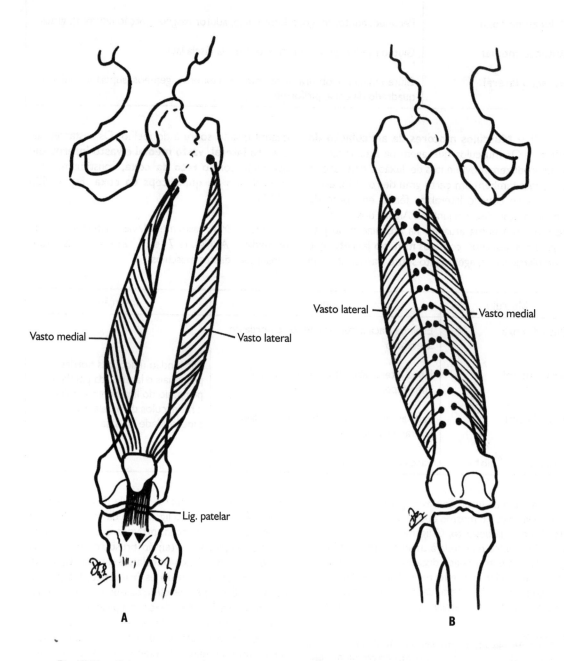

Fig. 17.71 – Origem e inserção dos mm. vasto lateral e vasto medial. A – vista anterior; B – vista posterior.

MEMBRO INFERIOR   215

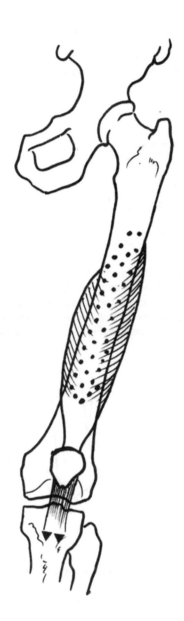

Fig. 17.72 — Origem e inserção do m. vasto intermédio.

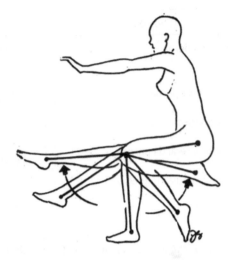

Fig. 17.73 — Movimentos de flexão e extensão da perna

Na flexão da perna (Fig. 17.73) ela pode tocar a face posterior da coxa, sendo a extensão o retorno do segmento de qualquer grau de flexão. A extensão é, obviamente, menos ampla. Algumas considerações sobre os movimentos da perna já foram feitas no item 9.0.

Outras devem ser acrescentadas. **No limite da extensão da perna, ocorre um movimento adicional de rotação medial do fêmur sobre a tíbia, sendo esta considerada fixa.** Esta rotação ocorre nos cinco graus finais da extensão e distende todos os ligamentos da articulação do joelho, aumentando a estabilidade. **Diz-se que a articulação está trancada.** Antes que possa se iniciar uma flexão da perna a partir da extensão completa, esta rotação medial deve ser revertida para "destrancar" a articulação. Cabe então ao **m. poplíteo** (que será descrito adiante) **a função de promover uma rotação lateral do fêmur sobre a tíbia,** sem a qual a flexão não pode ter início.

Outra observação que deve ser feita é que a patela aumenta consideravelmente o braço de alavanca do quadríceps na extensão da perna a partir de uma flexão completa. Durante esta extensão a patela é fortemente comprimida contra os côndilos do fêmur e não pode se mover látero-medialmente ou vice-versa. Pelo contrário, ela tem movimentos de lateralidade quando o quadríceps está relaxado. Isto não impede, entretanto, que se possa fazer a remoção cirúrgica da patela, embora nestes casos o poder de extensão da perna no membro operado não chegue nunca a igualar-se ao do lado são.

Por último, deve-se lembrar que o fêmur forma um ângulo de abertura lateral com a tíbia e, portanto, **a contração do quadríceps tende a deslocar a patela lateralmente, o que é prevenido pela maior proeminência da borda lateral da superfície articular da patela no fêmur.** Apesar disto, o deslocamento da patela é mais frequente nas mulheres, nas quais a inclinação do fêmur em relação à tíbia é maior, em virtude da maior largura da pelve.

O quadro abaixo resume os movimentos da perna na articulação do joelho e indica os músculos envolvidos.

Movimento	Músculos
Flexão da perna	Bíceps da coxa, semitendinoso, semimembranoso, com o auxílio do sartório, grácil e gastrocnêmio*
Extensão da perna	Quadríceps da coxa
Rotação medial da perna	Semitendinoso, semimembranoso
Rotação lateral da perna	Bíceps femoral
Rotação medial do joelho**	Poplíteo (se o fêmur está fixo)
Rotação lateral do joelho	Poplíteo (se a tíbia está fixa)

13.0 – **Músculos motores do tornozelo e do pé.** No estudo destes músculos, por razões didáticas, a sistemática descritiva será alterada. Isto se deve ao fato de que os movimentos das partes distais do membro inferior ocorrem em três níveis: **o pé move-se em direção a perna na articulação tibiotársica (do tornozelo); os movimentos intrínsecos do pé têm lugar nas junturas intertársicas; e os movimentos dos** dedos, **menos amplos do** que **dos dedos da mão, passam-se nas articulações metatarsofalângicas e interfalângicas.** É preciso considerar, entretanto, que se os movimentos do pé não são tão variados e amplos como os da mão, eles estão funcionalmente relacionados com a locomoção, suporte do peso e ajustes de equilíbrio e postura. Estes movimentos são coordenados e, até certo ponto, inseparáveis, **de modo** que **sua análise deve incluir os músculos longos da perna e os músculos curtos do pé.** Daí a razão de, primeiramente, descrever tanto os músculos da perna quanto os do pé, agrupando-os por critério anatômico, para, em seguida, analisar suas ações nos diversos movimentos.

Outra premissa que deve ser levada em conta neste estudo é que, em virtude da posição do pé em relação à perna (em ângulo reto), vantajosa para as funções de suporte de peso, equilíbrio e locomoção, a conceituação comum dos movimentos não pode ser aqui aplicada. Assim, na **articulação em gínglimo (ou dobradiça) do tornozelo, os termos extenção e flexão não são utilizados.** Eles são substituídos por **dorsiflexão** (movimento do pé em direção à face anterior da perna) e **flexão plantar** (movimento do pé em direção à face posterior da perna) (Fig. 17.74). Nas articulações intertársicas ocorrem, por outro lado, movimentos especiais (Fig. 17.75) que tendem a ele-

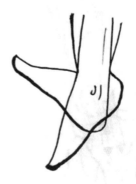

Fig. 17.74 – Movimentos de dorsiflexão e flexão plantar do pé

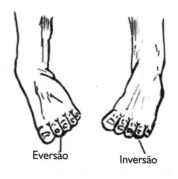

Fig. 17.75 – Movimentos de inversão e eversão do pé

---
* O m. gastrocnêmio pertence aos músculos da face posterior da perna e está descrito no item 16.0
** Por rotação do joelho deve entender-se o movimento de rotação do fêmur sobre a tíbia (estando esta fixada) ou da tíbia sobre o fêmur (se o fêmur estiver fixado).

var a borda medial do pé de modo que a planta se volte medialmente **(inversão)**, ou elevam a borda lateral do pé, fazendo com que a planta se volte lateralmente **(eversão)**. Realize você mesmo estes movimentos. **Inversão e eversão correspondem, precariamente, à supinação e pronação, respectivamente, no membro superior.** É lícito afirmar também que um certo grau de adução e abdução ocorre associado aos movimentos de inversão e eversão.

13.1 – **Topografia dos músculos da perna e do pé** – **A membrana interóssea**, estendida entre a tíbia e a fíbula, separa os músculos da perna em dois compartimentos anterior e posterior (Fig. 17.76). Por outro lado, da fáscia de revestimento muscular partem prolongamentos para a profundidade que se inserem na fíbula, ânterolateral e póstero lateralmente, os septos intermusculares anterior e posterior. Com isto, forma-se um terceiro compartimento na perna, lateral*. A descrição dos músculos da perna será feita, portanto, em três grupos: anterior, lateral e posterior.

O dorso do pé apresenta apenas um músculo para os dedos, de modo que todos os outros músculos intrínsecos do pé estão na região plantar (sola do pé).

13.2 – Músculos da região anterior da perna – Agem sobre a articulação do tornozelo e articulações intertársicas, resultando em movimentos do pé. Compreendem o tibial anterior, extensor longo do hálux, extensor longo dos dedos e fibular terceiro. Sua inervação é comum: todos são inervados pelo n. fibular profundo. Eles podem ser identificados nas figuras 17.77 e 17.78.

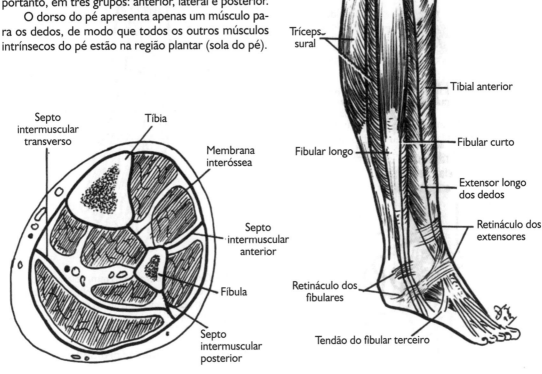

Fig. 17.76 – Septos intermusculares da perna

Fig. 17.77 – Músculos da região anterior e lateral da perna

---

* Alguns. AA. descrevem ainda um terceiro septo intermuscular transverso, que atravessa a panturrilha ("barriga da perna") de lado a lado, separando os músculos posteriores da perna em grupos superficial e profundo. Este septo, entretanto, não está registrado na nômina anatômica.

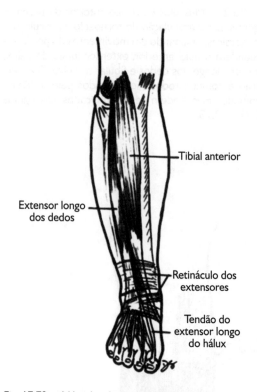

Fig. 17.78 — Músculos da região anterior da perna

Músculo tibial anterior — Ocupa uma posição lateral e paralela à tíbia, mas seu tendão de inserção, ao nível do tornozelo, desvia-se medialmente. A Fig. 17.79 ilustra sua origem e inserção

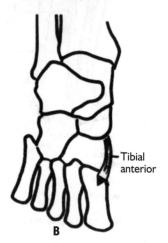

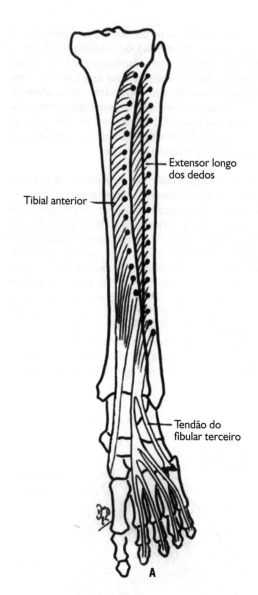

Fig. 17.79 — Origem e inserção dos mm. tibial anterior e extensor longo dos dedos. Em A, note também a inserção do fibular 3°. Em B, observe a inserção do tibial anterior numa vista plantar do pé

Inervação — N. fibular profundo

Ação — O m. tibial anterior faz a dorsiflexão e a inversão do pé.

Músculo	Origem	Inserção
Tibial anterior	Côndilo lateral e 2/3 proximais da tíbia	Base do 1.° metatársico e face medial do cuneiforme medial

13.3 – **Mm. extensor longo dos dedos e fibular terceiro** – Os estudos eletromiográficos demonstraram que o fibular terceiro **não tem ação independente**. Na verdade, sua ação é semelhante à do m. extensor longo dos dedos. Pode inclusive estar ausente ou ser rudimentar. Por estas razões há quem defenda a tese de que não se justifica um nome específico para o músculo, pois fisiológica e anatomicamente, ele é parte do m. extensor longo dos dedos. Quando presente, o tendão do fibular terceiro se insere na base do 4.º ou 5.º metatársico e, às vezes, é puramente fáscial. A Fig. 17.79 ilustra origem e inserção destes músculos.

Os tendões de inserção para os dedos II, III e IV estão unidos com tendões do m. extensor curto dos dedos (Fig. 17.92). Cada tendão do m. extensor longo dos dedos forma uma expansão sobre a articulação metatarsofalângica e sobre a falange proximal e **divide-se em três cintas, das quais, a central insere-se na falange média e as colaterais na falange distal** (Fig. 17.80).

Inervação – N. fibular profundo

Ação – Como o nome indica, o **m. extensor longo dos dedos estende os dedos**. Além disso, ele é também um auxiliar na **eversão do pé**. Estas mesmas ações são exercidas pelo **fibular terceiro**.

Músculo	Origem	Inserção
Extensor longo dos dedos	3/4 proximais da fíbula, côndilo lateral da tíbia, membrana interóssea	Por 4 tendões, um para cada um dos 4 dedos laterais, na base das falanges média e distal
Fibular terceiro	1/3 inferior da fíbula	Base do 4.º ou 5.º metatársico

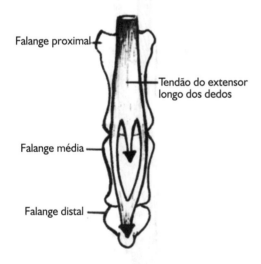

Fig. 17.80 – Comportamento do tendão do extensor longo dos dedos ao nível das falanges média e distal.

13.4 – **M. extensor longo do hálux** – Situa-se entre o mm. tibial anterior e extensor longo dos dedos e, portanto, **está parcialmente recoberto por eles.** Seu tendão de inserção cruza medialmente o dorso do pé. A Fig. 17.81 ilustra sua origem e inserção.

Inervação – N. fibular profundo.

Ação – Além de ser um **extensor do hálux**, o músculo extensor longo do hálux **auxilia na dorsiflexão do pé**.

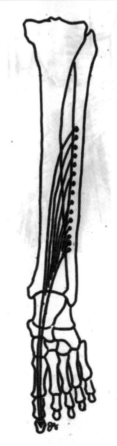

Fig. 17.81 – Origem e inserção do m. extensor longo do hálux

Músculo	Origem	Inserção
Extensor longo do hálux	1/3 médio da fíbula e membrana interóssea	Base da falange distal do hálux

14.0 – Retináculo extensor – Para agir sobre o pé, os tendões dos músculos situados na perna devem ser mantidos em sua posição no nível do tornozelo. Do contrário, na contração dos músculos, eles se elevariam como **"cordas de arco"**, determinando a formação de pregas cutâneas sobre o tarso. **Para evitar que isto ocorra, a fáscia de revestimento muscular se espessa no tornozelo e dorso do pé, constituindo o chamado retináculo extensor** (Fig. 17.82). **Distinguem-se um retináculo extensor superior e outro inferior.** O superior é um espessamento não muito bem delimitado que se estende

15.0 – Músculos da região lateral da perna – Somente dois músculos fazem parte deste grupo: os **fibulares longo e curto.** O fibular curto está profundamente situado ao fibular longo, parcialmente coberto por ele (Fig. 17.77). A Fig. 17.83 ilustra suas origens e inserção.

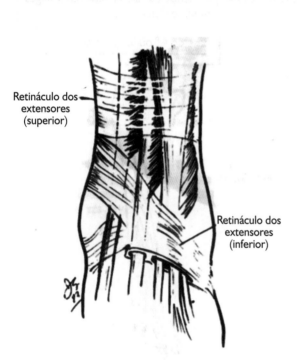

Fig. 17.82 – Os retináculos dos extensores, superior e inferior

entre as bordas anteriores da tíbia e da fíbula, logo acima do tornozelo. O inferior tem a forma de um Y horizontal e dos ramos e tronco do Y partem septos para a profundidade onde se fixam, como amarras. **Estas impedem o deslocamento medial dos extensores longos durante a inversão do pé.**

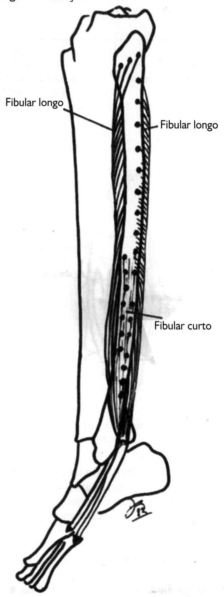

Fig. 17.83 – Origem e inserção dos mm. fibulares longo e curto

Músculo	Origem	Inserção
Fibular longo	Cabeça da fíbula e 2/3 proximais da fíbula	O tendão tem um trajeto medial na planta antes de inserir-se no cuneiforme medial e 1.° metatársico
Fibular curto	2/3 distais da fíbula	Base do 5° metatársico

Os tendões de inserção dos fibulares circundam a **tróclea fibular** da face lateral do calcâneo: o do fibular longo é distal ao do fibular curto.

Inervação – Os **fibulares, longo e curto,** são inervados pelo **n. fibular superficial.**

Ação – Os **fibulares** são **eversores do pé e auxiliares da flexão plantar.**

16.0 – **Retináculo fibular** – Os tendões de inserção dos fibulares são mantidos em posição por espessamentos fásciais denominados **retináculos fibulares, superior e inferior.** O superior mantém os tendões fibulares posteriormente ao maléolo lateral, estendendo-se do maléolo ao calcâneo; o inferior mantém os tendões fibulares lateralmente ao calcâneo (Fig. 17.84).

Estes três últimos são os antagonistas dos músculos estudados na região anterior da perna: extensor longo dos dedos, extensor longo do hálux e tibial anterior. O tríceps sural está constituído por dois músculos: o gastrocnêmio e o sóleo. Como o músculo gastrocnêmio apresenta dois ventres, o termo **tríceps sural** (sura significa perna) está plenamente justificado. A visualização perfeita do m. sóleo só é possível com a retirada do m. gastrocnêmio que o recobre.

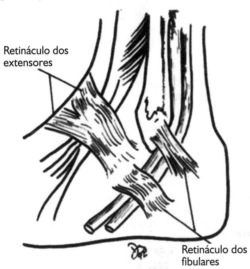

Fig. 17.84 – Retináculo dos fibulares, superior e inferior

16.0 – **Músculos da região posterior da perna** – Na região posterior da perna os músculos estão dispostos em duas camadas: a superficial compreende o **tríceps sural** e o **músculo plantar;** a profunda inclui o **poplíteo, o flexor longo dos dedos, flexor longo do hálux e tibial posterior** (Figs. 17.85 e 17.86).

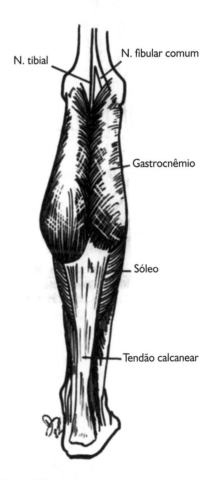

Fig. 17.85-A – Tríceps sural.

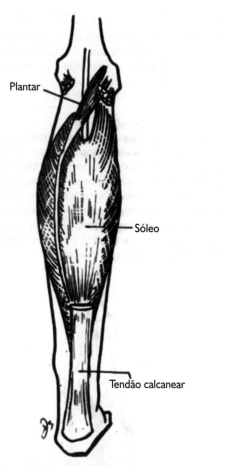

Fig. 17.85-B — Tríceps sural. O gastrocnêmio foi removido para melhor visualização do sóleo.

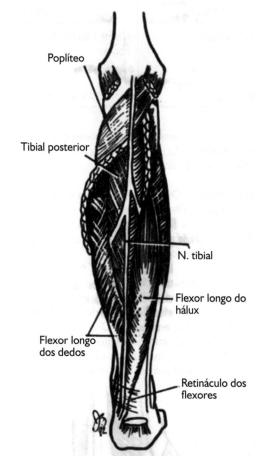

Fig. 17.86 – Músculos profundos da região posterior da perna. O tríceps sural foi removido.

16.1 – **Mm. tríceps sural e plantar** – Como foi mencionado o **tríceps sural** está constituído pelo **gastrocnêmio** e pelo **sóleo** que dão a forma característica da face posterior da perna, **a panturrilha**. As Figs. 17.87 e 17.88 ilustram as origens e inserções deste grupo muscular.

Músculos	Origem	Inserção
Gastrocnêmio	Ventre lateral: côndilo lateral do fêmur Ventre medial: logo acima do côndilo medial do fêmur	Os ventres do gastrocnêmio convergem numa lamina membranácea que se funde com o tendão do m. sóleo subjacente para formar o tendão calcanear. Este prende-se à tuberosidade do calcâneo.
Sóleo	Parte proximal e posterior da fíbula, linha do sóleo	
Plantar	Face poplítea do fêmur acima do côndilo lateral	Tendão calcanear ou, medialmente, no calcâneo

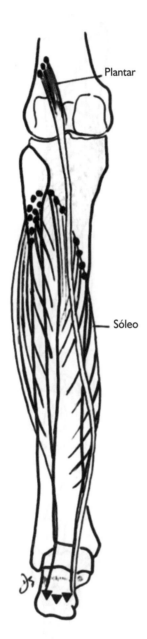

Fig. 17.87 – Origem e inserção dos mm. sóleo e plantar

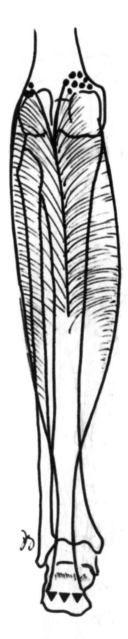

Fig. 17.88 – Origem e inserção do m. gastrocnêmio

Inervação – O **n. tibial** inerva o **tríceps sural** e o **plantar**.

Ação – O **tríceps sural** é um poderoso **flexor plantar**. O m. **gastrocnêmio** pode fletir *a perna*, pois cruza, posteriormente, a articulação do joelho. Entretanto, **ele só pode agir na flexão do joelho quando a perna não estiver suportando peso,** isto é, na postura bípede ele não pode agir sobre a perna.

A ação do m. plantar é insignificante no homem.

16.2 – **Mm. poplíteo, flexor longo dos dedos, flexor longo do hálux** e **tibial posterior*** – Estes músculos são considerados como pertencentes à **camada profunda** de músculos da face posterior da perna, estando recobertos pelo tríceps sural. As Figs. 17.89, 17.90 e 17.91 ilustram suas origens e **in**serções.

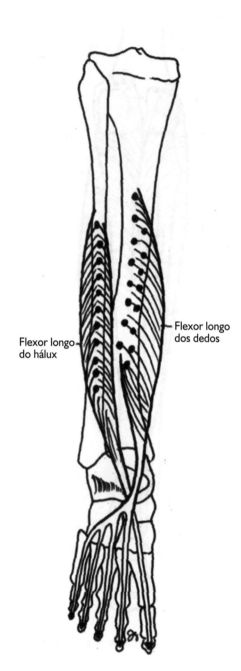

Fig. 17.89 – Origem e inserção dos mm. flexor longo dos dedos e flexor longo do hálux

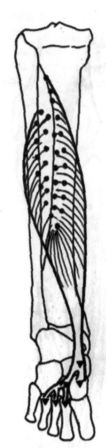

Fig. 17.90 – Origem e inserção do m. tibial posterior

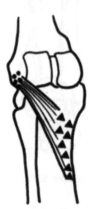

Fig. 17.91 – Origem e inserção do m. poplíteo

---

* Os tendões de inserção dos mm. flexor longo dos dedos, flexor longo dos hálux e do tibial posterior são mantidos em posição, ao nível do tornozelo, por um espessamento fáscial, o retináculo flexor, que se estende do maléolo medial ao calcâneo. As inserções dos músculos flexores longos, dos dedos e do hálux, e do tibial posterior, podem ser melhor compreendidas com a descrição, no item seguinte, dos músculos plantares, cujas ilustrações podem esclarecer alguns pontos que agora podem parecer obscuros ao estudante.

Músculo	Origem	Inserção
Poplíteo	Origina-se dentro da cápsula fibrosa da articulação do joelho, da superfície lateral do côndilo lateral do fêmur e menisco lateral	Face posterior proximal da tíbia, acima da linha do sóleo
Flexor longo dos dedos	1/3 médio da face posterior da tíbia, abaixo da linha do sóleo	Por 4 tendões, cada um deles se fixando na base da falange distal dos dedos II a V
Flexor longo do hálux	2/3 inferiores, posteriormente, na fíbula	Base da falange distal do hálux
Tibial posterior	2/3 proximais da face posterior da tíbia e da fíbula, membrana intraóssea	Tuberosidade do navicular, todos os cuneiformes e bases do II, III e IV metatársicos

Inervação — **Todos os músculos deste grupo são inervados pelo n. tibial.**

Ação — Como o nome indica, o **flexor longo dos dedos** flete a falange distal dos dedos **II, III, IV e V**; o **flexor longo do hálux** atua **fletindo a falange distal do hálux**. O m. **tibial posterior** é um **flexor plantar** e o mais importante músculo na **inversão do pé**.

17.0 — **Mm. Intrínsecos do pé** — Os chamados **músculos curtos do pé**, dispõem-se no dorso e ponta do pé. No dorso só existe um músculo intrínseco, o **extensor curto dos dedos**. Todos os outros são plantares e, embora eles estejam dispostos de maneira compacta em camadas que não são fáceis de serem dissociadas, o estudo por camadas musculares oferece algumas vantagens em relação à compreensão das inserções de seus tendões. Mais importante que isto, entretanto, é aprender quais os músculos que estarão se contraindo durante determinado movimento do tornozelo, pé ou dedos, como veremos adiante.

17.1 — **Músculos intrínsecos do dorso do pé** — Como foi assinalado, o m. **extensor curto dos dedos** é o único que se localiza no dorso do pé. A Fig. 17.92 mostra sua localização, origem e inserção. **Origina-se na face superior do calcâneo** e sua parte carnosa é continuada por quatro tendões. **O mais medial vai ter ao hálux e é comum designar-se a parte mais medial do músculo como m. extensor curto do hálux**. Este tendão **insere-se na base da falange proximal do hálux**. Os outros três tendões **fundem-se com os respectivos tendões do extensor longo dos dedos II, III e IV**. O músculo é inervado pelo **n. fibular profundo**. Quanto às suas ações, o **extensor curto do hálux estende a falange proximal do hálux** e o **extensor curto dos dedos**, como o nome indica, faz a extensão dos dedos II, III e IV. **Porém, ao contrário do que sucede com o extensor longo, ele pode estender os dedos sem, ao mesmo tempo, dorsiflexionar o pé.**

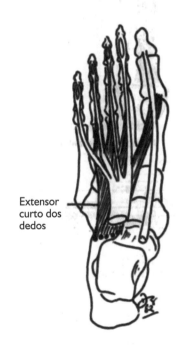

Fig. 17.92 — Origem e inserção do m. extensor curto dos dedos

17.2 — **Músculos intrínsecos da planta** — Estes músculos serão estudados nas quatro camadas nas quais se dispõem, da superfície para a profundidade*. Nestas camadas serão mencionados também músculos que não são intrínsecos do pé e que já foram descritos, mas cujos tendões de inserção alcançam a planta. Deste modo o estudante terá mais informações sobre a fixação destes músculos nas ilustrações especiais que acompanham o texto, uma vez que eles não serão descritos novamente.

17.2.1 — **Aponeurose plantar** — A fáscia muscular se torna espessada e resistente na planta do pé, constituindo a **aponeurose plantar,** análoga à que existe na palma da mão. Posteriormente ela se fixa no calcâneo e se expande anteriormente dividindo-se em cinco faixas ou cintas que se inserem, como na mão, nas bainhas fibrosas flexoras e nos lados das articulações metatarsofalângicas. Para maiores detalhes, veja a descrição da aponeurose palmar, item 7.21.1. Entretanto, ao contrário do que sucede no pé, com o hálux, o polegar não recebe a inserção de nenhuma faixa da aponeurose palmar, pois isto limitaria sua mobilidade (Fig. 17.93). A aponeurose plantar é importante na manutenção dos arcos longitudinais do pé.

17.2.2 — **Mm. da 1.ª camada (superficial)** — Compreendem-se os músculos **abdutor do V dedo** (do dedo mínimo), **flexor curto dos dedos** e **abdutor do hálux.** A Fig. 17.94 ilustra estes músculos

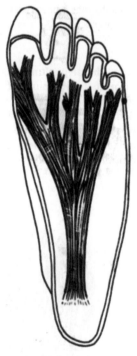

Fig. 17.93 — Aponeurose plantar

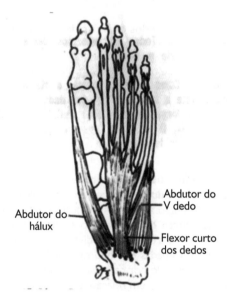

Fig. 17.94 — Origem e inserção dos mm. abdutor do hálux, abdutor do V dedo e flexor curto dos dedos (1.ª camada)

Músculo	Origem	Inserção
Abdutor do V dedo	Tubérculos medial e lateral do calcâneo	Lateralmente na falange proximal do V dedo
Flexor curto dos dedos	Tubérculo medial do calcâneo	Por 4 tendões nos lados da falange média dos dedos II a V
Abdutor do hálux	Tubérculo medial do calcâneo	Medialmente, na base da falange proximal do hálux

---

* Alguns livros de Anatomia preferem dividir os músculos plantares pela sua localização: plantares mediais, laterais e centrais (intermédios seria um termo mais correto)

Os quatro tendões do flexor curto dos dedos, ao nível das falanges proximais dos dedos II a V **se dividem formando uma botoeira para dar passagem aos tendões do flexor longo dos dedos.** Veja o detalhe na Fig. 17.95.

Inervação — Os mm. **flexor curto dos dedos** e **abdutor do hálux** são inervados pelo n. **plantar medial,** ramo do tibial. *O* **abdutor do V dedo** pelo **n. plantar lateral,** também ramo do tibial.

Ação — Os músculos exercem as ações indicadas por seus nomes. O flexor curto dos dedos flexiona os dedos II a V na articulação interfalângica proximal.

17.2.3 — **Mm. da** 2.ª **camada** — Compreendem o flexor longo dos dedos, flexor longo do hálux, o quadrado plantar* e lumbricais. Só os dois últimos ainda não foram descritos. Os dois primeiros foram mencionados entre os músculos da face posterior da perna. A Fig. 17.96 ilustra os músculos da 2.ª camada. Repare que o tendão do flexor longo dos dedos cruza o do flexor longo do hálux.

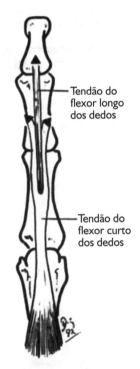

Fig 17.95 — Comportamento dos tendões dos mm. flexores dos dedos (curto e longo) ao nível das falanges

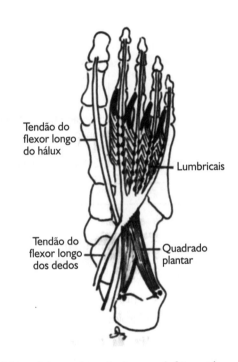

Fig. 17.96 — Origem e inserção dos mm. da 2.ª camada

Músculo	Origem	Inserção
Quadrado plantar	Por duas cabeças, medial e lateralmente na face plantar do calcâneo	Tendão do flexor longo dos dedos
Lumbricais	Lados adjacentes dos tendões do flexor longo dos dedos III, IV e V; lado medial do tendão do flexor para o dedo II	Medialmente, na falange proximal do respectivo dedo

---

* O m. quadrado da planta (ou plantar) é também descrito com o nome de flexor acessório dos dedos em alguns tratados de Anatomia.

Inervação — O **m. quadrado plantar** é inervado pelo **n. plantar** lateral que também inerva o 2.º, 3.º e 4.º lumbricoides; o 1.º lumbricoide é inervado pelo n. **plantar medial**.

Ação — O **m. quadrado plantar corrige**, pelo menos parcialmente, **a tração medial do flexor longo dos dedos*** e pode flexionar igualmente as falanges distais, quer o pé esteja em flexão dorsal ou plantar. **Os lumbricais auxiliam a flexionar as** articulações metatarsofalângicas dos dedos II, III, IV e V.

17.2.4 — **Mm. da 3.ª camada** — Inclui os **mm. flexor curto do V dedo, adutor do hálux e flexor curto do hálux**. A Fig. 17.97 ilustra a localização, origens e inserções destes músculos. Existe considerável divergência entre os diversos AA. com relação à origem destes músculos.

Músculo	Origem	Inserção
Flexor curto do V dedo	Base do 5.º metatársico e ligamento plantar longo	Lateralmente na base da falange proximal do V dedo
Adutor do hálux	Porção transversa: cápsula articular das articulações metatarsofalângicas do II, III, IV e V dedos	Porção transversa: no tendão do flexor longo do hálux
	Porção oblíqua: ligamento plantar longo	Porção oblíqua: junto com o flexor curto do hálux
Flexor curto do hálux	Cuboide e nos dois cuneiformes laterais	Lateralmente na base da falange proximal do hálux junto com o adutor e abdutor do hálux

Inervação — O **n. plantar lateral** inerva o **flexor curto do V dedo e o adutor do hálux**, enquanto que o n. plantar medial inerva o **flexor curto do hálux**.

Ação — Os músculos exercem as funções indicadas pelos seus nomes.

17.2.5 — **Mm. da 4.ª camada** — Os tendões de inserção do **fibular longo** e do **tibial posterior** são incluídos na última camada de músculos intrínsecos do pé e foram descritos entre os músculos laterais e posteriores da perna. A eles acrescentam-se os **músculos interósseos, plantares e dorsais**, que serão descritos a seguir. A Fig. 17.98 ilustra a disposição dos interósseos.

Observe na Fig. 17.98 que o 2.º dedo recebe inserções em ambos os lados, enquanto que o 3.º e 4.º somente no lado lateral.

---

* Esta correção se faz de modo a que o flexor longo dos dedos aja segundo o eixo longitudinal dos dedos, o que aumenta a sua eficiência. O m. quadrado plantar não tem correspondente na mão.

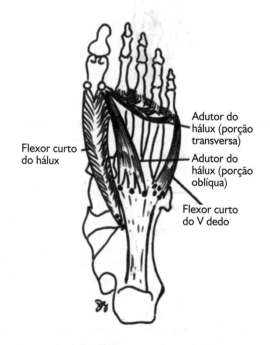

Fig. 17.97 — Origem e inserção dos mm. da 3.ª camada

Músculo	Origem	Inserção
Interósseos plantares	Medialmente, na base do 3.º, 4.º e 5.º ossos metatársicos	Medialmente na base da falange proximal dos dedos III, IV e V
Interósseos dorsais	Diáfise dos ossos metatársicos adjacentes	Base da falange proximal dos dedos II, III e IV

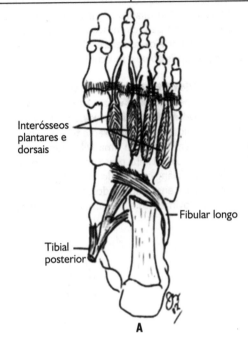

Fig. 17.98-A — Origem e inserção dos mm. da 4.ª camada. Visão de conjunto. Observe o comportamento dos tendões de inserção dos mm. fibular longo e tibial posterior.

Inervação — O n. plantar lateral inerva todos os interósseos.

Ação — Os mm. interósseos fletem as articulações metatarsofalângicas. Podem também aduzir e abduzir segundo um eixo que passe pelo 2.º dedo, mas estas ações não são importantes*. Talvez mais importante é o fato de que, devido à inserção dos interósseos em metatársicos adjacentes, eles mantêm juntos estes ossos e, assim, reforçam o arco metatársico, do qual trataremos adiante.

18.0 – Reflexo cutâneo plantar — Quando se estimula a planta com um estilete, palito de fósforo etc., os dedos se fletem como se tentassem agarrar o objeto estimulante. Porém, em pacientes *com* distúrbios da via motora (via piramidal, tracto córtico-espinhal) e nas crianças até os 2 anos de idade, *a* estimulação da planta provoca dorsiflexão lenta do hálux e ligeira abertura em leque dos outros dedos. Esta resposta é conhecida como sinal de Babinsk (positivo, quando existe; negativo, quando não *se* verifica) e é utilizado normalmente pelos clínicos nos exames de rotina dos pacientes.

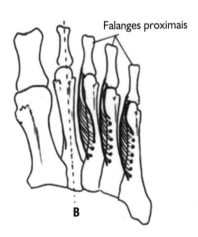

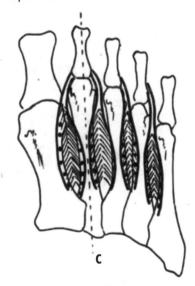

Fig. 17.98-B — Origem e inserção dos mm. interósseos plantares. C — Origem e Inserção dos mm. Interósseos dorsais. Compare as Figs. B e C e observe que o dedo II recebe inserções dos mm. interósseos dorsais em ambos os lados.

---

* Neste caso, os interósseos plantares aduzem e os dorsais abduzem os dedos.

19.0 — **Movimentos do pé** — Os principais movimentos do pé são a **dorsiflexão** (flexão dorsal), a **flexão plantar**, a **inversão** e a **eversão**, que já foram definidos. Entretanto é possível talarse também de **adução e abdução, supinação e pronação do pé**. Na adução a parte anterior do pé seria deslocada medialmente, em direção ao plano mediano do corpo, num plano horizontal, correspondendo a abdução ao afastamento do pé do plano mediano. Embora haja divergências entre os AA., pronação e supinação geralmente referem-se à rotação medial e lateral do pé em torno de um eixo anteroposterior. Na prática, entretanto, estes movimentos adicionais não são levados em consideração. **O que realmente importa é saber que nenhum movimento no pé ocorre em forma pura, isto é, cada movimento é sempre uma combinação** de dois ou mais movimentos primários. A razão disto é que os eixos de movimento nas articulações intertársicas estão dispostos obliquamente em relação aos planos fundamentais. Um exemplo pode esclarecer melhor o assunto. Se o eixo do movimento de flexão dorsal e plantar do pé fosse horizontal, como ilustrado na Fig. 17.99A, os movimentos ocorreriam num plano sagital, como as setas mostram em B., Mas a Fig. 17.99C mostra que o eixo destes movimentos é oblíquo em relação ao plano sagital. Esta obliquidade é grandemente responsável pela inversão que automaticamente acompanha a flexão plantar. Do mesmo modo a eversão inclui pronação, abdução e dorsiflexão, assim como a inversão compreende supinação, adução e flexão plantar. No quadro seguinte estão tabulados os movimentos do pé e os músculos responsáveis por eles. Seguindo a prática, as referências são para os movimentos principais do pé e músculos mais importantes.

20.0 — **Movimentos dos dedos do pé** — Nas articulações metatarsofalângicas ocorrem a **flexão, extensão, abdução** e **adução** dos dedos. O grau de extensão é maior que o de flexão e a abdução e adução ocorrem em relação a uma linha que passa pelo 2.º dedo (na mão esta linha passa pelo 3.º dedo). As articulações interfalângicas são do tipo gínglimo, permitindo flexão e extensão dos dedos. O quadro seguinte indica estes movimentos e os músculos envolvidos.

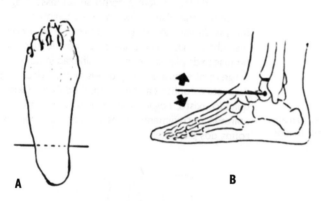

Fig. 17.99 — Eixo oblíquo no movimento do pé. (Veja o texto)

Movimento	Músculos
Dorsiflexão do pé	Tibial anterior e extensor longo dos dedos. O extensor longo do hálux e fibular terceiro são auxiliares
Flexão plantar do pé	Tríceps sural e tibial posterior * O fibular longo é um auxiliar
Inversão do pé	Tibial anterior e tibial posterior
Eversão do pé	Fibulares, longo e curto

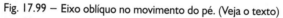

* A ação do tibial posterior na flexão **plantar** é particularmente importante quando a perna **está** totalmente fletida Neste caso o gastrocnêmio, que é um músculo biarticular, não pode encurtar mais para agir sobre o pé A flexão plantar é então realizada pelo tibial posterior e fibular longo, principalmente.

Movimento	Músculos
Flexão dos dedos na articulação metatarsofalângica	Lumbricais, interósseos, flexor curto do hálux, flexor curto do V dedo
Flexão dos dedos nas articulações interfalângicas	Flexor longo e curto dos dedos, flexor longo do hálux
Extensão dos dedos	Extensor longo e curto dos dedos, extensor longo do hálux
Abdução dos dedos	Abdutor do hálux, abdutor do V dedo, interósseos dorsais
Adução dos dedos	Adutor do hálux, interósseos plantares

21.0 – **Bainhas sinoviais dos tendões** – **Os tendões dos músculos que passam sob os retináculos extensor, fibular e flexor estão envolvidos por bainhas sinoviais que facilitam seu deslizamento.** As Figs. 17.100 e 17.101 ilustram a disposição destas bainhas. **Sob o retináculo extensor são encontradas três bainhas sinoviais.** A mais medial envolve o m. tibial anterior e a mais lateral os mm. extensor longo dos dedos e fibular terceiro. A intermédia envolve o m. extensor longo do hálux. Estas bainhas estendem-se por curta distância sobre o dorso do pé.

Sob o retináculo fibular uma bainha sinovial envolve os tendões dos mm. fibulares longo e curto. Quando os tendões se separam a bainha se divide, de modo que cada tendão é envolvido por um prolongamento da bainha comum que se estende até as proximidades da inserção dos tendões.

Finalmente, sob o retináculo flexor, posteriormente ao maléolo medial, acham-se três bainhas: uma para o tibial posterior, outra para o flexor longo dos dedos e ainda outra para o flexor longo do hálux. Estas bainhas podem comunicar-se entre si, mas não se unem a qualquer das **bainhas digitais** que envolvem os tendões do flexor longo e curto dos dedos. O flexor longo do hálux também apresenta uma bainha digital longa.

22.0 – **Arcos do pé** – A estrutura óssea do pé implica na formação de dois arcos: o **longitudinal** e o **transversal**. Examine o esqueleto articulado de um pé para identificá-los. O arco longitudinal, na verdade está dividido em um **arco medial** e um **arco lateral**. **O medial é formado pelo calcâneo, talus, navicular, cuneiformes e três primeiros ossos metatársicos. O lateral inclui o calcâneo, cuboide e os dois ossos metatársicos laterais** (Fig. 17.102). Por sua vez o **arco transversal** também chamado metatársico, é **formado pelo navicular, cuneiforme, cuboide e cinco ossos metatársicos.** Estes arcos ósseos, resultantes do arranjo mecânico intrínseco dos ossos, são sustentados por ligamentos e, durante

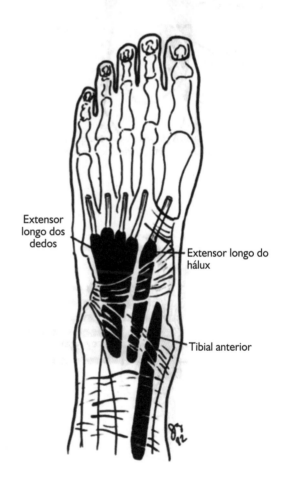

Fig. 17.100 – Bainhas sinoviais dos mm. que passam profundamente ao retináculo dos extensores

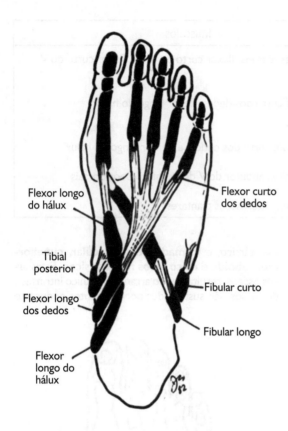

Fig. 17.101 — Bainhas sinoviais dos mm. que passam sob o retináculo dos fibulares e retináculo dos flexores

o movimento, eles recebem um reforço adicional de músculos, principalmente da planta. Hoje há indícios seguros de que os músculos longos da perna em geral não participam de maneira significativa do suporte dos arcos do pé. Entre os ligamentos deve ser mencionado o plantar longo e a aponeurose plantar é importante na manutenção do arco longitudinal do pé. Observe a Fig. 17.103, onde esquematicamente vê-se a aponeurose plantar e o ligamento plantar longo. **Repare que a aponeurose plantar se estende do calcâneo até o hálux, em posição vantajosa para servir de suporte ligamentar do arco longitudinal.** Vejamos o que se passa, com mais detalhe. Na face plantar da cabeça do 1º metatársico, dois sulcos articulam-se com 2 ossos sesamóides (Fig. 17.104) que estão incluídos no ligamento plantar. Este é, na verdade, a parte plantar

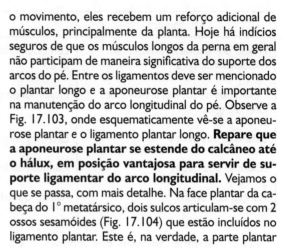

Fig. 17.103 — Representação esquemática da aponeurose plantar, ligamento plantar longo e ligamento plantar

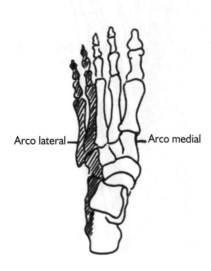

Fig. 17.102 — Arcos medial e lateral do arco longitudinal do pé. Veja o texto

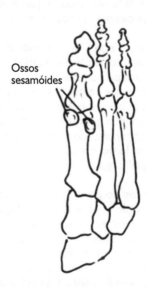

Fig. 17.104 — Ossos sesamóides articulados com a face plantar do 1º metatársico e importantes no mecanismo sesamóideo. (Veja o texto)

da cápsula da articulação metatarsofalângica, espesso coxim fibrocartilaginoso firmemente fixado nas bases da falange. Ligamentos unem os sesamóides aos lados da cabeça do metatársico. O feixe mais medial da aponeurose plantar (item 17.2.1) divide-se em dois e cada divisão fixa-se em um sesamóide. Assim, através do ligamento plantar, a aponeurose plantar está firmemente fixada à falange e forma uma união mecânica forte, especialmente acentuada para o hálux e o arco medial. Acrescente-se o fato de que os dois sesamóides do hálux sustentam o peso do corpo, especialmente na última parte da fase de estação da marcha. A disposição mecânica descrita acima é conhecida com o nome de **mecanismo sesamóideo***. Por sua vez, o **ligamento plantar longo** estende-se do calcâneo ao cuboide, como um tirante (Fig. 17.103).

Antes do nascimento, o tecido adiposo está distribuído em toda a planta e forma o coxim plantar, responsável pela convexidade da planta do pé fetal. No nascimento e durante a infância o coxim plantar ainda marcará os arcos do pé e a planta pode aparecer plana ou chata. Mais tarde, o tecido adiposo se adelgaça nas áreas que não estão em contato com o solo e, por isso, na maioria dos adultos, o arco medial pode ser reconhecido em impressões plantares (Fig. 17.105). No sentido restrito, a expressão **pé plano** ou **pé chato**, refere-se a um simples abaixamento do arco longitudinal, o que pode não ser patológico e é bastante comum. Entretanto o pé plano, ou chato, pode ser patológico e produzir séria incapacidade, como nos casos de tendão calcanear curto associado com defeitos de articulações do tarso, ou nos casos de anomalias ósseas, espasmo de músculos ou devido a alterações artríticas. O inverso do pé plano é o **pé cavo**, no qual o arco longitudinal é excessivamente alto.

23.0 − **Postura** − O sistema osteoligamentar do corpo humano, auxiliado por contrações e relaxamentos de músculos (isolados, em grupos ou em mecanismos antagonistas) coordenados pelo sistema nervoso, mantém a postura ereta e é responsável pelo deslocamento do corpo no espaço, bem como pelo movimento de seus segmentos para a execução dos mais diversos atos. Na sustentação do peso do corpo os arcos do pé desempenham importante função, agindo como mola, e distribuindo o peso para o calcanhar e as cabeças dos ossos metatársicos (Fig. 17.106).

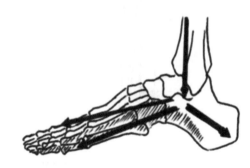

Fig. 17.106 − Distribuição do peso para o calcâneo e arcos medial e lateral do pé

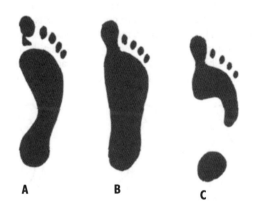

Fig. 17.105 − Impressões plantares. A − normal; B − pé plano; C − arco longitudinal alto

---

* O mecanismo sesamóide é perturbado pelos joanetes e hálux valgo. Joanete é um entumescimento medial à articulação metatarsofalângica do hálux devido a um espessamento da parede de uma bolsa sinovial que aqui, geralmente, está presente. No hálux valgo o hálux está deslocado lateralmente, ocorrendo angulação na articulação metatarsofalângica. Sua causa não é suficientemente conhecida.

O eixo de gravidade do corpo na posição ereta é uma linha que passa pelos processos mastoides (do osso temporal, do crânio), **junção das curvaturas da coluna, e imediatamente anterior à segunda vértebra sacral** (Fig. 17.107). Deste modo, o peso real do corpo incide numa linha perpendicular que de um ponto anterior à segunda peça sacral desce até o chão. Ora, **esta linha é imediatamente posterior à articulação do quadril** (veja as setas na Fig. 17.107), **e anterior às articulações do joelho e tornozelo**. Assim, o peso do tronco e membros superiores tende a provocar uma rotação da porção posterior da pelve no sentido inferior (Fig. 17.32). Isto é impedido pelo estiramento da cápsula da articulação do quadril, particularmente do ligamento iliofemoral. Por outro lado, o peso do tronco e membros passando anteriormente ao joelho e tornozelo, forçam a extensão na articulação do joelho e a dorsiflexão na articulação do tornozelo. Estes fatos, longe de prejudicar a postura ereta, forçam estas três importantes articulações do membro inferior a assumir a sua posição mais estável:

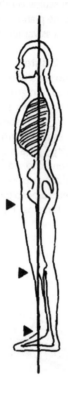

Fig 17 107 — Eixo de gravidade do corpo na postura ereta (Veja o texto)

1) O ligamento iliofemoral da articulação do quadril, resistente, é fortemente distendido.
2) A fase final de extensão na articulação do joelho é acompanhada de uma rotação medial do fêmur sobre a tíbia que distende todos os ligamentos da articulação.
3) A dorsiflexão no tornozelo faz com que a mais larga porção da tróclea do talus se situe entre os maléolos, aumentando a estabilidade da juntura.

Nesta posição, a eletromiografia dos músculos da perna revela uma atividade muscular mínima. Entretanto, pequenas alterações desta postura obrigam uma atividade estabilizadora de músculos que agem nestas articulações. Experimente, estando na postura ereta, inclinar o corpo anteriormente: imediatamente haverá forte contração dos músculos da panturrilha e flexores dos dedos que, respectivamente, levantariam o calcanhar e firmariam ainda mais os dedos no solo.

24.0 — **Deambulação** — É o ato de caminhar. Trata-se de uma função extraordinariamente complexa e a descrição feita a seguir é bastante sumária, embora suficiente para que o estudante tenha noção das diversas fases da deambulação. **Os movimentos do membro inferior durante a locomoção em solo plano podem ser divididos em fases de oscilação e de estação.** A fase de oscilação ocorre quando o membro está afastado do chão e a fase de estação quando ele está em contato com o solo, sustentando o peso. Na Fig. 17.108A, o membro inferior direito está começando a fase de oscilação com a partida: o quadril, joelho e tornozelo fletem-se durante a primeira parte desta fase (Fig. 17.108B). O fêmur descreve uma

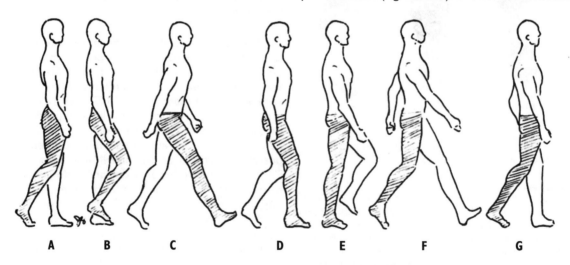

Fig. 17.108 — Deambulação: ilustração esquemática. (Siga o texto)

rotação lateral sobre a tíbia e a pelve inclina-se para o solo do lado oscilante, devido ao efeito da gravidade (Fig. 17.109). O membro inferior, a seguir, principia a extensão e está completamente estendido quando o calcanhar toca o solo (Fig. 17.108C). Aqui principia a fase da estação. O joelho flete-se ligeiramente e está nesta posição quando o peso está sendo totalmente sustentado (Fig. 17.108D), mas se estende, de novo, completamente, no fim da fase de estação, precedendo a partida para a fase oscilante (Fig. 17.108E). Preparando-se para a partida, o tornozelo torna-se relativamente rígido e o pé, a seguir, fletido ao nível das articulações metatarsofalângicas (Fig. 17.108F). É importante lembrar que, durante a marcha, muitos músculos agem de maneira oposta às ações que normalmente lhes são atribuídas, isto é, a inserção permanece estática, enquanto os músculos movem o osso proximal do qual se originam. Esta ação reversa dos músculos é muito mais importante nos membros inferiores do que nos superiores.

25.0 – **Manutenção do equilíbrio durante a deambulação** – Durante a marcha o eixo de gravidade desloca-se também látero-lateralmente e, como foi dito, a pelve inclina-se para o solo do lado do membro em oscilação. **Esta inclinação é reduzida ao mínimo por ação dos abdutores do quadril do lado da estação, particularmente os glúteos médio e mínimo.** Ela é também compensada pela contração do m. eretor da espinha e mm. abdominais do lado do membro em oscilação, para impedir que o tórax se desloque lateralmente em demasia. O movimento de inclinação da pelve é também contrabalançado pelo movimento pendular dos membros superiores, o direito projetando-se anteriormente enquanto o inferior esquerdo está em oscilação. Por outro lado, os mm. invertores e evertores do pé mantêm o corpo estável, sobre cada um dos pés, durante a deambulação, agindo como estabilizadores.

26.0 – **Pé torto, deslocamentos e fraturas do pé** – O termo pé torto (talípede) é usado para um pé que se mostra retorcido, deformado ou fora de posição. Descrevem-se pelo menos quatro variedades de pé torto:

1 – **Pé equino (talipes equinus)** – Quando o pé estiver fixado em posição de flexão plantar.

2 – **Pé calcâneo (talipes calcaneus)** – Quando o pé estiver fixado em posição de dorsiflexão.

3 – **Pé varo (talipes varus)** – Quando o pé estiver fixado em inversão.

4 – **Pé valgo (talipes valgus)** – Quando o pé estiver fixado em eversão.

A forma mais comum é uma combinação denominada pé equinovaro (talipes equinovarus), no qual o paciente anda sobre a borda lateral da parte anterior do pé. Entre as causas que se acreditam serem importantes no aparecimento do pé torto congênito, incluem-se a falta do crescimento muscular em acompanhar o crescimento esquelético e o desequilíbrio no desenvolvimento de diferentes grupos musculares ou tendões.

As **entorses**, como resultado de torção do pé que suporte o peso do corpo, são frequentes em qualquer das articulações do pé e, quase sempre, envolvem pelo menos uma ruptura parcial de ligamentos (no tornozelo) e pode resultar em incapacidade grave.

As **fraturas** no tornozelo geralmente envolvem a extremidade inferior da tíbia ou da tíbia e fíbula e são, tipicamente, produzidos por torção. A fratura do tálus ou do calcâneo é mais comumente produzida por uma queda de altura, e as fraturas dos ossos do tarso por uma queda que faça torcer o pé. Fraturas dos metatársicos e falanges são geralmente por trauma direto.

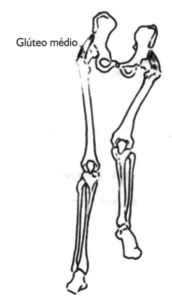

Fig 17.109 – Durante a fase de oscilação a pelve inclina-se para o solo do lado oscilante devido ao efeito da gravidade. A inclinação é reduzida ao mínimo pelos abdutores do quadril do lado da estação (mm. glúteo médio e mínimo)

27.0 — O estudo dos músculos foi feito dando-se ênfase à sua participação em movimentos dos diversos segmentos que compõem o membro inferior. Neste item registra-se um sumário destes músculos em relação à sua topografia, com indicação do item descritivo a que pertencem.

27.1 — Mm. da região glútea

Compreendem os **mm. glúteo máximo** (item (8.3.1), **glúteos médio e mínimo** (item 8.3.2), **piriforme, obturatório interno, obturatório externo, gêmeos superior e inferior, quadrado da coxa** (item 8.3.3) e **tensor da fáscia lata** (item 8.3.4).

27.2 — Mm. da região anterior da coxa

A esta região pertencem os **mm. sartório** (item 8.1.1), **iliopsoas** (item 8.1.2) **e quadríceps da coxa** (itens 8.1.3 e 11.1).

27.3 — Mm. da região medial da coxa

Incluem os **mm. pectíneo, adutor longo, adutor curto, adutor magno e grácil** (item 8.1.4).

27.4 — Mm. da região posterior da coxa

Compreendem os mm. bíceps da coxa, semitendinoso e semimembranoso (item 9.0).

27.5 — Mm. da região anterior da perna

A ela pertencem os **mm. tibial anterior** (item 13.3) **extensor longo do hálux** (item 13.5), **extensor longo dos dedos e fibular terceiro** (item 13.4).

27.6 — Mm. da região lateral da perna

Incluem apenas **os mm. fibulares, longo e curto** (item 15.0)

27.7 — Mm. da região posterior da perna

Compreendem os **mm. tríceps sural, plantar** (item 16.1), **poplíteo, flexor longo dos dedos, flexor longo do hálux e tibial posterior** (item 16.2).

27.8 — Mm. da planta do pé

Estes músculos dispõem-se em camadas, numeradas da superfície para a profundidade.

a) **1.ª camada — Mm. abdutor do V dedo** (do dedo mínimo) **flexor curto dos dedos e abdutor do hálux)** (item 17.2.2).

b) **2.ª camada — Mm. flexor longo dos dedos, flexor longo do hálux, quadrado plantar e lumbicais** (item 17.2.3). Os dois primeiros músculos têm seus ventres localizados na perna, e, portanto, são descritos no item 16.2.

c) **3.ª camada — Mm. flexor curto do V dedo, adutor do hálux e flexor curto do hálux** (item 17.2.4).

d) **4.ª camada — Mm. fibular longo, tibial posterior** e **interósseos plantares e dorsais** (item 17.2.5). Os dois primeiros músculos têm seu ventre localizados na perna e, portanto, são descritos, respectivamente nos itens 27.6 e 27.7.

27.9 — Mm. do dorso do pé

Compreende um único músculo, o **extensor curto dos dedos** (item 17.1).

28.0 — Fáscia do membro inferior*

A massa muscular do membro inferior está envolvida por um invólucro fáscial, contínuo com a fáscia de revestimento do tronco. Didaticamente é de toda conveniência descrevê-la em cada um dos segmentos do membro inferior.

28.1 — Fáscia da coxa e região glútea

A fáscia da coxa, espessa e resistente, é denominada **fáscia lata**; na região glútea é descrita, comumente, com o nome de **aponeurose glútea****. A fáscia está fixada às porções subcutâneas do osso do quadril (particularmente o lábio externo da crista

---

(*) Alguns AA. fazem uma distinção entre fáscia superficial e fáscia profunda. A primeira compreenderia a tela subcutânea e a segunda seria a fáscia de revestimento (ou de contenção) muscular. Esta distinção não é usada neste livro, de modo que o termo fáscia é sempre empregado com relação ao invólucro de revestimento muscular.

(**) Alguns autores descrevem a "aponeurose glútea" como sendo a lâmina da fáscia glútea que se situa sobre o m. glúteo médio. Esta duplicidade de terminologia apenas confunde o estudante. É sempre mais lógico reservar o termo fáscia para a membrana de revestimento muscular, utilizando-se aponeurose somente para as lâminas de fixação dos músculos.

ilíaca), do sacro e do cóccix, sendo contínua com o ligamento inguinal e sacro tuberal. Na sua parte superior e lateral a fáscia se delamina para envolver o **m. tensor da fáscia lata**.

O mesmo ocorre na região glútea onde a fáscia glútea se delamina para revestir o **m. glúteo máximo**. Estes dois músculos estão firmemente inseridos numa porção particularmente resistente e espessa da fáscia lata denominada **ligamento ou tracto iliotibial**. Este ligamento estende-se ao nível do trocânter maior até a face anterior do côndilo lateral da tíbia onde se fixa, localizando-se assim em toda a extensão da face lateral da coxa. **Este fato explica porque os mm. tensores da fáscia lata e glúteo máximo agem indiretamente sobre a articulação do joelho**: tracionando o ligamento eles mantêm o joelho em extensão e são poderosos estabilizadores da articulação do joelho quando ela suporta peso com o joelho semifletido, o que ocorre, por exemplo, na deambulação.

Ao nível da raiz do membro inferior, aproximadamente 4 cm abaixo e lateralmente ao tubérculo púbico, a **fáscia lata apresenta uma abertura oval, o hiato safeno, através do qual a veia safena magna alcança a veia femoral.**

Linfáticos e ramos superficiais da a. femoral também passam através do hiato safeno. A abertura oval da fáscia lata está recoberta por uma lâmina conjuntiva muito delgada que é perfurada por todas as estruturas superficiais que vão ter ao plano profundo e vice-versa, donde o nome de **fáscia cribiforme** dado a esta lâmina de fechamento.

Dois prolongamentos da fáscia lata, denominados **septos intermusculares lateral e medial da coxa** aprofundam-se entre a massa muscular e prendem-se na linha áspera do fêmur (fig. 17.57). **O septo intermuscular lateral** origina-se da face profunda do tracto iliotibial e **separa o grupo de mm. extensores da perna, posteriores ao septo. O septo intermuscular medial separa os mm. flexores da perna dos mm. adutores da coxa.** Alguns autores costumam descrever um terceiro septo intermuscular, o **posterior**, situado entre os mm. adutores da coxa e extensores da perna.

Admitindo este septo intermuscular posterior, verifica-se que é possível reconhecer na coxa três compartimentos musculares: um anterior, com os mm. extensores da perna; um medial, com os mm. adutores da coxa; e um posterior com os mm. flexores da perna.

28. 2 – Fáscia da perna

A fáscia da perna é contínua com a fáscia lata nas suas inserções combinadas nos côndilos da tíbia e na cabeça da fíbula. A fáscia prende-se também nas bordas anterior e medial da tíbia, de modo que a face anteromedial da tíbia, subcutânea, é desprovida de fáscia. Tal como ocorre na coxa, prolongamentos fasciais partem da face profunda da fáscia da perna para fixarem-se nas bordas anterior e posterior da fíbula: septos intermusculares anterior e posterior. Repare então a fig. 17.76: a presença da membrana interóssea, entre a tíbia e a fíbula divide a perna em 3 compartimentos, anterior, lateral e posterior. O compartimento posterior é subdividido por um septo fáscial, fáscia transversa profunda da perna, que se estende da borda medial da tíbia à borda posterior da fíbula. Ao nível do tornozelo vários espessamentos da fáscia formam os chamados retináculos, ilustrados nas Figs. 17.82 e 17.100. Os retináculos mantêm os tendões em posição e evitam que ajam como "cordas de arco". Os retináculos dos mm. extensores (superior e inferior) são os mais importantes.

28.3 – Fáscia do pé

A fáscia do pé é contínua com a da perna. No dorso do pé é pouco espessa, fundindo-se superiormente com os retináculos extensores. Na planta do pé torna-se resistente e espessa, constituindo a aponeurose plantar. (Item 17.2.1).

Os revestimentos fasciais de tendões musculares que constituem as bainhas sinoviais destes tendões estão descritos no item 21.0.

29.0 – Nervos do membro inferior

Ao estudo dos músculos do membro inferior deve seguir-se a descrição dos nervos que os inervam, pois, o movimento resulta do deslocamento das alavancas biológicas (os ossos), que se movem em pontos de contato (as junturas), pela força motriz representada pela ação muscular. Mas a atividade muscular depende de estímulos que são conduzidos pelas fibras nervosas. Por outro lado, aspectos da inervação cutânea devem ser aqui considerados.

A inervação do membro inferior é feita por nervos espinhais. Melhor dizendo, pelos ramos ventrais de nn. espinhais lombares e sacrais. O estudante deve recordar-se que um nervo espinhal é formado pela fusão de duas raízes, ventral e dorsal, sendo a primeira motora e a segunda sensitiva, donde se conclui que todo nervo espinhal é um nervo misto, sensitivo/motor. Logo depois de formada, o n. espinhal emite um **ramo dorsal**, pouco calibroso, que inerva as estruturas do dorso, e um **ramo ventral**, na verdade a continuação do n. espinhal. **Na extensão da coluna, alguns destes ramos ventrais de nn. espinhais se anastomosam para constituir os plexos nervosos, de onde partem os nervos terminais para inervar músculos, articulações e áreas cutâneas.** Estas considerações podem ser relidas no Capítulo V.

Na dissecação do membro inferior os nervos identificados são ramos terminais do plexo lombo-sacral que não pode ser visto porque se forma junto da parede posterior do abdome. Independente disto, ele é descrito aqui para que o estudante tenha uma ideia geral da inervação do membro inferior.

29.1 — Plexo lombo-sacral

Forma-se na intimidade do m. psoas maior, um músculo da parede posterior do abdome, e do qual apenas a porção mais distal é dissecada na porção proximal da coxa (m. iliopsoas) **O plexo é constituído pelos ramos ventrais dos nervos espinhais L2 a S4**. Assim, o ramo ventral de L1, em sentido estrito, não faz parte do plexo lombo-sacral, embora seja com ele descrito por razões didáticas. **Alguns AA. costumam distinguir um plexo lombar, do qual fazem parte os ramos ventrais de L2 a L4 e um plexo sacral, de L4 a S4**. Vê-se, pois, que L4 contribui tanto para um quanto para o outro plexo. **Estes ramos ventrais, L2 a S4, constituem o que se denomina raízes do plexo lombo-sacral.** São elas que se entrelaçam para constituírem o plexo que a (fig. 17.111) mostra de maneira esquemática. Observe então: *

1 — O ramo ventral de L1 divide-se nos **nn. ílio-hipogástrico** e **ílio-inguinal**, ambos cutâneos. Fornece um ramo que se une a outro, fornecido por L2, para constituir o **n. gênito-femoral.**

2 — Os ramos ventrais de L2, L3 e L4 dividem-se em partes anterior e posterior. As partes posteriores, que são mostradas em preto na fig. 17.111, se unem para formar o **n. femoral.**

3 — Ramos da parte posterior de L2 e L3 constituem o **n. cutâneo lateral da coxa.**

4 — As partes anteriores de L2, L3 e L4 (mostradas em branco na fig. 17.111) se unem para formar o n. obturatório. Note então: os nn. gênito-femoral, femoral, cutâneo lateral da coxa e obturatório são nn. terminais da porção lombar do plexo lombo-sacral. A estes nervos acrescente-se os nn. ílio-hipogástrico e ílio-inguinal que, a rigor, não fazem parte do plexo. Volte então às Figs. 17.111 e 17.112 e observe:

5 — O ramo ventral de L4 envia uma divisão que se une ao ramo ventral de L5 para constituir o tronco lombo-sacral.

6 — O tronco lombo-sacral se une a ramos de S1, S2 e S3 para formarem o n. isquiático.

7 — Ramos de S2, S3 e S4 constituem o n. pudendo.

8 — Ramos de S1, S2 e S3 se unem para formar o n. cutâneo posterior da coxa.

9 — Ramos de L4, L5 e S1 formam o n. glúteo superior.

10 — Ramos de L5, S1 e S2 formam o n. glúteo inferior.

Note então que os nn. isquiático, pudendo, cutâneo posterior da coxa e glúteos, superior e inferior, são nervos terminais da porção sacral do plexo lombo-sacral. Sem dúvida o plexo fornece ainda ramos para alguns músculos da região glútea sem nomes específicos. De S2 e S3 formam-se também os nn. esplâncnicos pélvicos, que possuem fibras parassimpáticas, e, portanto, do sistema nervoso autônomo.

29.2 — Nervos terminais do plexo lombo-sacral

As descrições que se seguem mostram o trajeto e relações principais que permitem ao estudante, na dissecação, identificar os nn. terminais do plexo lombo-sacral, ao nível do membro inferior.

1 — **Nervo femoral** (L2, L3 e L4)**. Com trajeto descendente, passa na goteira entre os mm. psoas e ilíaco e **penetra na coxa**

(*) A formação dos nervos no plexo lombo-sacral comporta muitas variações. É possível, portanto, que as descrições feitas aqui divirjam da de outros textos cm alguns pormenores, mas não na sua essência.

(**) As letras numeradas, dentro dos parênteses, indicam a origem das fibras que contribuem para a formação do nervo terminal.

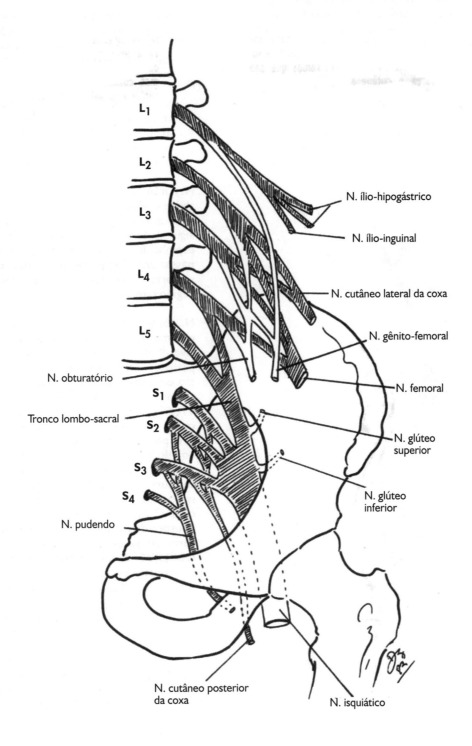

Fig. 17.111 – Plexo lombo-sacral

sob o ligamento inguinal, lateralmente aos vasos femorais. O n. femoral situa-se portanto no trígono femoral, mas não está envolvido pela bainha femoral. Quase imediatamente ele se divide em ramos que são musculares e cutâneos.

a) **ramos musculares** – Na coxa estes ramos **inervam os mm. quadríceps da coxa e sartório.** Entretanto o n. femoral inerva também o m. pectíneo (no assoalho do trígono femoral), o psoas maior e o ilíaco (no abdome), porém, os ramos para estes três músculos nascem do femoral no seu trajeto abdominal (fig. 17.112)

b) **ramos cutâneos** – O n. femoral inerva a pele da região anterior e medial da coxa, através dos seus vários **ramos cutâneos anteriores**. Um outro n. cutâneo, o safeno, é considerado a terminação do n. femoral. **Ele passa com os vasos femorais no canal adutor e torna-se cutâneo ao nível do joelho, acompanhando a v. safena magna na perna:** inerva a pele da região medial da perna e pé (fig. 17.113).

2 – **N. cutâneo lateral da coxa** (L2, L3) – No abdome, ele cruza anteriormente o m. ilíaco e penetra na coxa passando sob o ligamento inguinal. **Emerge na coxa próximo da espinha ilíaca anterossuperior e pode passar anterior, posterior ou através do sartório. É sensitivo e inerva a pele da região lateral da coxa** (fig. 17.113).

3 – **N. obturatório** (L2, L3, L4) No abdome, ele emerge na margem medial do psoas, ao nível da abertura superior da pelve e acompanha os vasos obturatórios. Divide-se então em **ramos anterior e posterior** que atravessam o forame obturado para atingir a região medial da coxa. **O ramo anterior corre anteriormente ao adutor curto e o posterior situa-se posteriormente àquele músculo. O ramo anterior inerva os mm. pectíneo, adutor longo, adutor curto e o grácil.** Fornece também um ramo cutâneo para a pele da face medial da coxa. O ramo posterior **inerva a porção adutora do m. adutor magno e o m. obturatório externo** (fig. 17.114).
OBSERVE: Somente dois nervos inervam músculos da região anterior e medial da coxa: femoral e obturatório.

4 – **N. gênito-femoral** (L1, L2) – No abdome, corre sobre o m. psoas e, logo acima do ligamento inguinal, **divide-se em ramos genital e femoral**. O ramo genital penetra no **canal inguinal** através do anulo profundo: inerva o m. cremáster e se continua até o escroto (no homem) e lábio maior (na mulher). **O ramo femoral inerva a pele do trígono femoral** (fig. 17.113).

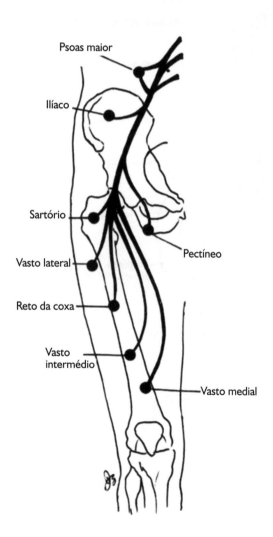

Fig. 17.112 – Distribuição esquemática do n. femoral

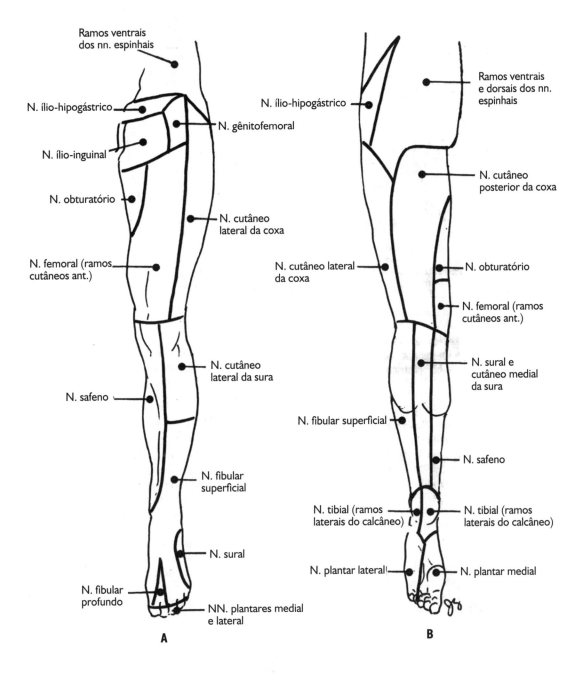

Fig. 17.113 — Distribuição dos nn. cutâneos na pele do membro inferior.
A – vista anterior; B – vista posterior.

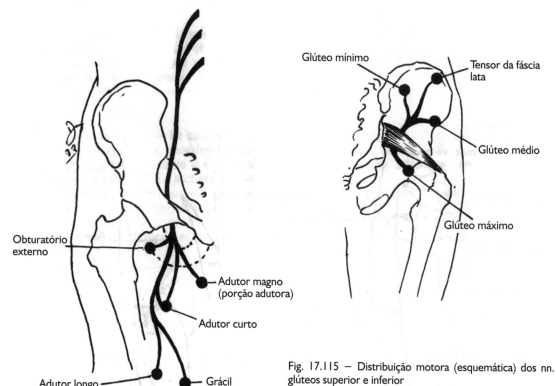

Fig. 17.114 — Distribuição esquemática do n. obturatório. A inervação do m. pectíneo pelo n. obturatório não está representada porque é ocasional. Os ramos cutâneos não estão ilustrados

Fig. 17.115 — Distribuição motora (esquemática) dos nn. glúteos superior e inferior

5 — **Nn. ílio-hipogástrico e ílio-inguinal (L1)*** — A rigor, não pertencem ao plexo lombo-sacral. O **n. ílio-hipogástrico** inerva a pele da região lateral da nádega e fornece um ramo que corre entre os mm. oblíquo externo e interno para inervar a pele da região púbica. O **n. ílio-inguinal** acompanha o funículo espermático através do canal inguinal e emerge no anulo inguinal superficial para distribuir-se à pele da região mais medial e superior da coxa e região pudenda (fig. 17.113).

6 — **N. glúteo superior** (L4, L5, S1) — Atravessa o forame isquiático maior, superiormente ao m. piriforme e acompanha os ramos da a. glútea superior. **Inerva o glúteo médio, mínimo e o tensor da fáscia lata**, além de enviar ramos para a articulação do quadril (fig. 17.115)

7 — **N. glúteo inferior** (L5, S2, S3) — Atravessa o forame isquiático maior, inferiormente ao m. piriforme e inerva o **m. glúteo máximo** (fig. 17.115).

8 — **N. pudendo** (S2, S3, S4) — Inerva principalmente o períneo mas, **na região glútea**, ele cruza posteriormente a espinha isquiática onde é medial à a. pudenda interna, e **com esta artéria atravessa o canal pudendo, na parede lateral da fossa ísquio-retal.*** Fornece então os seguintes ramos:

a) **n. retal inferior** — inerva o esfíncter externo do ânus, a pele perianal e a parte inferior do canal anal;

b) **n. perineal** — contribui para inervar o esfíncter externo do ânus e o m. levantador do ânus, e os mm. bulbo-esponjoso,

---

(*) Estes dois nervos não são objeto de dissecação no membro inferior. É na dissecação da parede abdominal que eles são identificados.

(*) Veja o item 12.6, III, do Capítulo XIX. O n. pudendo distribui-se no períneo. Na região glútea ele tem apenas um curto trajeto, em companhia da a. pudenda interna, desaparecendo sob a cobertura do ligamento sacro-tuberal.

ísquio-cavernoso, transverso superficial do períneo e bulbo do **pênis**. Alguns de seus ramos se distribuem ao escroto (no homem) e aos lábios maiores (na mulher);

c) **n. dorsal do pênis** — Na mulher chama-se **dorsal do clitóris**. Inerva o m. transverso profundo do períneo e esfíncter da uretra. Alguns filetes distribuem-se para a pele do pênis, e para o prepúcio e glande (no homem) e para o clitóris (na mulher).

9 — **N. cutâneo posterior da coxa** (S1, S2, S3) — É um n. sensitivo que, na região glútea, emerge inferiormente ao m. piriforme. Ele fornece ramos para a pele da nádega (ramos inferiores da nádega) e genitália externa (ramos perineais) e se continua inferiormente para inervar a pele da região posterior da coxa (fig. 17.113)

10 — **N. isquiático** (S1, S2, S3) — *É costume considerar-se este nervo como constituído de dois componentes,* **fibular e tibial, embora, comumente o nervo seja único na região glútea e face posterior da coxa**. Ele penetra na região glútea passando pelo forame isquiático maior, **inferiormente ao piriforme**. Às vezes, entretanto, o componente fibular pode perfurar o piriforme ou emergir da borda superior deste músculo. Nestes casos os dois componentes permanecem separados no seu percurso (**divisão alta do n. isquiático**). **Na região glútea, o n. isquiático coloca-se posteriormente aos mm. gêmeos, obturatório interno e quadrado da coxa.** Na face posterior da coxa ele é cruzado posteriormente pela porção longa do m. bíceps da coxa e, **na altura do 1/3 distal da coxa, divide-se nos seus dois ramos terminais, os nn. fibulares comum e tibial**.

Na coxa ele **inerva os mm. semitendinoso, semimembranoso, a porção longa do bíceps da coxa e a porção extensora do adutor magno**, pelo seu componente tibial, enquanto que **a porção curta do bíceps é inervada por um ramo do componente fibular comum** (fig. 17.116).

a) **Nervo fibular comum** — Um dos nervos terminais do n. isquiático, **acompanha a**

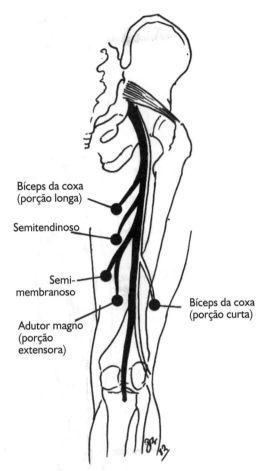

Fig. 17.116 — Distribuição motora (esquemática) do n. isquiático. O componente fibular aparece em branco e o componente tibial em preto

borda medial do m. bíceps da coxa, cruza superficialmente a porção lateral do m. gastrocnêmio e atinge a face posterior da cabeça da fíbula. Nesta região divide-se em nervos fibular superficial e profundo. Antes desta divisão ele emite um nervo cutâneo, o nervo cutâneo lateral da sura, que inerva a pele da região lateral e posterior da perna e, por sua vez, fornece o ramo comunicante fibular, o qual se une ao n. cutâneo medial da sura (do n. tibial) para formar o n. sural (fig. 17.117).

1 — **O n. fibular superficial, na perna, situa-se entre os mm. fibulares e extensor longo dos dedos. Inerva os mm.**

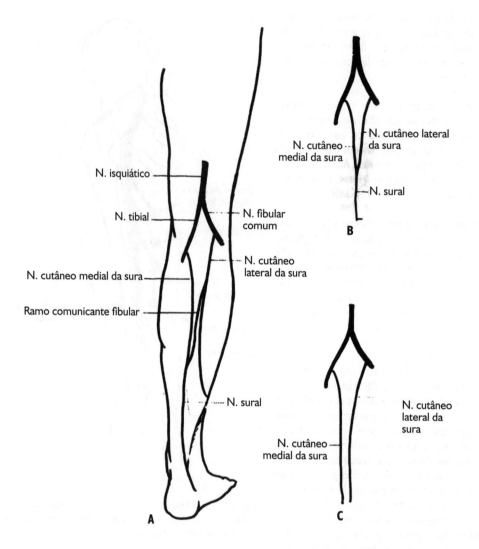

Fig. 17.117 — Formação do n. sural. A — mais frequente; B e C — alternativas possíveis (variações). Observe que em B não há ramo comunicante fibular e em C. os nn. cutâneos, medial e lateral da sura, não se unem para formar o n. sural.

fibulares longo e curto e no 1/3 distal da perna torna-se cutâneo. Distribui-se então, com ramos digitais, no dorso dos dedos, exceção feita para o lado lateral do V dedo (que é inervado pelo n. sural) e os lados adjacentes do hálux e **II dedo** (inervados pelo n. fibular profundo) (fig. 17.118).

2 – **O n. fibular profundo, na perna,** perfura o m. extensor longo dos dedos e, **em companhia da a. tibial anterior, desce sobre a membrana interóssea e sob os mm. extensor longo dos dedos e extensor longo do hálux.** Inerva todos os **mm.** da região anterior da perna: **tibial anterior, extensor longo dos dedos, extensor longo do hálux e fibular terceiro.** Alcança o dorso do pé, **onde inerva o m. extensor curto dos dedos, e,** finalmente, com fibras **sen**sitivas, distribui-se à pele dos lados adjacentes do hálux e II dedo (fig. 17.118).

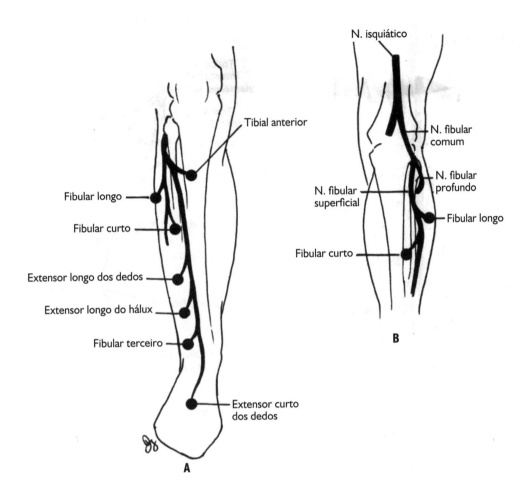

Fig. 17.118 – Distribuição motora (esquemática) dos nn. fibulares, superficial e profundo (A). Em B está ilustrada a divisão do n. fibular comum em nn. fibulares, superficial e profundo. Para os ramos cutâneos dos nn. fibulares veja a Fig. 17.113.

OBSERVE: Apenas dois nervos inervam a musculatura das faces lateral e anterior da perna: **o fibular superficial e o fibular profundo,** respectivamente.

b) **Nervo tibial** – Ramo terminal do n. isquiático, o n. tibial percorre a fossa poplítea e, na perna, **desce sobre os mm. tibial posterior e flexor longo dos dedos, acompanhado da a. tibial posterior.** Ao nível do retináculo flexor ele se divide em **nn. plantares, medial e lateral. Inerva todos os mm. da face posterior da perna: sóleo, gastrocnêmio, plantar, poplíteo, tibial posterior, flexor longo do hálux e flexor longo dos dedos.**

Na fossa poplítea emite um ramo cutâneo, o **n. cutâneo medial da sura,** que desce entre os dois ventres do gastrocnêmio e recebe o **ramo comunicante fibular** (do n. fibular comum) para formar o **n. sural.*** Este nervo acompanha a **v. safena parva no terço distal da perna** e, em seguida, alcança o pé, para distribuir-se à sua parte lateral e contorno lateral do V dedo (Figs. 17.117 e 17.119).

(*) Existe considerável variação na formação do n. sural. A descrição refere-se ao que é encontrado mais frequentemente.

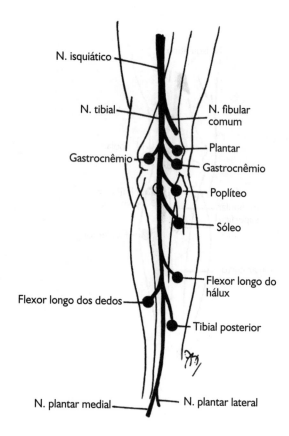

Fig. 17.119 – Distribuição motora (esquemática) do n. tibial

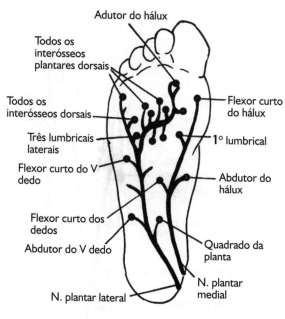

Fig. 17.120 – Distribuição motora (esquemática) dos nn. plantares, medial e lateral

1 – **O n. plantar medial** é o maior dos ramos terminais do tibial. Inicialmente **está situado profundamente ao m. abdutor do hálux** e a seguir coloca-se entre o abdutor do hálux e o flexor curto dos dedos, **sendo lateral à a. plantar medial.** Ramos cutâneos do n. plantar medial inervam a pele da metade medial da planta. Os seguintes mm. são inervados por ele: **abdutor do hálux, flexor curto dos dedos, flexor curto do hálux e o 1.° lumbrical** (fig. 17.120).

2 – **O n. plantar lateral** é ramo terminal do **n. tibial** e, na planta, situa-se entre os mm. flexor curto dos dedos e quadrado da planta. É medial à a. plantar lateral. Emite ramos cutâneos para a pele da metade lateral da planta, contorno lateral do V dedo e lados adjacentes do IV e V dedos. Os seguintes músculos são inervados pelo n. plantar lateral: **quadrado da planta, abdutor do V dedo, flexor curto do V dedo, interósseos, 2.°, 3.° e 4.° lumbricais e adutor do hálux** (fig. 17.120).

29.3 – Algumas considerações funcionais

A descrição feita nos itens 26.1 e 26.2, mostrando a formação do plexo lombo-sacral e seus nervos terminais com indicação de pontos de referência, relações e estruturas inervadas, é muito útil, particularmente para o estudante que está dissecando o membro inferior e identificando os elementos anatômicos. Mas é importante estabelecer uma relação funcional entre movimento, grupo muscular nele envolvido e inervação deste grupo muscular. Do mesmo modo, a inervação cutânea (sensitiva) deve ser compreendida no seu conceito mais amplo, e isto implica no conhecimento dos territórios cutâneos de inervação. **Afinal, é pela pesquisa de perda de sensibilidade de áreas cutâneas e da perda de capacidade de movimentar segmentos corpóreos, que um médico pode diagnosticar a lesão em raízes nervosas ou em nervos.**

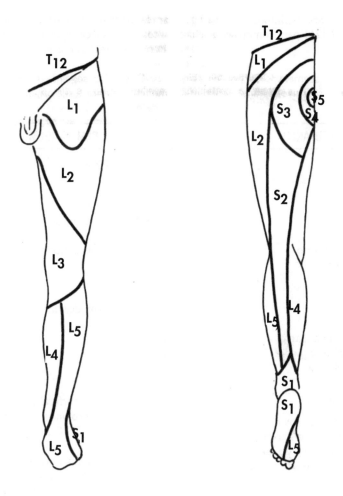

Fig. 17.121 — Dermátomos no membro inferior, segundo CUNNINGHAM, 1961

As **considerações seguintes chamam a atenção para este enfoque funcional.**

29.3.1 — Dermátomos

Os nn. espinhais são mistos, formados pela fusão de uma raiz dorsal (sensitiva) e uma raiz ventral (motora). **Chama-se dermátomo ao território cutâneo inervado por fibras de uma única raiz dorsal de um nervo espinhal.** Assim, quando nos referimos ao dermátomo L4, estamos falando de uma área cutânea inervada por fibras que pertencem à raiz dorsal do 4.° nervo lombar. A (fig. 17.121) mostra os dermátomos no membro inferior. Nas áreas limítrofes, os dermátomos se superpõem, mas a área central de cada dermátomo é inervada pelas fibras de uma única raiz dorsal do nervo espinhal. **Deste modo, a lesão da raiz dorsal do nervo lombar L4, produzirá, pelo menos, uma diminuição de sensibilidade do dermátomo L4.** Isto é particularmente válido para a sensibilidade dolorosa.

Tomemos agora um outro exemplo. O nervo femoral emite os **ramos cutâneos anteriores,** que inervam a pele da região anterior e medial da coxa, e o **n. safeno,** que inerva a pele da região anteromedial da perna (fig. 17.113). Ora, o n. femoral possui fibras de **L2, L3** e **L4. É fácil deduzir que o território sensitivo inervado pelos seus diversos nn. cutâneos compreende vários dermátomos.** Assim, uma lesão do **n.** femoral, além dos distúrbios motores que possa provocar, por paralisia dos músculos que ele inerva, provocará também uma diminuição de sensibilidade em diversos dermátomos. Isto permite ao médico distinguir entre a lesão de um nervo e a lesão de uma raiz nervosa.* Em outras palavras: **o território sensitivo de um nervo não corresponde aos dermátomos, delimitados em função das fibras**

das raízes dorsais dos nn. espinhais. Compare a fig. 17.113 com **a** fig. 17.1211 para comprovar a afirmação.

O mapeamento dos segmentos corpóreos em dermátomos e territórios sensitivos foram, e continuam sendo feitos, com base na observação de casos clínicos. Isto explica algumas divergências entre autores e entre ilustrações publicadas em livros-textos.

O quadro seguinte indica os nn. cutâneos do membro inferior e sua origem.

NERVO CUTÂNEO	ORIGEM
Subcostal	É o 12.° nervo torácico
Ílio-hipogástrico	L1
Ílio-inguinal	L1
Gênito-femoral	Fusão de ramos L1 e L2
Cutâneo lateral da coxa	Fusão de ramos de L2 e L3
Cutâneos anteriores	Femoral
Ramo cutâneo do obturatório	Ramo anterior do obturatório
Cutâneo lateral da sura	Fibular comum
Safeno	Femoral
Fibular superficial	Fibular comum
Sural	Fusão do cutâneo medial da sura com o comunicante fibular
Ramos cutâneos do plantar lateral	Plantar lateral
Ramos cutâneos do plantar medial	Plantar medial
Ramos cutâneos do tibial	Tibial

29.3.2 – Distúrbios motores

Conhecendo-se os músculos capazes de realizar um determinado movimento e sua inervação, a constatação da perda de capacidade do paciente para realizar aquele movimento nos levará a determinar (nervo que foi lesado).

Observe: se um paciente não pode realizar a dorsiflexão nem a eversão do pé, o raciocínio anatomoclínico seguirá este curso:

a) a dorsiflexão é realizada pelos mm. tibial anterior e extensor longo dos dedos, com auxílio do extensor longo do hálux e fibular terceiro (item 19.0)

b) a eversão do pé é realizada pelos mm. fibulares, longo e curto (item 19.0)

c) os músculos incluídos nos itens a e b são músculos da região anterior e lateral da perna

d) somente dois nervos inervam músculos da região lateral e anterior da perna: são os nn. fibular superficial (região lateral da perna) e fibular profundo (região anterior da perna) (item 29.2, 10 a)

e) como tanto a eversão como a dorsiflexão estão abolidas, a lesão não pode ter atingido somente um dos nervos. **O tronco comum do qual se originam os nn. fibulares, superficial e profundo, é o n. fibular comum e é este nervo que deve estar lesado.**

O raciocínio pode ir mais longe. **Se o n. fibular comum está lesado, então deve haver, pelo menos, diminuição da sensibilidade na face lateral da perna e dorso do pé, pois o n. cutâneo lateral da sura** tem origem no fibular comum e inerva a face lateral da perna, enquanto que, tanto o fibular superficial quanto o profundo inervam a pele do dorso do pé e dos dedos (fig. 17.113).

O exame cuidadoso do paciente irá mostrar também que o pé está em flexão plantar permanente, uma condição denominada **pé caído.** É simples explicá-lo: **perdida a dorsiflexão, prevalece a ação dos músculos que realizam a flexão plantar, pois não têm opositores.**

(*) É evidente que, se uma lesão atingir várias raízes dorsais de vários nervos espinhais, também haverá diminuição de sensibilidade em vários dermátomos.

O exemplo é suficiente para demonstrar a importância do conhecimento dos movimentos, grupos musculares envolvidos e sua inervação. Esta síntese é mais importante que o conhecimento detalhado de pormenores morfológicos isolados, isto é, o enfoque funcional é o único que tem sentido prático no que se refere ao estudo do movimento. Ele constitui a base anatômica do raciocínio clínico.

Por esta razão, um sumário da inervação motora do membro inferior, pelo menos no que diz respeito aos nervos principais, é imprescindível, e o estudante deve dar a ele toda a atenção. Os quadros seguintes tentam registrar os dados mais importantes sobre o assunto.

REGIÃO GLÚTEA

NERVO	MÚSCULO	MOVIMENTO
Glúteo superior	Glúteo Médio	Abdução e rotação medial da coxa
	Glúteo mínimo	Abdução e rotação medial da coxa
Glúteo inferior	Glúteo máximo	Extensão e rotação lateral da coxa

REGIÃO ANTERIOR DA COXA

NERVO	MÚSCULO	MOVIMENTO
Femoral	Sartório	Flexão da coxa e da perna
	Reto da coxa	Flexão da coxa e extensão da perna
	Vasto lateral	Extensão da perna
	Vasto medial	Extensão da perna
	Vasto intermédio	Extensão da perna
	Pectíneo	Flexão e adução da coxa
	Psoas maior	Flexão da coxa
	Ilíaco	Flexão da coxa

REGIÃO MEDIAL DA COXA

NERVO	MÚSCULO	MOVIMENTO
Obturatório (ramo anterior)	Pectíneo	Adução da coxa
	Adutor longo	Adução da coxa
	Adutor curto	Adução da coxa
	Grácil	Adução da coxa e flexão da perna
Obturatório (ramo posterior)	Adutor magno (porção adutora)	Adução da coxa

REGIÃO POSTERIOR DA COXA

NERVO	MÚSCULO	MOVIMENTO
Isquiático (tibial)	Semitendinoso	Extensão da coxa e flexão da perna
	Semimembranoso	Extensão da coxa e flexão da perna
	Bíceps da coxa (porção longa)	Extensão da coxa e flexão da perna
	Adutor magno (porção extensora)	Extensão da coxa
Isquiático (fibular)	Bíceps da coxa (porção curta)	Flexão da perna

REGIÃO LATERAL DA PERNA

NERVO	MÚSCULO	MOVIMENTO
Fibular superficial	Fibular curto	Eversão do pé
	Fibular longo	Eversão do pé

REGIÃO ANTERIOR DA PERNA

NERVO	MÚSCULO	MOVIMENTO
Fibular profundo	Tibial anterior	Dorsiflexão e inversão do pé
	Extensor longo do hálux	Extensão do hálux
	Extensor longo dos dedos	Dorsiflexão do pé e extensão dos dedos
	Extensor curto dos dedos	Extensão dos dedos

REGIÃO POSTERIOR DA PERNA

NERVO	MÚSCULO	MOVIMENTO
Tibial	Gastrocnêmio	Flexão da perna e flexão plantar
	Sóleo	Flexão plantar
	Flexor longo dos dedos	Flexão dos dedos
	Flexor longo do hálux	Flexão do hálux
	Tibial posterior	Flexão plantar e inversão do pé

REGIÃO MEDIAL DA PLANTA

NERVO	MÚSCULO	MOVIMENTO
Plantar medial	Abdutor do hálux Flexor curto dos dedos Flexor curto do hálux 1.º lumbrical	Abdução do hálux Flexão dos dedos Flexão do hálux Flexão do II dedo

REGIÃO LATERAL DA PLANTA

NERVO	MÚSCULO	MOVIMENTO
Plantar lateral	Quadrado da planta Abdutor do V dedo Flexor curto do V dedo Interósseos plantares 2.º, 3.º e 4.º lumbricais Adutor do hálux Interósseos dorsais	Flexão dos dedos Abdução do V dedo Flexão do V dedo Flexão e adução dos dedos Flexão do III IV e V dedos Adução do hálux Flexão e abdução dos dedos

29.4 – Inervação das articulações

Descrevendo os nervos do membro inferior, foram mencionados ramos musculares e cutâneos. Este estudo deve ser completado com uma breve referência aos ramos articulares. O quadro seguinte reúne informações objetivas sobre a inervação das principais articulações do membro inferior.

ARTICULAÇÃO	INERVAÇÃO
do quadril	Ramos articulares dos nn. femoral e obturatório
do joelho	Ramos articulares dos nn. femoral, obturatório e isquiático
do tornozelo	Ramos articulares dos nn. tibial e fibular profundo
intertársicas	Ramos articulares dos nn. fibular profundo, plantar medial, plantar lateral e sural
tarsometatársicas e intermetatársicas	Ramos articulares dos nn. plantares, lateral e medial
metatarsofalângicas e interfalângicas	Nn. digitais

29.5 – Sistema nervoso autônomo e membro inferior

Não há evidência de fibras parassimpáticas no membro inferior. As fibras simpáticas, no entanto, inervam os vasos sanguíneos, os músculos eretores dos pelos e glândulas sudoríparas do membro inferior. Estas fibras (pré-ganglionares) parecem partir de T12 a L2, alcançam o tronco simpático através de ramos comunicantes brancos e aí fazem sinapse com as fibras pós-ganglionares. Estas voltam a nervos espinhais pelos ramos comunicantes cinzentos e, através deles, atingem as partes mais distais do membro inferior. Algumas fibras, entretanto, entram na constituição do plexo aórtico e, dispondo-se em torno das aa. ilíacas, alcançam as porções mais proximais do membro inferior.

252 CAPÍTULO XVII

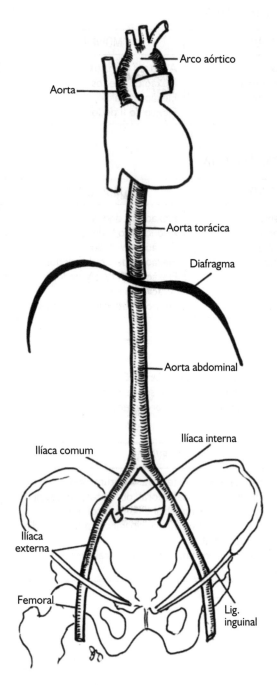

Fig. 17.122 — Origem da a. Femoral. Os ramos da aorta torácica e abdominal não foram ilustrados

30.0 — Artérias do membro inferior

No estudo de vasos (artérias e veias), mais do que no estudo de quaisquer outras estruturas corpóreas, **o estudante deve estar atento à possibilidade de variações, pois elas são muito mais frequentes do que registra a literatura.** Artérias costumam originar-se em troncos diferentes dos apontados nos Atlas e ilustrações de livros-textos e, não raro, duas ou mais artérias têm origem por tronco comum. Nas descrições que se seguem, serão apontados a origem, o trajeto e o território de irrigação considerados mais frequentes, mas, eventualmente, chamar-se-á a atenção para as variações. Para não ser surpreendido por elas durante uma dissecação, o estudante deve, no estudo de uma artéria, verificar sua origem, seu trajeto, suas relações com outras estruturas e o território por ela irrigado. A associação destes dados permitirá identificar corretamente a artéria.

Outro ponto importante: as descrições e ilustrações que se seguem são feitas, com objetivos didáticos, abordando segmentos do membro inferior. As artérias principais dão **ramos musculares** (para os músculos), **nutridores dos ossos e ramos articulares** (para as articulações). Destes ramos somente alguns têm nomes específicos e somente estes serão relacionados nas descrições.

30.1 — A origem da principal artéria do membro inferior

O sistema circulatório compreende, como se sabe, um sistema fechado de tubos, os vasos, e um órgão central, o coração (veja Capítulo VIII). Ao coração chegam vasos aferentes, as veias, e dele saem vasos eferentes, as artérias. A fig. 17.122 mostra o coração e os grandes vasos que a ele chegam e que dele saem. O maior dos vasos eferentes é a aorta, que sai do ventrículo esquerdo, descreve um arco aórtico e, com trajeto descendente, atravessa o tórax (aorta torácica) e o abdome (aorta abdominal). Veja então na fig. 17.122 como a aorta se divide nos seus dois ramos terminais, as **aa. ilíacas comuns que, por sua vez, se dividem em aa. ilíacas externa e interna. A a. ilíaca externa passa sob o ligamento inguinal e alcança o membro inferior. Neste nível ela passa a ser denominada a. femoral, principal fonte de irrigação do membro inferior.**

30.2 — Irrigação da coxa e região glútea

A a. femoral é, sem dúvida, o grande tronco arterial da coxa. Entretanto três outras artérias contribuem para a irrigação da coxa e região glútea: a obturatória e as glúteas, superior e inferior.

30.2.1 — A. femoral

É a continuação da a. ilíaca externa e **situa-se de início no trígono femoral, onde a v. femoral lhe é medial e o n. femoral lhe é lateral.** Com trajeto medial e oblíquo ela **passa no canal adutor** (item 8.2.2) e finalmente, no extremo distal do canal adutor, **atravessa o hiato tendíneo do m. adutor magno** para atingir a fossa poplítea. **Neste ponto ela passa a denominar-se a. poplítea.**

30.2.2 — Bainha femoral

Artéria e veia femorais estão envolvidas na sua porção mais proximal por um invólucro fascial denominado **bainha femoral.** Esta nada mais é do que uma extensão cônica da fáscia que reveste, profundamente, o **m. transverso do abdome,** por isso dita **fáscia transversal.** Este revestimento não existe apenas para o m. transverso ao abdome. Repare a figura 17.123 que representa um corte transversal do abdome. São apontadas apenas as estruturas que nos interessam para mostrar que **a fáscia transversal é apenas parte de um revestimento de toda a cavidade abdominal e que toma nomes diferentes conforme as estruturas com as quais entra em contato.** Sobre o m. psoas e ilíaco é denominada **fáscia iliopsoas;** sobre o m. quadrado lombar, **fáscia lombar;** sobre o m. ilíaco, **fáscia ilíaca** e revestindo o diafragma, **fáscia diafragmática.** A fig. 17.124 ilustra o prolongamento cônico da fáscia transversal que constitui a bainha femoral. Nesta ilustração os mm. oblíquo externo e interno da parede do abdome foram retirados. A fáscia transversal aparece porque as fibras do m. transverso são arqueadas. **Note como a expansão cônica da fáscia transversal passa sob o ligamento inguinal.** No seu extremo distal a bainha femoral funde-se com a adventícia dos vasos que envolve, isto é, a a. e a v. femorais. Se fizermos um corte transversal ao nível da linha pontilhada da ilustração 17.124, a superfície de corte será vista como na figura 17.125. **Observe que dois septos que unem as paredes anterior e posterior da bainha femoral separam três compartimentos: o lateral é preenchido pela a. femoral; o intermédio, pela v. femoral; e o medial é denominado canal femoral.** Nele encontra-se, eventualmente, um **ou** dois linfonodos e tecido conjuntivo frouxo. A extremidade proximal do canal femoral é contínua com o tecido extraperitonial e adjacente ao peritônio. **Esta extremidade é denominada anulo

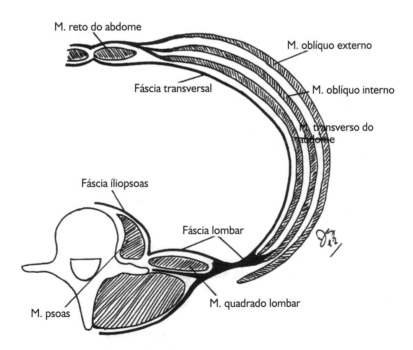

Fig. 17.123 — Corte transversal do abdome abaixo da cicatriz umbilical para identificação da fáscia transversal

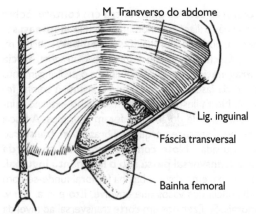

Fig. 17.124 — Região inguinal. Os mm. oblíquo externo e interno foram removidos para mostrar como a fáscia transversal emite um prolongamento cônico sob o ligamento inguinal para formar a bainha femoral. A linha pontada indica o corte da Fig. 17.125

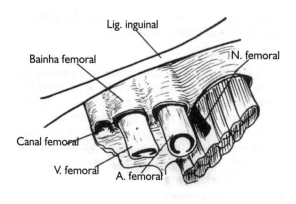

Fig. 17.125 — Corte transversal através da bainha femoral como indicado na Fig. 17.124. Medialmente sobra um espaço na bainha femoral: é o canal femoral

femoral. **O conteúdo abdominal (uma alça intestinal, por exemplo) pode protundir através do anulo femoral e penetrar no canal femoral, nisto consistindo a hérnia femoral.** É evidente que a alça ao penetrar no canal femoral levará à frente dela o peritônio. Eventualmente a hérnia femoral pode inclusive passar através do hiato safeno e projetar-se como um volume na porção mais medial e proximal da coxa.

30.2.3 — Ramos da a. femoral

Na sua parte proximal a a. femoral origina três pequenas artérias: **epigástrica superficial, circunflexa superficial do ílio e pudenda externa** (fig. 17.126). Estas três artérias são acompanhadas de vv. tributárias da v. safena magna. A epigástrica superficial tem trajeto ascendente em direção à cicatriz umbilical. A circunflexa superficial do ílio corre paralelamente ao ligamento inguinal em direção à espinha ilíaca anterossuperior. A a. pudenda externa (pode haver mais de uma) dirige-se, medialmente, em direção à região pudenda. Os outros ramos da a. femoral são os seguintes:

1 — **a. femoral profunda** (ou profunda da coxa) — Origina-se usualmente no contorno posterolateral da femoral, em nível alto do trígono femoral (Fig. 17.126). Irriga os músculos da coxa. **Quase imediatamente após a sua origem emite as aa. circunflexas lateral e medial do fêmur. A circunflexa lateral** pode nascer em tronco comum com a circunflexa medial ou diretamente da femoral. **Passa posteriormente aos mm. sartório e reto da coxa e se divide em ramos ascendentes, transverso e descendente** que nutrem os músculos adjacentes e participam da circulação colateral (item 30.2.6) **A circunflexa medial**, que também pode nascer diretamente da femoral, **dirige-se medialmente, entre os mm. iliopsoas e pectíneo**, e divide-se em ramos que participam da circulação colateral na região glútea. Além das circunflexas a femoral profunda emite ramos musculares e as **aa. perfurantes que atravessam as inserções dos mm. adutores, curto e magno, e passam à região posterior da coxa onde irrigam os músculos ali situados.** Geralmente há 3 aa perfurantes e a continuação da femoral profunda é apontada como a 4.ª perfurante.

2 — **a. descendente do joelho** — Origina-se da femoral logo antes de sua terminação no extremo distal do canal adutor. **Não atravessa o hiato tendíneo. É acompanhada pelo n. safeno** e dá ramos articulares para o joelho e **participa da formação da rede arterial da articulação do joelho** (fig. 17.126).

30.2.4 — A. obturatória

Esta artéria não é dissecada no membro inferior pois tem origem na ilíaca interna. Atravessa o forame obturado, supre os mm. adjacentes e **dá ramos que constituem a principal fonte de irrigação para a cabeça do fêmur** (fig. 22.17).

30.2.5 — Aa. glúteas superior e inferior

A dissecação da região glútea não alcança a origem destas duas artérias, pois elas nascem na pelve, diretamente na ilíaca interna. **Na região glútea, entretanto, é possível identificar sua distribuição. A glútea superior emerge da borda superior do

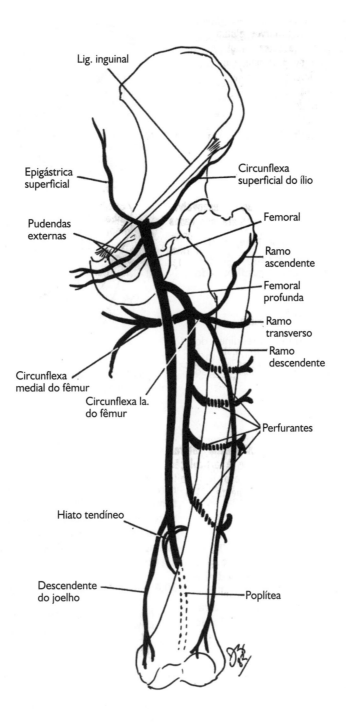

Fig. 17.126 — Ramos da artéria femoral ao nível da coxa (esquemático)

piriforme, em companhia de vv. e nervos glúteos superiores e irriga os músculos adjacentes. A glútea inferior emerge na borda inferior do piriforme, em companhia de vv. e nervo glúteos inferiores. Irriga músculos da região glútea. Ambas participam da circulação colateral desta região e enviam também ramos articulares. A glútea inferior fornece um ramo que acompanha e nutre o n. isquiático **(a. satélite do n. isquiático)** (fig. 17.127).

30.2.6 — Anastomose cruciforme

Em torno da articulação do quadril desenvolve-se extensa circulação colateral, importante nos casos de obstrução da a. femoral. Desta circulação colateral faz parte a chamada **anastomose cruciforme, representada pelas anastomoses entre ramos da glútea inferior, 1.ª perfurante, e aa. circunflexas do fêmur.**

30.3 — Irrigação na região do joelho

A a. femoral passa através do hiato tendíneo do m. adutor magno e penetra na fossa poplítea com o nome de **a. poplítea.** É a principal artéria da região do joelho.

30.3.1 — A. poplítea

Cruza a fossa poplítea com obliquidade lateral, adjacente à face posterior do fêmur e à articulação do joelho. Como o m. semimembranoso tem obliquidade oposta, ele a cruza posteriormente. A veia e nervo poplíteos, que a acompanham, lhe são mediais. Seus ramos são os seguintes:

1 — **Aa. geniculares** Estas aa. fazem parte da **rede arterial periarticular do joelho.** São cinco: **as geniculares superiores, medial e lateral, geniculares inferiores, medial e lateral, e genicular média.** Esta última atravessa o ligamento oblíquo da articulação do joelho e irriga a articulação.

2 — **Ramos musculares** São de pequeno calibre, para músculos adjacentes, mas deve-se chamar a atenção para as **aa. surais que irrigam o gastrocnêmio. Elas são a única fonte de irrigação para este músculo, e portanto, se obstruídas por qualquer razão, a irrigação do m. gastrocnêmio fica altamente comprometida,** resultando em "claudicação intermitente", com dor na panturrilha durante a marcha (fig. 17.128).

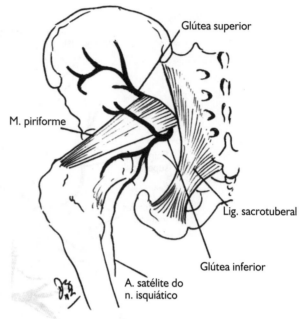

Fig. 17.127 — Irrigação da região glútea. Observe que o m. piriforme é um ponto de referência importante para a identificação dos vasos e nervos da região

30.3.2 — Rede arterial periarticular do joelho

Em torno do joelho as aa. geniculares superiores e inferiores se anastomosam entre si e ainda com o **ramo descendente da a. circunflexa lateral do fêmur, a descendente do joelho da femoral e a. recorrente tibial anterior para formar uma rica circulação colateral em torno da articulação do joelho, a rede arterial periarticular do joelho** (fig. 17.129).

30.4 — Irrigação da perna e do pé

Na porção mais distal da fossa poplítea a **a. poplítea bifurca-se em aa. tibial anterior e tibial posterior,** que vão irrigar as porções distais do membro inferior.

30.4.1 — A. tibial anterior (fig. 17.130)

Irriga a região ânterolateral da perna, **a região do tornozelo e o dorso do pé. Ela passa da fossa poplítea para a face anterior da perna cruzando, anteriormente, a borda superior da membrana interóssea.** Percorre a perna em companhia do n. fibular profundo e, **ao nível da articulação do tornozelo, situa-se entre os tendões do extensor longo do hálux e extensor longo dos dedos.**

MEMBRO INFERIOR 257

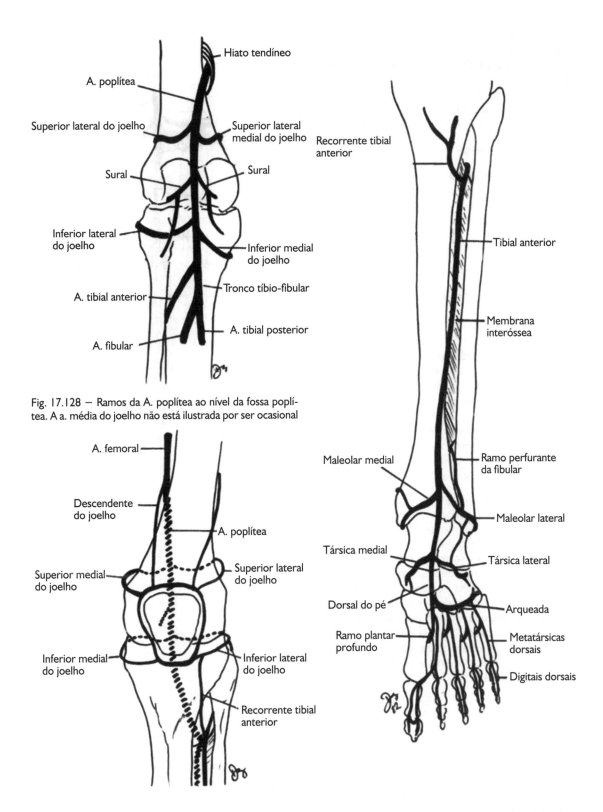

Fig. 17.128 – Ramos da A. poplítea ao nível da fossa poplítea. A a. média do joelho não está ilustrada por ser ocasional

Fig. 17.129 – Rede arterial periarticular do joelho

Fig. 17.130 – Ramos da A. tibial anterior e dorsal do pé

Alcança então o **dorso** do pé e **toma** o **nome de a. dorsal do pé. Seus ramos** incluem uma ou duas **aa. recorrentes tibiais anteriores que fazem parte da rede arterial periarticular do joelho,** ramos para os músculos da região e as **aa. maleolares anteriores, medial e lateral,** para **a articulação do tornozelo (rede arterial periarticular do tornozelo).**

30.4.2 — A. dorsal do pé

Continuação direta da a. tibial anterior, corre no dorso do pé e **termina passando entre as cabeças do primeiro interósseo dorsal para constituir, na planta, o arco plantar, anastomosando-se com a a. plantar lateral.** Esta sua terminação é conhecida como **ramo plantar profundo.** Seus ramos são os seguintes:

1 — **Aa. társicas, lateral e medial.**

2 — **A. arqueada** — Tem trajeto lateral sob os tendões dos mm. extensores dos dedos e origina três **artérias metatársicas dorsais.** Estas, por sua vez, dividem-se em **aa. digitais dorsais** para irrigar os lados adjacentes dos dedos II, III, IV e V.

3 — **A. metatársica dorsal** — **A** primeira a. metatársica dorsal é ramo da dorsal do pé. Divide-se em aa. digitais dorsais para irrigar os lados do **hálux** e lado medial do II dedo.

30.4.3 — A. tibial posterior

É a mais calibrosa das divisões da a. poplítea. **Posteriormente, ela é coberta pelo m. sóleo e, anteriormente, está sobre os mm. tibial posterior e flexor longo dos dedos, em companhia do n. tibial.** Distalmente ela se torna mais superficial e, ao nível do tornozelo, **pode ser facilmente palpável, à meia distância entre o maléolo medial e a projeção do calcâneo*.** Neste ponto ela divide-se em seus ramos terminais, as **aa. plantares, medial e lateral.** Seus ramos, além dos musculares, são os seguintes (fig. 17.131):

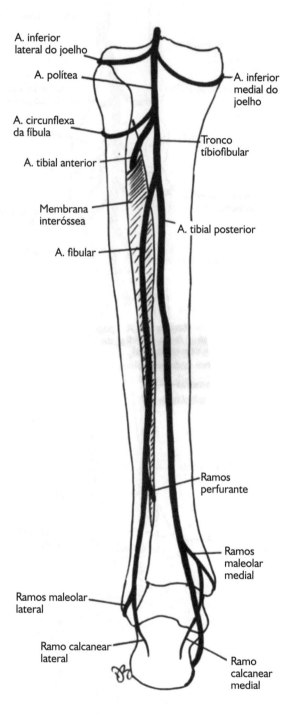

Fig. 17.131 — Ramos da A. tibial posterior e fibular. Ramos musculares não estão ilustrados

---

(*) A face medial do calcâneo é côncava e o retináculo dos flexores estende-se como ponte sobre ela. Forma-se assim um túnel por onde passam os vasos tibiais posteriores e o n. tibial, além de tendões musculares dos mm. tibial posterior, flexor longo dos dedos e flexor do hálux.

1 – **Ramo circunflexo da fíbula** – Gira em torno do colo da fíbula e entra na formação da rede arterial periarticular do joelho.

2 – **A. fibular** – É o mais importante ramo da tibial posterior. Às vezes, usa-se o termo tronco **tíbio-fibular** para indicar a divisão da a. poplítea (a outra divisão, neste caso, é a a. tibial anterior). Origina-se poucos centímetros abaixo da borda inferior do m. poplíteo, cruza o m. tibial posterior e se situa entre ele e o flexor longo do hálux (às vezes na espessura deste último músculo). **A fibular passa posteriormente ao maléolo lateral.** Fornece **ramos maleolares laterais e calcaneares** que fazem parte da rede arterial periarticular do tornozelo, para a qual contribui também o seu **ramo perfurante**, assim chamado porque perfura a membrana interóssea. **Se a a. tibial anterior é de pequeno calibre, este ramo perfurante pode substituir a a. dorsal do pé.**

3 – **Ramos maleolares e calcaneares** – Entram na constituição da rede arterial periarticular do tornozelo.

30.4.4 – Irrigação da região plantar

A a. tibial posterior alcança o pé entre o maléolo medial e o calcâneo, sob o retináculo dos flexores e aí se divide nos seus ramos terminais que irrigam a planta: **aa. plantares, medial e lateral** (fig. 17.132).

a) **A. plantar lateral** – Mais calibrosa que a medial, é acompanhada pelo n. plantar lateral. Caminha entre o flexor curto dos dedos, inferior, e o quadrado da planta, superior. **Da base do V dedo ela volta-se medialmente e anastomosa-se com o ramo plantar profundo da a. dorsal do pé, deste modo constituindo o arco plantar.** Do arco plantar saem quatro **aa. metatársicas plantares** que se dividem em **aa. digitais plantares**. Distalmente **aa. perfurantes** ligam o arco plantar à a. arqueada do dorso do pé, passando através dos espaços metatársicos. Do mesmo modo as aa. metatársicas plantares estão unidas às metatársicas dorsais por **aa. comunicantes** que se originam antes da bifurcação das metatársicas em digitais.

b) **a. plantar medial** – Comumente a menos calibrosa das aa. terminais da tibial posterior, é acompanhada pelo n. plantar medial. **Na planta, situa-se entre o abdutor do hálux e o flexor curto dos dedos.** Emite ramos cutâneos, musculares e articulares. São constantes um **ramo profundo** que se anastomosa com as três aa. metatársicas plantares mediais e um **ramo superficial** que irriga o contorno medial do hálux (fig. 17.132).

30.4.5 – Rede arterial periarticular do tornozelo

Diversas artérias contribuem com seus ramos para a formação de uma eficiente circulação colateral em torno do tornozelo. A **tibial anterior** fornece às aa. maleolares anteriores, medial e lateral; a **tibial posterior** fornece ramos maleolares e calcaneares, assim como à **a. fibular**. Esta última contribui, ainda, com seu **ramo perfurante**.

31.0 – Veias do membro inferior

O estudo da drenagem do membro inferior, como, de resto, de qualquer segmento corpóreo, começa com o estabelecimento de alguns conceitos básicos que o estudante deve ter sempre em mente:

1 – O sistema venoso inicia-se em órgãos, tecidos e regiões distais, nos extensos leitos capilares, onde os capilares venosos confluem para formar as vénulas e estas confluem para formar veias. A direção da corrente sanguínea nestes vasos é centrípeta, isto é, em direção ao coração, considerado este como órgão central do sistema circulatório.

2 – Ao contrário das artérias, as veias são quase sempre múltiplas, têm tendência para formar plexos irregulares e se intercomunicam amplamente. Acompanham, no mais das vezes as artérias, com o mesmo trajeto e com o mesmo nome delas. Particularmente nos membros, existem duas veias para cada artéria, denominadas **satélites**. Na raiz dos membros há somente uma veia satélite, o que também ocorre nas cavidades, com as veias de grande calibre. Entretanto, existem veias que não acompanham artérias **(solitárias)**, como muitas veias superficiais, a v. ázigos etc. Deste modo, não há razão em descrever com pormenores as veias satélites das artérias.

3 – As veias confluem formando vasos de maior calibre e **recebem tributárias, como um rio recebe seus afluentes.** As artérias, pelo

260 CAPÍTULO XVII

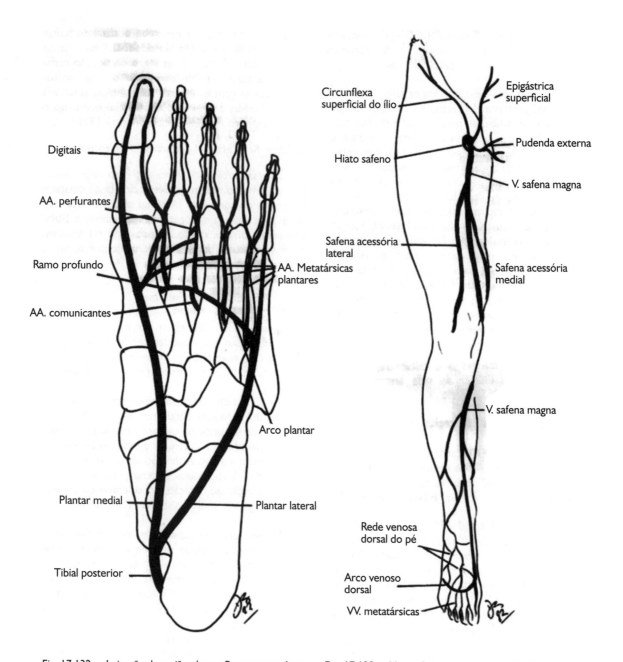

Fig. 17.132 — Irrigação da região plantar. Ramos musculares não estão ilustrados

Fig. 17.133 — Veia safena magna e suas tributárias mais importantes

contrário, **emitem ramos, cada vez menores à medida que se afastam do coração.**

Na drenagem venosa do membro inferior, as veias podem ser estudadas em dois grupos:

a) **veias profundas**
b) **veias superficiais**

31.1 — Veias profundas

Como foi dito, as veias profundas são satélites das artérias e, portanto, não há interesse em descrevê-las com detalhe. Como o mesmo nome das artérias elas acabam, em última análise, desembocando nas **duas vv. tibiais anteriores e duas vv. tibiais** posteriores. Na borda inferior do m. poplíteo **as tibiais**

confluem para formar a veia poplítea. Esta passa a denominar-se v. femoral, ao nível do hiato tendíneo do m. adutor magno, **recebe a v. femoral profunda** e passa sob o ligamento inguinal, **medialmente à a. femoral**, para então ser denominada v. ilíaca externa. A v. femoral recebe como tributárias as vv. superficiais que serão descritas a seguir. Aa veias profundas são providas de válvulas.

31.2 – Veias superficiais

Alguns princípios de ordem geral devem ser levados em consideração pelo estudante com relação ao estudo de veias superficiais em qualquer região do corpo:

a) não acompanham artérias, como ocorre com as vv. profundas;

b) são numerosas e providas de válvulas;

c) correm na tela subcutânea;

d) as veias mais calibrosas, geralmente estão acompanhadas, pelo menos em parte de seu trajeto, por nervos cutâneos;

e) não é possível estabelecer um padrão rígido quanto à sua distribuição, sendo constantes as variações, inclusive de um membro para o outro no mesmo indivíduo;

f) é frequente, em virtude de variações, que as ilustrações dos atlas ou tratados de Anatomia não sejam coincidentes com as peças dissecadas pelos estudantes.

Por esta razão, as considerações que faremos a seguir abordam os aspectos morfológicos fundamentais, considerados indispensáveis para que o estudante compreenda o mecanismo do retorno venoso e suas implicações de ordem clínica e funcional.

31.2.1 – Arco venoso dorsal do pé

No dorso do pé (fig. 17.133) forma-se um **arco venoso** que recebe no contorno distal as **veias metatársicas dorsais** e no contorno proximal as veias da irregular **rede venosa dorsal do pé**. A ilustração mostra como as veias metatársicas dorsais resultam da fusão das **veias digitais dorsais**. O arco venoso dorsal do pé recebe também comunicação do arco venoso plantar e tem particular interesse, pois, nas suas extremidades, medial e lateral, formam-se os dois troncos venosos superficiais mais importantes do membro inferior: as **veias safenas, magna e parva.**

31.2.2 – V. Safena Magna

Tem origem na extremidade medial do arco venoso dorsal do pé, **situando-se anteriormente ao maléolo medial** (fig. 17.133), ponto de referência importante para localizá-la. Sempre medial, a veia safena magna **tem trajeto ascendente na perna onde está acompanhada pelo n. safeno.** Ao nível do joelho ela é **posterior aos côndilos mediais da tíbia e do fêmur**, prosseguindo seu trajeto ao longo da face medial da coxa. Num ponto variável, que se situa, aproximadamente, a **4 cm inferior e lateralmente ao tubérculo púbico**, a v. safena magna perfura a fáscia profunda da coxa **(fáscia lata)** para desembocar na **veia femoral**, a mais calibrosa das veias do sistema profundo.

31.2.3 – Tributárias da v. safena magna

No curso do seu trajeto, do pé à coxa, a veia safena magna recebe numerosas tributárias, entre as quais, algumas que estabelecem comunicação entre ela e a veia safena parva. Estas tributárias têm número e disposição muito variáveis, interessando denominar apenas aquelas que desembocam nas proximidades de sua terminação na veia femoral. São elas (fig. **17.133):**

a) **a veia circunflexa superficial do ílio**

b) **a veia epigástrica superficial**

c) **as veias pudendas externas**

A ilustração não representa, certamente, o arranjo encontrado em todos os casos. É possível que estas tributárias desemboquem na safena magna separadamente ou por tronco comum. Pelo menos em parte do seu trajeto estes vasos **acompanham artérias que têm os mesmos nomes das veias.** Entre as variações mais frequentes deve-se destacar a possível presença da **veia safena mapa acessória** (fig. 17.133) que pode ser **medial** e/ou **lateral.**

3.2.4 – V. Safena Parva

Origina-se na extremidade lateral do arco venoso dorsal do pé, **situando-se posteriormente ao maléolo lateral** (fig. 17.134). Com trajeto ascendente na face posterior da perna, coloca-se lateralmente ao tendão calcanear e é **acompanhada pelo n. sural.** Ao nível da fossa poplítea a veia safena parva perfura a fáscia profunda e **desemboca na veia poplítea** pertencente ao sistema venoso profundo.

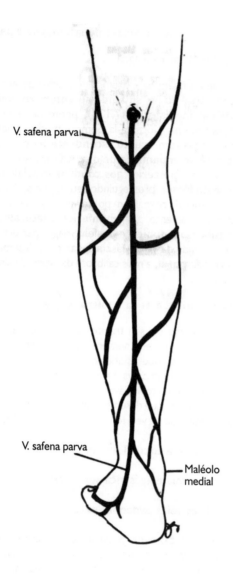

Fig. 17.134 — Trajeto da V. safena parva na face posterior da perna pertencente ao sistema venoso profundo.

31.2.5 — Terminação da veia safena parva

A desembocadura da veia safena parva na veia poplítea é apenas uma das alternativas possíveis, sendo frequentes as variações. Entre estas assinalamos as seguintes:

a) a veia safena parva pode ascender até 1/3 distal da coxa antes de perfurar a fáscia profunda;

b) a v. safena parva pode desembocar na v. safena magna em níveis variáveis;

c) raramente pode desembocar em veias profundas que drenam **músculos da face posterior** da perna, como **as** veias para **o** m. **gastroc**nêmio.

Independentemente do tipo de terminação, a veia **safe**na parva mantém comunicação com **a** veia safena magna. A direção da corrente nestas comunicações se **faz** da primeira para a **segunda**.

31.2.6 — Mecanismo do retorno venoso

As veias safena **magna e** parva **recebem,** no curso de seu trajeto, numerosas tributárias sem nomes específicos e com tantas variações que seria inútil, ou pelo menos pouco prático, tentar estabelecer uma padronização. **No entanto, é importante mencionar que o sistema de veias superficiais se comunica com o profundo através das veias comunicantes, dotadas de válvulas capazes de dirigir o sentido da corrente das superficiais para as profundas e que impedem o fluxo em direção oposta.**

Na verdade, tanto as veias superficiais como as profundas são dotadas de válvulas que dirigem **o** sentido da corrente para o coração. No membro inferior estas **válvulas** são particularmente importantes, uma vez que a postura ereta do homem obriga o retorno venoso a se fazer contra a gravidade, contra o peso da própria coluna de sangue no interior dos vasos. A ação de sucção do tórax durante a inspiração e a própria pressão nas artérias são fatores que contribuem para o retorno venoso, porém, **aliada à presença das válvulas, o mais importante mecanismo na promoção do retorno venoso é a contração e relaxamento da musculatura do membro** inferior.

A fáscia de revestimento muscular, relativamente inelástica, envolve não só todo o membro como os compartimentos musculares. **Assim, quando um músculo se contrai,** ele **comprime as veias profundas situadas na massa muscular envolvida pela fáscia de revestimento e impulsiona o sangue nelas contido em direção ao coração,** e somente nesta direção, em virtude da disposição das válvulas venosas. Quando o músculo se relaxa, não apenas o sangue aflui ao músculo pelas artérias, como as veias profundas recebem o sangue das veias superficiais através das vv. comunicantes, **nas quais as válvulas estão dispostas de modo a impedir o refluxo para as vv. superficiais.** Contrações musculares repetidas mantêm o fluxo sanguíneo.

Vê-se, pois, que os músculos constituem uma verdadeira bomba muscular. A sentinela que permanece longo período de tempo imóvel, deixa de ter a bomba muscular em funcionamento. Com isto, o retorno venoso é lento, o sangue se acumula no membro inferior. Consequentemente, diminui o fluxo venoso ao coração, diminuindo também o fluxo de saída do sangue: a irrigação cerebral diminui e a sentinela tem um desmaio.

Se as válvulas venosas do membro inferior deixam de funcionar, a pressão sobre as válvulas situadas em nível inferior a elas aumenta, e elas também podem tornar-se insuficientes, resultando maior aumento de pressão sobre as válvulas inferiores. A **insuficiência de válvulas de vv. comunicantes é grave porque durante a contração muscular elas não têm condição de impedir o fluxo retrógrado e o sangue passa a fluir das vv. profundas para as superficiais. No tempo, as vv. superficiais apresentam dilatação: diz-se que as veias são varicosas.** Entre as causas de insuficiência valvular pode-se incluir as afecções que enfraquecem suas paredes; não é possível, porém, explicar todos os casos de varizes deste modo. Sabe-se que existem **fatores predisponentes,** como, por exemplo, a longa permanência da postura ereta e com pouca mobilidade dos membros inferiores, situação que se verifica em muitas atividades profissionais, como nos que exercem a odontologia. Ou as gravidezes repetidas: nestes casos, o útero aumentado comprime veias do abdome, obstaculando o retorno venoso e aumentando a pressão sobre as válvulas das vv. do membro inferior. As varizes tendem a exacerbar-se com o tempo e as veias tornam-se não só dilatadas como tortuosas. A **estase venosa resultante,** por ser incapacitante para muitos tipos de trabalho, cria problema estético e passa a interferir com a nutrição dos tecidos superficiais, podendo resultar em ulcerações e necroses nas porções mais distais do membro inferior. O tratamento cirúrgico é o indicado e é eficaz na maioria dos casos.

32.0 — Drenagem linfática do membro inferior

Os linfáticos são um sistema de drenagem auxiliar no corpo do indivíduo e, ao mesmo tempo, uma barreira contra a penetração de toxinas, bactérias e corpos estranhos na circulação geral. Para que estas finalidades sejam cumpridas os vasos linfáticos são numerosos, cobrem grande extensão corpórea e possuem, intercalados no seu trajeto, **linfonodos,** nos quais são produzidos linfócitos e a linfa é filtrada. Não há como sistematizar os vasos linfáticos de um segmento, mas a drenagem linfática tende a seguir a drenagem venosa: os vasos linfáticos que drenam os tecidos situados profundamente à fáscia de revestimento muscular acompanham as veias profundas, e aqueles que drenam a pele e tecidos superficiais acompanham as vv. superficiais. **No membro inferior esta regra prevalece e, portanto, os linfáticos superficiais acompanham as veias safenas, e os profundos as veias profundas.**

32.1 — Linfonodos

Os vasos linfáticos drenam para linfonodos que estão situados na fossa poplítea e na raiz do membro inferior (virilha).

a) **Linfonodos poplíteos** (fig. 17.135) — Estão situados profundamente à fáscia. **Os vasos linfáticos que acompanham a safena parva drenam para os linfonodos poplíteos.** Deles saem vasos eferentes que acompanhar as vv. poplítea e femoral e vão ter aos linfonodos inguinais profundos.

b) **Linfonodos inguinais** (fig. 17.135) — Apresentam-se em dois grupos, superficial e profundo, separados pela fáscia. Os superficiais, mais numerosos, dispõem-se paralelamente ao ligamento inguinal e ao longo da porção

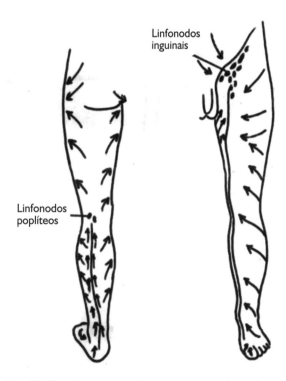

Fig. 17.135 — Drenagem linfática do membro inferior (esquemático)

mais superior da safena magna, lembrando a forma de um T. Eles recebem a linfa da coxa, nádegas, porção inferior da parede abdominal anterior, tecidos superficiais da perna, períneo, extremidade inferior da vagina, superfície do pênis e escroto (ou lábios maiores). Dos linfonodos inguinais a linfa passa para os profundos. Estes últimos são poucos e situam-se nas proximidades da porção proximal da v. femoral. Além de receberem a linfa dos linfonodos inguinais superficiais, eles recolhem a linfa de todos os linfáticos profundos da perna. Dos linfonodos inguinais profundos saem vasos eferentes que acompanham a v. ilíaca externa para alcançar linfonodos abdominais.

32. 1.1 — Uma observação sobre linfáticos

Ferimentos no membro inferior, particularmente nas porções mais distais, podem resultar num aumento do volume dos linfonodos inguinais (hipertrofia). **Constitui-se assim o que se denomina íngua.** Do mesmo modo, os carcinomas que atingem qualquer parte da extensa área de drenagem dos linfáticos do membro inferior podem enviar metástases aos linfonodos inguinais.

Capítulo XVIII

Membro Superior

Tal como ocorreu no estudo dos ossos do membro inferior, onde incluiu-se o estudo da cintura pélvica formada pelos ossos do quadril, na descrição do esqueleto apendicular do membro superior inclui-se a cintura escapular, formada pela escápula e pela clavícula. Verifique num esqueleto articulado (Fig. 18.1) como o úmero, osso do braço, articula-se com a escápula e esta com a clavícula. Repare, entretanto, que a escápula, no esqueleto articulado está fixada artificialmente, por parafusos ou arame, às costelas, e que a clavícula se articula com o esterno. Esta não é a condição no vivente. Neste, a escápula está mergulhada, por assim dizer, na massa muscular do dorso do indivíduo, sem qualquer fixação direta no esqueleto axial. Esta fixação faz-se de maneira indireta através da clavícula, que no seu extremo lateral, articula-se com a escápula e no seu extremo medial se une ao esterno. Esta disposição particularíssima confere à articulação do ombro (do úmero com a escápula) extrema mobilidade, uma vez que, flutuando em meio à massa muscular, a escápula se desloca em muitos dos movimentos do úmero. Na posição ereta adquirida pelo homem, os membros superiores deixaram de ter a incumbência da sustentação, locomoção e do equilíbrio. Estas funções passaram a ser exercidas pelos membros inferiores, mas, por outro lado, nos membros superiores, desenvolveu-se um complicado sistema de articulações e alavancas para permitir variado posicionamento da mão, um órgão delicado, capaz de cumprir sofisticadas tarefas de exploração, apreensão e manipulação, isto é, trabalho. A estrutura ósteo-articular da cintura escapular faz parte deste complexo sistema de alavancas. Por esta razão, as lesões que interferem com a mobilidade nas junturas do membro superior, se traduzem por uma diminuição

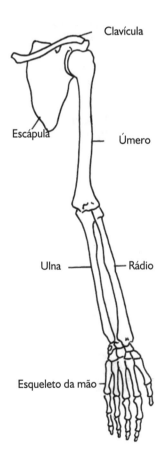

Fig. 18.1 – Esqueleto apendicular do membro superior

da eficiência da mão e são, portanto, mais graves que as que atingem junturas do membro inferior. Infelizmente, estas lesões são frequentes, numa civilização mecanizada como a nossa.

1.0 – OSSOS DO MEMBRO SUPERIOR

A Fig. 18.1 mostra a escápula e a clavícula, que constituem a cintura escapular, o úmero, osso do braço, que se articula superiormente com a escápula e inferiormente com o rádio e a ulna, ossos do antebraço, e o esqueleto da mão, que se articula com o rádio.

2.0 – CLAVÍCULA

2.1 – A Fig. 18.2 mostra uma clavícula direita vista superiormente. Observe que a face superior do osso é lisa e suas extremidades diferem: a medial, que se articula com o esterno é globosa, enquanto que a lateral é achatada, e se articula com a escápula. Os dois terços mediais mostram convexidade anterior, pois a clavícula deve adaptar-se à curvatura anterior da caixa torácica, ao passo que o terço lateral é de convexidade posterior. A face inferior (Fig. 18.3) apresenta medialmente uma **superfície rugosa** para a inserção do ligamento costo-clavicular, o **sulco para o m. subclávico** (que se situa lateralmente àquela superfície rugosa) e o **tubérculo conóideo**, junto à extremidade lateral e em situação posterior. No tubérculo conoideo prende-se o ligamento conoide. A partir do tubérculo conoideo, estendendo-se lateral e anteriormente, identifica-se uma área rugosa, a **linha trapezoidea**, onde se fixa o ligamento trapezoide.

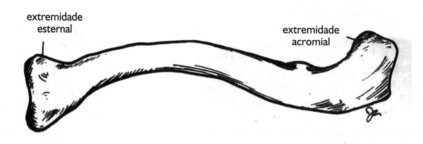

Fig. 18.2 – Clavícula direita e vista superior e posterior

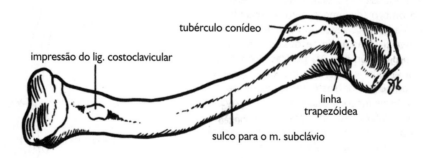

Fig. 18.3 – Clavícula direita e vista inferior e posterior

3.0 – ESCÁPULA

3.1 – A escápula (Fig. 18.4)) é um **osso laminar** que apresenta um corpo triangular com duas formações bem salientes, a **espinha** (que termina lateralmente no acrômio) e o **processo coracoide**. Observe num esqueleto articulado que a face anterior do corpo adapta-se à curvatura posterior da caixa torácica e por esta razão é côncava e denominada **face costal** (por sua relação de proximidade com as costelas). A Fig. 18.5 permite reconhecer sem dificuldade a borda medial, a borda lateral, a borda superior, o acrômio (que se articula com a clavícula), o processo coracoide, o ângulo superior e o ângulo inferior. Um terceiro ângulo, o lateral, corresponde na verdade ao ponto de junção das bordas lateral e superior. Neste ponto ele se espessa para formar a cabeça da escápula, a qual se acha unida ao resto da escápula pelo colo. A Fig. 18.5 mostra que a face lateral da cabeça forma a cavidade glenoide, côncava, rasa e que recebe a cabeça do úmero (Fig. 18.1). Não é raro que as escápulas manuseadas pelos estudantes apresentem-se rotas no corpo: como a escápula é um osso laminar muito fino, estas roturas podem ocorrer no processo de preparação da peça. Quando íntegra, a face costal, também conhecida como fossa subescapular, pode apresentar várias cristas não muito elevadas que servem à fixação do m. subescapular. Reveja, numa vista lateral da escápula (Fig. 18.6) os acidentes já identificados e ob-

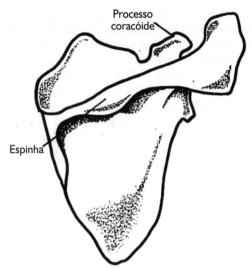

Fig. 18.4 – Escápula direita em vista posterior

serve a presença dos tubérculos supraglenoidal e infraglenoidal, localizados, respectivamente, superior e inferiormente à cavidade glenóide.

3.2 – Examine agora a face posterior da escápula (Fig. 18.7): A espinha da escápula, facilmente reconhecível, divide a face posterior em duas partes desiguais. A parte superior, menor, juntamente com a face superior da espinha forma a fossa supraspinhal, que a Fig. 18.7 mostra com mais clareza, numa vista posterior

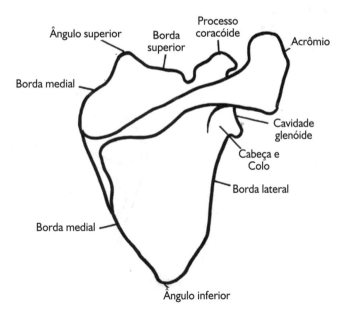

Fig. 18.5 Escápula direita em vista posterior

da escápula. A parte inferior, maior, juntamente com a face inferior da espinha, constitui a fossa infraspinhal (Fig. 18.7). Note que as duas fossas se comunicam, lateralmente, por meio da incisura espinoglenoidal. Observe também (Fig. 18.8) que a espinha da escápula se expande lateralmente para formar o acrômio e na verdade é uma lâmina que apresenta lábios superior e inferior bem proeminentes para fixação de músculos. A Fig. 18.8 mostra, também, na borda superior, que é fina e cortante, a incisura da escápula, na junção com o processo coracoide.

3.3 – **Anatomia de superfície** – A clavícula é palpável em toda a sua extensão. O acrômio, a espinha da escápula e o ângulo inferior também podem ser identificados com facilidade pela palpação. Na posição de descrição anatômica o ângulo inferior corresponde, em geral, ao sétimo espaço intercostal (espaço entre a 7.ª e 8.ª costelas).*

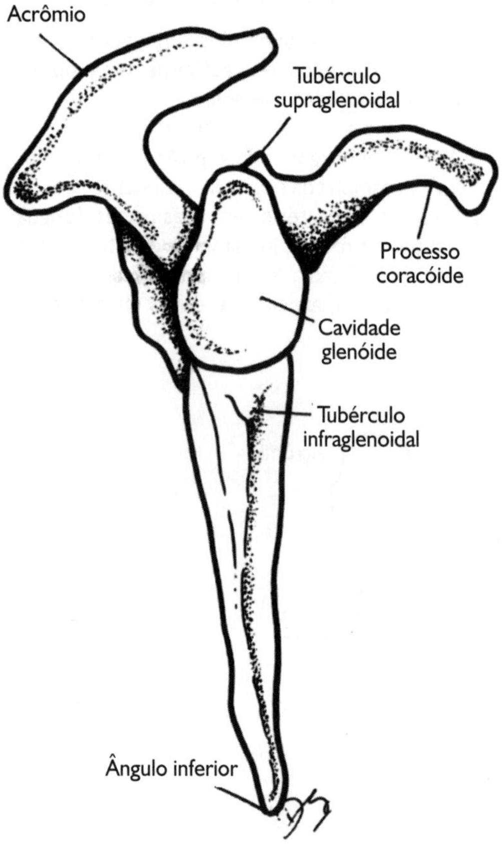

4.0. – ÚMERO

Trata-se de um osso longo que se articula superiormente, como já foi referido, com a cavidade glenóide da escápula, e inferiormente com os ossos do antebraço, rádio e ulna.

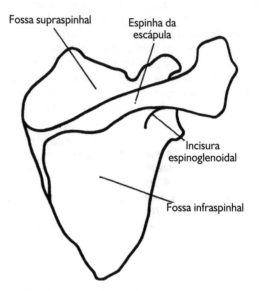

Fig. 18.7 Escápula direita em vista posterior

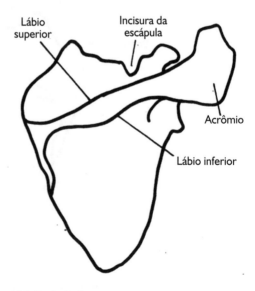

Fig. 18.6 – Escápula direita em vista lateral

* Alguns autores relacionam o ângulo inferior da escápula ao processo espinhoso da sétima vértebra torácica.

Fig. 18.8 Escápula direita em vista posterior

MEMBRO SUPERIOR **269**

4.1 – Observe a extremidade proximal do úmero (Fig. 18.9) e identifique a cabeça do úmero, superfície articular lisa e arredondada que se articula com a cavidade glenoide da escápula. Note num esqueleto articulado que a cabeça está voltada superior, medial e posteriormente e se separa do restante da extremidade proximal por um sulco anular, o colo anatômico. Lateralmente ao colo anatômico e em vista anterior, duas projeções podem ser identificadas: o tubérculo maior e o tubérculo menor do úmero. Este último é ântero-medial. Estas duas massas ósseas, destinadas à fixação dos músculos, estão separadas pelo sulco intertubercular que se prolonga em direção à diáfise do úmero. Na Fig. 18.10 a linha ponteada indica o colo cirúrgico, imediatamente abaixo dos tubérculos do úmero e local onde são frequentes as fraturas.

4.2 – Examine agora o corpo do úmero (Fig. 18.10). Observe que logo abaixo do colo cirúrgico ele se torna cilindroide, achatando-se no sentido anteroposterior à medida que se aproxima da extremidade distal. Veja como o sulco intertubercular se prolonga, da extremidade proximal do úmero, onde se inicia, para o corpo, estando aí delimitado pelas cristas do tubérculo maior e do tubérculo menor. Note ainda a presença, no contorno lateral do terço médio da diáfise umeral, da tuberosidade deltoidea, destinada à inserção do m. deltoide, como o nome indica. Observe agora o corpo do úmero numa vista posterior (Fig. 18.11) e identifique o sulco do nervo radial, com direção oblíqua, descendente e lateral. Nem sempre este sulco, que aloja o n. radial, é bastante evidente.

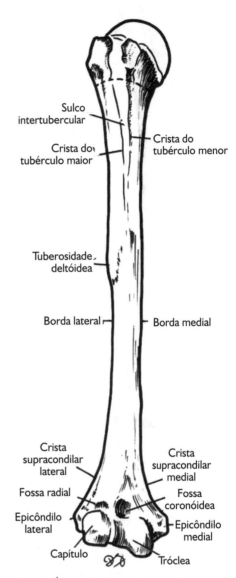

Fig. 18.10 – Úmero direito em vista anterior

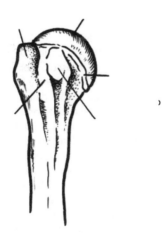

Fig. 18.9 – Extremidade proximal do úmero direito em vista anterior

4.3 – A Fig. 18.10 mostra como a extremidade distal do úmero curva-se anteriormente. Observe este fato examinando o osso em vista lateral. Acompanhe as bordas medial e lateral do corpo do úmero, em vista anterior (Fig. 18.10). À medida que elas se aproximam da extremidade distal do osso, divergem e passam a ser denominadas cristas supracondilares medial e lateral. Estas terminam em expansões nodulares, os epicôndilos medial e lateral, destinados à fixação de músculos e ligamentos. Note entre os epicôndilos medial e lateral, o relevo de superfícies articulares: o capítulo, lateral, que se articula com o rádio, e a tró-

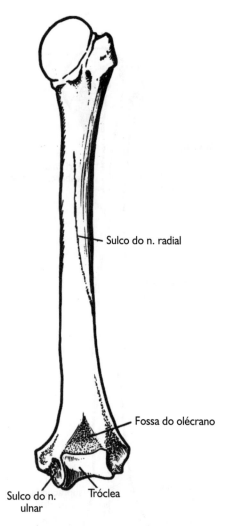

Fig. 18.11 – Úmero direito em vista posterior

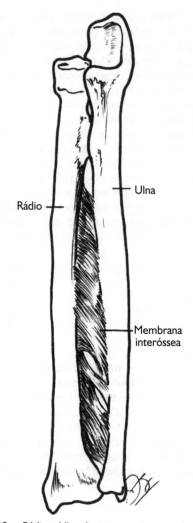

Fig. 18.12 – Rádio e Ulna direitos em vista anterior

clea, medial, em forma de polia ou carretel, que se articula com a ulna. Duas fossas são visíveis na face anterior da extremidade distal do úmero: a fossa radial, superior ao capítulo, e a fossa coronoidea, superior à tróclea. Estas fossas recebem partes dos ossos do antebraço nos movimentos da articulação do cotovelo. Em vista posterior (Fig. 18.11) uma terceira fossa pode ser identificada, situada, superiormente à tróclea: a fossa do olécrano, que recebe o processo homônimo da ulna na extensão do cotovelo. Observe também, na face posterior do epicôndilo medial, a presença de um sulco destinado à passagem do nervo ulnar. Neste ponto o nervo ulnar é muito vulnerável a golpes ou pressão, resultando o conhecido "choque" de formigamento.

4.4 – Anatomia de superfície – A extremidade proximal do úmero, por estar recoberta por músculos volumosos, oferece dificuldades à palpação. Entretanto, com pressão profunda, o tubérculo maior pode ser percebido através do músculo deltoide, logo abaixo do acrômio. O corpo do úmero é facilmente percebido pela palpação logo abaixo da inserção do músculo deltoide. A crista supracondilar lateral e os epicôndilos medial e lateral são evidentes. Na face posterior do cotovelo o olécrano da ulna pode ser palpado entre os dois epicôndilos, medial e lateral. Faça então esta observação: quando o antebraço está em extensão (pendido ao longo do corpo), uma linha horizontal traçada entre os dois epicôndilos passa sobre ou logo abaixo do vértice do olécrano. Porém, quando o antebraço está fletido, o vértice do olécrano está acima da linha que une os epicôndilos medial e lateral.

5.0 – OSSOS DO ANTEBRAÇO

São dois ossos longos (Fig. 18.12) situados lado a lado, sendo o rádio lateral e a ulna medial. Estão unidos pela membrana interóssea, estendida entre eles. Ambos se articulam com o úmero, superiormente, embora a ulna seja preponderante na formação da articulação do cotovelo. Entretanto, distalmente, somente o rádio participa da articulação com os ossos do carpo (articulação rádio-cárpica, dita "do punho"). O rádio articula-se com a ulna e essa articulação permite os movimentos de supinação e pronação (Fig. 18.13) nos quais a cabeça do rádio gira contra a face lateral da extremidade proximal da ulna e o corpo do rádio cruza o da ulna. A possibilidade de pronação e supinação confere maior destreza e força à mão.

5.1 – Ulna

5.1.1 – A extremidade proximal da ulna assemelha-se a uma "chave inglesa" (Fig. 18.14) e seus acidentes principais podem ser melhor identificados exa-

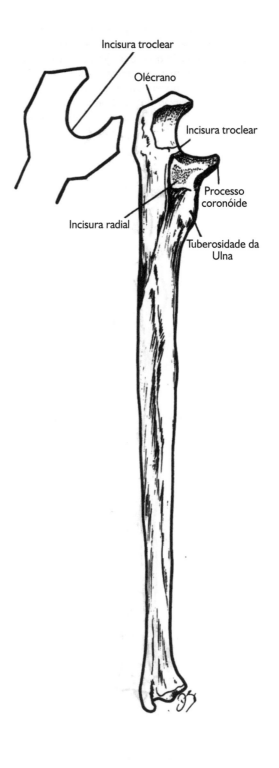

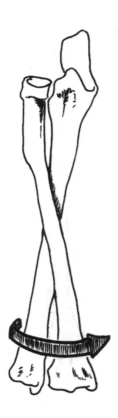

Fig. 18.13 – Rádio no movimento de pronação

Fig. 18.14 – Ulna direita em vista lateral

minando-se o osso pela sua face lateral. Identifique, então, o olécrano e veja como ele é continuo com o processo coronoide que se projeta para frente. Estes dois acidentes formam a incisura troclear que se amolda à tróclea do úmero. Observe num esqueleto articulado que, na flexão do antebraço, o vértice agudo do processo coronoide aloja-se na fossa coronoidea do úmero, enquanto que na extensão do antebraço, o olécrano aloja-se na fossa do olécrano. Identifique, inferiormente ao processo coronoide, a tuberosidade da ulna, destinada à fixação muscular, e, lateralmente ao processo coronoide, a incisura radial, na qual gira a cabeça do rádio na pronação e supinação.

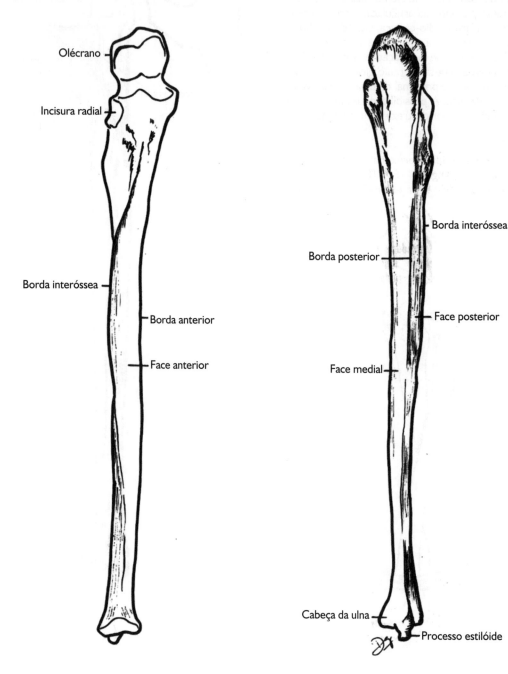

Fig. 18.15 — Ulna direita em vista anterior

Fig. 18.16 — Ulna direita em vista posterior

5.1.2 – Com o auxílio da Fig. 18.15 examine o corpo da ulna. Identifique a borda interóssea, cortante, lateral, onde se prende a membrana interóssea e a borda anterior, arredondada. Entre estas duas bordas situa-se a face anterior. A Fig. 18.16 mostra a ulna em vista posterior: localize a borda posterior, aguda crista que se inicia no olécrano e percorre a diáfise do osso. Medialmente à borda posterior situa-se a face medial e, entre a borda posterior e a interóssea, ambas agudas, encontra-se a face posterior.

5.1.3 – A extremidade distal (Fig. 18.16) da ulna apresenta-se como uma expansão arredondada e nodular das faces anterior e posterior da diáfise, a cabeça da ulna. Uma marcada projeção, o processo estiloide, é posterior e medial. No contorno lateral da cabeça da ulna percebe-se uma área articular onde gira a incisura ulnar do rádio na pronação e supinação.

5.2 – Rádio

5.2.1 – A extremidade proximal do rádio (Fig. 18.17) está constituída por um disco espesso, a cabeça do rádio, cuja face superior é côncava para articular-se com o capítulo do úmero e cuja circunferência gira na incisura radial da ulna na pronação e supinação. Observe que a circunferência da cabeça do rádio é mais estreita inferior do que superiormente, o que confere estabilidade à juntura. Abaixo da cabeça do rádio, apresenta-se uma porção estreitada, o colo, e abaixo deste, no lado medial, observa-se a presença de uma projeção denominada tuberosidade do rádio, destinada à fixação de músculo.

5.2.2 – Observe (Fig. 18.18) como o corpo do rádio apresenta nítida convexidade lateral que lhe facilita

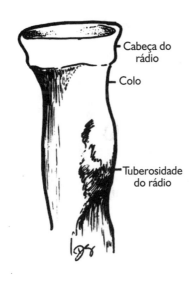

Fig. 18.17 – Rádio direito em vista anterior

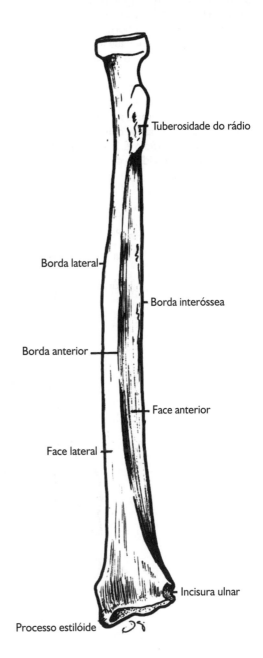

Fig. 18.18 – Rádio direito em vista anterior

cruzar a ulna na pronação. Identifique a borda anterior que se inicia na tuberosidade do rádio e cuja porção mais proximal recebe a denominação de linha oblíqua do rádio. A borda lateral, como foi dito, é convexa, e a borda medial, cortante, serve à fixação da membrana interóssea, sendo por isto denominada borda interóssea. A face anterior situa-se entre a borda interóssea e a borda anterior, sendo ligeiramente côncava, enquanto que a face lateral fica entre a borda anterior e a lateral. Procure identificar a borda posterior, que não é muito nítida, o que faz com que a face posterior seja vagamente demarcada da face lateral.

5.2.3 – A extremidade distal do rádio (Fig. 18.18) é uma expansão de todas as faces do seu corpo que terminam circundando uma área articular côncava, inferior, destinada a articular-se com ossos do carpo. O processo estiloide do rádio é facilmente identificado na face lateral da extremidade distal, enquanto na face medial nota-se a presença da incisura ulnar que recebe a cabeça da ulna.

5.3 – **Anatomia de superfície** – A ulna pode ser palpada, posteriormente, em toda a sua extensão e seu processo estiloide faz relevo na superfície ao nível do punho, posteriormente. Durante a pronação e supinação, a cabeça do rádio pode ser sentida pela palpação, distalmente ao epicôndilo lateral. O processo estiloide do rádio é palpável ao nível do punho, lateralmente. Repare que ele se situa distalmente ao relevo produzido pelo processo estiloide da ulna.

6.0 – **ESQUELETO DA MÃO**

A descrição feita a seguir é um apanhado do esqueleto da mão como um todo e pressupõe, para que o estudante a acompanhe, que ele tenha à sua disposição, um esqueleto articulado deste segmento do

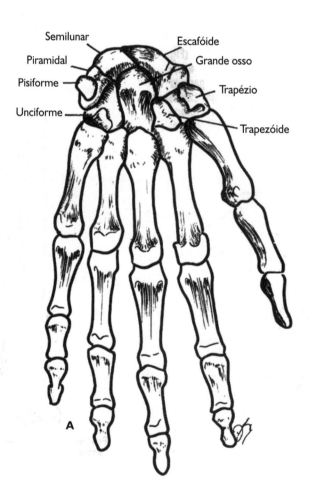

Fig. 18.19 – Esqueleto da mão esquerda em vista anterior

membro superior. Os ossos da mão podem ser divididos em três partes:

a) oito ossos, dispostos em duas fileiras, proximal e distal, que constituem o carpo;

b) o esqueleto da mão propriamente dita, que constitui o metacarpo;

c) o esqueleto dos dedos, representado pelas falanges.

6.1 – **Carpo** – Os oito ossos que o constituem estão articulados entre si e são mantidos em posição por fortes ligamentos. Dispõem-se em duas fileiras, proximal e distal. Identifique-os com o auxílio da Fig. 18.19A e B: na fileira proximal estão o escafoide, semilunar, piramidal e pisiforme; na fileira distal reconheça o trapézio, o trapezoide, o grande osso e o unciforme.*

A extremidade proximal do carpo é convexa, anteroposterior e látero-medialmente, articulando-se

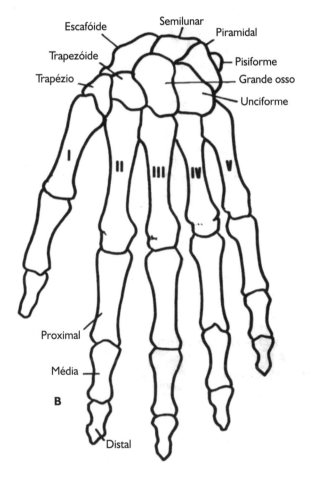

Fig. 18.19 – Esqueleto da mão esquerda em vista posterior

com o rádio, enquanto que os ossos da fileira distal se articulam com os ossos do metacarpo. Observe também que os ossos do carpo se articulam uns com os outros e que, no seu conjunto, o carpo apresenta concavidade anterior, sendo ligeiramente convexo na face posterior.

---
* O grande osso é também denominado capitato e o unciforme hamato. Na prática médica, entretanto, estes termos não são empregados, prevalecendo os nomes assinalados no texto.

6.2 – **Metacarpo** – Identifique pela Fig. 18.19 os ossos do metacarpo que são numerados de I a V a partir do lado radial. O II, III IV e V podem ser considerados em conjunto. (Fig. 18.20). Todos eles apresentam uma base, um corpo (ou diáfise) e uma cabeça arredondada. As cabeças articulam-se com as falanges proximais. As diáfises são levemente côncavas anteriormente e as bases articulam-se com os ossos da fileira distal do carpo. Observe como ossos do metacarpo dispõem-se como um leque, divergindo a partir dos ossos da fileira distal do carpo.

O I.º metacárpico tem uma diáfise mais curta e mais achatada que os outros e não se situa no plano da palma, visto que sua face anterior, alargada, está voltada medialmente. Sua base possui uma face articular em forma de sela que se encaixa em face semelhante do trapézio. Esta articulação em sela e a posição particular do I.º metacárpico conferem grande mobilidade ao polegar sendo importantes nos movimentos de apreensão e oposição.

6.3 – **Falanges** – Cada dedo possui falanges proximal, média e distal (Fig. 18.19), com exceção do polegar, no qual falta a falange média. Cada falange possui (Fig. 18.20) uma base, corpo e cabeça. Todas as falanges são côncavas no sentido da palma da mão. Observe que a falange proximal apresenta uma faceta oval, na sua base, para articular-se com a cabeça do osso metacárpico. Por sua vez, a cabeça da falange proximal tem uma superfície articular em forma de polia (carretel) para articular-se com a base da falange média, a qual apresenta uma crista mediana que se encaixa no sulco da polia da cabeça da falange proximal. Este mesmo tipo de encaixe pode ser identificado na articulação da falange média com a distal. As falanges distais apresentam uma tuberosidade no lugar da cabeça.

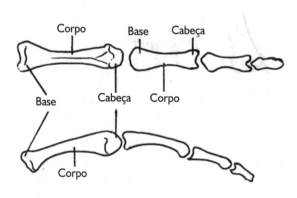

Fig. 18.20 – Falanges proximal, média e distal dos dedos

7.0 – JUNTURAS DO MEMBRO SUPERIOR

Ao estudo dos ossos deve seguir-se o das articulações do membro superior, entre as quais incluímos as da cintura escapular. Tal como foi feito para o membro inferior, a análise dos movimentos de cada juntura será descrita após o estudo dos músculos, uma vez que são eles os elementos ativos capazes de mover o sistema de alavancas representado pelos ossos.

7.1 – **Articulação esternoclavicular** – A cintura escapular está unida ao tronco por músculos e pela articulação esternoclavicular. Trata-se de uma juntura sinovial na qual a extremidade medial da clavícula adapta-se à incisura clavicular do manúbrio do esterno (Fig. 18.21). Esta adaptação não é perfeita, pois a extremidade medial da clavícula é globosa e a incisura do manúbrio é relativamente rasa e estreita. Para corrigir a má adaptação a cápsula articular que envolve a juntura é reforçada por ligamentos capsulares (espessamentos da cápsula), os ligamentos esternoclaviculares anterior e posterior e por dois ligamentos acessórios, extracapsulares, denominados ligamentos interclavicular e costoclavicular. O primeiro estende-se de uma clavícula à outra e o segundo da face inferior da clavícula à face superior da primeira cartilagem costal*. Observe

---

* Alguns autores costumam descrever uma juntura costoclavicular que inclui o ligamento costoclavicular. Esta separação não nos parece necessária.

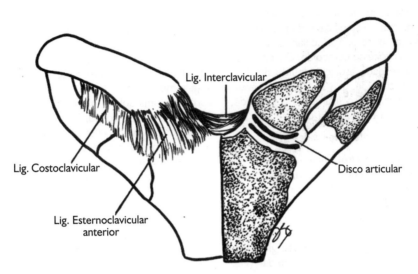

Fig. 18.21 — Articulação esternoclavicular

na Fig. 18.21 que, à esquerda, a cápsula articular foi aberta para mostrar a presença de um disco articular que se fixa por um lado à clavícula e por outro na primeira cartilagem costal, dividindo a cavidade articular em dois compartimentos. Os ligamentos descritos e o disco articular impedem o deslocamento medial da clavícula mesmo quando o impacto sobre o ombro é suficiente para fraturar a clavícula.

7.2 – Articulação acromioclavicular – (Fig. 18.22). A extremidade lateral da clavícula articula-se com o acrômio numa juntura sinovial plana. A cápsula articular que envolve a juntura não é robusta e além disto o plano da juntura é oblíquo, de modo que a clavícu-

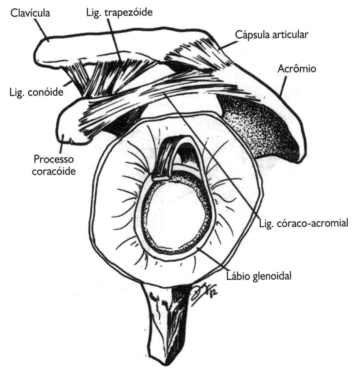

Fig. 18.22 — Articulação acromioclavicular

la tende a sobrepor-se ao acrômio. Para evitar esta sobreposição e garantir a estabilidade da juntura, um ligamento acessório, o coracoclavicular, estende-se entre a clavícula e o processo coracoide. Observe que este ligamento na verdade está constituído de duas partes: o ligamento conoide, que se fixa ao tubérculo conoideo da clavícula, e o ligamento trapezoide, que se prende na linha trapezoidea da clavícula (Fig. 18.22)**.

7.3 – **Articulação escapulo-umeral** (do ombro) – Trata-se de uma articulação sinovial, esferoide, triaxial, entre a cabeça do úmero e a cavidade glenóide. Entretanto, a cavidade glenóide é rasa e tem uma superfície articular menor do que a da cabeça do úmero. Observe estes detalhes num esqueleto articulado. Para aumentar a profundidade da cavidade glenóide, urna orla fibrocartilaginosa, o lábio glenoidal (Fig. 18.22) prende-se no contorno da cavidade. Por outro lado, exatamente para permitir o grau de mobilidade necessário à juntura, a cápsula articular é frouxa. Assim, nem a forma das superfícies que se articulam, nem a cápsula articular favorecem a estabilidade da articulação, que depende, essencialmente, de ligamentos e músculos. Repare na Fig. 18.23 como a cápsula articular se prende em torno do colo anatômico do úmero, exceto medialmente onde ela se estende até o colo cirúrgico; na escápula ela está fixada na superfície da cavidade glenóide, mais precisamente no lábio glenoidal. Isto pode ser melhor observado na Fig. 18.24. Veja também nesta figura como a cápsula articular apresenta uma dobra, inferiormente, quando o braço pende ao lado do corpo. Se o braço for imobilizado nesta posição, as paredes da dobra podem fundir-se, reduzindo a mobilidade da juntura. A cápsula apresenta espessamentos anteriores que são identificados como ligamentos escapulo-umerais superior, médio e inferior (Fig. 18.25). A cápsula estende-se também, superiormente, (Fig. 18.24) para incluir o tubérculo supraglenoidal e a fixação do tendão da porção longa do m. bíceps braquial. Este tendão é mantido em sua posição no sulco intertubercular pelo ligamento transverso do úmero que se dispõe como uma ponte entre os tubérculos maior e menor do úmero (Fig. 18.25) e reforça a bainha sinovial intertubercular que envolve o tendão daquela porção do músculo e é uma evaginação da membrana sinovial da cápsula articular. Uma outra evaginação da membrana sinovial é a bolsa subescapular sobre o colo da escápula. A parte menos resistente da cápsula articular é a inferior e é ela que,

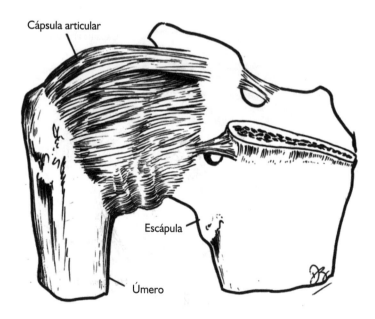

Fig. 18.23 – Articulação do ombro

** Outros autores descrevem o ligamento coracoclavicular como parte de uma juntura coracoclavicular. A presença de um disco articular incompleto é também assinalada na juntura acromioclavicular.

MEMBRO SUPERIOR 279

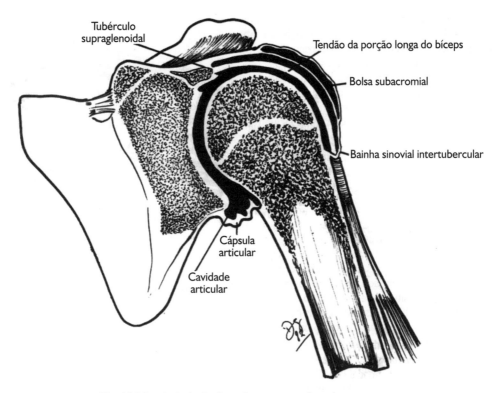

Fig. 18.24 — Articulação do ombro em corte frontal

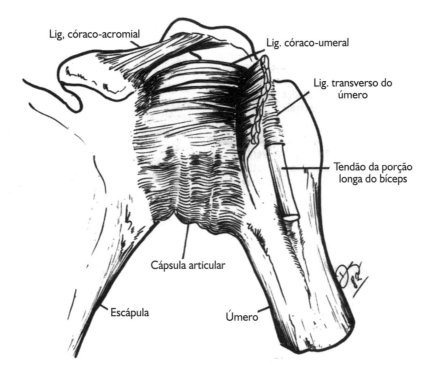

Fig. 18.25 — Articulação do ombro

frequentemente, se rompe quando a cabeça do úmero se desloca da cavidade glenóide (luxação da cabeça do úmero). Nestes casos, o nervo axilar, que se situa inferiormente à articulação, pode ser lesado.

Ligamentos acessórios, juntamente com o chamado manguito rotador da articulação do ombro, contribuem com eficiência para a estabilidade da juntura. Entre os ligamentos acessórios incluem-se o córaco-umeral e o córaco-acromial. O ligamento córaco-umeral (Fig. 18.22) estende-se entre o processo coracoide e o tubérculo maior do úmero, fundindo-se com a cápsula articular. Por sua vez, o ligamento córaco-acromial (Fig. 18.22) forma um arco sobre a articulação do ombro, juntamente com a parte horizontal do processo coracoide e o acrômio, locais onde o ligamento está fixado. Este "arco córaco-acromial" está separado da articulação do ombro (Fig. 18.24) pelo tendão do m. supraspinhal e para permitir o livre movimento deste tendão, sem atrito, uma bolsa sinovial subacromial situa-se entre o arco e o tendão do m. supraspinhal. Uma das causas mais comuns da dor e mau funcionamento da articulação do ombro são os processos patológicos que atingem a bolsa subacromial. O manguito rotador (Fig. 18.26) ocupa lugar de destaque entre os músculos que estabilizam a juntura do ombro. Está constituído por quatro músculos, todos rotadores do úmero e que se originam na escápula: o supraspinhal cruza a articulação superiormente; o infraspinhal e o redondo menor, posteriormente, e o subescapular anteriormente. Estes músculos mantêm o úmero contra a cavidade glenóide, reforçam a cápsula articular e resistem ativamente a deslocamentos indesejáveis da cabeça umeral em direção anterior, superior ou posterior.

7.4 – A articulação do cotovelo é uma articulação composta, isto é, compreende na verdade três articulações envolvidas por uma cápsula articular comum. Das três articulações envolvidas, prepondera a úmero-ulnar, sinovial do tipo gínglimo (ou em dobradiça) embora a juntura permita ligeiros ajustes, lateral e medial, da ulna durante o movimento do rádio na pronação e supinação. A estabilidade da articulação do cotovelo depende da ulna, pois ela não é prejudicada pela remoção cirúrgica da cabeça do rádio. Observe num esqueleto articulado:

1) a articulação úmero-ulnar, entre a incisura troclear e a tróclea do úmero;

2) a articulação úmero-radial, entre a superfície côncava superior, da cabeça do rádio e o capítulo do úmero;

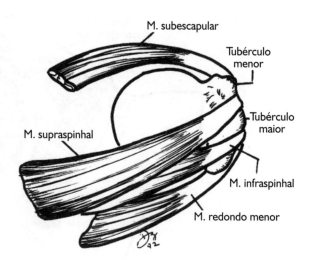

Fig. 18.26 – Manguito rotador em vista superio

3) a articulação rádio-ulnar proximal, entre a cabeça do rádio e a incisura radial da ulna.

7.4.1 – Articulação úmero-ulnar – Como o rádio se prende à ulna, move-se com ela nos movimentos em dobradiça da articulação úmero-ulnar. A Fig. 18.27, esquemática, mostra como a cápsula articular se fixa: a) em torno da face articular do úmero, incluindo a fossa radial e a coronoidea, anteriormente, e pelo menos metade da fossa do olécrano, posteriormente; b) no olécrano; c) no processo coronoide. No

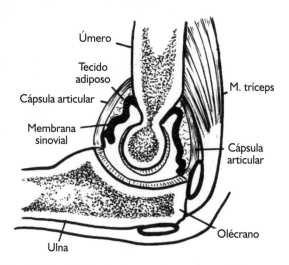

Fig. 18.27 – Articulação do cotovelo em corte sagital

entanto, ela não se fixa no rádio, pois isto impediria a rotação deste osso nos movimentos de supinação e pronação, prendendo-se então no ligamento anular que une o rádio à ulna (Fig. 18.28). Observe nas figuras 18.27 e 18.29 que a membrana sinovial segue a membrana fibrosa, mas superiormente ela se flete sobre as partes ósseas intra-articuladas que são revestidas pela cartilagem articular. Anterior e posteriormente a cápsula articular é frouxa, para permitir os movimentos de dobradiça, mas lateral e medialmente ela é reforçada pelos ligamentos colaterais, ulnar e radial (Figs. 18.28 e 18.30). O radial estende-se da parte inferior do epicôndilo ao ligamento anular, e o ulnar estende-se da borda inferior do epicôndilo medial ao processo coronoide e ao olécrano, pois tem forma triangular.

7.4.2 – Articulação úmero-radial – Como foi dito, o rádio acompanha a ulna nos movimentos de dobradiça do cotovelo. Neste caso a face superior, côncava, da cabeça do rádio, desliza sobre o capítulo do úmero, enquanto que na supinação e pronação, ela gira como pivô contra o capítulo. A cápsula articular é a mesma da articulação úmero-ulnar e já foi descrita, bem como o seu reforço lateral, o ligamento colateral radial (Fig. 18.28) que se estende entre o epicôndilo lateral e o contorno lateral do ligamento anular.

7.4.3 – Articulação rádio-ulnar proximal – A cabeça do rádio encaixa-se na incisura radial da ulna e é circundada pelo ligamento anular (Fig. 18.31), espesso anel de fibras que se fixa nas bordas anterior e posterior da incisura radial. A borda inferior do ligamento anular, entretanto, está presa frouxamente ao colo do rádio e isto permite a rotação da cabeça dentro do anel ósteofibroso. A cápsula articular da articulação do cotovelo e o ligamento colateral radial prendem-se no ligamento anular, como já foi descrito. A Figura 18.32, esquemática, mostra como a membrana sinovial da articulação do cotovelo reveste o ligamento anular e se reflete sobre o colo do rádio.

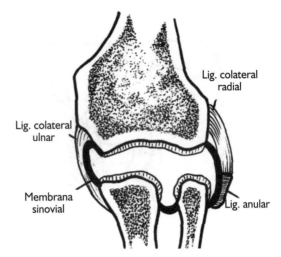

Fig. 18.29 – Articulação do cotovelo em corte frontal

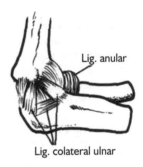

Fig. 18.30 – Ligamentos da articulação do cotovelo

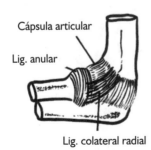

Fig. 18.28 – Ligamentos da articulação do cotovelo

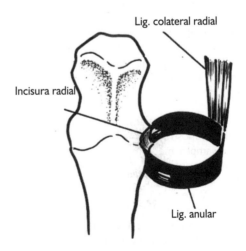

Fig. 18.31 – Articulação rádio-ulnar proximal

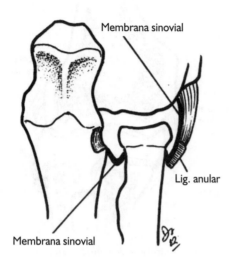

Fig. 18.32 – Articulação rádio-ulnar proximal

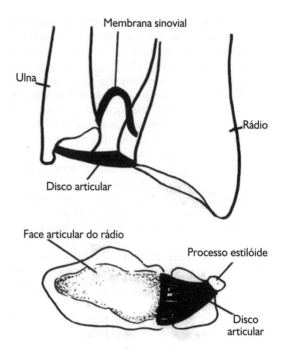

Fig. 18.33 – Articulações rádio-ulnar distal

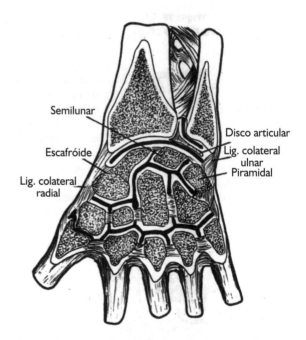

Fig. 18.34 – Corte frontal das articulações radio-cárpica, mediocárpica e intercárpicas

7.5 – Membrana interóssea – As diáfises da ulna e do rádio são mantidas em posição anatômica pela membrana interóssea que constitui, na verdade, uma juntura fibrosa entre os dois ossos do antebraço. Ela se fixa nas bordas interósseas do rádio e da ulna, mas se afrouxa na pronação (Fig. 18.12).

7.6 – Articulação rádio-ulnar distal – A cabeça da ulna articula-se com a incisura ulnar do rádio, medialmente, e com um disco articular triangular, inferiormente. A Fig. 18.33A mostra esquematicamente como isto se processa. Repare na Fig. 18.33B que o disco articular se fixa por seu vértice numa depressão na base do processo estiloide da ulna e por sua base numa crista existente entre as faces cárpica e medial da extremidade distal do rádio. Deste modo, o disco articular faz parte da superfície articular da articulação rádio-cárpica e exclui a ulna desta articulação. A articulação rádio-ulnar distal é sinovial, provida de cápsula articular.

7.7 – Articulação rádio-cárpica (do punho) – A Fig. 18.34 mostra como a face cárpica e o disco articular que amplia, medialmente, aquela face, articulam-se com três dos ossos da fileira proximal do carpo, escafoide, semilunar e piramidal, formando uma juntura sinovial de tipo condilar, biaxial*. A cápsula articular envolve a articulação e está reforçada, lateral e medialmente, pelos ligamentos colaterais radial e ulnar do carpo, respectivamente e, anterior e posteriormente, pelos ligamentos rádio-cárpicos, palmar e dorsal, que se estendem oblíqua e medialmente do rádio

---

* Na verdade, o piramidal só se relaciona com a superfície articular do rádio, ampliada pelo disco articular, no movimento de adução da mão.

para a fileira proximal de ossos do carpo. Estes ligamentos podem ser visualizados também nas Figuras 18.35 e 18.36.

7.8 – **Articulações cárpicas** – Os ossos da fileira proximal de ossos do carpo articulam-se com os da fileira distal constituindo a articulação mediocárpica que dá maior flexibilidade ao carpo e suplementa os movimentos da articulação rádio-cárpica. Observe na Fig. 18.34 como a cavidade articular reduz-se a uma simples fenda entre as duas fileiras de ossos e dela estendem-se pequeninas fendas, também articulares, entre os ossos adjacentes em cada fileira. Constituem-se, assim, as articulações intercápicas que permitem pequenos deslizamentos de um osso sobre o outro. Observe a presença de ligamentos interósseos entre os ossos das fileiras proximal e distal. Note nas Figs. 18.35 e 18.36 a presença de numerosos ligamentos intercárpicos interligando ossos cárpicos vizinhos, tanto na face palmar quanto na face dorsal. Estes ligamentos têm nomes específicos, mas o seu conhecimento não tem objetivos práticos e escapam do conteúdo desta descrição.

7.9 – Articulações carpo-metacárpicas – A não ser a articulação carpo-metacárpica do polegar, as outras, do 2.° ao 5.° metacárpico, são junturas sinoviais sem grande importância, com cápsula articular comum, reforçada por numerosos ligamentos carpo-metacárpicos dorsais e palmares, metacárpicos palmares e dorsais e ligamentos metacárpicos interósseos que forçam os ossos do metacarpo a se moverem juntamente com os ossos do carpo. (Figs. 18.35 e 18.36) Entretanto, a articulação carpo-metacárpica do polegar é uma articulação distinta das outras, com cápsula e cavidade articular próprias. A juntura se faz entre o trapézio e o 1.° metacárpico, constituindo-se uma articulação sinovial "em sela", o que confere grande mobilidade ao polegar.

7.10 – Articulações metacarpo-falângicas – (Figs. 18.37 e 18.38). São articulações sinoviais que permitem flexão e extensão dos dedos, principalmente, e se fazem entre a cabeça globosa do metacárpico e a base da falange proximal. O ligeiro prolongamento da superfície articular para o lado nas cabeças dos metacárpicos 2.°, 4.° e 5.° permite, nos respectivos dedos,

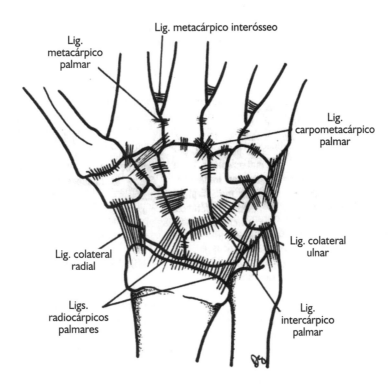

Fig. 18.35 – Ligamentos palmares que unem os ossos do carpo e do metacarpo (esquemático)

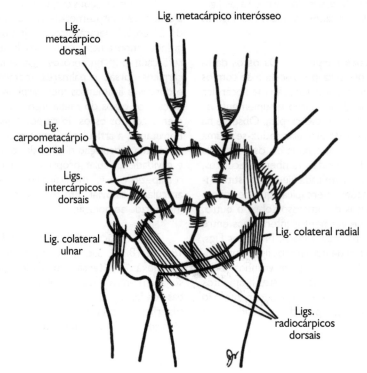

Fig. 18.36 — Ligamentos dorsais que unem os ossos do carpo e metacarpo (esquemático)

movimentos de adução e abdução, isto é, aproximação ou afastamento daqueles dedos em relação ao eixo do dedo médio. Estas junturas são também capazes de alguma rotação, o que pode ser verificado durante o movimento de oposição, quando se toca com a polpa do polegar, sucessivamente, a polpa dos outros dedos. Entre as cabeças dos metacárpicos 2.° a 5.° (exclui-se o do polegar) há ligamentos metacárpicos transversos profundos que fixam os metacárpicos durante a flexão dos dedos, aumentando a potência deste movimento. Esta fixação das articulações metacarpo-falângicas é auxiliada por ligamentos colaterais (veja Figs. 18.37 e 18.38), de cada lado das articulações que se tornam tensos durante a flexão dos dedos.

7.11 – Articulações interfalângicas (Figs 18.37 e 18.38) – As falanges se articulam umas com as outras constituindo junturas sinoviais do tipo gínglimo (em dobradiça). Ligamentos colaterais reforçam os contornos medial e lateral das cápsulas destas articulações. Embora nestas junturas não ocorra rotação ativa, é interessante observar que se os dedos estão fletidos individualmente todos eles apontam para o osso escafoide. Este fato se deve ao arranjo dos ossos metacárpicos nas suas junturas, ao comprimento variável destes ossos e à disposição particular de cada uma das junturas. As articulações interfalângicas são mais vulneráveis do que as articulações metacarpo-falângicas devido à sua situação, mais superficial, entre os ossos rígidos, bainhas fibrosas dos músculos flexores e a pele. Chama-se também a atenção para o fato de que as articulações interfalângicas proximais (entre as falanges proximais e médias) são mais importantes, pois sua lesão causa sérios prejuízos funcionais para a mão.

7.12 – MÚSCULOS DO MEMBRO SUPERIOR

O estudo dos músculos da extremidade superior será feito com enfoque funcional, isto é, tomando como ponto de partida os grupos musculares que agem movimentando as alavancas biológicas, os ossos, nos pontos de contato, as junturas.

Deste modo, à descrição sumária dos músculos, seguir-se-á uma análise dos movimentos das junturas, indicando os músculos que agem em cada movimento. As considerações feitas no capítulo anterior sobre o problema das ações musculares devem ser relidas.

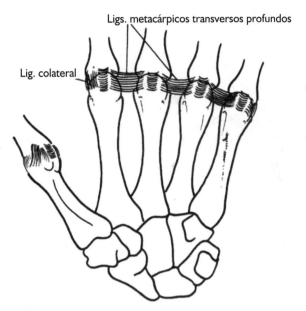

Fig. 18.37 – Ligamentos metacarpo-falângicos em vista palmar

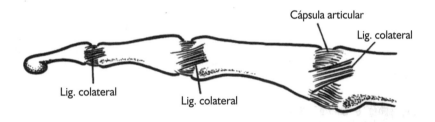

Fig. 18.38 – Articulações metacarpo-falângicas e interfalângicas

7.13 – Músculos que agem primariamente sobre a escápula

Pertencem a este grupo muscular o trapézio, romboide maior, romboide menor, levantador da escápula, peitoral menor, subclávio e serrátil anterior.

7.13.1 – M. trapézio – É o mais superficial dos músculos da região superior e posterior do tórax. Observe na Figura 18.39 a forma triangular de sua metade. Em conjunto o músculo tem forma trapezoide e recobre músculos subjacentes, como o levantador da escápula e os romboides. A figura 18.40 mostra, esquematicamente a origem e a inserção do m. trapézio.

Músculos	Origem	Inserção
Trapézio	Linha nucal superior, protuberância occipital externa, ligamento nucal*, processos espinhosos de todas as vértebras torácicas	Terço lateral da clavícula, acrômio e espinha da escápula

---

* O ligamento nucal está constituído de uma estreita fita em série contínua de feixes colágenos que se fixam no vértice dos processos espinhosos das vértebras cervicais. Nas porções torácica e lombar da coluna vertebral ele é denominado ligamento supraspinhal.

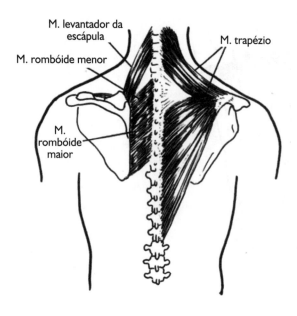

Fig. 18.39 — Músculos do dorso

Inervação – N. acessório (XI par craniano) e ramos do plexo cervical

Ação – O m. trapézio age sobre a escápula; consequentemente, sobre o ombro. Seus feixes superiores elevam e os inferiores abaixam a escápula (elevação e depressão do ombro). Os feixes médios, com os inferiores, produzem a retração da escápula (o ombro é deslocado posteriormente). Na abdução do braço o trapézio exerce importante função produzindo a rotação da escápula o que faz com que a cavidade glenóide se volte superiormente. Esta última ação será analisada com pormenores, no item 7.16.3.

7.13.2 – M. romboide maior, romboide menor e levantador da escápula – Todos estão situados sob o trapézio. Em virtude da proximidade entre os feixes mais inferiores do romboide menor e os feixes superiores do romboide maior, muitas vezes é difícil distinguir um do outro no ponto de limite. A figura 18.39 mostra a posição dos romboides e levantador da escápula, e a figura 18.41 esquemática, suas origens e inserção.

Inervação – O n. escapular dorsal, ramo do plexo braquial, inerva os romboides e ramos do plexo cervical inervam o levantador da escápula.

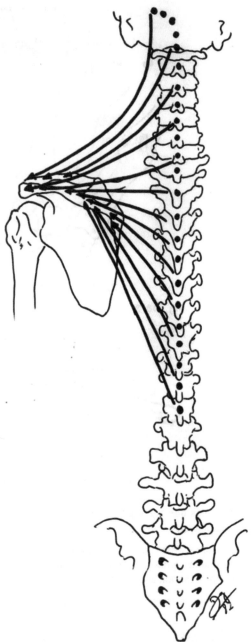

Fig. 18.40 — Origem e inserção do m. trapézio

Ação – O levantador da escápula, como o nome indica, eleva a escápula. Os romboides elevam a escápula, mas também são responsáveis pela retração da escápula (o ombro é deslocado posteriormente) e pelo deslocamento da cavidade glenóide inferiormente.

Músculos	Origem	Inserção
Levantador da escápula	Tubérculo posterior do processo transverso das 4 primeiras vértebras cervicais	Borda medial da escápula, da espinha até o ângulo superior
Romboide menor e maior	Processos espinhosos da 7.ª vértebra cervical e cinco primeiras vértebras torácicas	Borda medial da escápula, da espinha até o ângulo inferior

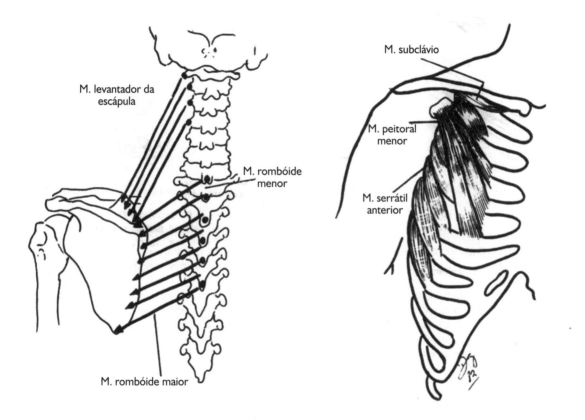

Fig. 18.41 – Origem e inserção dos mm. romboides

Fig. 18.42 – M. serrátil anterior recoberto parcialmente pelo m. peitoral menor

7.13.3 – **M. serrátil anterior** – É um músculo que se estende da 1.ª à 8.ª costela e fica parcialmente recoberto pelo m. peitoral menor (Fig. 18.42). O músculo se origina por digitações. A Fig. 18.43, esquemática, mostra sua origem e inserção.

Inervação – N. torácico longo, do plexo braquial.

Ação – O músculo traciona ventralmente a escápula (protração da escápula). A porção mais inferior

Músculo	Origem	Inserção
Serrátil anterior	Digitação na face externa das 8 costelas superiores	Face costal do ângulo superior, borda medial e ângulo inferior da escápula

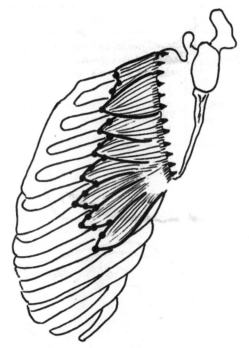

Fig. 18.43 – Origem e inserção do m. serrátil anterior

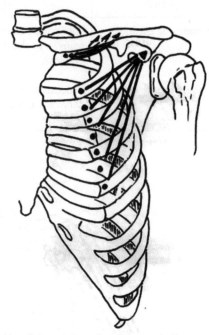

Fig. 18.44 – Origem e inserção dos mm. subclávio e peitoral menor

do músculo desloca a escápula de modo que o ângulo lateral e, consequentemente, a cavidade glenóide, se volte superiormente.

7.13.4 – Mm. peitoral menor e subclávio – O peitoral menor é um músculo triangular situado sob o peitoral maior, enquanto que o subclávio, como o nome indica, está sob a clavícula. A Fig. 18.44, esquemática, mostra suas origens e inserções.

Inervação – O n. peitoral medial, do plexo braquial, inerva o m. peitoral menor, enquanto que o subclávio é inervado pelo n. subclávio, também do plexo braquial.

Ação – O m. peitoral menor abaixa a escápula (depressão da escápula); a ação do m. subclávio é escassa, devido à sua pequena massa muscular; fixa a clavícula na articulação esternoclavicular e parece ser um auxiliar na depressão do ombro.

Músculos	Origem	Inserção
Peitoral menor	Da 2.ª à 5.ª costela, próximo à união da cartilagem costal com a costela	Borda medial do processo coracoide
Subclávio	Na união da cartilagem costal com a 1.ª costela	Sulco na face inferior da clavícula

7.14 – Movimentos da escápula – Os músculos descritos até aqui agem todos, primariamente, sobre a escápula. Por extensão, pode-se dizer que os movimentos resultantes são deslocamentos da cintura escapular e, comumente, diz-se que são movimentos do ombro. Outros músculos, entretanto, têm fixação na escápula, mas agem primariamente na articulação escápulo-umeral, produzindo deslocamentos do braço em relação ao tronco (item 7.15). Já foi mencionado que a cintura escapular só tem um ponto articular de contato com o esqueleto axial, a articulação esternoclavicular. É justamente este fato que permite deslocamentos da escápula e estes deslocamentos são fundamentais para ampliar os movimentos do membro superior. Ao lado disto, é preciso considerar que os músculos que se fixam na escápula, mas agem sobre o úmero, poderiam deslocar a escápula não fosse a ação coordenadora e antagônica dos músculos que posicionam a escápula. Um exemplo ilustra a afirmação: o m. redondo maior é um poderoso motor do úmero e tem origem na borda lateral (axilar) da escápula; ele tracionaria o seu ângulo inferior, em direção à axila, se os romboides não a mantivessem em posição. A ação sinérgica de vários músculos, bem como a força de contração de partes específicas de diversos músculos, são essenciais para a produção de um movimento desejado. Outras informações sobre o assunto serão dadas na análise dos movimentos na articulação escápulo-umeral.

Em síntese, pode-se dizer que os movimentos da escápula são os seguintes:

1 – Elevação;
2 – Depressão (abaixamento);
3 – Protrusão (movimento lateral e anterior, como no ato de empurrar um objeto pesado);
4 – Retração (movimento medial e posterior, como no retesamento dos ombros);
5 – Rotação.

Na rotação é preciso considerar a rotação inferior e a rotação superior. Na primeira, o ângulo inferior da escápula é tracionado medial e posteriormente, de modo que a cavidade glenóide se volta inferiormente; na segunda, o ângulo inferior é tracionado lateral e anteriormente, e a cavidade glenóide volta-se superiormente.

No quadro abaixo são apontados os músculos responsáveis pelos movimentos da escápula. O peitoral maior e grande dorsal foram incluídos no quadro, porquanto são auxiliares importantes de alguns dos movimentos, mas na verdade eles agem primariamente sobre o úmero e serão descritos logo adiante.

Movimento	Músculos
Elevação da escápula	Feixes superiores do trapézio, levantador da escápula e romboides maior e menor
Depressão da escápula	Feixes inferiores do trapézio, peitoral menor, subclávio, grande dorsal e parte inferior do peitoral maior
Protrusão da escápula	Serrátil anterior e peitoral maior
Retração da escápula	Trapézio, romboides maior e menor e grande dorsal
Rotação superior	Feixes médios e inferiores do trapézio* e serrátil anterior
Rotação inferior	Levantador da escapula e romboides maior e menor

7.15 – Músculos que movem o braço em relação ao tronco – Compreendem os músculos peitoral, maior, grande dorsal, deltoide, supraspinhal, redondo maior, redondo menor, subescapular e coracobraquial – Exceção feita para os músculos peitoral maior, grande dorsal e coracobraquial, os outros são comumente chamados de músculos intrínsecos do ombro, estendendo-se da cintura escapular para o úmero. Embora isto também ocorra com o m. coracobraquial, ele é considerado um músculo do braço.

7.15.1 – M. peitoral maior – Em forma de leque, é o mais superficial dos músculos da parede anterior do tórax (Fig. 18.45). A Fig. 18.46, esquemática, mostra sua origem e inserção.

Inervação – Nervos peitorais mediais e laterais, do plexo braquial.

Ação – O m. peitoral maior é um poderoso adutor do braço. Sua porção clavicular (com origem na metade medial da clavícula) faz a flexão do braço.

Músculo	Origem	Inserção
Peitoral maior	Metade medial da clavícula, esterno e seis primeiras cartilagens costais, aponeurose do m. oblíquo externo do abdome	As fibras musculares convergem para tendão único que se fixa na crista do tubérculo maior do úmero

---

* Veja que o m. trapézio participa em quase todos os movimentos da escápula: elevação, depressão, retração e rotação superior.

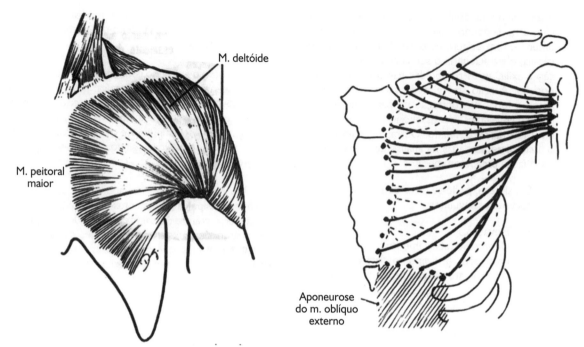

Fig. 18.45 — Mm. deltoide e peitoral maior

Fig. 18.46 — Origem e inserção do m. peitoral maior

7.15.2 – M. grande dorsal – É um músculo de grandes dimensões, triangular, que recobre, inferiormente, a parede póstero-lateral do tórax (Fig. 18.47). A Fig. 18.48 mostra sua origem e inserção.

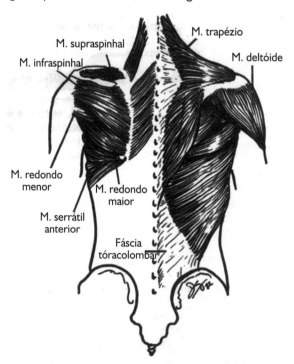

Fig. 18.47 — Mm. do ombro em vista posterior; no lado esquerdo foram removidos o deltoide e o grande dorsal.

Músculo	Origem	Inserção
Grande dorsal	Processos espinhosos das 6 últimas vértebras torácicas, crista ilíaca e fáscia toracolombar (proveniente dos processos espinhosos das vértebras sacrais e lombares)	Crista do tubérculo menor e assoalho do sulco intertubercular

Inervação – N. toracodorsal, do plexo braquial.

Ação – Produz a extensão, adução e rotação medial do braço.

7.15.3 – **M. deltoide** – Sendo o mais superficial dos músculos intrínsecos do ombro, o deltoide modela o ombro. É volumoso, podendo-se reconhecer nele três partes: clavicular, acromial e escapular (Fig. 18.45). A figura 18.49 mostra sua origem e inserção.

Inervação – N. axilar, do plexo braquial.

Ação – O músculo é, principalmente, um abdutor do braço quando suas três partes agem em conjunto. Entretanto, a porção clavicular produz a flexão do braço, a porção acromial, a abdução e a porção escapular, extensão do braço*.

Músculo	Origem	Inserção
Deltóide	Espinha da escapula, acrômio e terço lateral da clavícula	Tuberosidade deltoidea do úmero

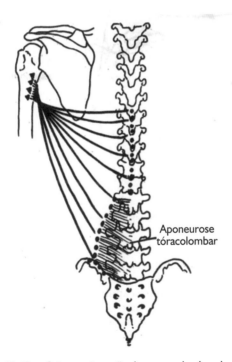

Fig. 18.48 – Origem e inserção do m. grande, dorsal

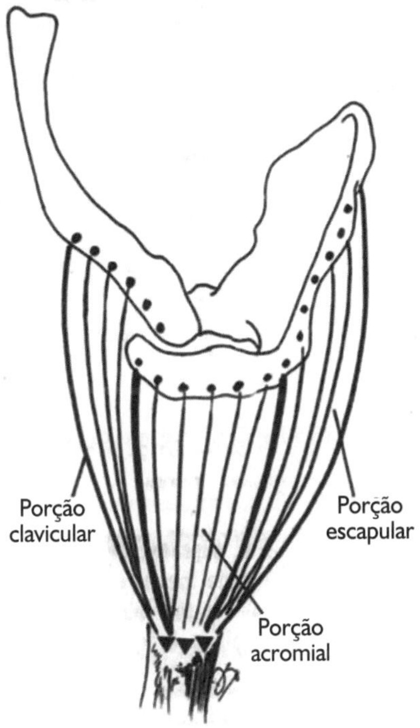

Fig. 18.49 – Origem e inserção do m. deltoide

---

* A flexão e extensão do braço produzidas pelas porções clavicular e escapular do deltoide são acompanhadas, respectivamente de rotação medial e rotação lateral do braço. Entretanto, ao que parece, o músculo não participa da rotação quando se deseja rotação pura e não outro movimento.

7.15.4 – Mm. supraspinhal, infraspinhal, redondo maior e redondo menor – Fazem parte dos músculos intrínsecos do ombro e podem ser tratados em conjunto. A Fig. 18.47 mostra sua posição no dorso. Todos eles se dirigem da escápula para o úmero. A Fig. 18.50, esquemática, indica suas origens e inserções.

Músculos	Origem	Inserção
Supraspinhal*	Fossa supraspinhal da escápula	Tubérculo maior do úmero
Infraspinhal*	Fossa infraspinhal da escápula	Tubérculo maior do úmero
Redondo menor *	Borda lateral da escápula (2/3 superiores)	Tubérculo maior do úmero
Redondo maior	Borda lateral da escápula (1/3 inferior)	Crista do tubérculo menor do úmero

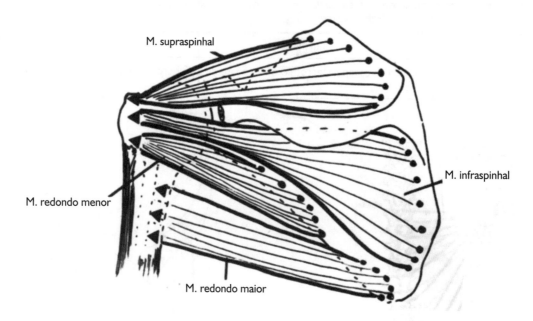

Fig. 18.50 – Origem e inserção dos mm. supraspinhal, infraspinhal, redondo maior e redondo menor.

Inervação – O n. supraescapuiar inerva o infra e o supraspinhal; o redondo menor é inervado pelo n. axilar e o redondo maior pelos subescapulares. Estes nervos são ramos do plexo braquial.

Ação – O m. supraspinhal é um abdutor do braço enquanto que os mm. infraspinhal e redondo menor produzem a rotação lateral do braço. O m. redondo maior é um rotador medial. Outras considerações sobre as ações destes músculos são feitas na análise dos movimentos do braço.

7.15.5 – M. subescapular – Estende-se da face costal da escápula ao úmero, em forma de triângulo, com o vértice correspondendo à inserção no úmero. O tendão de inserção situa-se posteriormente a dois músculos do braço: o coracobraquial e a porção curta do bíceps braquial (Fig. 18.51). A Fig. 18.52, esquemática, mostra sua origem e inserção.

---

* Observe que os três primeiros músculos têm inserção no tubérculo maior do úmero. O Supraspinhal é o de inserção mais superior e o redondo menor o de inserção mais inferior; entre os dois fica a inserção do infraspinhal.

Músculo	Origem	Inserção
Subescapular	Face costal da escápula	Tubérculo menor do úmero

Inervação – Nn. Subescapulares, do plexo braquial.

Ação – O m. subescapular é o mais importante rotador medial do braço.

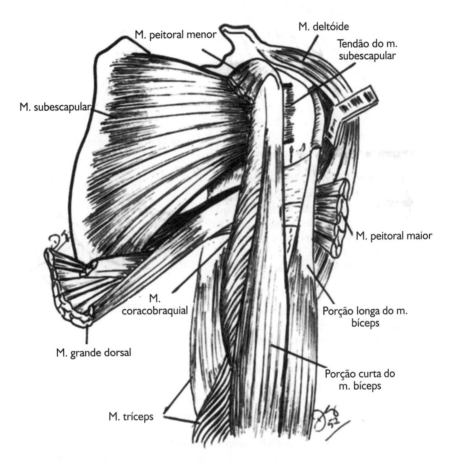

Fig. 18.51 – Mn. do ombro e do braço em vista anterior. Os mm. peitoral maior e menor foram removidos.

7.15.6 – **M. coracobraquial** – Topograficamente, é considerado um músculo do braço, embora funcionalmente seja estudado em conjunto com os músculos do ombro (Fig. 18.51). A Fig. 18.53, esquemática, mostra sua origem e inserção.

Inervação – O n. musculocutâneo, do plexo braquial, perfura o músculo e lhe fornece alguns ramos.

Ação – O m. coracobraquial produz a flexão do braço. Tem sido invocada também uma possível ação adutora, mas esta, ao que parece, não é importante.

Músculo	Origem	Inserção
Coracobraquial	Processo coracoide da escápula	Terço médio do úmero, medialmente

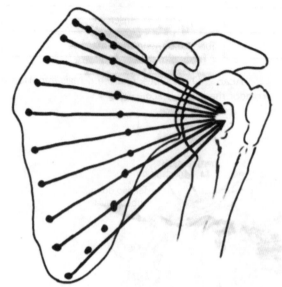

Fig. 18.52 — Origem e inserção do m. subescapular

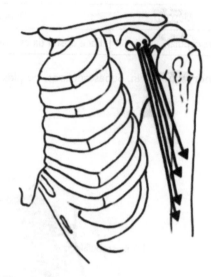

Fig. 18.53 — Origem e inserção do m. coracobraquial

7.16 – Movimentos do braço – Os deslocamentos do braço são produzidos pelos músculos descritos no item 7.15 e que agem na articulação escápulo-umeral (do ombro). Antes de passarmos à análise destas ações, impõem-se algumas considerações sobre os movimentos realizados pelo braço. Uma revisão da articulação escápulo-umeral é de todo aconselhável (item 7.3).

7.16.1 – Os movimentos realizados na juntura do ombro, acrescidos por deslocamentos associados da escápula são, na verdade, movimentos do membro superior, pois, ao mover-se, o braço arrasta consigo o antebraço e a mão. Entretanto, quando o membro se torna fixado (como, por exemplo, quando se sobe numa corda), os movimentos do ombro passam a deslocar o tronco. Outra alternativa é o enrijecimento do membro superior e a fixação do ombro por músculos estabilizadores: neste caso, a força exercida pelos membros inferiores e tronco pode ser transmitida, com eficácia, através do ombro, como por exemplo, quando se empurra um automóvel.

7.16.2 – A escápula é um osso que se adapta à curvatura posterior do tórax. A situação oblíqua deste osso faz com que ele forme um ângulo de 30°, aproximadamente, com o plano frontal que passa pela cabeça do úmero (Fig. 18.54). Em virtude disto, é fácil observar num esqueleto articulado, que o movimento lateral do úmero não se faz naquele plano frontal (também chamado plano coronário). Pelo contrário, é oblíquo a ele (Fig. 18.54). Da mesma maneira o deslocamento anterior ou posterior do úmero não se faz

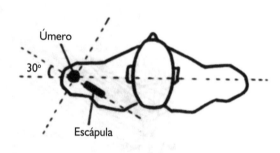

Fig. 18.54

paralelamente ao plano sagital, mas sim ântero-medialmente ou póstero-lateralmente a ele (Fig. 18.54). Entretanto, embora isto possa ser comprovado num esqueleto articulado, é possível a movimentação do braço sem estas obliquidades, isto é, esta movimentação pode ser feita no plano frontal e no plano sagital. Diz-se então que os movimentos na articulação do ombro podem ser descritos de duas maneiras:

a) movimentos nos planos convencionais, isto é, no plano frontal e sagital;

b) movimentos no plano da escápula, isto é, os que se fazem com obliquidade em relação ao plano coronário e sagital.

Na prática médica e fisioterápica, os primeiros são os mais utilizados no exame dos movimentos do membro superior e, por esta razão, não nos deteremos na análise de movimentos no plano da escápula.

7.16.3 – Movimentos do braço nos planos convencionais – São os seguintes:

I – Flexão – Neste movimento o membro superior se desloca anterior e superiormente, junto ao tórax, no plano sagital, até a horizontal. Ele pode ser continuado, superior e posteriormente até uma posição vertical do membro superior, junto à cabeça (Fig. 18.55).

II – Extensão – Compreende a volta do membro superior, de qualquer ponto da flexão para a posição original, isto é, membro superior pendido junto ao tronco. O movimento pode estender-se por deslocamento posterior, junto ao tronco, no plano sagital (Fig. 18.56).

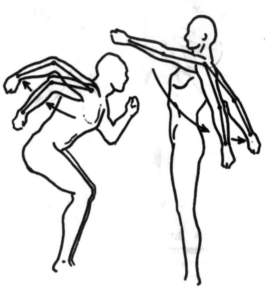

Fig. 18.56 – Movimento de extensão

A porção escapular do deltóide e o grande dorsal são os principais extensores do braço. A participação do grande dorsal é particularmente importante quando nos lembramos que a extensão implica também o retorno do braço de qualquer grau de flexão. O redondo maior e a porção longa do tríceps são considerados auxiliares na extensão, mas não capazes de extensão pura.

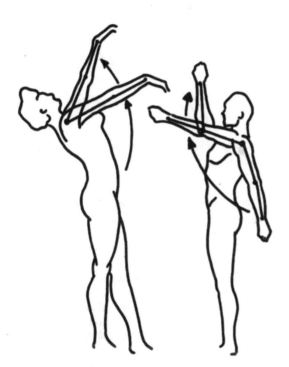

Fig. 18.55 – Movimento de flexão

Os músculos que produzem a flexão são: a porção clavicular do deltóide, a porção clavicular do peitoral maior e o coracobraquial. Existe muita discussão sobre a participação do bíceps braquial (um músculo do braço) neste movimento. Se ela existe é de qualquer forma, de pouca importância. É interessante lembrar que a flexão compreende também a volta do braço da posição de extensão e neste caso, quando o braço está em extensão completa, a porção esternocostal do m. peitoral maior fica estirada, em excelente situação mecânica para iniciar a flexão, embora não seja, definitivamente, um flexor a partir da posição anatômica.

III – Abdução – Consiste em afastar o braço (e consequentemente o membro superior) do plano mediano, no plano frontal. Continuada, a abdução leva o membro superior, lateral e superiormente a um plano horizontal e ele pode chegar, superior e medialmente, a uma posição vertical junto à cabeça (Fig. 18.57). Os mm. deltóide e supraspinhal são os principais abdutores do braço e muito se tem discutido sobre sua participação neste movimento. O deltóide é um músculo com três partes e sua parte média (porção acromial) é a parte abdutora por excelência. As porções escapular e clavicular, entretanto, são importantes na abdução, impedindo o deslocamento da cabeça do úmero, posterior e anteriormente, durante a ação abdutora da porção acromial. O supraspinhal, frequentemente, não consegue abduzir além de 45° quando o deltóide

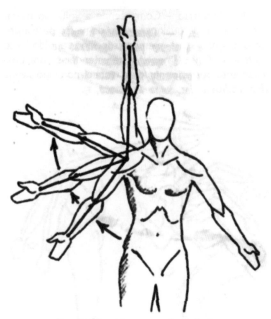

Fig. 18.57 – Movimento de abdução

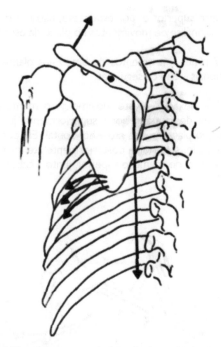

Fig. 18.58 – Movimento de báscula da escápula. As setas indicam a direção de tração dos mm. trapézio e serrátil anterior.

está paralisado. Isto parece indicar que o supraspinhal só é importante no início da abdução. Porém, deve ser ressaltado que o supraspinhal, como parte do manguito rotador (item 7.3, Fig. 18.26) desempenha na abdução uma ação sinérgica fundamental: a de reter a cabeça do úmero contra a cavidade glenóide da escápula durante a ação do deltoide. Para que a abdução possa ser continuada além dos 90° no plano frontal, duas condições são absolutamente necessárias:

1ª – o úmero deve sofrer uma rotação lateral;

2ª – a escápula deve sofrer uma rotação superior.

A primeira condição é cumprida pelo infraspinhal e redondo menor que fazem parte do manguito rotador. A segunda é exercida pelo trapézio e serrátil anterior, fazendo com que a escápula tenha um movimento de báscula (Fig. 18.58) e a cavidade glenóide se volte superiormente. Isto é necessário, pois, sem este deslocamento da escápula, a abdução completa seria impedida, uma vez que a cabeça do úmero seria bloqueada pelo acrômio da escápula (Fig. 18. 59). Verifi-

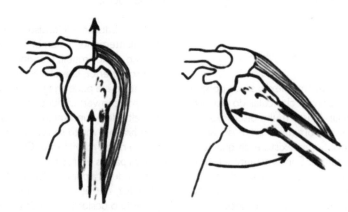

Fig. 18.59 – Na abdução, se a escápula não sofrer uma rotação superior o acrômio bloqueia o movimento do úmero. As setas no úmero indicam o efeito da tração do deltoide no início e no meio da abdução.

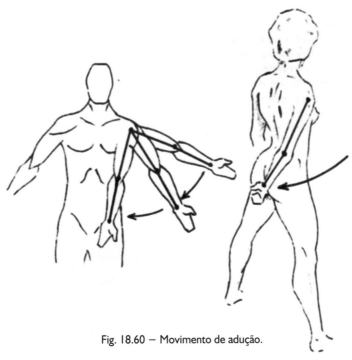

Fig. 18.60 — Movimento de adução.

que o fato num esqueleto articulado e depois realize você mesmo o movimento e palpe a parte mais posterior e inferior da axila: note que à medida que você realiza a abdução, a escápula (ângulo inferior) pode ser sentida pela palpação.

IV – **Adução** – Implica no retorno do membro superior, de qualquer grau de abdução, em direção ao plano mediano. No plano frontal o membro encontra o lado do tórax que limita o movimento. Entretanto a adução pode ser continuada em direção ao plano mediano anteriormente ao tórax, se for realizada uma flexão simultânea (Fig. 18.60). O mesmo se dá para a adução posteriormente ao tronco, quando então uma extensão parcial é necessária. Os principais adutores do braço são os músculos peitoral maior (principalmente sua porção esternocostal) e grande dorsal, auxiliados de maneira eficaz pelo redondo maior. Tem sido assinalada a ação adutora da porção longa do tríceps e do coracobraquial, mas na verdade, estes dois músculos parecem agir como fixadores, impedindo o deslocamento da cabeça do úmero, inferiormente, que a ação adutora do peitoral e grande dorsal tendem a produzir. É de se ressaltar que a gravidade desempenha papel importante na adução, na posição ereta. Neste caso, os abdutores (porção acromial do deltoide e supraspinhal), como antagonistas, suavizam e regulam o movimento da adução.

V – **Rotação lateral** – Na rotação lateral, a face anterior do úmero volta-se lateralmente (Fig. 18. 61).

Os principais rotatores laterais são o infraspinhal e o redondo menor. À porção escapular do deltoide tem

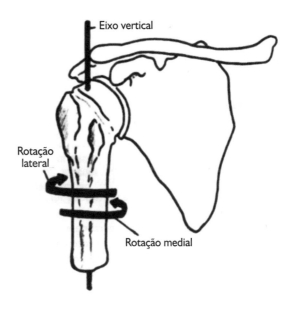

Fig. 18.61 — Movimentos de rotação

sido atribuída função de rotador lateral, mas isto provavelmente só ocorre enquanto aquela porção do músculo está também produzindo extensão do braço.

VI – **Rotação medial** – Neste movimento a face anterior do úmero se volta medialmente (Fig. 18.61). Sem dúvida alguma o mais importante rotador medial é o subescapular, auxiliado pelo redondo maior. O grande dorsal, a porção clavicular do deltoide e peitoral maior também produzem a rotação medial, mas somente enquanto realizam suas ações principais de adução (grande dorsal e peitoral maior) e flexão (deltoide).

VII – **Circundução** – A combinação dos movimentos descritos constitui a circundução. Na circundução o úmero descreve um cone cujo lado é o próprio úmero e o vértice é a articulação do ombro (Fig. 18.62).

7.16.4 – O quadro seguinte sintetiza os movimentos do braço e os músculos que agem na articulação escápulo-umeral para produzi-los.

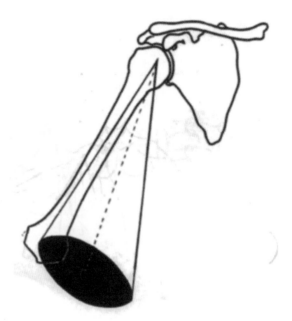

Fig. 18.62 – Movimento de circundução

Movimento	Músculos
Flexão	Porção clavicular do deltoide, porção clavicular do peitoral maior e coracobraquial
Extensão	Porção escapular do deltoide e grande dorsal
Abdução	Deltoide (porção acromial) e supraspinhal
Adução	Peitoral maior, grande dorsal e redondo maior
Rotação lateral	Infraspinhal e redondo menor
Rotação medial	Subescapular e redondo maior

7.16.5 – É interessante notar que os músculos flexores, abdutores e rotadores laterais são inervados por nervos que se originam na parte superior do plexo braquial (C5 e C6), enquanto que os extensores, adutores e rotadores mediais, geralmente recebem alguma parte de seu suprimento nervoso da parte inferior do plexo braquial (C7 e C8). Em consequência, uma lesão do tronco superior do plexo braquial ou do 5.° e 6.° nervos cervicais, tintes que eles se unam ao plexo, pode paralisar a maioria dos flexores, abdutores e rotadores laterais, prevalecendo então a ação dos antagonistas, isto é, extensores, adutores e rotadores mediais. Uma lesão deste tipo, conhecida como paralisia de Erb-Duchenne é acompanhada de uma posição típica do úmero: ligeiramente aduzido, estendido e em rotação medial.

7.17 – **Músculos que agem sobre o antebraço** – A ação dos músculos que agem sobre o antebraço resulta em movimentos que se fazem nas articulações úmero-ulnar e úmero-radial (flexão e extensão), e nas articulações rádio-ulnar proximal e distal (supinação e pronação).

7.17.1 – **Músculos que agem nas junturas úmero-ulnar e úmero-radial** – Estes músculos têm origem no úmero ou na cintura escapular, cruzam o cotovelo e vão se fixar nas porções proximais do rádio ou da ulna. No braço eles estão alojados em dois compartimentos, anterior e posterior, separados pelos septos intermusculares, que são um prolongamento da fáscia de revestimento muscular (Fig. 18.63). Os músculos flexores situam-se no compartimento anterior e os extensores no compartimento posterior.

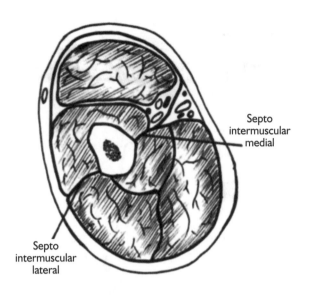

Fig. 18.63 – Septos intermusculares do braço

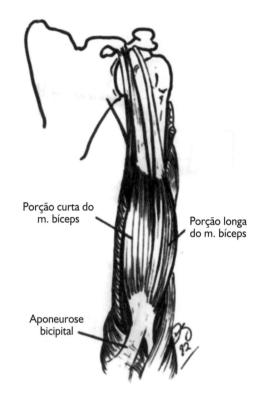

Fig. 18.64 – M. bíceps braquial em vista anterior. O m. deltoide foi removido

7.17.1.1 – **M. bíceps braquial** – É o mais superficial dos mm. anteriores do braço (Fig. 18.64) e, como o nome indica, possui duas cabeças de origem, uma longa e outra curta. O m. deltoide cobre as extremidades proximais de ambas as porções, mas abaixo dele elas estão unidas e proeminentes, sendo a porção longa, a lateral, e a porção curta, a medial. O tendão de inserção, único, apresenta uma expansão medial, a aponeurose bicipital (Fig. 18.64), cuja borda medial, espessa, pode ser palpada, com facilidade, logo acima do cotovelo flexionado. A Fig. 18.66, esquemática, mostra sua origem e inserção.

Inervação – N. musculocutâneo, do plexo braquial.

Ação – O m. bíceps braquial é um poderoso flexor do antebraço, mas também auxilia na supinação.

7.17.1.2 – **M. braquial** – É músculo anterior do braço, situado posteriormente ao bíceps braquial. Na Fig. 18.65, para melhor visualização do braquial, o bíceps do braço não está ilustrado. A Fig. 18.67, esquemática, mostra sua origem e inserção.

Inervação – N. musculocutâneo, do plexo braquial.

Ação – O m. braquial é um poderoso flexor do antebraço.

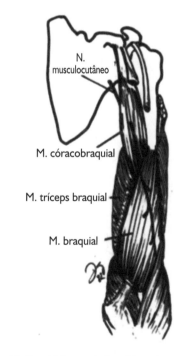

Fig. 18.65 – M. braquial. O m bíceps braquial foi removido.

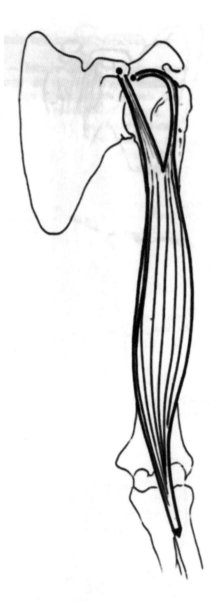 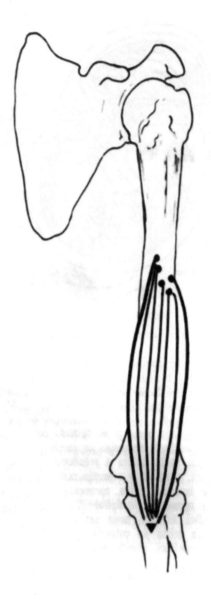

Fig. 18.66 — Origem e inserção do m. bíceps braquial Fig. 18.67 — Origem e inserção do m. braquial

Músculo	Origem	Inserção
Bíceps braquial	Porção longa no tubérculo supraglenoidal e porção curta no processo coracoide da escápula	Tuberosidade do rádio e, através da aponeurose do bíceps na faseia do antebraço

Músculo	Origem	Inserção
Braquial	2/3 distal da face anterior do úmero	Tuberosidade da ulna

7.17.1.3 – **M. braquiorradial** Embora se origine do úmero, cruzando o cotovelo, a maior parte do seu ventre muscular situa-se no antebraço e, por esta razão, é considerado como um músculo do antebraço. No braço ele coloca-se entre o braquial e o tríceps e cruza o cotovelo anteriormente, mas é melhor visualizado em vista lateral do antebraço (Fig. 18.68). A Fig. 18.69, mostra sua origem e inserção.

Inervação – N. radial, do plexo braquial.

Ação – O m. braquiorradial é um flexor do antebraço.

Músculos	Origem	Inserção
Braquiorradial	Crista supracondilar lateral do úmero	Face lateral do rádio logo acima do processo estiloide

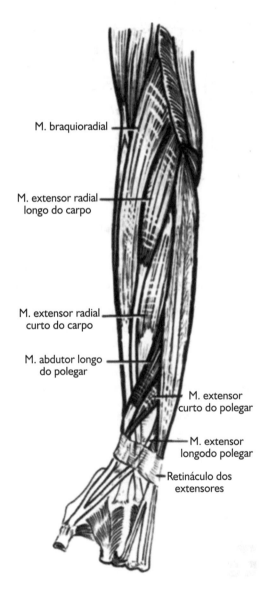

Fig. 18.68 – Mm. superficiais do antebraço vista lateral

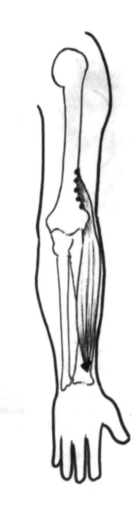

Fig. 18.69 – Origem e inserção do m. braquiorradial

7.17.1.4 – **M. tríceps braquial** – É o único músculo, volumoso, da face posterior do braço (Fig. 18.70). Como o nome indica, possui três cabeças de origem: porção longa, medial e lateral. A porção longa é a única que tem origem na escápula e passa entre os

302 CAPÍTULO XVIII

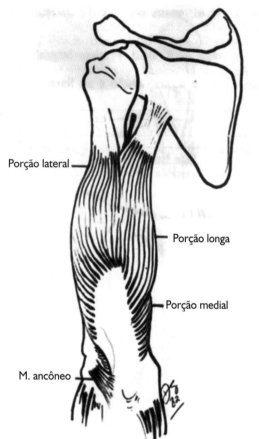

Fig. 18.70 – M. tríceps braquial em vista posterior

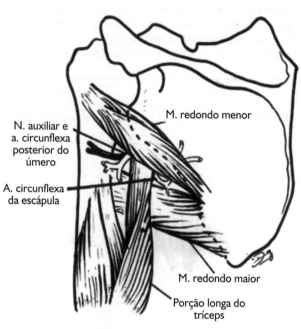

Fig. 18.71 – Espaços quadrangular e triangular

músculos redondo maior e menor (Fig. 18. 71). Observe então que ele divide o espaço que fica entre o redondo menor e o redondo maior em dois: o lateral, limitado pelo redondo menor, colo cirúrgico do úmero, redondo maior e porção longa do tríceps braquial é denominado espaço quadrangular e por ele passam o n. axilar e a a. circunflexa posterior do úmero; o espaço medial, limitado pelo redondo menor, porção longa do tríceps braquial e redondo maior é o espaço triangular, por onde passa a a. circunflexa da escápula. Além disso, a porção longa esconde parcialmente a porção medial (Fig. 18.70). Distalmente as três porções convergem para tendão único de inserção. A Fig. 18.72, esquemática, mostra suas origens e inserção.

Inervação – N. radial, do plexo braquial, que passa entre as porções lateral e medial do músculo.

Ação – O tríceps braquial é um poderoso extensor do antebraço.

Músculo	Origem	Inserção
Tríceps braquial	Porção longa: tubérculo infraglenoidal da escápula Porção lateral: face posterior do úmero acima do sulco para o n. radial Porção medial: face posterior do úmero abaixo do sulco para o n. radial	Face posterior do olécrano da ulna

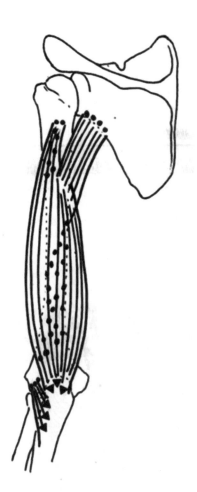

Fig. 18.72 – Origem e inserção dos mm. tríceps braquial e ancôneo

7.17.1.5 – **M. ancôneo** – É um pequeno músculo triangular (Figs. 18.70 e 18.72) que se origina na face posterior do epicôndilo lateral e se insere na face lateral do olécrano.

Inervação – N. radial, do plexo braquial.

Ação – O m. ancôneo é considerado um extensor auxiliar do antebraço.

7.17.1.6 – **Movimentos do antebraço nas junturas úmero-ulnar e úmero radial** – Flexão e extensão do antebraço são os movimentos que resultam da ação dos músculos descritos. Estes movimentos são ditos angulares, pois na flexão diminui o ângulo entre a parte que se desloca (antebraço) e a que permanece fixa (braço), ocorrendo o aumento do ângulo na extensão (Fig. 18.73). Veja na Fig. 18.10 como a tróclea do úmero tem uma obliquidade látero-medial, o que faz com que o braço e o antebraço não estejam numa linha reta em posição anatômica (Fig. 18.74). O eixo do úmero forma assim um ângulo de aproximadamente 170° com o eixo da ulna, denominado ângulo de carga. Na posição anatômica é fácil verificar esta angulação lateral do antebraço que exige esforço mínimo e oferece grande estabilidade quando se carrega pesos. Os principais flexores do antebraço são os mm. braquial, bíceps braquial e braquiorradial. O principal extensor do antebraço é o tríceps braquial, auxiliado pelo ancôneo. Deve-se, contudo, ressaltar que o m. pronador redondo, que será descrito a seguir, é um auxiliar da flexão do antebraço, assim como o bíceps braquial também tem ação na supinação. O quadro sintetiza estas considerações.

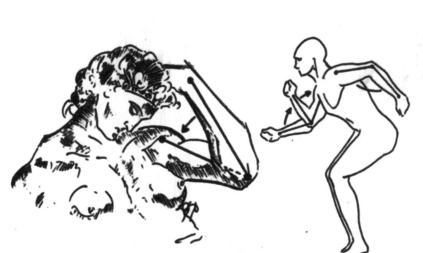

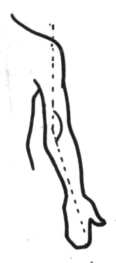

Fig. 18.73 – Movimento de flexão do antebraço. A extensão é o movimento oposto

Fig. 18.74 – Ângulo de carga

Movimento	Músculos
Flexão Extensão	Braquial, bíceps braquial e braquiorradial
	Tríceps braquial e ancôneo

7.17.2 – Músculos que agem nas junturas rádio-ulnares, proximal e distal – Compreendem os músculos que fazem a pronação e supinação do antebraço: pronador redondo, supinador, pronador quadrado.

7.17.2.1 – Mm. pronador redondo e pronador quadrado – O pronador redondo é um músculo que se estende obliquamente no terço proximal do antebraço, do lado medial para o lateral e constitui o limite medial da fossa do cotovelo (Fig. 18.75). O músculo se origina por duas porções, umeral e ulnar, que se fundem para se fixarem no rádio. O pronador quadrado é um músculo plano, retangular, situado profundamente no quarto distal do antebraço, estendido anteriormente entre o rádio e a ulna (Fig. 18.76). É impossível visualizá-lo sem retirar os músculos da camada super-

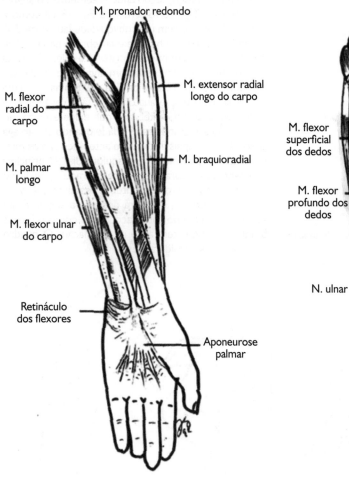

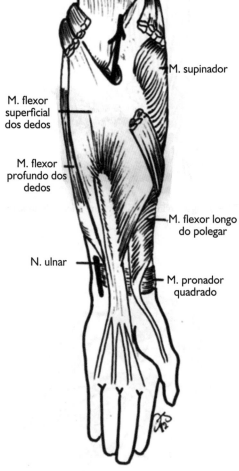

Fig. 18.75 – Mm. superficiais da face anterior do antebraço. Alguns músculos do grupo extensor estão também representados

Fig. 18.76 – M. flexor superficial dos dedos. Alguns músculos da camada profunda do antebraço estão também indicados. Os mm. superficiais foram removidos

ficial da face anterior do antebraço A Fig. 18.77 ilustra as origens e inserções dos pronadores.

Inervação – O n. mediano, do plexo braquial, inerva ambos os pronadores. O n. mediano passa entre as porções umeral e ulnar do pronador redondo.

Ação – Como indica o nome, ambos são responsáveis pela pronação do antebraço. O pronador redondo é também um auxiliar na flexão do antebraço.

Músculos	Origem	Inserção
Pronador redondo	Porção umeral: crista supracondilar medial do úmero Porção ulnar: processo coronoide da ulna	Terço médio da face lateral do rádio
Pronador quadrado	Face anterior da ulna	Face anterior do rádio

7.17.2.2 – **M. supinador** – É um músculo situado profundamente, coberto completamente pelos mm. extensor dos dedos e extensor ulnar do carpo. Origina-se do epicôndilo lateral do úmero, dos ligamentos colateral e anular do rádio e da face posterior da extremidade proximal da ulna (crista do m. supinador), estendendo-se inferior e lateralmente ao redor do rádio para se fixar na face lateral deste osso, superiormente à inserção do pronador redondo (Figs. 18.76 e 18.78). Possui duas camadas (superficial e profunda) separadas pelo ramo profundo do n. radial.

Inervação – N. radial, do plexo braquial.

Ação – O músculo é o responsável direto pela supinação, podendo fazê-la sozinho ou, quando necessário, com o auxílio do m. bíceps braquial.

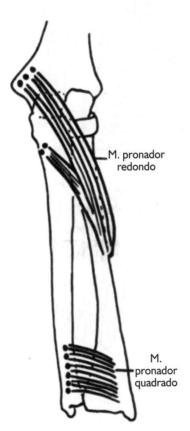

Fig. 18.77 – Origem e Inserção dos mm. pronadores

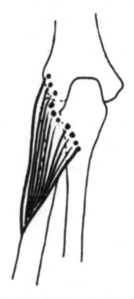

Fig. 18.78 – Origem e inserção do m. supinador

7.17.2.3 – **Movimentos do antebraço nas junturas rádio-ulnares** – A pronação e supinação são movimentos especiais do antebraço realizados nas junturas rádio-ulnares, proximal e distal. Na posição natural, com o membro pendido ao longo do tronco, mãos e punho estão a meia distância entre supinação e pronação, mas na posição de descrição anatômica, o antebraço está em supinação completa e a mão o acompanha. A Fig. 18.13 ilustra o que ocorre na pronação: a cabeça do rádio gira na incisura radial da ulna e em pivô contra o capítulo do úmero. Na pronação completa, a porção distal do rádio descreve um arco anterior à ulna: o corpo do rádio cruza então o da ulna e sua porção distal coloca-se medialmente à cabeça da ulna. Os principais pronadores são os mm. pronadores, redondo e quadrado. O principal supinador é o m. supinador, atuando o bíceps braquial como auxiliar na supinação.

Movimento	Músculos
Pronação Supinação	Pronador redondo e pronador quadrado Supinador e bíceps braquial

7.18 – **Músculos motores da mão na articulação rádio-cárpica** – Há músculos que movem a mão e músculos que movem os dedos. Há inclusive músculos capazes de atuar sobre a mão e sobre os dedos, pois seus tendões de inserção cruzam a articulação do punho. Tratemos primeiramente dos músculos que são capazes de mover a mão como um todo, agindo na articulação rádio-cárpica (do punho) ou mesmo nas articulações cárpicas. Estes músculos formam duas massas, medial e lateral, que limitam a fossa do cotovelo. Os mediais são músculos flexores, representados pelo flexor radial do carpo, palmar longo e flexor ulnar do carpo; os laterais são músculos extensores, compreendendo os extensores radiais do carpo, longo e curto, e o extensor ulnar do carpo. O grupo flexor, distalmente à fossa do cotovelo, ocupa uma posição anterior no antebraço, enquanto que o grupo extensor se situa póstero-lateralmente. As Figuras 18.68, 18.75 e 18.79 apontam os músculos referidos.

7.18.1 – **M. flexor radial do carpo** – O músculo cruza obliquamente o antebraço, de medial para lateral. A Fig. 18.80 mostra sua origem e inserção. A a. radial fica lateralmente ao tendão do músculo no 1/3 distal do antebraço.

Inervação – N. mediano, do plexo braquial.

Ação – É um flexor e abdutor da mão.

7.18.2 – **M. palmar longo** – É um músculo superficial, na face anterior do antebraço, com ventre curto e longo tendão de inserção. Pode faltar. Ao nível da articulação do punho o tendão de inserção é anterior ao n. mediano, servindo de ponto de referência para localizar o nervo. A Fig. 18.80 mostra sua origem e inserção.

Inervação – N. mediano, do plexo braquial.

Ação – O palmar longo tensiona a aponeurose palmar e é um flexor auxiliar da mão.

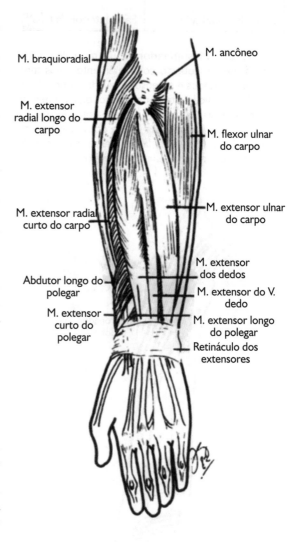

Fig. 18.79 – Mm. posteriores do antebraço

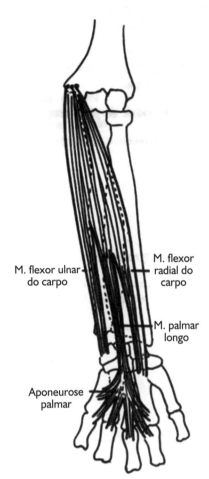 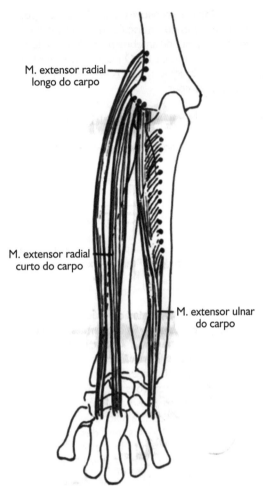

Fig. 18.80 – Origem e inserção dos mm. flexor ulnar do carpo, flexor radial do carpo e palmar longo

Fig. 18.81 – Origem e inserção dos mm. extensores radiais e ulnar do carpo

7.18.3 – **M. flexor ulnar do carpo** – Situa-se medialmente no antebraço. Profundamente ao músculo correm o nervo e a artéria ulnares. Próximo à articulação do punho, entretanto, nervo e artéria ulnares situam-se lateralmente ao tendão de inserção do flexor ulnar do carpo e passam anteriormente ao retinaculo dos flexores. A Fig. 18.80 mostra sua origem e inserção.

Inervação – N. ulnar, do plexo braquial.

Ação – O músculo é um flexor e adutor da mão.

Músculo	Origem	Inserção
Flexor radial do carpo	Epicôndilo medial, pelo tendão flexor comum	Base do 2.º metacárpico (às vezes também no 3.º)
Palmar longo	Epicôndilo medial, pelo tendão flexor comum	Aponeurose palmar
Flexor ulnar do carpo	Epicôndilo medial, pelo tendão flexor comum e olécrano	Osso pisiforme

7.18.4 – **Mm. extensores radiais do carpo, longo e curto** – São dois músculos que se situam lateral e posteriormente no antebraço, sendo que o longo recobre em parte o curto. O nervo radial se situa entre eles e o m. braquiorradial. A Fig. 18.81 mostra suas origens e inserções.

Inervação – N. radial, do plexo braquial.

Ação – Ambos são extensores e abdutores da mão.

7.18.5 – M. extensor ulnar do carpo – O músculo tem dupla origem: uma porção se origina do epicôndilo lateral, através do tendão extensor comum, e a outra da borda posterior da ulna. A inserção se faz na base do 5.º metacárpico. A Fig. 18.81 mostra suas origens e inserção.

Inervação – N. radial, do plexo braquial.

Ação – É um extensor e adutor da mão.

Músculos	Origem	Inserção
Extensor radial longo do carpo	Crista supracondilar lateral do úmero	Base do 2.º metacárpico
Extensor radial curto do carpo	Epicôndilo lateral do úmero, pelo tendão extensor comum	Base do 3.º metacárpico

7.18.6 – Movimentos da mão nas junturas rádio-cárpicas e cárpicas – Os movimentos mais delicados da mão começam nas junturas rádio-cárpicas e cárpicas, enquanto que aqueles realizados nas junturas do ombro e cotovelo são auxiliares para conduzir a mão para junto do local de suas ações. Não se deve esquecer também que a pronação e supinação associadas conferem enorme mobilidade à mão, colocando-a em melhor posição de trabalho. Os mm. descritos acima agem sobre a mão como um todo e estes movimentos dependem das junturas rádio-cárpicas e cárpicas, que se suplementam. Deste modo, considerada a posição anatômica, a mão pode ser movida em direção à face anterior do antebraço (flexão) ou ser deslocada em direção à face posterior do antebraço (extensão), como mostra a Fig. 18.82. Pode, por outro lado, ser afastada do plano mediano (abdução) ou aproximar-se dele (adução), como ilustra a Fig. 18.83. Estes movimentos podem ser executados isoladamente ou em

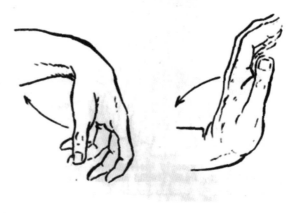

Fig. 18.82 – Movimentos de flexão (à esquerda) extensão (à direita) da mão

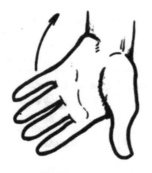
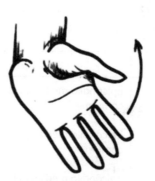

Fig. 18.83 – Movimentos de adução (A) e abdução (B) da mão esquerda.

combinação: pronação e supinação, adicionados, por exemplo, possibilitam à mão adquirir notável poder de mobilidade sobre o antebraço*.

O quadro abaixo sintetiza os movimentos e indica os músculos responsáveis por eles.

Movimento	Músculos
Flexão da mão	Flexor ulnar do carpo, flexor radial do carpo, palmar longo
Extensão da mão	Extensores radiais do carpo, longo e curto, extensor ulnar do carpo
Abdução da mão	Flexor radial do carpo, extensores radiais do carpo, longo e curto
Adução da mão	Flexor ulnar do carpo, extensor ulnar do carpo

7.19 – Músculos motores dos dedos – Entre os músculos que movem os dedos devemos reconhecer dois grupos:

a) músculos extrínsecos da mão;

b) músculos intrínsecos da mão.

Os primeiros são músculos com origem no antebraço e seus tendões de inserção alcançam os dedos depois de atravessar as articulações rádio-cárpica, cárpica e carpo-metacárpica: flexor superficial dos dedos, flexor profundo dos dedos, extensor dos dedos, extensor do dedo mínimo e extensor do indicador. Ao segundo grupo pertencem: abdutor do dedo mínimo, flexor curto do dedo mínimo, oponente do dedo mínimo, lumbricais, interósseos palmares e interósseos dorsais. Destes dois grupos foram excluídos os músculos que movem o polegar pois, pela sua importância e complexidade, eles serão estudados num terceiro grupo. O estudo dos músculos que movem os dedos deve ser complementado com o conhecimento da disposição das faseias e bainhas sinoviais na mão, o que será feito no final desta exposição.

7.19.1 – Músculos extrínsecos da mão e que movem os dedos – Os mm. do grupo flexor e os mm. do grupo extensor serão tratados em conjunto, dadas as relações que existem entre os músculos de cada grupo.

7.19.1.1 – Mm. flexores superficial e profundo dos dedos – (Figs. 18.76 e 18.84). O flexor superficial dos dedos é o único músculo da chamada camada mé-

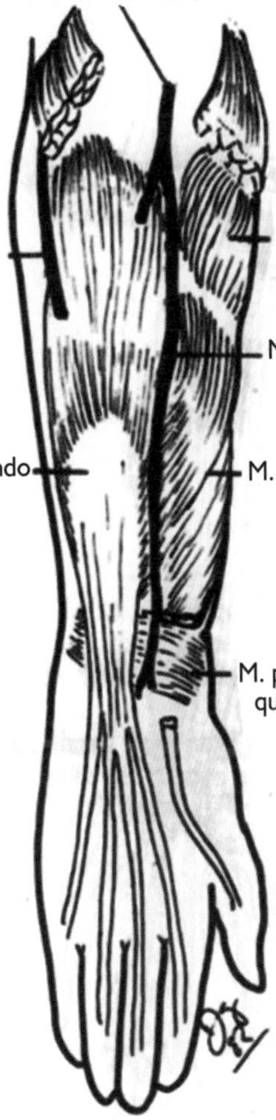

Fig. 18.84 – Músculos profundos do antebraço. Os mm. superficiais foram removidos.

---

* Alguns autores admitem que a combinação dos diversos movimentos da mão pode ser denominada circundução, embora não exista rotação na juntura rádio-cárpica.

dia dos músculos do antebraço, enquanto que o flexor profundo, como o nome indica, pertence à camada profunda. As Figs. 18.85 e 18.86 mostram suas origens e inserções. Algumas considerações especiais serão feitas a seguir sobre os tendões de inserção destes dois músculos.

Músculos	Origem	Inserção
Flexor superficial dos dedos	Porção úmero ulnar: do epicôndilo medial pelo tendão flexor comum, e da face medial do processo coronoide Porção radial: parte proximal da borda anterior do rádio	Por quatro tendões na base da falange média dos dedos II, III, IV e V
Flexor profundo dos dedos	Dois terços proximais das faces anterior e medial da ulna e membrana interóssea	Por quatro tendões na base da falange distal dos dedos II, I I I. IV e V

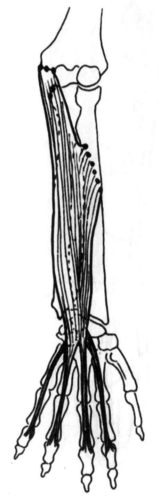
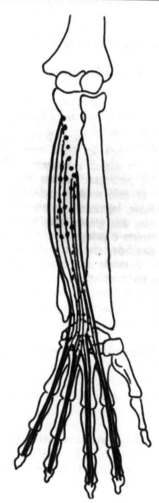

Fig. 18.85 – Origem e inserção do m. flexor superficial dos dedos

Fig. 18.86 – Origem e inserção do m. flexor profundo dos dedos

Na parte distal do antebraço o **m. flexor superficial dos dedos** dá origem a quatro tendões, dos quais dois, os dos III e IV dedos, são anteriores aos dos dedos II e V (Fig. 18.85). Por sua vez o flexor profundo dos dedos, a uma certa distância do punho, divide-se em duas partes: uma porção radial, menor, que dá origem ao tendão do indicador (dedo II), e uma **porção ulnar**, maior, que se divide no punho ou na mão (ou mesmo antes) em três tendões para os dedos III, IV e V. A disposição dos tendões de inserção destes músculos flexores dos dedos é particularíssima e a Figura 18.87 é o ponto de referência para se entender a sua descrição.

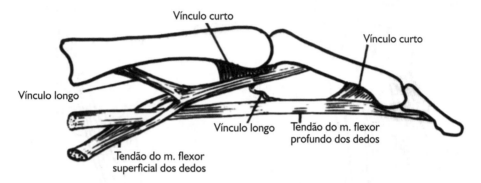

Fig. 18.87 — Falanges proximal, média e distal e o comportamento dos tendões dos flexores dos dedos ao nível de suas inserções

Na palma da mão, cada tendão do flexor superficial dos dedos ocupa uma posição anterior ao tendão do flexor profundo. Porém, **ao nível da falange proximal, o tendão do flexor superficial se divide em duas partes, formando-se assim uma espécie de botoeira que é atravessada pelo tendão do flexor profundo no seu caminho em direção à falange distal.** Após a formação da botoeira as duas partes do tendão do flexor superficial, que agora é posterior ao tendão do flexor profundo, se unem para logo se dividirem novamente e se inserirem de cada lado da base da falange média. Por sua vez, o tendão do flexor profundo vai fixar-se na base da falange distal. Os tendões dos flexores dos dedos estão unidos, um ao outro e às falanges, por fascículos tendinosos denominados vínculos. Há dois tipos de vínculos:

a) **vínculos curtos** — são expansões em forma de leque, próximo à terminação dos tendões e que unem o tendão do flexor superficial à articulação interfalângica proximal e à falange proximal, e o tendão do flexor profundo à articulação interfalângica distal e à falange média;

b) **vínculos longos** — são fitas delgadas, independentes, que unem o tendão do flexor profundo ao do flexor superficial, distalmente à botoeira, e unem o tendão do flexor superficial à extremidade proximal da falange proximal.

Os vasos sanguíneos alcançam o tendão por meio dos vínculos, especialmente dos curtos.

Esta particularíssima disposição dos tendões de inserção dos flexores dos dedos, acrescida da existência de bainhas sinoviais que os envolvem, torna as intervenções cirúrgicas de reparo, em tendões e bainhas danificados, altamente complexas e de resultado problemático. Os cirurgiões conhecem estas regiões como a "terra de ninguém" do campo da cirurgia de tendão.

Inervação — O n. mediano, do plexo braquial, inerva o flexor superficial dos dedos e a porção radial do flexor profundo, enquanto que o n. ulnar inerva a porção ulnar do flexor profundo dos dedos.

Ação — O m. flexor superficial dos dedos atua primariamente na flexão da falange média dos dedos (II a V), enquanto que o flexor profundo faz a flexão da falange distal (dedos II a V). Pela descrição feita da inserção de seus tendões, compreende-se que o flexor superficial atua secundariamente na flexão da falange proximal e o profundo na flexão das falanges média e proximal.

7.19.1.2 — **Mm. extensor dos dedos, extensor do dedo mínimo, extensor do indicador** (Figs. 18.79 e 18.88) — Os dois primeiros são superficiais na face posterior do antebraço e o último é profundo, situando-se na parte distal do antebraço. Alguns AA. consideram o extensor do dedo mínimo como parte do extensor dos dedos, com o qual, geralmente, aparece fundido proximalmente, embora possua tendão de inserção próprio. Entretanto, deve-se ressaltar que

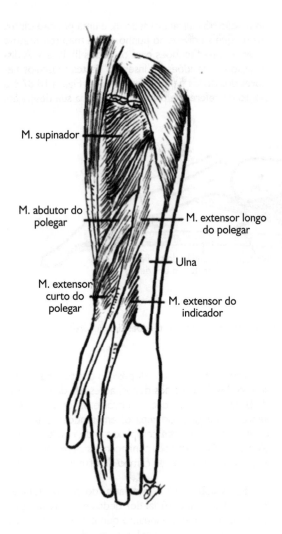

Fig. 18.88 — Músculos extensores profundos no antebraço

a disposição dos tendões de inserção dos mm. extensor do dedo mínimo e extensor do indicador não difere da dos tendões de inserção do extensor dos dedos, e por esta razão, somente a destes últimos será descrita em detalhes. As Figs. 18.89 e 18.90 mostram suas origens e inserções.

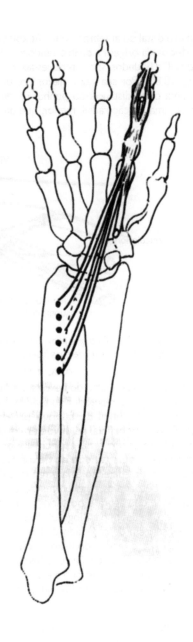

Fig. 18.89 — Origem e inserção do m. extensor do indicador.

Músculos	Origem
Extensor dos dedos	Epicôndilo lateral, pelo tendão extensor comum
Extensor do dedo mínimo	Epicôndilo lateral, pelo tendão extensor comum (muitas vezes é parte do extensor dos dedos)
Extensor do indicador	Terço distal da face posterior da ulna

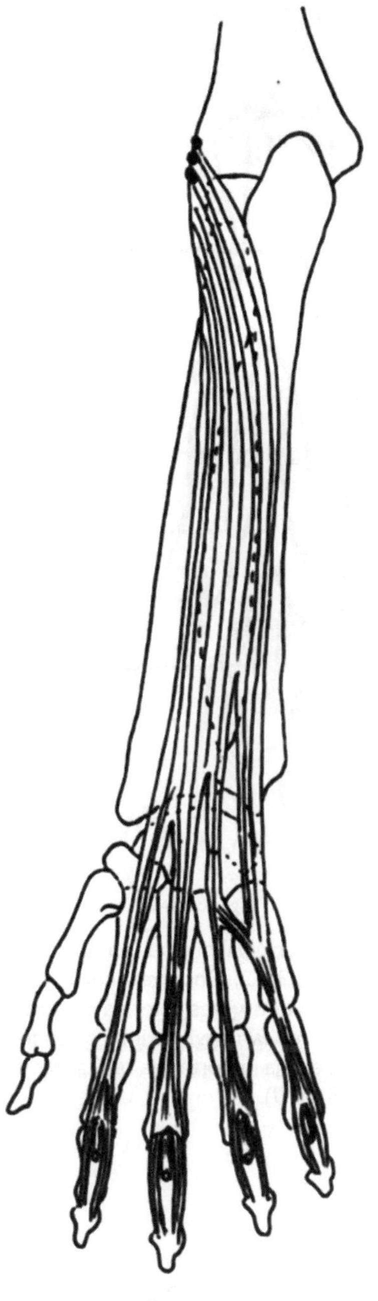

nível das articulações metacarpo-falângicas os tendões para o II e V dedos se unem aos tendões do extensor do indicador e extensor do dedo mínimo, respectivamente. A Fig. 18.91, ilustra, esquematicamente, como se dá a inserção dos tendões do extensor dos dedos. Quando os tendões extensores alcançam a face dorsal das articulações metacarpo-falângicas (Fig. 18.91A) eles se expandem sobre as articulações e dorso dos dedos constituindo o que se denomina de expansão extensora ou aponeurose dorsal ou ainda aponeurose extensora*. Repare então que músculos intrínsecos da mão, que serão descritos no item seguinte, lumbricais e interósseos, se prendem na aponeurose extensora: os interósseos dorsais têm dois pontos de fixação,

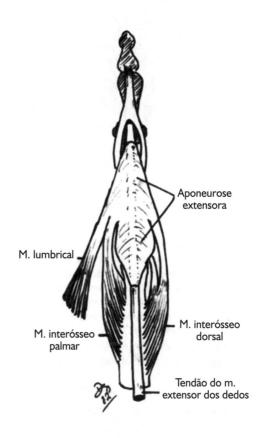

Fig. 18.90 – Origem e inserção dos mm. extensor dos dedos e extensor do V dedo

Fig. 18.91-A – Comportamento dos tendões de inserção dos mm. extensores intrínsecos e extrínsecos dos dedos (veja o texto)

Inserção – Na porção distal do antebraço o m. extensor dos dedos origina, normalmente, quatro tendões. No dorso da mão os tendões divergem para os dedos, mas emitem cintas fibrosas, as conexões intertendinosas, que os mantêm unidos entre si. Ao

---

* Existe considerável confusão no uso destes termos. Alguns AA. consideram que a expansão extensora, situada sobre a articulação metacarpo-falângica, segue-se a aponeurose extensora sobre o dorso da falange proximal. Os clínicos referem-se a ela como capuz extensor.

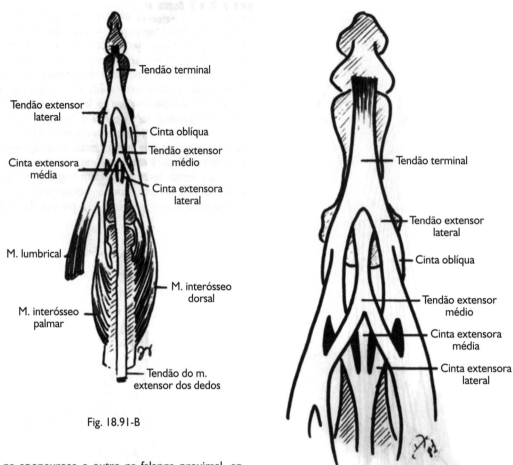

Fig. 18.91-B

Fig. 18.91-C

um na aponeurose e outro na falange proximal, enquanto que os interósseos palmares e lumbricais só se fixam na aponeurose. Na Fig. 18.91B a aponeurose foi retirada e então é possível observar não apenas a fixação daqueles mm. intrínsecos, mas também que o tendão extensor se trifurca numa cinta extensora média e duas cintas colaterais. A cinta extensora média (tendão extensor médio) insere-se na base da falange média, enquanto que as colaterais se unem para formar um tendão terminal que se fixa na base da falange distal. (Fig. 18.91C). Observe ainda a presença de uma cinta oblíqua (às vezes referida como ligamento retinacular) que da falange proximal estende-se até a cinta colateral e cuja importância será analisada logo a seguir (Fig. 18.91 D).

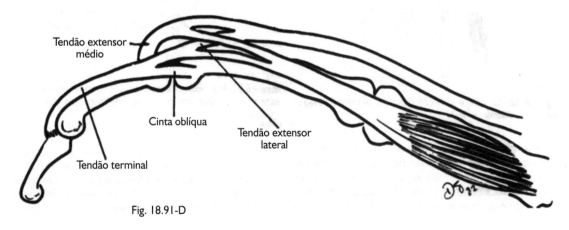

Fig. 18.91-D

Inervação – O n. radial inerva os mm. extensores descritos neste item.

Ação – Os músculos, como o nome indica, são extensores dos dedos (II ao V). A cinta oblíqua é importante no movimento, pois na flexão da falange distal elas são estiradas, produzindo flexão da falange média. Por outro lado, quando a falange proximal é estendida, as cintas oblíquas tracionam a falange distal para a extensão. Verifique em si mesmo: tente fletir somente a falange distal de um dedo e as outras falanges serão também flexionadas.

7.19.2 – Músculos intrínsecos da mão e que movem os dedos (II a V) – O estudo dos músculos motores dos dedos (II a V) deve ser completado, didaticamente, com a inclusão de músculos que pertencem ao segundo grupo de músculos estabelecido no item 7.19. Trata-se de músculos intrínsecos da mão e que movimentam os dedos II a V: lumbricais, interósseos palmares, interósseos dorsais, abdutor do dedo mínimo, flexor curto do dedo mínimo e oponente do dedo mínimo. A inserção dos três primeiros músculos foi analisada no item anterior, cabendo aqui algumas considerações sobre sua origem, inervação e ação.

7.19.2.1 – Mm. lumbricais – São quatro pequenos músculos associados com os tendões do flexor profundo dos dedos dos quais se originam. São numerados de 1 a 4, do lado lateral para o medial. A Fig. 18.92, esquemática, mostra sua disposição. O 1.° e 2.° originam-se, cada um, por uma cabeça única, dos contornos laterais do flexor profundo. O 3.° e o 4.° originam-se, cada um, por duas cabeças, dos lados adjacentes dos três tendões mediais do flexor profundo. Todos eles inserem-se na aponeurose extensora.

Inervação – O n. mediano, do plexo braquial, inerva os lumbricais I e II.

Ação – São flexores da falange proximal e extensores das falanges média e distal, em virtude de sua inserção na aponeurose extensora.

7.19.2.2 – Mm. interósseos palmares – São quatro, numerados de 1 a 4 do lado lateral para o medial*. Cada um origina-se da diáfise dos dedos I, II, IV, V, não existindo no dedo III (Fig. 18.93).

---
* Alguns autores consideram o 1.° Interósseo palmar como sendo parte do flexor curto do polegar, o que é discutível. Por esta razão, alguns textos anatômicos só assinalam a existência de três interósseos palmares.

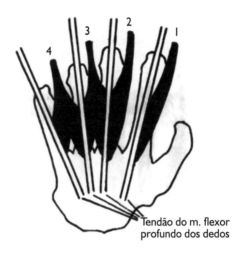

Fig. 18.92 – Mm. lumbricais

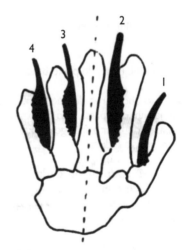

Fig. 18.93 – Mm. interósseos palmares

Inervação – N. ulnar, do plexo braquial.

Ação – Os interósseos palmares promovem a adução dos dedos. Esta adução não se refere à aproximação dos dedos do plano mediano do corpo, mas de uma linha que passa pelo dedo médio (Fig. 18.93). Como os lumbricais eles também agem fletindo a falange proximal e estendendo a média e distal.

7.19.2.3 – Mm. interósseos dorsais – Em número de quatro, ocupam os intervalos entre os ossos metacárpicos (Fig. 18.94). Originam-se, cada um, por duas cabeças, das faces adjacentes dos ossos metacárpicos. O primeiro, entre os ossos metacárpicos I e II, é maior que os outros.

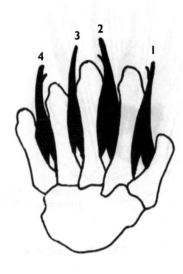

Fig. 18.94 – Mm. interósseos dorsais

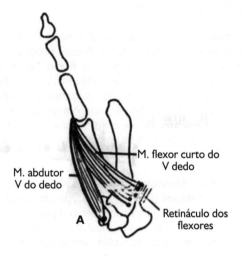

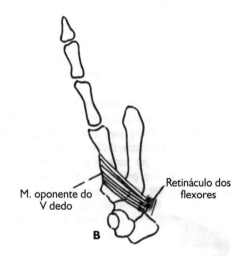

Fig. 18.95 – Mm. motores do dedo mínimo (V dedo)

Inervação – N. ulnar, do plexo braquial

Ação – São abdutores dos dedos, tendo como referência uma linha que passa pelo dedo médio. Também são capazes de fletir a falange proximal e estender as falanges média e distal.

7.19.2.4 – M. abdutor do dedo mínimo, flexor curto do dedo mínimo e oponente do dedo mínimo – Estes músculos elevam a parte medial da palma da mão numa projeção denominada eminência hipotênar.

Observe em você mesmo este relevo. Superficialmente a eles encontra-se um músculo inconstante, o palmar curto, que se origina da borda ulnar da aponeurose palmar e, dispondo-se transversalmente, se fixa na pele da borda ulnar da palma da mão. As Figs. 18.95A e 18.95B mostram a origem e inserção dos músculos hipotênares.

Músculos	Origem	Inserção
Abdutor do dedo mínimo	Osso pisiforme	Falange proximal do 5.° dedo
Flexor curto do dedo mínimo	Hámulo do osso unciforme e retináculo dos flexores	Funde-se com o abdutor do dedo mínimo e com ele se insere
Oponente do dedo mínimo	Hámulo do osso unciforme e retináculo dos flexores	Corpo do 5.° metacárpico

Inervação – Para os três músculos, n. ulnar, do plexo braquial.

Ação – O palmar curto apenas tensiona a pele da região hipotênar.

O flexor curto e abdutor do dedo mínimo, como os nomes indicam, flexionam e abduzem o V dedo, respectivamente. O oponente atua realizando flexão e rotação lateral permitidas pelo V metacárpico, tornando mais côncava a mão e aumentando o poder de segurar objetos com força.

7.19.3 – Movimentos dos dedos – Vimos como são complexas as disposições dos músculos capazes de movimentar os dedos. E esta complexidade exclui os músculos que movimentam o polegar. Isto não deve causar surpresa, pois a mão, na espécie humana, é um instrumento de trabalho altamente sofisticado, exigindo inúmeros movimentos coordenados para conferir-lhe habilidade e destreza. O quadro seguinte é uma tentativa de estabelecer os grupos musculares que agem nos principais movimentos dos dedos (II a V).

Movimento	Músculos
Flexão dos dedos (falange proximal)	Interósseos, lumbricais e flexor curto do dedo mínimo (só o 5.°)
Flexão dos dedos (falange média)	Flexor superficial dos dedos (inclusive o 5.°)
Flexão dos dedos (falange distal)	Flexor profundo dos dedos (inclusive o 5.°)
Extensão dos dedos (falange proximal)	Extensor dos dedos (inclusive o 5.°), extensor do indicador (só o 2.°) e extensor do dedo mínimo (só o 5.°)
Extensão dos dedos (falanges média e distal)	Interósseos e lumbricais
Adução dos dedos (Fig. 18.96B)	Interósseos palmares (exceto o 3.° dedo)
Abdução dos dedos (Fig. 18.96A)	Interósseos dorsais (exclusive 5.° dedo) e abdutor do dedo mínimo (só 5.° dedo)
Ação especial: flexão (Fig. 18.96C) e rotação lateral do 5.° metacárpico, tornando mais côncava a mão	Oponente do dedo mínimo

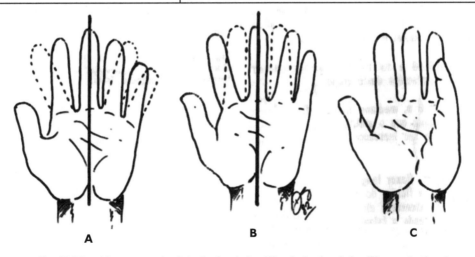

Fig. 18.96 – Movimentos de abdução dos dedos (A), adução dos dedos (B) e a ação do M. oponente do V dedo (C).

7.20 – **Músculos motores do polegar** – Podemos dividi-los em dois grupos:

a) músculos do antebraço que movem o polegar;

b) músculos intrínsecos da mão que movem o polegar.

Entre os primeiros incluem-se os músculos flexor longo do polegar, abdutor longo do polegar, extensor curto do polegar e extensor longo do polegar (Figs. 18.68, 18.76 e 18.79). Os do segundo grupo compreendem os mm. abdutor do curto polegar, flexor curto do polegar, oponente do polegar e adutor do polegar (Fig. 18.97). Os músculos dos dois grupos serão tratados separadamente.

7.20.1 – **Músculos do antebraço que movem o polegar** – Estendem-se do antebraço para o polegar e são proximalmente profundos, recobertos parcialmente por outros músculos. Na porção mais distal do antebraço ocupam uma posição superficial. O m. flexor longo do polegar é anterior, enquanto que o abdutor longo, extensor curto e extensor longo são posteriores. Os tendões destes três últimos músculos determinam relevos na superfície, ao nível do carpo, lateral e posteriormente, constituindo uma formação denominada tabaqueira anatômica (Fig. 18.98), mais nítida e visível na extensão do polegar como mostra a ilustração. A tabaqueira está limitada lateralmente pelos tendões do extensor curto do polegar e abdutor longo do polegar, enquanto que o limite medial é dado pelo tendão do extensor longo do polegar. O nome vem do fato de que os antigos usavam esta depressão como receptáculo de rapé no momento de cheirá-lo. Anatomicamente sua importância está ligada ao fato de que esta região é cruzada pelo ramo superficial do n. radial e pela a. radial em direção à mão.

As Figs. 18.99 e 18.100 mostram as origens e inserções dos músculos deste grupo.

Inervação – O n. mediano inerva o flexor longo do polegar, enquanto que o abdutor longo e extensores, longo e curto são inervados pelo ramo profundo do n. radial.

Ação – O m. flexor longo do polegar, como o nome indica, faz a flexão do polegar fletindo a falange distal. Os extensores atuam na extensão do polegar: o curto estende a falange proximal e o longo a falange distal. O m. abdutor longo atua na abdução do polegar. Os movimentos do polegar serão discutidos logo adiante.

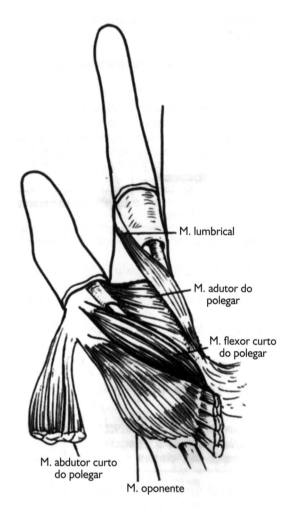

Fig. 18.97 – Músculos intrínsecos do polegar com exceção do m. adutor do polegar, os outros formam a eminência tênar

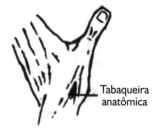

Fig. 18.98 – Tabaqueira anatômica

Músculos	Origem	Inserção
Flexor longo do polegar	1/3 médio da face anterior do rádio e membrana interóssea	Falange distal do polegar (medialmente)
Abdutor longo do polegar	Faces posteriores da ulna e do rádio e membrana interóssea	Face lateral da base do 1.º metacárpico
Extensor curto do polegar	No rádio, distalmente ao m. abdutor longo do polegar, e membrana interóssea	Falange proximal do polegar
Extensor longo do polegar	1/3 distal da face posterior da ulna e membrana interóssea	Falange distal do polegar

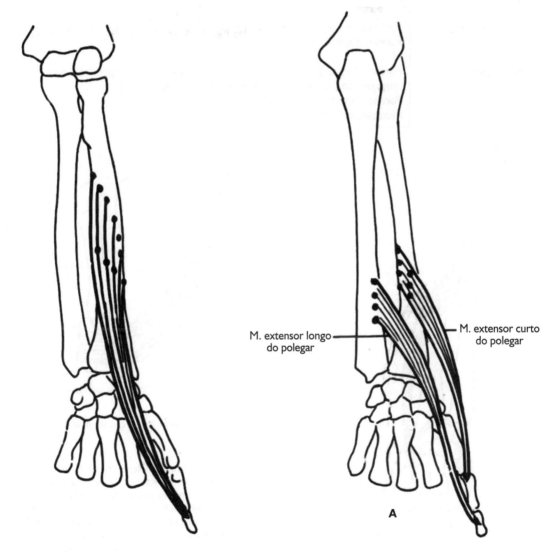

Fig. 18.99 — Origem e inserção do m. flexor longo do polegar

Fig. 18.100A — Origem e inserção dos mm. extensor curto do polegar e extensor longo do polegar.

7.20.2 – Músculos intrínsecos da mão que movem o polegar – O conjunto de músculos intrínsecos da mão que movem o polegar, com exceção do m. adutor do polegar, constituem um relevo saliente na superfície, no lado radial da palma da mão, denominado eminência tênar. Observe em você mesmo esta saliência. Os músculos intrínsecos da mão para o polegar são, geralmente, conhecidos também como músculos curtos do polegar e, por se colocarem numa direção oblíqua e transversal em relação ao polegar, oferecem grandes vantagens mecânicas para movimentá-lo. As Figuras 18.101 e 18.102 mostram as origens e inserções dos músculos curtos do polegar.

Músculos	Origem	Inserção
Abdutor curto do polegar	Retináculo dos flexores, trapézio e escafoide	Base da falange proximal do polegar
Flexor curto do polegar*	Juntamente com o abdutor curto do polegar	Base da falange proximal do polegar
Oponente do polegar	Profundamente, do retináculo dos flexores e trapézio	Borda lateral do 1.° metacárpico
Adutor do polegar	Porção oblíqua: base do 2.° metacárpico, trapezoide e grande osso Porção transversa: face anterior do 3.° metacárpico	Base da falange proximal do polegar (medialmente)

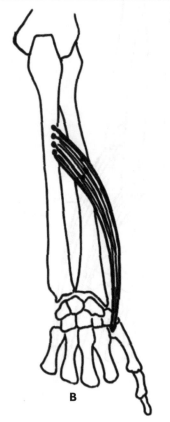

Fig. 18.100-B — Origem e inserção do m. abdutor longo do polegar.

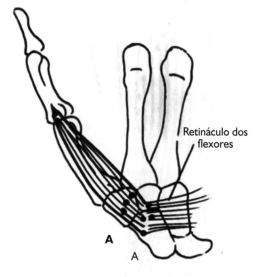

Fig. 18.101-A — Origem e inserção do m abdutor curto do polegar.

---

* O m. flexor curto do polegar é descrito por vários AA. como tendo duas cabeças: uma superficial e outra profunda, mas existem controvérsias na definição da cabeça profunda. Para muitos ela seria a porção do flexor curto que se origina em comum com a porção oblíqua do adutor do polegar, mas se funde com a cabeça superficial do flexor curto para inserir-se com ela na base da falange proximal. Esta cabeça profunda do flexor curto é inervada pelo n. ulnar.

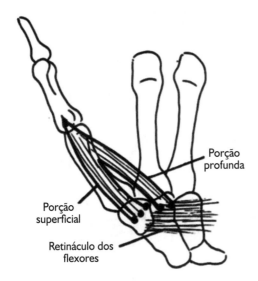

Fig. 18.101-B — Origem e inserção do m. flexor curto do polegar.

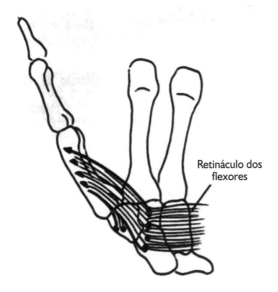

Fig. 18.102-A — Origem e inserção do m. oponente do polegar

Inervação — O abdutor curto, flexor curto e oponente são inervados pelo n. mediano, enquanto que o adutor do polegar é inervado pelo n. ulnar.

Ação — Os nomes dos músculos indicam sua ação: o abdutor curto faz a abdução, o flexor curto, a flexão, o oponente, a oposição e o adutor, a adução. Estes movimentos serão analisados a seguir.

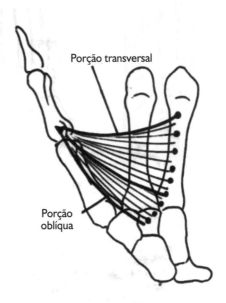

Fig. 18.102-B — Origem e Inserção do m. adutor do polegar.

7.20.3 – **Movimentos do polegar** — Vimos que nada menos que oito músculos estão envolvidos na movimentação do polegar. Isto se deve também ao tipo de articulação que se faz entre o trapézio e o 1.º metacárpico, "em sela", permitindo notável variedade de deslocamentos. Mais do que isto, com frequência os movimentos do polegar são movimentos combinatórios, o que amplia enormemente sua mobilidade. Além da flexão, extensão, abdução e adução, existe um certo grau de rotação na articulação carpo-metacárpica e a combinação de todos estes movimentos resulta na circundução. Didaticamente, porém, a descrição que segue abaixo é bastante simplificada e deve ser acompanhada de movimentos do polegar executados pelo próprio estudante. Releia a descrição da articulação do trapézio com o 1.º metacárpico.

I – **Flexão** (Fig. 18.103) – Neste movimento a falange distal do polegar está em ângulo diedro, voltado para o centro da palma. Execute-o, mas de forma que o polegar mantenha contato com a base dos outros dedos. Trata-se, pois, de um movimento rasante do polegar pela palma.

II – **Extensão** (Fig. 18.103) – Corresponde à volta do polegar de qualquer grau da flexão, podendo prosseguir por afastamento lateral, mas sempre no plano palmar.

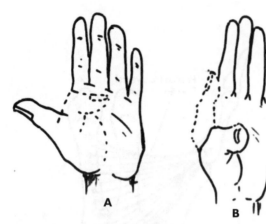

Fig. 18.103 — Flexão e extensão do polegar (A) Abdução e adução do polegar (B)

III — **Abdução** (Fig. 18.103) — Coloque a mão sobre a mesa, com a palma voltada superiormente. Aponte o polegar para o teto. Nesta posição ele está em abdução, isto é, neste movimento, o polegar é projetado como um todo, anteriormente.

IV — **Adução** (Fig. 18.103) — A volta do polegar de qualquer grau de abdução, fazendo com que se aproxime do indicador.

V — **Oposição** (Fig. 18.104) — Vários músculos participam deste movimento, pois ele envolve abdução, rotação medial e flexão. Ao se tocar a polpa dos outros dedos, sucessivamente, com a polpa do polegar, ele estará em oposição a cada um deles. Este movimento é essencial para a apreensão e é importante prova de integridade motora e nervosa na mão.

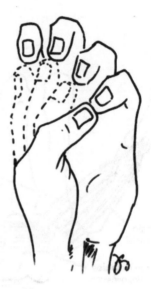

Fig. 18.104 — Oposição do polegar

VI — **Reposição** — O retorno do polegar do movimento de oposição é denominado reposição, mas é um termo pouco empregado.

VII — **Circundução** — É a combinação de todos os movimentos descritos. O ápice do polegar descreve um círculo; o polegar, um cone, cujo vértice é a articulação carpo-metacárpica. É conveniente lembrar que não existe rotação ativa, isolada. Ela é produzida em combinação com outros movimentos.

O quadro abaixo indica os movimentos do polegar e os músculos responsáveis por cada um deles.

Movimento	Músculos
Flexão do polegar	Flexores longo e curto do polegar
Extensão do polegar	Extensores longo e curto do polegar (neste movimento o abdutor longo do polegar estabiliza a base do polegar, indispensável para a extensão)
Abdução do polegar	Abdutor longo do polegar, auxiliado pelo abdutor curto e extensor curto do polegar
Adução do polegar	Adutor do polegar, auxiliado pelo 1.º interósseo palmar
Oposição	Oponente do polegar, auxiliado pelo abdutor curto, flexor curto e adutor do polegar

7.21 – Fáscia e espaços fasciais da mão – É fácil compreender que se os tendões dos músculos flexores e extensores dos dedos não fossem mantidos em sua posição durante a contração dos músculos, ao invés do cavo da palma formar-se-iam elevações da pele devido à projeção dos tendões, isto é, os tendões tenderiam a dispor-se como as cordas de um arco. É evidente que a atividade prensil da mão seria impossível nestas condições. Para evitar que isto aconteça a palma e o dorso da mão apresentam uma série de dispositivos fasciais destinados a manter os tendões dos músculos flexores e extensores em posição.

7.21.1 – Palma – A fáscia que recobre os músculos da face anterior do antebraço se continua distalmente na mão. Ao nível do carpo ela se espessa formando uma lâmina retangular denominada retináculo flexor. O retináculo flexor estende-se como ponte no carpo, fixando-se proximalmente no escafoide e pisiforme, e distalmente no trapézio e unciforme (Fig. 18.105). Deste modo ele transforma o arco do carpo num túnel, o canal do carpo, por onde passam os tendões dos músculos flexores dos dedos (superficial e profundo), o flexor radial do carpo e o n. mediano. Repare que o flexor radial do carpo ocupa um compartimento isolado no canal do carpo, em virtude da presença de fibras retinaculares que se estendem sobre o sulco do trapézio, transformando-o num túnel. O retináculo é um eficiente retentor dos tendões musculares ao nível do carpo. Distalmente ao retináculo flexor a fáscia expande-se lateral e medialmente para recobrir os músculos das eminências tênar e hipotênar, enquanto sua porção central constitui a aponeurose palmar (Fig. 18.106). A Figura 18.107 mostra um corte oblíquo e transversal da mão para ilustrar a disposição da aponeurose palmar e a formação dos chamados espaços fasciais. A aponeurose palmar prende-se à pele por trabéculas fibrosas superficiais, anteroposteriores, e à fáscia profunda, que cobre os metacárpicos e músculos interósseos, por trabéculas fibrosas profundas, também anteroposteriores. Estas últimas trabéculas correspondem a verdadeiros septos na porção distal da parte central da palma que delimitam compartimentos onde se situam os tendões dos músculos flexores e feixes neurovasculares. Um destes septos estende-se do corpo do III metacárpico ao ponto de junção da aponeurose palmar com a fáscia da eminência tênar (Fig. 18.108) e é conhecido com o nome de septo palmar intermédio ou septo oblíquo. O septo oblíquo está separado da face anterior do m. adutor do polegar por um espaço preenchido por tecido conjuntivo areolar, o espaço palmar profundo lateral ou espaço adutor, enquanto que medialmente ao septo oblíquo estende-se outro espaço, o palmar

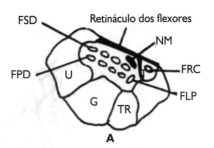

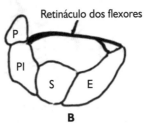

Fig. 18.105 – Secção transversal ao nível do carpo para mostrar o túnel do carpo: A – proximal; B – distal. T – trapézio: G – grande osso; U – unciforme FSD – m. flexor superficial dos dedos; FPD – m. flexor profundo dos dedos: NM – n. mediano FRC m. flexor radial do carpo; FLP – m. flexor longo do polegar; E – escafoide: S – semilunar; PI piramidal; P – pisiforme.

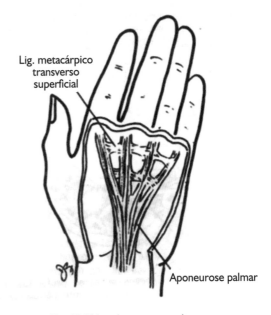

Fig. 18.106 – Aponeurose palmar

profundo medial, ocupado pelos tendões dos flexores, feixes neurovasculares e tecido adiposo que envolve estas estruturas.

A borda distal da aponeurose palmar (Fig. 18.106) divide-se em quatro faixas pré-tendíneas que cobrem

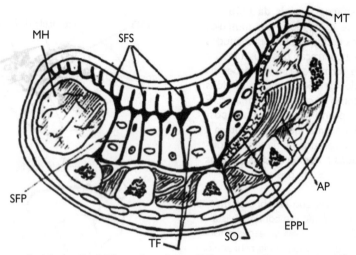

Fig. 18.107 — Espaços fasciais da mão. MH-mm. hipotênares SFP — septos fibrosos profundos.TF — tendões dos mm. flexores; SO — septo oblíquo; EPPL — espaço palmar profundo lateral. AP-m. adutor do polegar. O espaço palmar profundo medial está preenchido pelos tendões dos mm. flexores, feixes neurovasculares e tecido adiposo que cerca estas estruturas MT — mm tênares

os tendões flexores dos quatro dedos mediais. As faixas estão unidas entre si por fibras transversais que constituem o ligamento metacárpico transverso superficial*. Cada uma das faixas está inserida na bainha fibrosa flexora do dedo correspondente. A Fig. 18.109 ilustra as bainhas fibrosas flexoras de um dedo: são fibras que se dispõem transversalmente sobre os tendões flexores e suas bainhas sinoviais, fixando-se nos lados das falanges. Embora espessas sobre as diáfises das falanges elas são delgadas sobre as articulações

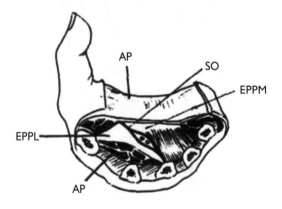

Fig. 18.108 — Espaços palmares profundos, lateral e medial, separados pelo septo oblíquo EPPM — espaço palmar profundo medial

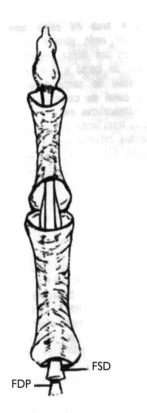

Fig. 18.109 — Bainha flexora de um dedo

---

* O encurtamento e espessamento patológico das fibras longitudinais da aponeurose palmar podem ser acompanhadas de flexão de um ou mais dedos, resultando um quadro clínico denominado contratura de Dupurytren. Nestes casos o polegar raramente é envolvido, pois a aponeurose palmar não se estende até ele.

interfalângicas. Sua função é fundamental: elas formam um verdadeiro túnel osteofascial para os tendões dos flexores, permitindo seu livre deslizamento sem deslocamentos indesejáveis de suas posições. O polegar também tem sua própria bainha fibrosa flexora.

7.21.2 – **Dorso da mão** – No dorso da mão os dispositivos retentores dos tendões dos músculos extensores dos dedos são mais simples, uma vez que a extensão é limitada, não indo muito além da linha reta. A fáscia também se espessa no nível do punho constituindo o retináculo extensor (Fig. 18.110) que se fixa, lateralmente, na porção distal da borda anterior do rádio e, medialmente, nos ossos mediais do carpo. Ele envia septos que se prendem nos ossos subjacentes e delimitam compartimentos para os tendões dos extensores.

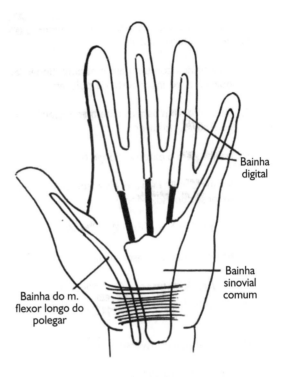

Fig. 18.111 – Bainhas sinoviais flexoras

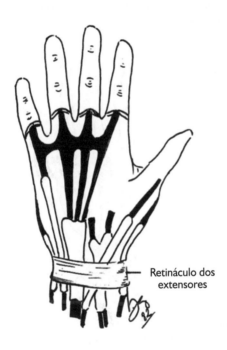

Fig. 18.110 – Bainhas sinoviais extensoras. Veja o texto.

7.22 – **Bainhas sinoviais flexoras** – No ponto em que os tendões estão mantidos em posição pelos retináculos fasciais, eles estão envolvidos por bainhas sinoviais que facilitam o deslizamento. Há três bainhas sinoviais anteriormente ao punho. A bainha do tendão do m. flexor radial do carpo é curta e relativamente sem importância. As outras duas são (Fig. 18.111):

1) uma bainha sinovial flexora comum envolvendo todos os tendões flexores, superficiais e profundos;

2) uma bainha sinovial para o tendão do m. flexor longo do polegar.

Em clínica, estas bainhas são comumente designadas como bolsas ulnar e radial, respectivamente. A bainha do flexor longo do polegar estende-se, distalmente, até quase a inserção do tendão na falange distal do polegar. A bainha comum, somente para o V dedo estende-se até a inserção do flexor profundo na falange distal. Os dedos II, III e IV têm, também, bainhas digitais, mas, geralmente, estas se estendem, proximalmente, somente até os colos de seus ossos metacárpicos. Os tendões destes dedos, portanto, têm um trajeto livre de bainhas. Por esta razão, a infecção da bainha digital de um dedo pode difundir-se rapidamente na palma e mesmo ao antebraço, se a infecção for da bainha do polegar ou do V dedo. Infecção nas bainhas dos dedos II, III e IV tendem a ser localizadas. É evidente que as infecções das bainhas sinoviais, não tratadas, podem perturbar, de maneira significativa, a função da mão.

7.23 – **Bainhas sinoviais extensoras** – No dorso da mão ao nível do punho, os tendões dos extensores também estão envolvidos por bainhas sinoviais extensoras. Entretanto, os extensores não apresentam bainhas digitais. A Fig. 18.110 ilustra a disposição das bainhas extensoras em seis compartimentos que são, no sentido látero-medial:

1) uma bainha comum para o abdutor longo do polegar e extensor curto do polegar;

2) bainha comum para os extensores radiais, longo e curto, do carpo;

3) bainha para o extensor longo do polegar;

4) bainha comum para o extensor dos dedos e extensor do indicador;

5) bainha para o extensor do V dedo;

6) bainha para o extensor ulnar do carpo.

7.24 – **Arcos da mão** – O conhecimento objetivo das funções da mão implica em reconhecer na mão os seguintes arcos (Fig. 18.112):

1) arco cárpico transverso – rígido e fixo;

2) arco metacárpico transverso – o segundo e o terceiro são rígidos e fixos; o primeiro, quarto e quinto são móveis;

3) arco metacárpico longitudinal – constituído pela própria concavidade do carpo do osso metacárpico;

4) arco longitudinal metacarpofalângico – móvel e em continuidade com o arco metacárpico longitudinal.

Estes arcos são mantidos por elementos fibrosos e musculares e diferem consideravelmente no grau de sua mobilidade. O principal eixo fixo da mão (Fig. 18.113) é contínuo com o rádio através do arco cárpico rígido e consiste do segundo e terceiro ossos do metacarpo. Forma-se assim um sistema fixo e posicionado para funcionar por ação sinérgica, fixadora, dos extensores radiais e flexores do carpo. Em torno deste eixo fixo os elementos móveis podem ser deslocados de variados modos. Estes elementos móveis são:

1) o primeiro metacárpico, com os ossos e articulações do polegar, que possuem o maior grau de mobilidade.

2) o dedo indicador que possui considerável independência em relação aos outros dedos.

3) o quarto e o quinto metacárpicos com os dedos III, IV e V.

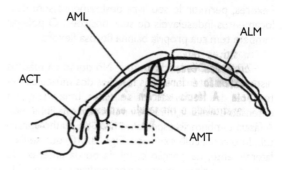

Fig. 18.112 – Arcos da mão. ACT – arco cárpico transverso; AML – arco metacárpico longitudinal; AMT – arco metacárpico transverso ALM –arco longitudinal metacarpofalângico

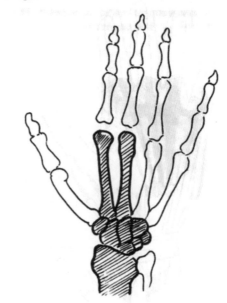

Fig. 18.113 – O eixo fixo da mão aparece chuleado. Os elementos móveis, sem chuleio

7.25 – Embora tenha sido dada ênfase, no estudo dos músculos, ao enfoque funcional, é conveniente, por razões didáticas, agrupar os músculos do membro superior sob critério topográfico. Uma das fases importantes na dissecação é a identificação das estruturas anatômicas e, nesta fase, a topografia da musculatura tem particular interesse para o estudante. As referências serão as mais simples e objetivas possíveis, uma vez que a descrição detalhada dos músculos foi feita nos itens 7.12 a 7.20

7.25.1 – Músculos da região peitoral

Compreende os músculos peitoral maior (item 7.15), peitoral menor (item 7.13.4), subclávio (item 7.13.4) e serrátil anterior (item 7.13.3).

7.25.2 – Músculos superficiais do dorso

Incluem os músculos trapézio (item 7.13.1), grande dorsal (item 7.15.2), levantador da escápula, romboide maior e romboide menor (item 7.13.2).

7 25.3 – Músculos da região do ombro

A esta região pertencem os músculos deltoide (item 7.15.3) supraspinhal, infraspinhal, redondo maior e redondo menor (item 7.15.4) e subescapular (item 7.15.5).

7.25 .4 – Músculos da região anterior do braço

Compreende os músculos bíceps braquial (item 7.17.11), braquial (item 7.12.1.2) e coracobraquial (item 7.15.6).

7.25.5 – Músculos da região posterior do braço

O m. tríceps braquial (item 7.17.1.4) é o único músculo desta região.

7.25.6 – Músculos da região anterior do antebraço

Podem ser divididos em 2 grupos, superficial e profundo

a) **grupo superficial** – Inclui os mm. pronador redondo (item 7.17.2.1), flexor radial do carpo (item 7.18.1), palmar longo (item 7.18.2), flexor ulnar do carpo (item 7.183) e flexor superficial dos dedos (item 7.19.1 1) *

b) **grupo profundo** – Compreende os mm. flexor longo do polegar (item 7.20.1) e pronador quadrado (item 7.17.2.1) e flexor profundo dos dedos (item 7.19.1.1).

7.25.7 – Músculos da região posterior do antebraço

(*) Por estar situado, às vezes, mais profundamente, o m. flexor superficial dos dedos é considerado por alguns autores como constituindo uma camada média. Sob este critério os mm. da face anterior do antebraço estariam dispostos em três camadas: (superficial, média e profunda)

Também estes músculos se dispõem em grupos superficial e profundo:

a) **grupo superficial** – Compreende os mm. braquiorradial (item 7.17.1.3), extensor radial longo do carpo, extensor radial curto do carpo (item 7.18.4), extensor ulnar do carpo (item 7.18.5), extensor do dedo mínimo (item 7.19.1.2), extensor dos dedos (item 7.19.1.2) e ancôneo (item 7.17.1.5)

b) **grupo profundo** – Inclui os mm. supinador (item 7.17.2.2), abdutor longo do polegar, extensor curto do polegar, extensor longo do polegar (item 7.20.1) e extensor do indicador (item 7.19.1.2)

7.25.8 – Músculos da mão

Pode-se dizer que os músculos da mão incluem os do polegar (mm. tênares), os do dedo mínimo (mm. hipotênares), os interósseos palmares e dorsais e os lumbricais. Os mm. tênares compreendem o abdutor curto do polegar, flexor curto do polegar e oponente do polegar, aos quais se acrescenta o adutor do polegar (item 7.20.2).

Os mm. hipotênares incluem o abdutor do dedo mínimo, flexor curto do dedo mínimo e oponente do dedo mínimo (item 7.19.2.4)

Os mm. interósseos palmares e dorsais estão descritos nos itens 7.19.2.2 e 7.19.2.3, ao passo que os lumbricais são referidos no item 7.19.21.

7.26 – Fáscia do membro superior

Por razões que já foram apontadas na introdução deste Capítulo, a descrição que se segue inclui também a fáscia da região peitoral. Esta fixa-se na clavícula e, medialmente, no esterno. Reveste o m. peitoral maior e continua-se, inferiormente, com a fáscia da parede abdominal e, lateralmente, envolve o m. grande dorsal. No intervalo entre o grande dorsal (posterior) e o peitoral maior (anterior) a fáscia se espessa e forma o assoalho do cavo axilar, recebendo o nome de fáscia axilar, (fig. 18.114). Desta, parte uma lâmina, denominada por alguns autores de ligamento suspensor da axila, que logo se divide para envolver o m. peitoral menor e continua em direção à clavícula com o nome de fáscia clavipeitoral. Antes de fixar-se naquele osso ela reveste também o músculo subclávio e, posteriormente, funde-se com a bainha dos vasos axilares. A fáscia clavipeitoral é perfurada pela veia cefálica, artéria tóraco-acromial e nervo peitoral lateral.

No braço, a fáscia, continuação da fáscia axilar e do ombro, forma um invólucro tubular para os músculos. Prende-se distalmente no olécrano e epicôndilos do úmero continuando-se com a fáscia do antebraço. Dela partem dois prolongamentos, os septos intermusculares medial e lateral, que se fixam nas cristas supracondilares correspondentes (fig. 18.63). Estes septos intermusculares delimitam um compartimento fascial anterior (que contém os mm. bíceps braquial, coracobraquial, braquial, braquiorradial e extensor radial longo do carpo) e um compartimento posterior (que contém o m. tríceps braquial).

No antebraço, a fáscia, continuação da fáscia do braço, além de envolver os músculos aí situados, contribui para sua origem.

A disposição dos elementos fasciais na mão foram descritos nos itens 7.21, 7.22 e 7.23.

Deve-se levar em conta que a fáscia constitui uma extensa área de fixação para os músculos e desempenha importante função no mecanismo de retorno venoso e linfático (item 10.4). Ela delimita compartimentos fasciais nos quais a contração de músculos exerce pressão sobre os canais venosos e linfáticos. Por outro lado, sendo praticamente impermeáveis aos líquidos, a fáscia é importante na localização ou difusão de processos inflamatórios e de líquidos extravasados.

Músculos e fáscia do membro superior formam os limites de duas importantes regiões:

1 – **Axila** – Compreende o espaço entre a parede do tórax e o membro superior, limitado por duas pregas, anterior e posterior. A prega anterior é constituída pela borda inferolateral do músculo peitoral maior, enquanto que a borda posterior corresponde aos mm. grande dorsal e redondo maior, recobertos pelos planos superficiais. A fáscia axilar, espessada, forra o assoalho da axila. A axila contém os casos axilares, a porção inferior do plexo braquial e seus ramos, e numerosos linfonodos e vasos, imersos na tela subcutânea que aí se acumula.

2 – **Fossa cubital** – Compreende um espaço triangular situado anteriormente ao cotovelo. Está recoberto pela pele, tela subcutânea e fáscia, incluindo a aponeurose bicipital, a

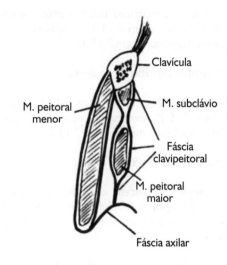

Fig. 18.114 – Fáscia clavipeitoral

qual se estende do tendão do bíceps braquial à fáscia do antebraço. A fossa cubital está limitada, lateralmente, pelo m. braquiorradial e, medialmente, pelo m. pronador redondo. Seu assoalho inclui os mm. braquial e supinador e o seu conteúdo inclui a a. braquial, o tendão do bíceps e o n. mediano. No ápice da fossa cubital a a. braquial divide-se em aa. ulnar e radial.

8.0 – Nervos do membro superior

Depois de conhecer os ossos, as junturas e os músculos do membro superior, com o estudo dos movimentos que estes últimos são capazes de produzir, torna-se necessário descrever os nervos daquele segmento apendicular, uma vez que a compreensão global do movimento, no enfoque funcional, não pode prescindir do conhecimento das vias neurais, condutoras dos estímulos que provocam a contração muscular. Simultaneamente é preciso analisar também os nervos cutâneos que inervam a pele. É impossível aprofundar-se nestes assuntos sem um prévio conhecimento das generalidades sobre o sistema nervoso periférico (Capítulo V), particularmente quanto à formação dos nervos espinhais, sua distribuição e a formação dos plexos nervosos. Se o estudante não tem uma ideia clara e objetiva sobre estes conceitos deve reportar-se àquele Capítulo, antes de arriscar-se ao estudo dos nervos do membro superior.

8.1 — Plexo braquial

O membro superior é inervado pelo plexo braquial, constituído pelo entrelaçamento de fibras nervosas provenientes dos ramos ventrais dos nervos espinhais C5, C6, C7, C8 e T1. Eventualmente há uma pequena contribuição de C4, enquanto que T2 participa sempre da inervação cutânea do membro superior, não através do plexo braquial, mas por um nervo independente, denominado intercostobraquial, o qual cruza a axila para atingir o braço. A fig. 18.115 mostra esquematicamente a disposição do plexo braquial, na qual se reconhecem suas raízes, troncos, fascículos e nervos terminais.

8.1.1 — Raízes do plexo braquial

São os ramos ventrais dos nn. espinhais C5 a C8 e T1. Estes ramos emergem no pescoço entre os mm. escalenos anterior e médio (item 7.1.1, Capítulo XX). A fig. 18.116 ilustra raízes do plexo braquial e indica os ramos colaterais que nelas têm origem. Observe então:

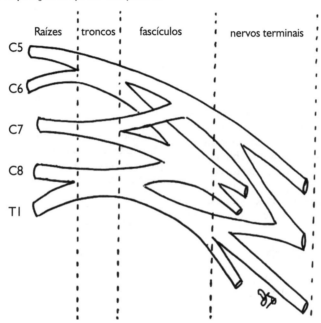

Fig. 18.115 — Constituição esquemática do plexo braquial.

a) a raiz C5 emite o n. escapular dorsal que inerva os mm. romboides, maior e menor

b) as raízes C5, C6 e C7 contribuem para formar o n. torácico longo que inerva o m. serrátil anterior

c) a raiz T1 emite o n. intercostal 1, que corre junto à primeira costela e inerva os mm. intercostais (item 12.0, Capítulo XIX)

d) de todas as raízes cervicais originam-se ramos que inervam os mm. escalenos e longo do pescoço (item 11.15, Capítulo XIX).

Verifique, pois, que o plexo braquial não é responsável somente pela inervação do membro superior: músculos do pescoço e peitorais são também inervados por colaterais que nele têm origem.

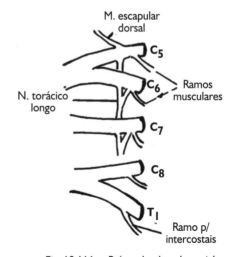

Fig. 18.116 — Raízes do plexo braquial

8.1.2 — Troncos do plexo braquial

A fusão das raízes plexuais forma seus troncos superior, médio e inferior da seguinte maneira (fig. 18.117)

a) o tronco superior resulta da união das raízes C5 e C6

b) o tronco médio é a continuação da raiz C7

c) o tronco inferior resulta da união das raízes C8 e T1.

Observe a presença de colaterais que se originam do tronco superior: o n. do m. subclávio e o n supras-capular. Este último inerva os mm. supras-pinhal e infraspinhal.

A fig. 18.117 ilustra como cada um dos troncos do plexo braquial divide-se em partes anterior e posterior. Atenção para este fato: as fibras nervosas dos troncos do plexo que passam para o grupo anterior vão inervar estruturas anteriores e, portanto, flexoras, do membro superior; aquelas que se incorporam ao grupo posterior destinam-se à inervação de estruturas posteriores e, portanto, extensoras do membro superior.

8.1.3 — Fascículos do plexo braquial

Observe a fig. 18.118 e note como as partes posteriores dos três troncos reúnem-se para formar o

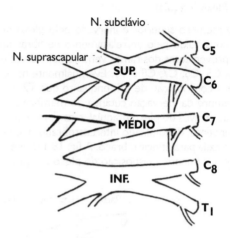

Fig. 18.117 — Troncos do plexo braquial

fascículo posterior. Deste modo, este fascículo contém fibras sensitivas e motoras de todas as raízes do plexo e inervam a pele, músculos e demais tecidos da metade posterior ou extensora do membro superior. As partes anteriores dos troncos superior e médio, com fibras de C5, C6 e C7, unem-se para constituir o fascículo lateral, enquanto que o fascículo medial é formado apenas pela parte anterior do tronco inferior, com fibras de C8 e T1. Estes dois últimos fascículos possuem juntos, fibras sensitivas e motoras de todas as raízes do plexo para pele, músculos e outros tecidos da metade anterior ou flexora do membro superior.

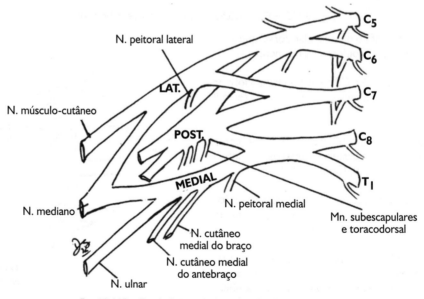

Fig. 18.118 — Fascículos e nn. terminais do plexo braquial

Os três fascículos do plexo braquial recebem sua denominação em virtude de sua relação com a artéria axilar, isto é, os fascículos posterior, medial e lateral, situam-se, respectivamente, posterior, medial ou lateralmente àquele vaso. Estes fascículos vão originar os ramos terminais do plexo braquial, mas antes disso originam alguns ramos colaterais (fig. 18.118):

a) o fascículo lateral origina o n. peitoral lateral, que inerva o m. peitoral maior, fornece a raiz lateral do n. mediano e um nervo terminal, o n músculo cutâneo

b) o fascículo posterior origina os nn. subescapulares (para o m. subescapular e redondo maior) e toracodorsal (para o m. grande dorsal) e fornece dois nervos terminais, os nn. axilar e radial

c) o fascículo medial origina o n. peitoral medial (para os mm. peitorais maior e menor), fornece a raiz medial do n. mediano e dá origem a três terminais: cutâneo medial do braço, cutâneo medial do antebraço e ulnar.

Repare a fig. 18.118: um dos nervos terminais do plexo braquial, o mediano, é formado pela fusão de duas raízes, medial e lateral, fornecidas, respectivamente, pelos fascículos medial e lateral.

8.1.4 — Nervos terminais

Pelo que foi exposto, verifica-se que os nervos terminais do plexo braquial são os seguintes:

a) **Nervos cutâneos mediais do braço e antebraço**, os quais inervam, respectivamente, a pele da região medial do braço e antebraço Veja a fig. 18.125 que ilustra seus territórios cutâneos de inervação.

b) **Nervo axilar** — Possui fibras de C5 e C6* e origina-se do fascículo posterior do plexo braquial ao nível da axila. Tem um curto trajeto: contorna posteriormente o colo cirúrgico do úmero e logo se distribui aos mm. deltoide e redondo menor (fig. 18.119) depois de ter atravessado o espaço quadrangular em companhia da a. circunflexa posterior do úmero (item 7.17.1.4). O nervo axilar emite um nervo cutâneo, o cutâneo lateral superior do braço, para a pele que recobre o m. deltoide (fig. 18.125)

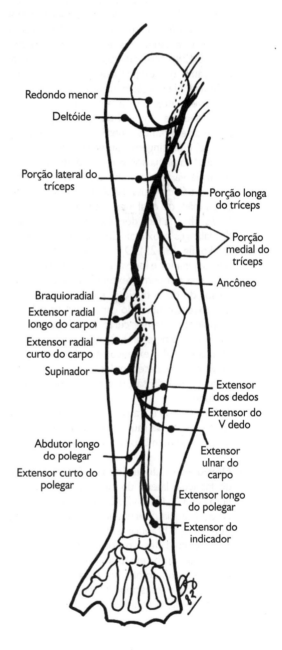

Fig. 18.119 — Trajeto e distribuição dos Nn. axilar e radial. Vista posterior, membro superior esquerdo. O ramo cutâneo do n. radial não está ilustrado

---

(*) A bem da verdade, é necessário lembrar aqui que a contribuição das raízes nervosas para a formação de um determinado nervo é objeto de muitas controvérsias. A simples comparação entre as descrições publicadas em diversos tratados de Anatomia é suficiente para comprová-las.

c) **Nervo radial** – Ramo terminal do fascículo posterior do plexo braquial, possui fibras de C5, C6, C7 e C8.* A fig. 18.119 ilustra, de maneira esquemática, seu trajeto, ramos e músculos que inerva. No braço, o radial contorna o úmero passando no sulco do radial, fornece ramos musculares para o tríceps braquial e ancôneo e três ramos cutâneos: cutâneo lateral inferior do braço, cutâneo posterior do braço e o n. cutâneo posterior do antebraço** (fig. 18.125). No seu trajeto no sulco radial o n. radial é acompanhado pela a. profunda do braço. Na porção mais distal do braço o n. radial vem situar-se entre o m. braquiorradial e o braquial e, ao nível do epicôndilo lateral, divide-se em ramos superficial e profundo (fig. 18.120) que atingem o antebraço. O ramo superficial caminha sob o m. braquiorradial por distância variável no antebraço e finalmente perfura a fáscia muscular. Atinge, assim, o dorso da mão, do qual inerva a metade lateral, e se distribui na face dorsal do polegar e região das falanges proximais dos dedos indicador e médio (fig. 18.125). O ramo profundo perfura o m. supinador e inerva, não apenas este músculo, mas também o extensor dos dedos, extensor do dedo mínimo, extensor do indicador, extensor ulnar do carpo, extensor longo do polegar, extensor curto do polegar e abdutor longo do polegar. Entretanto, os músculos braquiorradial e extensores radiais do carpo, longo e curto, recebem inervação do n. radial antes de sua divisão nos ramos superficial e profundo.

A descrição do n. radial mostra que ele inerva todo o grupo de músculos extensores e supinadores do membro superior.

d) **Nervo musculocutâneo** – Ramo terminal do fascículo lateral do plexo braquial, possui fibras de C5, C6 e C7. O nervo perfura o m. coracobraquial, segue distalmente entre os mm. bíceps braquial e braquial, emergindo, nas proximidades do cotovelo, lateralmente ao tendão do bíceps braquial, como n. cutâneo lateral do antebraço. A fig. 18.121 mostra como o n. musculocutâneo inerva os mm. corabraquial, braquial e bíceps braquial. Por outro lado o n. cutâneo lateral do antebraço distribui-se à pele da região anterolateral

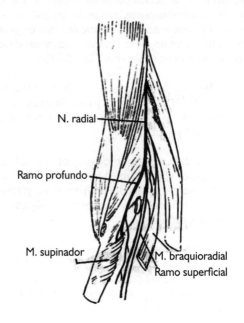

Fig. 18.120 – N. radial e sua divisão em ramos superficial e profundo.

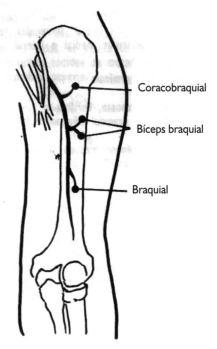

Fig. 18.121 – Trajeto e distribuição do nn. musculocutâneo no braço esquerdo. A porção cutânea do nervo não está ilustrada

---

(*) Eventualmente, fibras de T1 podem fazer parte do n. radial.

(**) Nesta região, o n. radial emite um ramo para o m. braquial, de significado funcional duvidoso. Alguns AA. aventam a hipótese de que se trata de um nervo sensitivo.

do antebraço, conforme se pode ver na Fig. 18.125.

Note bem este fato: somente o nervo musculocutâneo fornece ramos musculares para mm. situados na face anterior do braço, inervando músculos flexores daquele segmento (coracobraquial) ou flexores do antebraço (braquial e bíceps braquial). Os nervos mediano e ulnar, que também percorrem a face anterior do braço, não originam ramos neste segmento do membro superior.

e) **Nervo mediano** – Formado pela união das raízes medial e lateral, oriundas dos respectivos fascículos, possui fibras das raízes C5, C6, C7, C8 e T1. No braço o n. mediano situa-se lateralmente à a. braquial, posteriormente a borda medial do m. bíceps braquial. Como foi dito ele não dá ramos neste segmento, mas à medida que corre distalmente, cruza anteriormente a a. braquial para se situar medialmente a ela na fossa do cotovelo.

Em seguida, o n. mediano passa posterior à aponeurose bicipital (fig. 18.64) e fornece ramos para o m. pronador redondo e para a articulação do cotovelo, antes de passar entre as cabeças ulnar e umeral daquele músculo.* Em seguida, em posição mediana no antebraço, coloca-se posterior ao m. flexor superficial dos dedos e aí emite o n. interósseo anterior. Fornece ramos para os mm. flexor superficial dos dedos, palmar longo e flexor radial do carpo (fig. 18.122). Por sua vez o n. interósseo anterior situa-se entre os mm. flexor profundo dos dedos e flexor longo do polegar, prosseguindo, com trajeto descendente, junto à membrana interóssea em companhia da a. interóssea anterior. Deste modo ele inerva os mm. flexor longo do polegar, pronador quadrado e a porção lateral do flexor profundo dos dedos (fig. 18.122). Observe então que no antebraço o n. mediano inerva todos os músculos flexores e pronadores, exceto o m. flexor ulnar do carpo e a porção medial do flexor profundo dos dedos.

Após emitir o n. interósseo anterior, que é seu último ramo no antebraço, o n. mediano prossegue, distalmente, sempre posterior ao m. flexor superficial dos dedos e ao nível do punho, emerge lateralmente aos tendões deste músculo, situando-se entre eles e o tendão do flexor longo do polegar. Em seguida, passa posterior ao retináculo dos flexores, atinge a palma da mão e fornece diversos ramos que inervam:

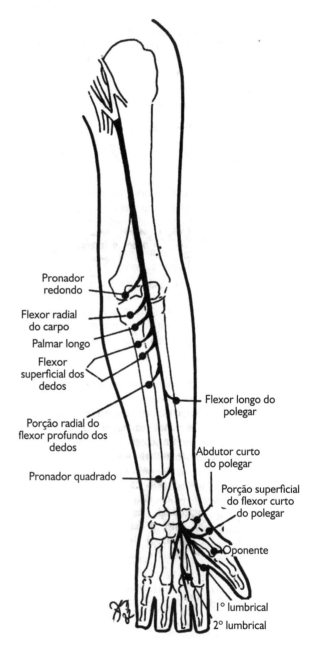

Fig. 18.122 – Trajeto e distribuição do N. mediano no membro superior esquerdo. Os ramos cutâneos não estão ilustrados

---

(*) O n. mediano pode também perfurar a cabeça umeral do pronador redondo ou passar posterior a suas cabeças umeral e ulnar.

a) os mm lumbricais 1.º e 2.º

b) os mm. abdutor curto do polegar, oponente do polegar e a chamada cabeça ou porção superficial do flexor curto do polegar (item 7.20.2)

c) com fibras sensitivas, a metade lateral da palma, face palmar dos dedos I, II. III e metade do IV

d) com fibras sensitivas, a face dorsal das falanges média e distal dos dedos II, III e metade lateral do IV.

Observe as Figs. 18.122 e 18.125, que ilustram estas afirmações.

f) **Nervo ulnar** – nervo terminal do fascículo medial, possui fibras das raízes C7, C8 e T1. No braço, coloca-se medialmente à a. braquial, atravessa o septo intermuscular medial e prossegue, distalmente, em companhia da a. colateral ulnar superior. Passa então posteriormente ao epicôndilo medial, onde, com frequência, fornece um pequeno ramo para a articulação do cotovelo. A seguir, atinge o antebraço, passando entre as duas porções do m. flexor ulnar do carpo, que ele inerva (fig. 18.123).

No antebraço o n. ulnar situa-se entre os mm. flexor ulnar do carpo, que o recobre, e o flexor profundo dos dedos, sobre o qual caminha. Neste ponto ele inerva a porção medial deste último músculo. A partir do 1/3 médio do antebraço o n. ulnar é acompanhado pela a. ulnar e, na porção mais distal daquele segmento ele se torna superficial, colocando-se, ao nível do punho, entre o flexor ulnar do carpo e o flexor superficial dos dedos. Origina então ramos dorsal e palmar, responsáveis pela inervação sensitiva da metade ulnar da mão (dorsal e palmar), passa anteriormente ao retináculo dos flexores e atinge a palma, onde se divide em seus dois ramos terminais: superficial e profundo. O ramo profundo inerva:

a) todos os mm. interósseos

b) os mm. lumbricais 3.º e 4.º

c) mm. hipotênares, a saber, abdutor do 5.º

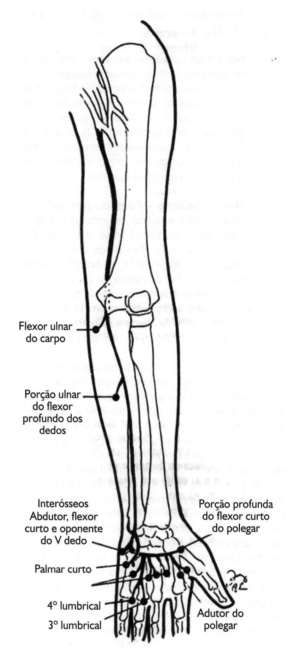

Fig. 18.123 – Trajeto e distribuição do n. ulnar. Os ramos cutâneos não estão ilustrados

dedo, flexor curto do 5.º dedo e oponente do 5.º dedo

d) a cabeça ou porção profunda do m flexor curto do polegar e o adutor do polegar.

O ramo superficial, geralmente, fornece um filete para o m. palmar curto e divide-se em nervos digitais palmares que inervam, com fibras sensitivas, o contorno medial do V dedo e os lados adjacentes dos dedos IV e V. Entretanto, na face dorsal, o V dedo e a pele do dorso da falange proximal do IV dedo e da metade medial do III dedo são inervadas pelos ramos digitais dorsais que se originam do ramo dorsal do n. ulnar. Observe então este fato: a pele da face dorsal das falanges média e distal dos dedos II, HI e IV é inervada pelo n. mediano. Examine com cuidado as Figs. 18.123 e 18.125, para compreender melhor a distribuição do n. ulnar.

8.1.5 — Algumas considerações funcionais

A descrição feita nos itens anteriores, mostrando a formação do plexo braquial, colaterais e nervos terminais, com indicação nestes últimos, de pontos de referência, relações e estruturas inervadas é muito útil, particularmente para o estudante que está dissecando o membro superior e identificando os elementos anatômicos. Mas é importante não perder a oportunidade de estabelecer uma relação funcional entre movimento, grupo muscular nele envolvido e inervação deste grupo muscular. Sob este enfoque, conhecer os detalhes do trajeto do n. radial, por exemplo, talvez não seja tão significativo quanto lembrar que ele inerva todos os músculos extensores e supinadores do membro superior. Da mesma maneira, a inervação cutânea (sensitiva) deve ser compreendida em seu conceito mais amplo, e isto implica no conhecimento dos territórios cutâneos de inervação. Afinal, é pela pesquisa da perda de sensibilidade de áreas cutâneas, e da capacidade de movimentar segmentos corpóreos que um médico pode diagnosticar a lesão em raízes nervosas ou em nervos. As considerações seguintes chamam a atenção para conceitos e fatos diretamente relacionados com este enfoque funcional.

8.1.5.1 — Dermátomos

Os nervos espinhais são formados pela fusão de duas raízes, ventral e dorsal, conectadas ao segmento medular. A raiz ventral é motora e a dorsal é sensitiva. Por esta razão todo nervo espinhal é um nervo misto, com fibras sensitivas e motoras. Chama-se dermátomo ao território cutâneo inervado por fibras de uma única raiz dorsal de um nervo espinhal. Assim, quando nos referirmos ao dermátomo C7, estamos falando de uma área cutânea inervada por fibras que pertencem à raiz dorsal do 7.° nervo cervical. A fig. 18.124 mostra os dermátomos do membro superior. Nas áreas limítrofes, os dermátomos se superpõem, mas sua área central é inervada somente por fibras de uma única raiz dorsal de nervo espinhal. Deste modo, a lesão da raiz dorsal do nervo espinhal C7, produzirá pelo menos uma diminuição de sensibilidade no dermátomo C7. Isto é particularmente válido para a sensibilidade dolorosa.

Tomemos agora um outro exemplo. O nervo radial emite pelo menos quatro nervos cutâneos: o cutâneo lateral inferior do braço, o cutâneo posterior do braço, cutâneo posterior do antebraço e o ramo superficial do n. radial. Ora, o nervo radial possui fibras de C5, C6, C7 e C8 (e às vezes até de T1). É fácil deduzir que o vasto território sensitivo inervado pelos seus diversos nervos cutâneos compreende vários dermátomos. Assim, uma lesão que atinja o nervo radial, além dos distúrbios motores que possa provocar, por paralisia dos músculos que ele inerva, provocará também uma diminuição de sensibilidade em diversos

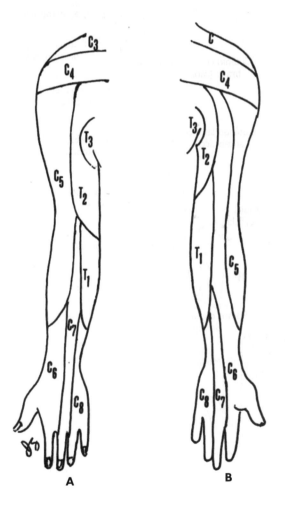

Fig. 18.124 — Dermátomos do membro superior. A – vista posterior; B – vista anterior

dermátomos. É isto que pode permitir ao médico distinguir entre a lesão de um nervo e a lesão de uma raiz nervosa.* Em outras palavras, o território sensitivo de um nervo não corresponde aos dermátomos, delimitados em função das fibras das raízes dorsais dos nervos espinhais. Compare a figura 18.124 com a figura 18.125, abaixo, onde estão ilustrados os territórios sensitivos dos diversos nervos cutâneos do membro superior. A inervação cutânea da mão aparece em detalhe e muitas variações são possíveis.

(*) É evidente que, se uma lesão atingir várias raízes dorsais de vários nervos espinhais, também haverá diminuição de sensibilidade em vários dermátomos.

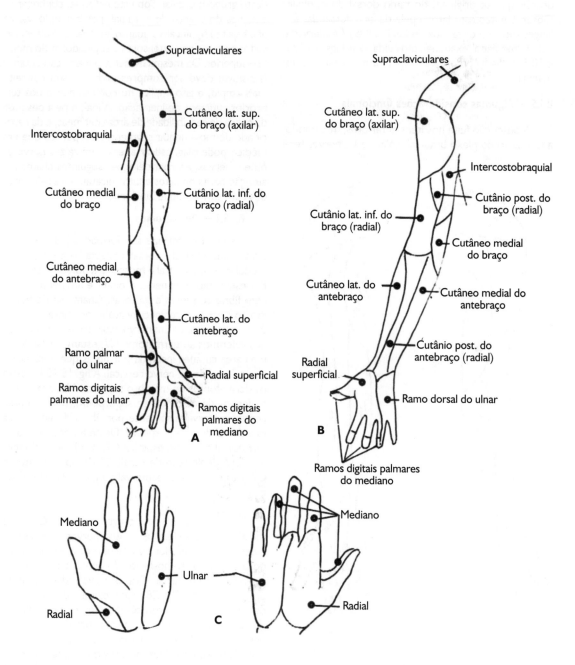

Fig. 18.125 – Inervação cutânea do membro superior. A – vista anterior; B – vista posterior; C – mão.

O mapeamento dos segmentos corpóreos em dermátomos e territórios sensitivos de nervos foram feitos, e continuam sendo feitos, com base na observação de casos clínicos. Isto explica algumas divergências entre autores e entre ilustrações publicadas em livros-textos. O quadro seguinte indica os nervos cutâneos do membro superior e sua origem.

NERVO CUTÂNEO	ORIGEM
Cutâneo lateral superior do braço	Axilar
Cutâneo lateral inferior do braço	Radial
Cutâneo posterior do braço	Radial
Cutâneo posterior do antebraço	Radial
Cutâneo medial do braço	Fascículo medial do plexo braquial
Intercostobraquial	2.° nervo intercostal
Cutâneo medial do antebraço	Fascículo medial do plexo braquial
Cutâneo lateral do antebraço	Musculocutâneo
Ramo superficial do n. radial	Radial
Ramo dorsal do n. ulnar	Ulnar
Ramo palmar do n. ulnar	Ulnar
Digitais palmares	Ulnar
Digitais dorsais	Ramo dorsal do n. ulnar
Digitais palmares	Mediano

8.1.5.2 — Distúrbios motores

Se conhecemos os músculos capazes de produzir um determinado movimento, e sua inervação, a constatação da perda de capacidade do paciente para realizar aquele movimento nos levará a determinar o nervo que foi lesado. Deste modo, se um paciente não pode realizar a extensão da mão, podemos raciocinar da seguinte maneira:

a) a extensão da mão é produzida pelos músculos extensores radiais do carpo, longo e curto, e pelo extensor ulnar do carpo (veja quadro do item 7.18.6)

b) o n. radial é responsável pela inervação de todos os músculos extensores do membro superior (item 8.1.4, letra C)

c) o n. radial deve estar lesado.

Podemos ir mais longe. Supondo que a extensão do antebraço não tenha sido prejudicada e sabendo que ela é feita pelo m. tríceps braquial, inervado pelo mesmo nervo radial, a lesão deve ser distal ao ponto em que o nervo radial emitiu ramos para o m. tríceps. Provavelmente no terço distal do braço, mas acima do epicôndilo lateral. E por que acima? Porque a este nível ele se divide nos seus dois ramos, superficial e profundo, e é antes desta divisão que ele emite os nervos que inervam os mm. extensores radiais do carpo, longo e curto, dois dos músculos envolvidos no movimento de extensão da mão. A lesão do n. radial no nível descrito não impedirá apenas a extensão da mão, mas também a extensão dos dedos, pois o m. que os estende é inervado pelo ramo profundo daquele nervo. Nestas condições resulta uma condição denominada punho caído, pois, sem contraposição dos mm. extensores, prevalece a ação dos flexores (e mesmo da gravidade quando o antebraço estiver horizontalizado), fazendo com que a mão permaneça em flexão permanente.

Este exemplo é bastante claro para ilustrar a importância do conhecimento dos movimentos, grupos musculares neles envolvidos e sua inervação. Por esta razão, a abordagem que foi feita no estudo dos músculos levou em consideração, principalmente, sua relação com o movimento produzido e não a sua situação topográfica, embora esta também tenha sido descrita.

Entretanto, nem sempre o problema se apresenta tão claro, nem a solução tão óbvia. Em muitos movimentos, particularmente na articulação escápulo-umeral, vários músculos interferem e com inervação diferente. A abdução do braço, por exemplo, é produzida pelos mm. deltoide e supraspinhal: o primeiro é inervado pelo n. axilar, enquanto que o segundo o é pelo n. suprascapular, ramo direto do tronco superior do plexo braquial. A perda de capacidade de abduzir o braço não levará, inevitavelmente à conclusão de que há, por exemplo, uma lesão no nervo axilar. Um exame cuidadoso deverá ser feito, testando inclusive outros movimentos, antes que se possa chegar a uma conclusão, pois, ao que parece, o m. supraspinhal é capaz de iniciar, sozinho, a abdução, na ausência do deltoide. Mas, ainda assim, as ações musculares, os movimentos produzidos e a inervação motora, estarão na base de qualquer que seja o raciocínio clínico.

Por esta razão, um sumário da inervação motora do membro superior, pelo menos no que diz respeito aos nervos principais, é imprescindível e o estudante deve dar a ele toda a atenção. Os quadros seguintes são uma tentativa de explicitar os dados mais importantes sobre o assunto.

FASCÍCULO POSTERIOR DO PLEXO BRAQUIAL

NERVO	MÚSCULO	MOVIMENTO
Axilar	Deltoide	Abdução do braço
	Redondo menor	Rotação lateral do braço
		Extensão do antebraço
Radial*	Tríceps braquial	Extensão do antebraço
	Ancôneo	Flexão do antebraço
	Braquiorradial	
	Extensor radial do carpo (longo)	Extensão da mão e abdução da mão
	Extensor radial do carpo (curto)	Extensão da mão e abdução da mão
	Extensor dos dedos	Extensão da falange proximal dos dedos II a V
	Extensor do V dedo	Extensão da falange proximal do V dedo
	Extensor ulnar do carpo	Extensão da mão e adução da mão
	Extensor longo do polegar	Extensão da falange distal do polegar
	Extensor do indicador	Extensão da falange proximal do II dedo
	Abdutor longo do polegar	Abdução do polegar
	Extensor curto do polegar	Extensão da falange proximal do polegar
	Supinador	Supinação do antebraço

* Observe que o n. radial inerva todos os músculos extensores do braço, antebraço, mão e dedos (incluindo o polegar). Além disso, inerva o músculo mais importante da supinação e um único músculo flexor: o braquiorradial, um dos flexores do antebraço.

FASCÍCULO LATERAL

NERVO	MÚSCULO	MOVIMENTO
Músculo-cutâneo	Coraco braquial	Flexão do braço
	Braquial	Flexão do antebraço
	Biceps-braquial	Flexão do antebraço

FASCÍCULO MEDIAL

NERVO	MÚSCULO	MOVIMENTO
Ulnar	Flexor ulnar do carpo	Flexão da mão e adução da mão
	Flexor profundo dos dedos (porção ulnar)	Flexão da falange distal dos dedos III, IV e V
	Palmar curto	Tensiona a pele da região hipotênar
	Abdutor do V dedo	Abdução do V dedo
	Flexor curto do V dedo	Flexão do V dedo
	Oponente do V dedo	Flexão e rotação lateral do 5.º metacárpico
	Adutor do polegar	Adução do polegar
	Flexor curto do polegar (porção profunda)	Flexão do polegar
	Interósseos dorsais	Abdução dos dedos (exceto o dedo V)
		Flexão da falange proximal e extensão das falanges média e distal dos dedos
		Adução dos dedos (exceto o dedo III)
	Interósseos palmares	Flexão da falange proximal e extensão das falanges média e distal dos dedos
	Lumbricais 3.º e 4.º	Flexão da falange proximal e extensão das falanges média e distal dos dedos IV e V

Observe este fato: o n. ulnar só inerva dois músculos no antebraço, mas distribui-se para a maioria dos músculos curtos da mão. Assim, é compreensível que as lesões do n. ulnar, ao nível do cotovelo ou punho, acarretem distúrbios motores na mão. Entre estes distúrbios deve-se ressaltar a perda da abdução e da adução dos dedos da adução do polegar, atrofia da eminência hipotênar e, frequentemente, o aparecimento da chamada mão em garra (Fig. 18.126). Esta aparece quando, em virtude da paralisia dos interósseos, as articulações metacarpofalângicas são puxadas pelos extensores dos dedos, sem oposição, até o grau máximo de hiperextensão permitido pelas cápsulas articulares. Por outro lado, quando há muita

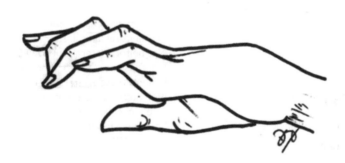

Fig. 18.126 — Mão em garra: lesão do n. Ulnar

hiperextensão nestas articulações, as interfalângicas não podem ser estendidas contra a força de tração dos flexores superficiais e profundo dos dedos que as mantêm flexionadas. A mão em garra é mais evidente no lado ulnar pois os dois primeiros lumbricais (que são inervados pelo n. mediano) resistem à hiperextensão nas articulações metacarpo-falângícas e ajudam a extensão das articulações interfalângicas dos dedos indicador e médio (II e III).

FASCICULOS LATERAL E MEDIAL

NERVO	MÚSCULO	MOVIMENTO
Mediano	Pronador redondo	Pronação do antebraço
	Pronador quadrado	Pronação do antebraço
	Flexor radial do carpo	Flexão da mão e abdução da mão
	Palmar longo	Tensiona a aponeurose palmar
	Flexor superficial dos dedos	Flexão da falange média dos dedos
	Flexor profundo dos dedos (porção radial)	Flexão da falange distal dos dedos
	Flexor longo do polegar	Flexão do polegar
	Flexor curto do polegar (porção superficial)	Flexão do polegar
	Abdutor curto do polegar	Abdução do polegar
	Oponente do polegar	Oposição do polegar
	Lumbricais 1.° e 2.°	Flexão da falange proximal e extensão das falanges média e distal dos dedos II e III

Observe este fato: o nervo mediano inerva todos os músculos flexores situados no antebraço, exceto o flexor ulnar do carpo e a porção ulnar do flexor profundo dos dedos. Assim, uma lesão no n. mediano, em nível alto, no antebraço, interferirá principalmente com a pronação do antebraço, flexão do polegar e flexão das falanges dos dedos II e III. Por outro lado, se a lesão ocorrer ao nível do punho, a abdução do polegar estará abolida ou será, pelo menos, insatisfatória, além de haver perda de sensibilidade na parte lateral da palma e no dorso das extremidades dos dedos radiais.

8.1.6 — Inervação das articulações

Descrevendo os nervos do membro superior, foram mencionados ramos musculares e cutâneos. Este estudo deve ser completado com uma breve referência aos ramos articulares. O quadro seguinte reúne informações objetivas sobre a inervação das articulações do membro superior.

ARTICULAÇÃO	INERVACAO
Esternoclavicular	N. supraclavicular medial*
Acromioclavicular	Nn. peitoral lateral, suprascapular e axilar
Escápulo-umeral (ombro)	Nn. peitoral lateral, suprascapular e axilar
Cotovelo	Nn. musculocutaneo, mediano, ulnar e radial Nn.
Rádio-ulnar proximal	Nn. interósseo anterior e ramo profundo do radial
Radiocárpica, mediocárpica e carpometacárpica	Nn. interósseo anterior e ramo profundo do radial e ulnar
Metacarpofalângicas e interfalângicas	Ramos digitais do mediano e ulnar

---

(*) Os nn. supraclaviculares não pertencem ao plexo braquial e serão descritos no capítulo sobre cabeça e pescoço.

8.1.7 — Sistema Nervoso Autónomo e membro superior

Ao que parece, fibras parassimpáticas não alcançam o membro superior, mas fibras simpáticas são distribuídas para os vasos sanguíneos, glândulas sudoríparas e músculos eretores dos pelos. A sinapse entre as fibras pré e pós-ganglionares simpáticas ocorre nos gânglios cervical inferior ou primeiro torácico e, eventualmente, no gânglio cervical médio. As fibras pós-ganglionares alcançam principalmente o tronco inferior do plexo braquial, acompanham os nervos terminais e são distribuídas no seu território de inervação. Sabe-se, por outro lado, que algumas fibras pós-ganglionares, provenientes da alça cervical, formam um plexo simpático periarterial em torno da a. subclávia que, provavelmente, não se estende além da axila. A continuação deste plexo em artérias do membro superior é devido a contribuições feitas por nervos periféricos adjacentes.

9.0 — Artérias do membro superior

No estudo de vasos (artérias e veias), mais do que no estudo de quaisquer outras estruturas corpóreas, o estudante deve estar atento à possibilidade de variações, pois elas são muito mais frequentes do que registra a literatura. Artérias costumam originar-se em troncos diferentes dos apontados nos Atlas e ilustrações de livros-textos e, não raro, duas ou mais artérias têm origem por tronco comum. Nas descrições que se seguem, serão apontados a origem, o trajeto e o território de irrigação considerados mais frequentes, mas eventualmente, chamar-se-á a atenção para as variações. Para não ser surpreendido por elas durante uma dissecação, o estudante deve, no estudo de uma artéria, verificar sua origem, seu trajeto, suas relações com outras estruturas e o território por ela irrigado. A associação destes dados permitirá identificar corretamente a artéria. As artérias principais dão ramos musculares (para os músculos), nutridores dos ossos e ramos articulares (para as articulações). Destes ramos somente alguns têm nomes específicos e somente estes serão relacionados nas descrições.

9.1 — A origem da principal artéria do membro superior

O sistema circulatório compreende, como se sabe, um sistema fechado de tubos, os vasos, e um órgão central, o coração (veja Capítulo VIII). Ao coração chegam vasos aferentes, as veias, e dele saem vasos eferentes, as artérias. A fig. 18.127 mostra o coração e os grandes vasos que a ele chegam e que dele saem. Observe então o arco aórtico e os vasos que nele se originam: à direita origina-se o tronco braquiocefálico,

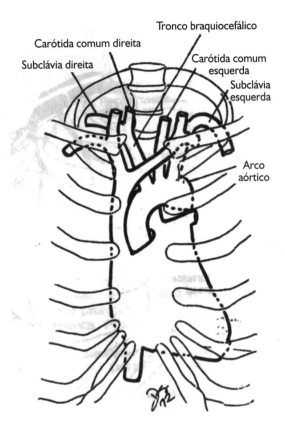

Fig. 18.127— Coração e vasos da base. Origem das aa. subclávias

à esquerda a a. subclávia esquerda, e entre os dois, a a. carótida comum esquerda. A ilustração mostra também como o tronco braquiocefálico se divide em a. carótida comum direita e subclávia direita. São as aa. subclávias que nos interessam particularmente. A da esquerda é, portanto, ramo direto do arco aórtico, enquanto que a da direita se origina da divisão do tronco braquiocefálico. Quando a artéria subclávia atinge a borda externa da primeira costela passa a ser denominada artéria axilar, principal tronco de irrigação do membro superior.

9.2 — Artéria axilar

A fig. 18.128 mostra, em vermelho, a artéria axilar e seus ramos. Este importante tronco artéria, atravessa o canal cérvico-axilar, juntamente com a veia axilar e plexo braquial. Observe num esqueleto articulado

342 CAPITULO XVIII

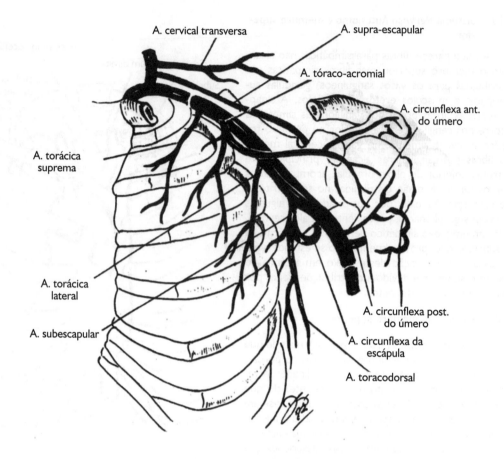

Fig. 18.128 — A. axilar e seus ramos. Também estão ilustradas algumas artérias que fornecem ramos para o ombro, mas que se originam da A. subclávia.

os limites ósseos deste espaço piramidal truncado que constitui uma comunicação entre a base do pescoço e a axila:

a) medialmente, as três primeiras costelas

b) lateralmente, o processo coracoide e parte superior do úmero

c) posteriormente, a escápula.

É fácil compreender que este contorno ósseo protege vasos e nervos importantes situados numa região de dimensões reduzidas e sujeita a traumatismos superior e anteriormente.

A fig. 18.129 mostra a divisão da a. axilar nas suas três porções, de maneira esquemática. A 1.ª parte situa-se entre a borda externa da 1.ª costela e a borda medial do m. peitoral menor; a 2.ª parte é posterior ao m. peitoral menor; a 3.ª parte estende-se da borda lateral do peitoral menor à borda inferior do m. redondo maior. Na axila, a a. axilar mantém relações com os fascículos lateral, medial e posterior do plexo braquial que ocupam, em relação à artéria, as posições indicadas pelos seus nomes. A veia axilar é medial à artéria.

9.2.1 — Ramos da a. axilar

Como foi dito, as variações quanto à origem dos ramos da a. axilar são frequentes e o estudante deve dar muito mais importância aos seus territórios de irrigação que são mais constantes. As descrições seguintes seguem o padrão mais frequentemente observado. Tenha sempre presente a fig. 18.126.

a) Ramos da 1.ª parte da a. axilar — Além de alguns ramos musculares que irrigam o m. subescapular, o único com nome específico é a a. torácica suprema que corre medialmente para irrigar músculos do 1.º espaço intercostal. Nas dissecações regionais este vaso é de difícil acesso quando se disseca a região peitoral e axilar, pois tem origem alta na a. axilar.

b) Ramos da 2.ª parte da a. axilar

1 – A. tóraco-acromial – Pode nascer também da 1.ª parte da a. axilar e, na verdade, é um pequeno tronco que logo se divide em ramos acromial (que se ramifica sobre o acrômio), clavicular (que irriga o m. subclávio), peitoral (entre os mm. peitorais maior e menor, os quais irriga) e deltoide (que segue o sulco entre os mm. deltoide e peitoral, em companhia da veia cefálica).

2 – A. torácica lateral – Corre ao longo da borda lateral do peitoral menor e emite ramos para nutrir a mama.

c) Ramos da 3.ª parte da a. axilar

1 – A. subescapular – É o ramo mais calibroso da 3.ª parte da a. axilar, podendo também originar-se da 2.ª parte. Na sua origem situa-se posteriormente ao n. ulnar e corre ao longo da borda lateral da escápula. A subescapular, depois de curto trajeto divide-se nos seus dois ramos terminais, a a. toracodorsal (que chega ao m. grande dorsal em companhia do n. toracodorsal), e a a. circunflexa da escápula. Esta, geralmente mais calibrosa que a toracodorsal, dirige-se posteriormente contornando a borda lateral da escápula, passa pelo espaço triangular (item 7.17.1.4) e ramifica-se na fossa infraespinhal para anastomosar-se com ramos provenientes de várias artérias, formando extensa circulação colateral na região escapular (veja item 9.2.2).

2 – A. circunflexa anterior do úmero – É de pequeno calibre, dirige-se lateralmente e contorna anteriormente o colo cirúrgico do úmero. Termina anastomosando-se com a a. circunflexa posterior do úmero.

3 – A. circunflexa posterior do úmero – De maior calibre que a circunflexa anterior do úmero, dirige-se posteriormente passando no espaço quadrangular em companhia do n. axilar (item 7.17.1.4). Irriga o m. deltoide e termina anastomosando-se com a a. circunflexa anterior do úmero. As duas circunflexas do úmero podem nascer de um tronco comum.

9.2.2 – Circulação colateral

De enorme importância funcional é a extensa circulação colateral que se estabelece em torno da escápula. Ela é tão eficiente que permite a ligadura da 3.ª parte da a. subclávia ou da 1.ª parte da a. axilar. A (fig. 18.131) ilustra de maneira esquemática esta circulação colateral para a qual contribuem as seguintes artérias:

a) subescapular e circunflexa da escápula, ao longo da borda lateral da escápula

b) escapular descendente (ramo da subclávia), ao longo da borda medial da escápula

c) supraescapular (ramo da subclávia), próximo da borda superior da escápula e nas fossas infra e supraspinhal

d) ramos das aa. intercostais

9.3 – Artéria braquial

Ao nível da borda inferior do m. redondo maior a a. axilar passa a denominar-se a. braquial (do braço), que é, portanto, sua direta continuação. Na sua porção mais proximal, o nervo mediano lhe é lateral, o nervo radial, posterior, e os nervos ulnar e cutâneo medial do braço, mediais. A a. braquial é relativamente superficial no contorno medial do braço e pode ser comprimida contra o úmero na sua parte mais superior, onde corre ao longo da borda medial do bíceps braquial que a recobre parcialmente. Ao nível da metade do braço o nervo mediano cruza a braquial vindo do contorno lateral para a medial. Na fossa do cotovelo ela se coloca no plano mediano do membro superior, situando-se entre o tendão do bíceps, que lhe é lateral, e o nervo mediano, medial.

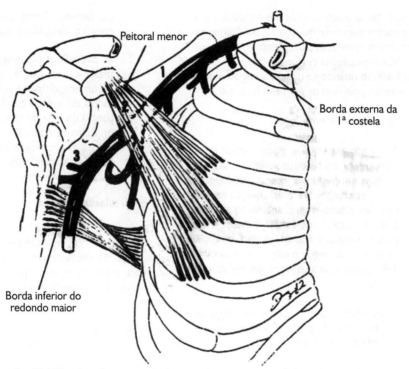

Fig. 18.129 — As três porções da A. axilar. Observe os limites de cada porção

9.3.1 — Ramos da a. braquial

Além de ramos musculares que irrigam os músculos do braço e um ramo para o úmero, três ramos, com denominação própria, podem ser apontados (Fig. 18.132).

1 — **Artéria profunda do braço** — Também chamada braquial profunda, origina-se do contorno posterior da a. braquial, próximo à origem desta, e segue trajeto descendente, passando no sulco do radial do úmero em companhia do n. radial. Irriga o tríceps e fornece dois ramos, colateral radial (que segue o n. radial inferiormente) e colateral medial que fazem parte da rede anastomótica arterial que se forma em torno da articulação do cotovelo (item 9.3.2).

2 — **Artéria colateral ulnar superior** — Origina-se da braquial na metade do braço e acompanha o n. ulnar até a face posterior do epicôndilo medial onde toma parte na formação da rede anastomótica arterial da articulação do cotovelo.

3 — **Artéria colateral ulnar inferior** — Nasce pouco acima do cotovelo e, passando posteriormente ao n. mediano, segue medialmente para o epicôndilo medial, onde toma parte na rede anastomótica arterial da articulação do cotovelo.

9.3.2 — Rede arterial do cotovelo

Em torno da articulação do cotovelo forma-se uma rede anastomótica na qual interferem ramos das aa. braquial, profunda do braço, ulnar e radial. Estas duas últimas artérias são descritas no item seguinte. A fig. 18.132 ilustra, de maneira esquemática, como se fazem estas anastomoses. Repare que, além de anastomoses no sentido longitudinal, há anastomoses transversais como a que ocorre entre a a. colateral medial e a colateral ulnar inferior. Esta rede anastomótica constitui uma importante circulação colateral nos casos de obstrução da a. braquial abaixo dos níveis de origem dos seus ramos superiores. Redes arteriais periarticulares existem, geralmente, em torno das articulações mais importantes dos membros.

9.4 — Artérias radial e ulnar

Na fossa cubital, anteriormente à articulação do cotovelo, a a. braquial divide-se nos seus dois ramos terminais, as artérias radial e ulnar, responsáveis pela irrigação do antebraço.

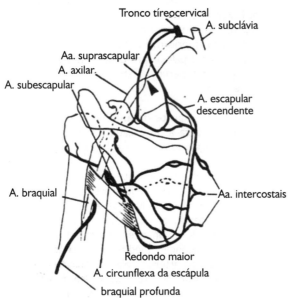

Fig. 18.131 — Circulação colateral ao nível da escápula. Foi feita a ligadura da A. axilar (seta)

9.4.1 — Artéria radial

Origina-se ao nível do colo rádio e segue em direção ao punho, coberta pelo m. braquiorradial no seu trajeto proximal. Na porção distal do antebraço, entretanto, torna-se superficial, colocando-se lateralmente ao tendão do flexor radial do carpo. Esta situação é particularmente importante, pois, ao nível do punho, pode-se perceber, pela palpação, suas pulsações, colhendo-se informações sobre frequência, ritmo, compressibilidade e condições da parede arterial ("tomada do pulso"). No terço médio do antebraço o ramo superficial do n. radial situa-se lateralmente à artéria.

9.4.1.1 — Ramos da a. radial

Além de ramos musculares, a a. radial emite os seguintes ramos (Fig. 18.133).

1 – **Artéria recorrente radial** – Nasce próximo à origem da a. radial e tem trajeto ascendente (donde o nome recorrente) sob o m. braquiorradial. Veja na fig. 18.132 como ela se anastomosa com a a. colateral radial, ramo da profunda do braço, fazendo parte da rede anastomótica da articulação do cotovelo.

2 – **Ramos palmar superficial e cárpico palmar** – Originam-se no ponto mais distal da a. radial e serão descritos no item 9.5.

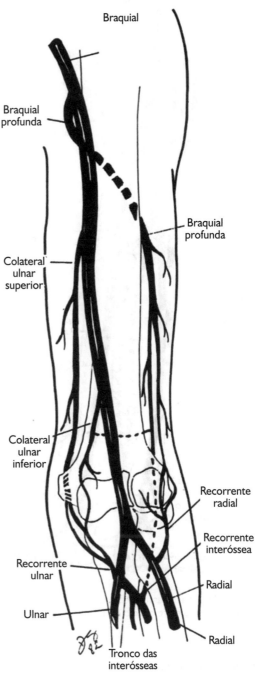

Fig. 18.132 — Ramos da A. braquial e circulação colateral no cotovelo. Membro superior esquerdo

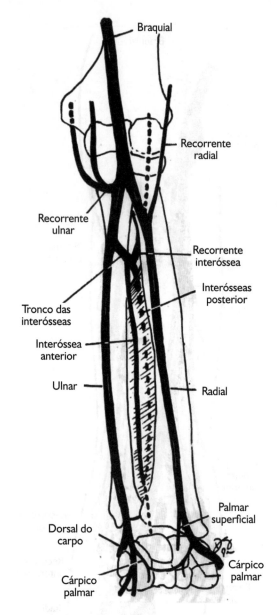

Fig. 18.133 — Aa. do antebraço esquerdo. Observe a membrana interóssea entre o rádio e a ulna.

9.4.2 – Artéria ulnar

Ramo terminal da a. braquial na fossa cubital tem trajeto descendente e medial, no terço proximal, onde fica recoberta pelos músculos que se originam no epicôndilo medial. A seguir, corre sobre o flexor profundo dos dedos e nos 2/3 distais do antebraço, o n. ulnar situa-se medialmente a ela. No terço distal, artéria e nervo estão lateralmente ao tendão do m. flexor ulnar do carpo e aí as pulsações da artéria podem ser sentidas. Abandonando o antebraço a a. ulnar passa anteriormente ao retináculo dos flexores, emite o ramo palmar profundo e se continua como arco palmar superficial. Estes ramos serão descritos no item 9.5.

9.4.2.1 – **Ramos da a. ulnar** – Além dos ramos musculares para a musculatura adjacente a a. ulnar emite os seguintes ramos (fig. 18.133).

1 – **Artéria recorrente ulnar** – Trata-se de um pequeno tronco que nasce próximo à origem da a. ulnar e divide-se em ramos anterior e posterior, os quais, com trajeto ascendente (donde o nome recorrente), dirigem-se para o epicôndilo medial onde se anastomosam com as artérias colaterais ulnares inferior e superior (Fig. 18.132). Deste modo, a a. recorrente ulnar faz parte da rede anastomótica da articulação do cotovelo.

2 – **Artéria interóssea comum** (fig. 18.133) – Origina-se na extremidade inferior da fossa cubital e logo divide-se em artérias interósseas anterior e posterior:

a) a artéria interóssea anterior corre distalmente sobre a membrana interóssea, entre as bordas adjacentes do flexor longo do polegar e do flexor profundo dos dedos. Na borda superior do pronador quadrado perfura a membrana interóssea para fazer parte da rede dorsal do carpo (item 9.5.1). Emite um ramo que acompanha o n mediano, a a. mediana.*

b) a artéria interóssea posterior corre distalmente, sendo posterior à membrana interóssea. Em parte de seu trajeto é acompanhada pelo ramo profundo do nervo radial (também denominado nervo interósseo posterior). Na porção mais distal do antebraço ela termina anastomosando-se com a a. interóssea e com

---

(*) A artéria mediana é o ramo mais importante da irrigação do antebraço no embrião. No curso do desenvolvimento a irrigação de seus territórios passa a ser feita pelas aa. ulnar e radial. É por esta razão que, em alguns indivíduos, a a. mediana é bem desenvolvida, particularmente quando a a. ulnar falta ou é de pequeno calibre.

a rede dorsal do carpo (item 9.5.1). Próximo à sua origem emite a a. recorrente interóssea, de trajeto ascendente, que faz parte da rede anastomótica da articulação do cotovelo anastomosando-se com a a. colateral medial (Fig. 18.132).

3 – **Ramos cárpicos, palmar e dorsal** – Originam-se ao nível do carpo e serão descritos no item 9.5.

9.5 – Irrigação da mão

A irrigação da mão deriva das artérias ulnar e radial e pode ser descrita em três formações vasculares: a rede dorsal do carpo, o arco palmar superficial e o arco palmar profundo.

9.5.1 – Rede dorsal do carpo (fig. 18.134)

A artéria radial emite o ramo palmar superficial, abandona o antebraço contornando o punho em

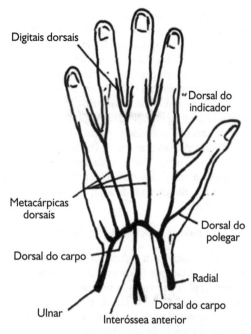

Fig. 18.134 – Rede dorsal do carpo

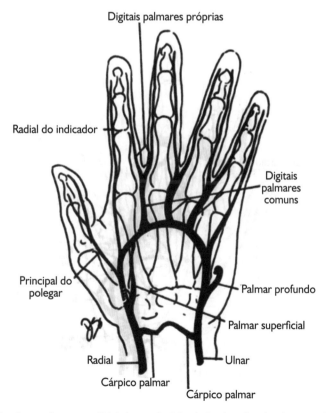

Fig. 18.135 – Arco palmar superficial. A contribuição da A. ulnar é maior do que a da A. radial.

direção posterior e corre no assoalho da tabaqueira anatômica (item 7.20.1). Em seguida, volta à palma, passando entre as cabeças do m. 1.° interósseo dorsal. Antes disto, porém, a a. radial emite um ramo cárpico dorsal que se anastomosa com o ramo cárpico dorsal da a. ulnar formando a rede dorsal do carpo, para a qual contribui também a a. interóssea anterior. Da rede dorsal do carpo nascem 3 ou mais artérias metacárpicas dorsais que se dividem, na raiz dos dedos, em artérias digitais dorsais para os dedos adjacentes (II e V). No dorso da mão devem ainda ser mencionados dois ramos da a. radial: a a. dorsal do polegar (às vezes são duas) e a a. dorsal do indicador, para o contorno lateral do II dedo.

9.5.2 – Arco palmar superficial (Fig. 18.135)

A a. ulnar alcança a palma, passando anteriormente ao retináculo dos flexores, não sem antes emitir o ramo cárpico palmar, que se anastomosa com o ramo cárpico palmar da a. radial, e o ramo cárpico dorsal que contribui para a formação da rede dorsal do carpo (item 9.5.1, fig. 18.134). Na palma, a a. ulnar emite o ramo palmar profundo, que acompanha o ramo profundo do n. ulnar, e se une à artéria radial para formar o arco palmar profundo (item 9.5.3). A continuação da a. ulnar forma então o arco palmar superficial, sua principal terminação. O arco se completa, no lado radial, de modo variável, pelas aa. radial do indicador, ramo palmar superficial da a. radial ou principal do polegar, todas oriundas da a. radial. O arco palmar superficial localiza-se sobre os tendões flexores e ramos do n. mediano, sob a proteção da aponeurose palmar. Além de um ramo para o contorno medial do V. dedo, o arco palmar superficial emite 3 artérias digitais palmares comuns que se dividem para irrigar os lados adjacentes dos dedos como aa. digitais próprias.

9.5.3 – Arco palmar profundo (fig. 18.136)

Vinda do dorso da mão, onde penetra entre as cabeças do m. 1.° interósseo dorsal, a a. radial alcança a palma, volta-se medialmente, passa entre as cabeças do adutor do polegar e se anastomosa com o ramo palmar profundo da a. ulnar para formar o arco palmar profundo. Antes, porém, a a. radial emite a a. principal do polegar e a a. radial do indicador, para o contorno radial do dedo II. Este último ramo, com frequência, pode nascer da principal do polegar ou mesmo

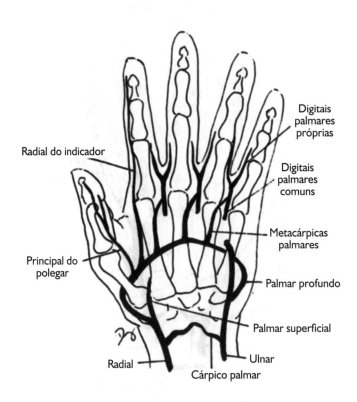

Fig. 18.136 – Arco palmar profundo. A contribuição da A. radial e maior do que a da A. ulnar

do próprio arco palmar profundo e, não raro, supre ambos os lados do indicador. O arco palmar profundo localiza-se sobre os mm. interósseos, profundamente aos tendões flexores e, assim, está bem protegido de lesões, não tendo a mesma importância clínica do arco superficial. Emite 3 aa. metacárpicas palmares que se unem, próximo à raiz dos dedos, às aa. digitais palmares comuns.

A fig. 18.137 ilustra os dois arcos palmares, superficial e profundo, superpostos, para que o estudante tenha uma visão do conjunto.

10.0 — Veias do membro superior

A drenagem venosa do membro superior é feita em última análise pela v. axilar, de grande calibre, e que acompanha a artéria axilar. A v. axilar se continua na v. subclávia, ao nível da borda externa da 1.ª costela, e esta, por sua vez, forma com a v. jugular interna, a v. braquiocefálica. As vv. braquiocefálicas, direita e esquerda se unem na v. cava superior que desemboca no átrio direito do coração (Fig. 18.138). Vistas no seu conjunto, as veias do membro superior podem ser divididas em dois grupos:

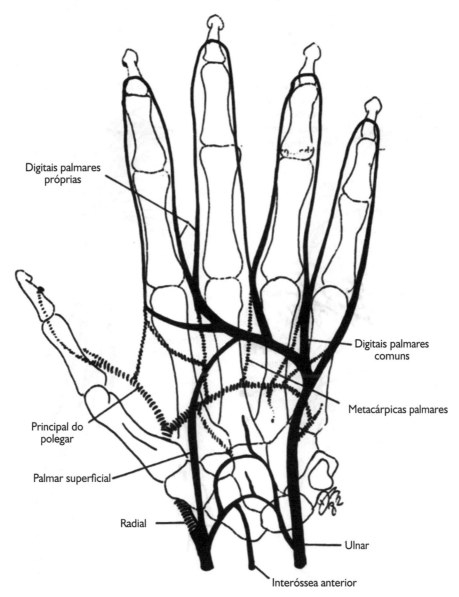

Fig. 18.137 — Os dois arcos palmares, superficial e profundo. Observe as numerosas conexões entre eles.

a) vv. superficiais

b) vv. profundas

10.1 — Veias superficiais

Situam-se na tela subcutânea, fora do invólucro formado pela fáscia de contenção muscular (fáscia profunda). A drenagem venosa dos dedos faz-se através de numerosas veias digitais dorsais e palmares que se anastomosam livremente (Fig. 18.139). A maioria das veias palmares dirigem-se para o dorso da mão contornando suas bordas e aí, com as veias dorsais formam o arco venoso dorsal do qual emergem, entre outras, as duas veias superficiais mais importantes do membro superior: as vv. cefálica e basílica (Fig. 18.140).

a) a v. cefálica nasce no lado radial do arco venoso dorsal, ascende lateralmente na face anterior do antebraço e braço, correndo, ao nível do ombro, no sulco deltopeitoral (entre os mm. peitoral maior e deltoide). Perfura então

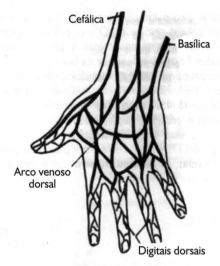

Fig. 18.139 – Arco venoso dorsal

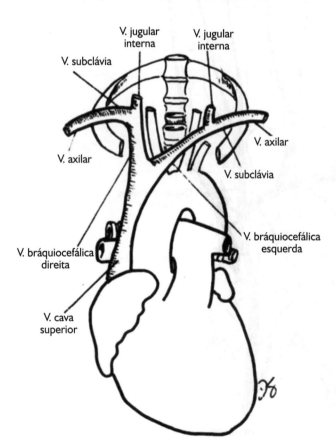

Fig. 18.138 – V. axilar e sua continuação

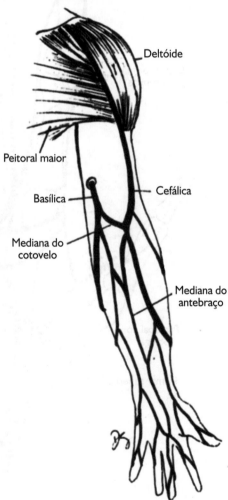

Fig. 18.140 – Formação das vv. basílica e cefálica

a fáscia clavipeitoral (item 7.26) e termina na v. axilar.

b) a v. basílica nasce no lado medial do arco venoso dorsal, ascende medialmente na face anterior do antebraço. Na metade do braço ela perfura a fáscia profunda, acompanha a a. braquial junto com as vv. braquiais e, ao nível da borda do m. redondo maior, une-se àquelas veias para formar a v. axilar (veja item 10.3).

No seu trajeto pelo antebraço as veias cefálicas e basílica recebem diversas tributárias e a possibilidade de variações é muito grande. A topografia das veias superficiais varia até no mesmo indivíduo quando se comparam os membros superiores direito e esquerdo. A região anterior do cotovelo tem particular importância pois as veias que aí são encontradas, sendo superficiais e calibrosas, são utilizadas com frequência na prática médica para injeções endovenosas, colheita de sangue para exames, transfusões de sangue e de plasma e mesmo como via de passagem de longas cânulas para sofisticados exames das câmaras cardíacas (cineangiografia). A fig. 18.141 mostra como a v. mediana do cotovelo une as vv. basílica e cefálica, seguindo obliquamente desta para aquela. Na fig.18.141 A observe que a v. mediana do cotovelo recebe como tributária a v. mediana do antebraço. Na fig. 18.141 B, uma variação frequente, a v. mediana do antebraço tem forma de Y, e os ramos do Y desembocam nas vv. cefálica e basílica. Neste caso não existe a mediana do cotovelo.

10.2 – As veias profundas, com exceção da v. axilar, são duplas e acompanham as artérias com o mesmo nome e trajeto destas, não havendo, portanto, interesse em descrevê-las. O único ponto que deve ser mencionado refere-se à formação da v. axilar.

10.3 – **Formação da v. axilar** (fig. 18.142)

A v. axilar forma-se, mais frequentemente, pela união da v. basílica (uma v. superficial que se torna profunda ao nível da metade do braço) com as vv. braquiais, ao nível da borda inferior do m. redondo maior. Entretanto, duas variações, entre outras, podem ocorrer:

1 – As vv. braquiais se unem em veia única que, a seguir, com a v. basílica, forma a v. axilar.

2 – A v. basílica pode desembocar em uma das veias braquiais antes que elas se unam para formar a v. axilar.

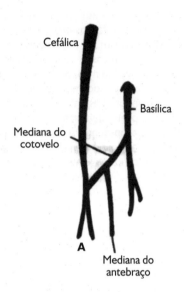

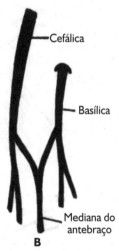

Fig. 18.141 – A – V. mediana do cotovelo; B – Variação frequente; V. mediana do antebraço em Y

10.4 – Mecanismo de retorno venoso no membro superior

Em virtude da extrema mobilidade do membro superior, o retorno sanguíneo (e também linfático) ocorre com muito mais facilidade do que no membro inferior onde ele é feito, geralmente, contra a gravidade. A compressão dos canais de drenagem por ativa contração de músculos situados em compartimentos fasciais, resulta numa ação bombeadora que mantém o fluxo de retorno, cuja direção é determinada pelas válvulas existentes nas veias e linfáticos. Este mecanismo é particularmente eficiente na axila e na mão. Na axila, veias e linfáticos estão envolvidos por músculos e fáscias e assim, os movimentos da região do ombro facilitam o retorno venoso e linfático. O mesmo ocorre ao nível da mão, onde as veias podem ser esvaziadas pelo repetido movimento de "cerrar o punho", uma manobra bastante utilizada na prática médica quando se pretende tornar mais evidentes as veias superficiais. Compreende-se assim que qualquer interferência na mobilidade normal do ombro e da mão resulta em retorno sanguíneo e linfático deficiente, com possibilidade de edema. Na imobilização de pacientes com fraturas estes fatos devem ser levados em consideração.

II.0 – Linfáticos do membro superior

Embora, como no caso das veias, se possa falar de linfáticos superficiais e profundos, ao contrário daquelas, estes são descritos em conjunto neste item, para que o estudante tenha uma visão mais clara deste importante sistema de drenagem auxiliar. Além do mais, informações complementares serão fornecidas quando se tratar da drenagem linfática da mama, estreitamen-

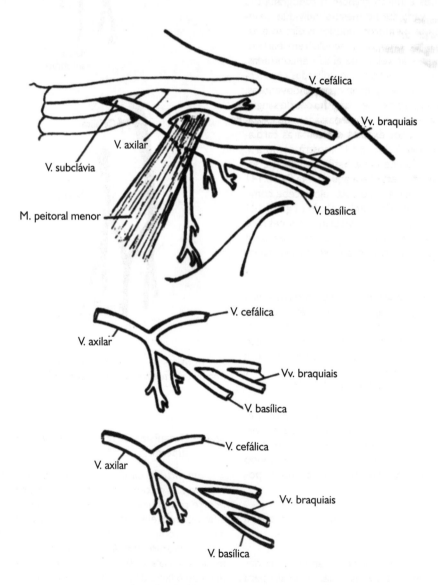

Fig. 18.142 – Formação da V. axilar e variações

te relacionada com a drenagem linfática do membro superior (item 12.0). Uma revisão das generalidades sobre o sistema linfático é de todo aconselhável.

II.1 – Vias linfáticas

Um rico plexo linfático superficial dos dedos drena para plexos do dorso e da palma da mão (fig. 18.143), dos quais partem vasos linfáticos, de direção ascendente, acompanhando, em sua maioria, o curso das principais veias superficiais. Alguns destes vasos linfáticos drenam para linfonodos superficiais situados:

a) acima do epicôndilo medial, sendo denominados linfonodos supratrocleares (ou cubitais)

b) no sulco deltopeitoral, abaixo da clavícula, denominados linfonodos deltopeitorais (ou infraclaviculares)

Entretanto, a maioria dos linfáticos superficiais vão ter à axila, onde perfuram a fáscia profunda para terminar em linfonodos axilares. O mesmo ocorre com os vasos linfáticos profundos que, no membro superior, acompanham os vasos sanguíneos profundos.

II.2 – Linfonodos axilares

Costuma-se reconhecer cinco grupos de linfonodos axilares:

1 – Lateral – Estes linfonodos estão localizados posteriormente à veia axilar e para ele drenam os vasos linfáticos do membro superior na sua grande maioria (fig.18.144).

2 – Peitoral – Situam-se ao longo da v. torácica lateral, na borda inferior do m. peitoral menor (fig. 18.144). Drenam a maior parte da mama, embora não sejam os únicos linfáticos axilares a receber linfáticos daquela glândula, e a linfa de vasos linfáticos superficiais do tronco situados acima da cicatriz umbilical.

3 – Posterior – Este grupo é também denominado subescapular e os linfonodos que o constituem estão localizados ao longo da veia subescapular, na borda lateral da escápula (fig. 18.144). Drenam a parte posterior da região do ombro.

4 – Central – Constituem o grupo mais numeroso, com linfonodos situados na base da axila.

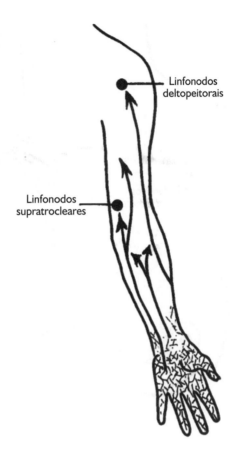

Fig. 18.143 – Linfonodos deltopeitorais e supratrocleares (cubitais)

Os linfonodos centrais constituem um filtro intermediário, recebendo a linfa proveniente de todos os grupos já mencionados, a saber, lateral, posterior e peitoral (Fig. 18.144).

5 – Apical – É o único grupo de linfonodos situado acima da borda superior do peitoral menor (fig.18.144), medialmente à v. axilar. Recebem a linfa de todos os outros grupos e, algumas vezes, diretamente da mama.

Observe então que a filtragem da linfa é feita em cadeia, passando por vários linfonodos antes de alcançar os troncos finais de drenagem. Esta é feita através do tronco subclávio, à esquerda, desemboca no ducto torácico e, à direita, no ducto linfático direito. Tanto o ducto torácico, quanto o ducto linfático direito desembocam, normalmente, no ponto de junção da

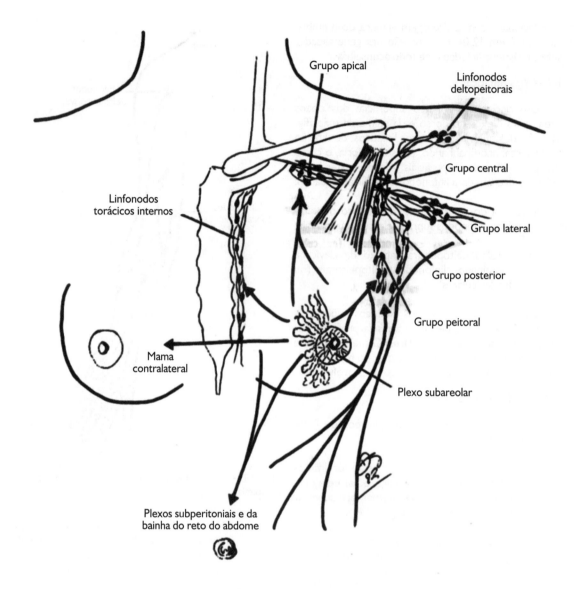

Fig. 18.144 — Linfonodos axilares e drenagem da mama

v. jugular interna com a v. subclávia. Deve-se ressaltar também que existe comunicação entre linfonodos axilares e cervicais profundos, de modo que alguma parte da linfa da axila pode ser drenada para o tronco linfático jugular interno.

Em última análise, os linfonodos axilares recebem a linfa:

a) do membro superior

b) da mama

c) de vasos linfáticos superficiais do tronco, situados acima do nível da cicatriz umbilical.

12.0 – Drenagem linfática da mama

Uma referência à drenagem linfática da mama é incluída aqui em virtude das íntimas relações que possui com a drenagem linfática do membro superior. As principais informações sobre o assunto estão resumidas na fig. 18.14. O estudante deve também reportar-se ao Capítulo XIII que trata das generalidades sobre a mama.

A drenagem linfática da mama faz-se por vários canais, mas inicia-se nos plexos perilobular e subareolar, dos quais emergem troncos coletores que drenam para os linfonodos peitorais. Entretanto, outras vias podem ser apontadas:

1 – Vias diretas de drenagem para os linfonodos apicais, algumas das quais passam entre ou através dos mm. peitorais.

2 – Vias de drenagem para os linfonodos torácicos internos.

3 – Vias de drenagem para os plexos subperitoniais e da bainha do m. reto do abdome.

4 – Vias de drenagem para a mama contralateral.

São estas numerosas vias de drenagem alternativas que, infelizmente, respondem pela disseminação de células cancerosas, a partir de um câncer da mama. Por esta razão, o tratamento cirúrgico do câncer mamário implica não apenas na remoção da mama atingida, mas também na retirada, em bloco, dos linfonodos axilares e todos os outros que possam ser removidos durante o ato cirúrgico. Numa cirurgia radical, os próprios músculos peitorais são sacrificados, já que vias linfáticas os atravessam. Compreende-se, assim, que a intervenção cirúrgica tardia tem menores chances de dar resultado satisfatório, pois é impossível certificar-se da retirada de todos os linfonodos. Para que se tenha uma ideia dessa difícil tarefa, é bastante lembrar que os linfonodos torácicos internos medem de 1 a 2 milímetros. O prognóstico da cirurgia nos casos de câncer mamário depende essencialmente de um diagnóstico precoce da doença.

Capítulo XIX

Crânio, Coluna Vertebral e Partes Moles do Dorso

1.0 – O estudo da cabeça e pescoço, tórax, abdome e pelve será feito nos capítulos seguintes. O crânio é a parte esquelética da cabeça enquanto que a coluna vertebral, situada no plano mediano do dorso do indivíduo, se estende do pescoço à pelve. Esta é a razão pela qual, antes de iniciar o estudo específico de cada um daqueles segmentos, o estudante deve ter uma noção objetiva da anatomia do crânio, da coluna vertebral e das partes moles do dorso. Isto implica o estudo da parte esquelética, junturas da coluna vertebral, músculos, vasos e nervos.

2.0 – **Crânio** – Mais do que o estudo dos ossos cranianos isolados, a visão do crânio como um todo é mais importante para o estudante.

O crânio forma uma caixa óssea destinada, funcionalmente, a abrigar e proteger o encéfalo. Entretanto cumpre também outras funções importantes:

1) apresenta cavidades para órgãos da sensibilidade específica (visão, audição, equilíbrio, olfação e gustação);
2) apresenta aberturas para passagem do ar e do alimento;
3) maxilas, mandíbula e dentes são necessários para a mastigação.

Pode-se dividir o crânio em duas grandes porções: crânio neural e crânio visceral. O primeiro, superior e posterior, maior, abriga o encéfalo, donde o seu nome; o segundo, anterior e inferior, menor, está relacionado com órgãos de dois grandes sistemas, o digestivo e o respiratório, viscerais, donde decorre o nome. O crânio visceral é conhecido comumente com o nome de face.

A caixa craniana está constituída de 22 ossos dos quais apenas um, a mandíbula, é móvel, estando em conexão com o resto do crânio por uma articulação sinovial, a articulação têmporo-mandibular. Os restantes 21 ossos unem-se por junturas praticamente imóveis. A maioria delas é uma juntura fibrosa, a sutura, que recebe quase sempre o nome dos ossos que une. Os ossos que constituem o crânio neural são constituídos por lâminas externa e interna, de substância compacta, e por uma camada média esponjosa chamada díploe. Uma forte pancada nestes ossos pode deprimir a lâmina externa que absorve grande parte da força, mas a lâmina interna pode romper-se e lesar o encéfalo, vasos e nervos do crânio (Fig. 19.1). Dos 22 ossos, 14, incluindo-se a mandíbula, constituem o esqueleto facial (crânio visceral) e oito ossos planos formam o crânio neural.

2.1 – **Abóbada craniana** – Os ossos do crânio neural são mais espessos posteriormente e sobre as órbitas, e mais delgados lateralmente onde músculos

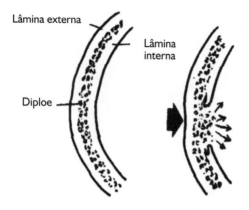

Fig. 19.1 — Mecanismo de fratura nos ossos laminares do crânio

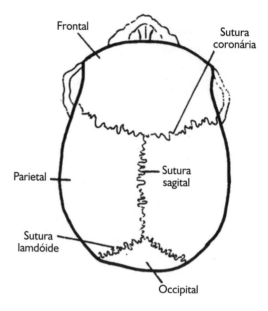

Fig. 19.2 — Abóbada craniana

reforçam a proteção. A forma do crânio é esferoidal, o que oferece maior proteção pois as pancadas tendem a desviar-se em sua superfície curva e lisa. As partes do crânio que, dos lados, sobem em curva por sobre o encéfalo formam a abóbada craniana, com quatro ossos (Fig. 19.2). Observe um crânio em vista superior e verifique que a abóbada craniana é, geralmente, ovoide, sendo mais largo posteriormente do que anteriormente.* Quatro ossos podem então ser identificados: o frontal, anterior, occipital, posterior e dois parietais, direito e esquerdo. Estes ossos estão unidos por suturas. A que fica entre os ossos parietais e o frontal é denominada sutura coronária e entre os parietais e occipital fica a sutura lambdoide. Os parietais estão unidos no plano mediano pela sutura sagital. A intersecção das suturas coronária e sagital é o bregma e a das suturas sagital e lambdoide é o lambda. Chama-se vértex ao ponto mais elevado do crânio na sutura sagital. A porção mais convexa do osso parietal é denominada eminência parietal. A Fig. 19.3 mostra um crânio fetal visto superiormente. Ao nascimento os ossos do crânio estão mais separados e o tecido conjuntivo que se interpõe entre eles é mais abundante. Além disso, o osso frontal está dividido: suas duas partes ainda não se fundiram. Assim, ao nível do bregma forma-se um espaço losangular, o fontículo (ou fontanela) anterior enquanto que ao nível do lambda, um outro espaço, menor e triangular, recebe o nome de fontículo (ou fontanela) posterior. Vulgarmente estes espaços são conhecidos como moleiras e são pontos onde a proteção ao encéfalo é deficiente. Até os dois anos de idade as fontanelas desaparecem pelo crescimento e encontro dos ossos.

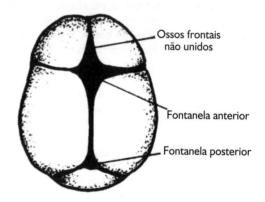

Fig. 19.3 — Crânio fetal visto superiormente. Observe a presença das fontanelas anterior e posterior

2.2 – Vista posterior do crânio – A parte posterior do crânio é composta de porções dos ossos parietais, do osso occipital e as partes mastoideas dos ossos temporais. Na Fig. 19.4 reconheça estas estruturas e mais as seguintes:

(*) A classificação antropológica dos crânios leva em consideração o diâmetro anteroposterior máximo e o diâmetro transverso máximo do crânio. Com essas medidas calcula-se o índice cefálico (ou craniano), por uma fórmula matemática. Pelo resultado os crânios são classificados em dolicocéfalos (crânios de grande diâmetro anteroposterior), braquicéfalos (crânios com diâmetro anteroposterior e transverso quase equivalentes) e mesaticéfalos (tipos intermediários).

CRÂNIO, COLUNA VERTEBRAL E PARTES MOLES DO DORSO 359

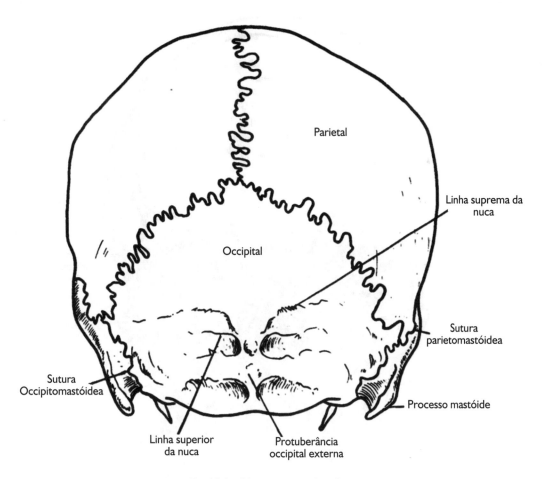

Fig. 19.4 – Vista posterior do crânio

a) **sutura parietomastóidea** – entre o osso parietal e o processo mastoideo do osso temporal

b) **sutura occipitomastóidea** – entre o osso occipital e o processo mastoideo do osso temporal

c) **forame mastoideo** – dá passagem a vasos; situa-se no processo mastoideo, próximo a sutura occipitomastóidea

d) **protuberância occipital externa** – projeção mediana, muito saliente, abaixo do lambda e palpável no vivente

e) **linha superior da nuca** – crista curva que parte de cada lado da protuberância occipital externa, com direção lateral*

2.3 – **Vista anterior do crânio** – No crânio em vista anterior vê-se a fronte, as órbitas, a proeminência da face, o nariz ósseo externo, as maxilas e a mandíbula. A Fig. 19.5 aponta estas estruturas.

2.3.1 – O osso frontal forma o esqueleto da fronte (Fig. 19.5). Inferiormente, de cada lado do plano mediano, ele se articula com os ossos nasais e o ponto de intersecção desta junção, no plano mediano, é denominado nasion. A área acima do nasion e entre os supercílios é a glabela. Os arcos superciliares são elevações arqueadas que se estendem de cada lado da glabela, em direção lateral. Até os seis anos de idade o frontal é dividido no plano mediano, pela sutura frontal. Raras vezes esta divisão pode persistir no adulto e a linha de separação é conhecida como sutura metópica.

---

* Aproximadamente 1 cm acima da linha superior da nuca podem estar presentes as linhas supremas mais arqueadas.

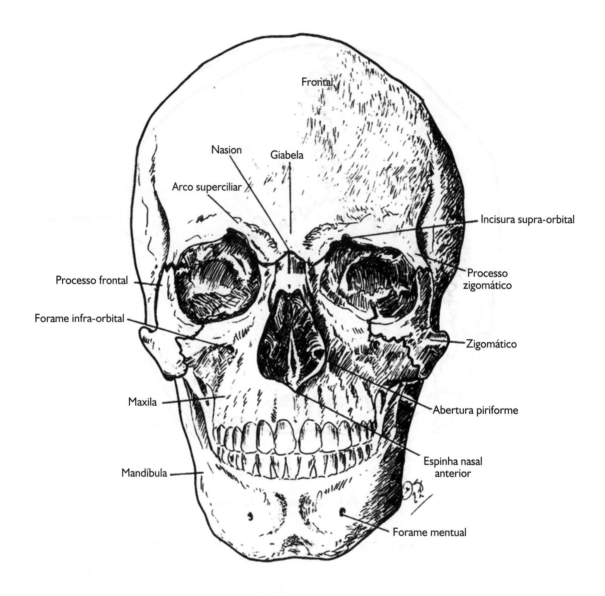

Fig. 19.5 — Vista anterior do crânio

2.3.2 – **Orbitas*** – São duas cavidades ósseas nas quais estão situados os olhos. Nas Figs. 19.5 e 19.6 reconheça os seguintes acidentes:

a) **margem (borda) supraorbital** – É o contorno superior da órbita, constituído pelo osso frontal

b) **incisura supraorbital** – situada na porção medial da margem supraorbital, aloja o nervo e vasos supraorbitais. Em alguns crânios pode ser um forame. Medialmente à incisura a margem supraorbital é cruzada pelos vasos e nervos supratrocleares.

c) **processo zigomático do osso frontal** – continuação da margem supraorbital, lateralmente. É facilmente palpável no vivente.

d) **teto da órbita** – repare que da margem supraorbital o osso frontal se dirige em ângulo agudo, posteriormente, formando a maior parte do teto da órbita

---

* Vários ossos contribuem para formar as paredes da órbita: medial, lateral, superior (teto) e inferior (assoalho). O estudo detalhado destas formações escapa aos objetivos desta visão de conjunto do crânio.

e) **margem lateral da órbita** – constituída pelos ossos frontal e zigomático
f) **margem inferior da órbita** – constituída pela maxila e zigomático
g) **margem medial da órbita** – pouco nítida, é constituída pela maxila e pelos ossos frontal e lacrimal.
h) **forame infraorbital** – situa-se na maxila, abaixo da margem inferior da órbita, e dá passagem aos vasos e nervo infraorbitais.

2.3.3 – **Proeminência da face** – É formada pelo osso zigomático, situado na parte inferior e lateral da órbita, e repousa sobre a maxila. É facilmente palpável ("maçã do rosto"). Observe o processo frontal do osso zigomático que se articula com o processo zigomático do osso frontal (Fig. 19.5).

2.3.4 – **Nariz ósseo externo** – A parte óssea do nariz externo é formada pelos ossos nasais e pelas maxilas e termina, anteriormente, como abertura piriforme (em forma de pera) (Fig. 19.5). Os Ossos nasais situam-se entre os processos frontais das maxilas e estão unidos no plano mediano. Articulam-se com o frontal superiormente, enquanto que suas bordas inferiores estão ligadas às cartilagens nasais que constituem um arcabouço cartilaginoso para as partes moles do nariz externo. Através da abertura piriforme vê-se a cavidade nasal dividida pelo septo nasal em porções direita e esquerda, que também são, frequentemente, denominadas como cavidade nasal direita e esquerda. A parte anterior do septo nasal é constituída por cartilagem e a posterior pelo osso vômer e parte do osso etmoide. Cada parede lateral da cavidade nasal apresenta, geralmente, três placas curvas (podem existir quatro) denominadas conchas. Os espaços situados abaixo das conchas são denominados meatos (superior, médio e inferior).* No plano mediano a margem inferior da abertura piriforme apresenta um esporão ósseo aguçado, a espinha nasal anterior.

2.3.5 – **Maxilas** – O maxilar é composto de duas maxilas. O crescimento das maxilas é responsável pelo alongamento vertical da face entre os 6 e 12 anos de idade. Com o auxílio da Fig. 19.6, reconheça:

a) **corpo da maxila** – contém uma cavidade, o seio maxilar

---
* Nos crânios preparados, que os estudantes têm à sua disposição para estudo, nem sempre o septo nasal e as conchas estão íntegros. Durante o processo de preparação estas estruturas são geralmente danificadas ou mesmo destruídas.

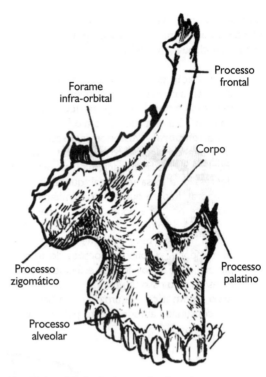

Fig. 19.6 — Maxila direita em vista lateral

b) **processo zigomático** – articula-se com o osso zigomático

c) **processo frontal** – articula-se com o osso frontal

d) **processo alveolar** – onde se implantam os dentes superiores

e) **processo palatino** – estende-se medial e horizontalmente para encontrar seu homônimo do lado oposto e formar a maior parte do esqueleto do palato duro. Observe o crânio em vista inferior (Fig. 19.13) para melhor identificar o processo palatino da maxila

f) **forame infraorbital** – Já foi mencionado no item 2.3.2, letra h.

2.3.6 – **Mandíbula** – Os dentes inferiores estão implantados na parte alveolar da mandíbula. Abaixo do 2.° dente pré-molar situa-se o forame mental que dá passagem ao nervo e vasos mentuais. Descrição mais detalhada da mandíbula é feita no item 2.5.

2.4 – **Vista lateral do crânio** – Em vista lateral, muitos elementos vistos anteriormente também são visíveis e outros aparecem, particularmente alguns acidentes do osso temporal. Localize primeiro o zigomático e identifique (Fig. 19.7):

a) a articulação do zigomático com o processo zigomático da maxila, medialmente.
b) **processo frontal do zigomático** – descrito no item 2.3.3. Articula-se com o frontal.
c) **fossa temporal** – Posteriormente ao processo frontal do zigomático e da órbita, lateralmente à abóbada craniana, há uma profunda depressão, a fossa temporal, que aloja o m. temporal. Repare que ela está limitada, lateralmente por uma ponte óssea, palpável no vivente, denominada arco zigomático. No assoalho da fossa temporal, que dá origem ao m. temporal, reconheça porções do frontal, parietal, a asa maior do osso esfenoide e parte da escama do osso temporal.
d) **arco zigomático** – é uma estreita barra óssea constituída anteriormente pelo processo temporal do zigomático, que se une ao processo zigomático do osso temporal.

Observe agora o osso temporal. Identifique a escama do osso temporal (Fig. 19.8) e verifique sua articulação com o osso parietal pela sutura escamosa. A escama do temporal é uma das partes do osso temporal: a parte escamosa. Acima da sutura escamosa, e com a mesma forma semicircular, podem ser distinguidas duas linhas temporais, superior e inferior. Faça um exame cuidadoso do crânio, pois nem sempre estas linhas são nítidas no osso parietal. Acompanhe agora a borda inferior do arco zigomático, posteriormente, e identifique o tubérculo articular e, imediatamente posterior a ele, a fossa mandibular que recebe a cabeça da mandíbula. Continue o exame desta região no sentido posterior e descubra o meato acústico externo, canal osteocartilaginoso entre o meio externo e a membrana do tímpano. No crânio seco a parte cartilaginosa do meato (1/3 lateral) está ausente, assim como a membrana do tímpano, destruída certamente

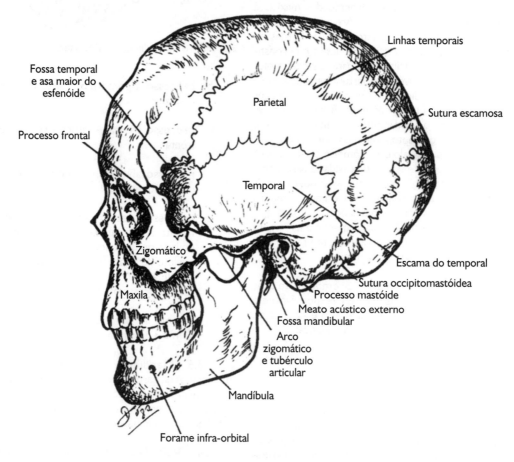

Fig. 19.7 – Crânio em vista lateral

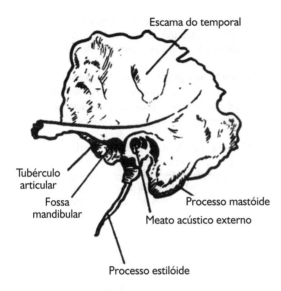

Fig. 19.8 — Osso temporal em vista lateral

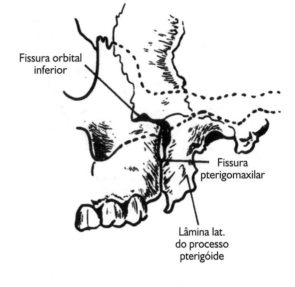

Fig. 19.9 — Maxila em vista lateral

durante a preparação da peça. A membrana do tímpano separa, no vivente, o meato acústico externo do ouvido médio (cavidade timpânica), que é um espaço dentro do osso temporal (Fig. 15.4 do capítulo XV). Posteriormente ao meato acústico externo identifique a parte mastóidea do osso temporal, caracterizada por um cone truncado, robusto, que se projeta inferiormente e é denominado processo mastoide, destinado à fixação de músculos. A parte mastóidea do osso temporal contém certo número de espaços aéreos no seu interior, as células mastóideas que estão em comunicação com o ouvido médio. Por fim, identifique o estilete ósseo que parte do assoalho do meato acústico externo com direção inferior e anterior: é o processo estiloide do osso temporal. Em muitos crânios somente parte dele está presente. Sendo um estilete ósseo muito delgado, a preparação da peça pode danificá-lo. Serve à fixação de músculos.

Identifique, posteriormente ao processo mastoide, a porção visível do osso occipital: é a escama do osso occipital. A articulação entre o occipital e o temporal é marcada pela sutura occipitomastóidea, enquanto que a sutura lambdóidea, já descrita, situa-se entre o occipital e o parietal.

O estudo da face lateral do crânio completa-se com a retirada da mandíbula. A Fig. 19.9 mostra a região que nos interessa. O arco zigomático foi ilustrado como se fosse transparente, por linhas interrompidas. Reconheça então a fossa infratemporal, um espaço de configuração irregular, situado posteriormente à maxila e que não pode ser indicado numa ilustração. Na verdade, a fossa infratemporal é apenas a continuação inferior da fossa temporal, considerando-se que o limite entre as duas, no sentido horizontal, seja o arco zigomático. Assim, pode-se dizer que o limite medial da fossa infratemporal é a lâmina lateral do processo pterigoide do esfenoide, enquanto que seu limite lateral é o ramo e o processo coronoide da mandíbula (Fig. 19.10) que foi retirada e não aparece na Fig. 19.9. A fossa infratemporal contém a parte inferior do m. temporal, os mm. pterigoideos e maxilar (lateral e medial), a a. maxilar e os nn. mandibular e maxilar*. Acima da superfície posterior da maxila, entre ela e a asa maior do esfenoide, a fossa infratemporal comunica-se com a órbita por meio da fissura orbital inferior (Fig. 19.9). Observe que ela se continua, posteriormente, com a fissura pterigomaxilar, uma fenda localizada entre a lâmina lateral do processo pterigoide e a maxila. Esta fenda comunica a fossa infratemporal, que lhe é lateral, com um espaço que lhe é medial, a fossa pterigopalatina. Deste modo, a fissura pterigopalatina é a porta de entrada da fossa pterigopalatina.

2.5 — **Mandíbula** — Para identificar a fossa infratemporal e pterigopalatina a mandíbula teve que ser retirada. Cabe, portanto, neste momento, um estudo deste osso em separado, antes de passarmos ao estudo da face inferior do crânio. A Fig. 19.10 mostra as partes da mandíbula: corpo, ramo e, na junção das

---

* Foram listados somente os elementos mais importantes que se situam na fossa infratemporal.

364 CAPÍTULO XIX

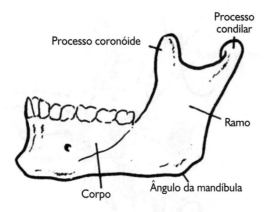

Fig. 19.10 — Mandíbula em vista lateral

duas partes, o ângulo da mandíbula**. Repare que o corpo tem forma de ferradura e que os dois ramos partem dos extremos da ferradura em direção ascendente. Reconheça na superfície externa do corpo os seguintes acidentes (Fig. 19.11):

a) **protuberância mental** – é uma projeção inferior da crista mediana, pouco marcada que indica a linha de fusão das metades da mandíbula. A crista é denominada sínfise mental. A protuberância mental é limitada, de cada lado, pelo tubérculo mental, nem sempre muito nítido.

b) **forame mental** – situa-se, frequentemente, sob o 2.° pré-molar. O nervo e vasos mentuais emergem do forame.

** A parte mais proeminente do ângulo da mandíbula, palpável no vivente, é denominada *gônion* pelos antropologistas

c) **linha oblíqua** – é uma crista pouco saliente que se estende, obliquamente, do tubérculo mental até a borda anterior do ramo

d) **parte alveolar** – é a borda superior do corpo da mandíbula, onde se encontram cavidades, os alvéolos dentários, para receber os dentes inferiores

e) **fossa digástrica** – a borda inferior da mandíbula é denominada base. A fossa digástrica é uma depressão irregular situada sobre ou posterior à base, junto da sínfise mental. Examine agora a superfície interna do corpo (Fig. 19.12) e reconheça:

a) **espinha mental** – projeção irregular, mediana, posterior à sínfise. Pode estar constituída de pequenas projeções, os tubérculos genianos, destinados à fixação de músculos.

b) **linha milo-hióidea** – é uma crista oblíqua, nem sempre muito saliente, que se estende da fossa digástrica, anterior, até um ponto situado no nível do 3.° dente molar

c) **fossa submandibular** – depressão situada abaixo da parte média da linha milo-hióidea, aloja parte da glândula submandibular.

d) **fossa sublingual** – pequena depressão situada anteriormente à fossa submandibular, porém superiormente à linha milo-hióidea. Aloja a glândula sublingual.

Observe agora o ramo da mandíbula (Fig. 19.11). Veja como a borda superior do ramo é côncava e forma a incisura da mandíbula. A incisura é delimitada, anteriormente, pelo processo coronoide, e posterior-

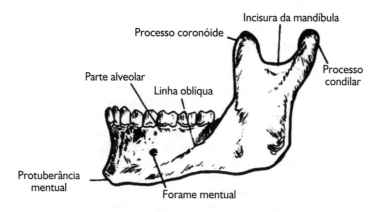

Fig. 19.11 - Mandíbula em vista lateral

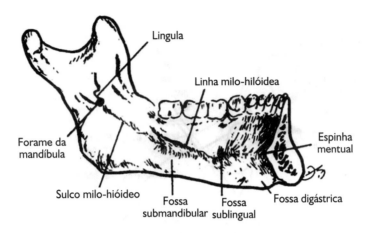

Fig. 19.12 – Mandíbula em vista medial

mente, pelo processo condilar. Este é constituído pela cabeça (ou côndilo) da mandíbula e uma porção mais estreitada imediatamente inferior à cabeça, o colo da mandíbula. Observe que a borda anterior do ramo é contínua com a linha oblíqua do corpo da mandíbula e pode ser palpada por dentro da boca. A superfície lateral do ramo é plana e dá inserção ao m. masseter, um dos músculos mastigadores. Reconheça agora na superfície medial do ramo (Fig. 19.12):

a) **forame da mandíbula** – constitui a abertura do canal da mandíbula que corre dentro do corpo da mandíbula. Pelo forame penetram o nervo e vasos alveolares inferiores. O canal da mandíbula que se estende até o plano mediano dá origem, no seu decurso, a um pequeno canal que se abre no forame mentual. A Fig. 19.12 não representa o canal da mandíbula.

b) **língula** – projeção óssea que limita medialmente o forame da mandíbula

c) **sulco milo-hioideo** – é um sulco que se inicia posteriormente à língula e se estende, anterior e inferiormente, até a fossa submandibular. Aloja o nervo e vasos milo-hióideos.

2.6 – Vista inferior do crânio – A Fig. 19.13 mostra a base do crânio (face inferior) sem a mandíbula. Acompanhe a descrição identificando na peça os acidentes principais que serão apontados no sentido anteroposterior e ocupando uma faixa que fica limitada, lateralmente, pelos processos estiloides do osso temporal, já descritos. Anteriormente, em forma de U, veem-se os processos alveolares (Fig. 19.13) das maxilas, com os dentes superiores, contornando uma plataforma óssea deprimida, o palato duro, que constitui o teto da boca e assoalho das cavidades nasais. Observe que o palato duro está formado pelo processo palatino da maxila, maior, anterior, e pela lâmina horizontal do osso palatino, posterior e menor. No plano mediano, posteriormente, as lâminas horizontais do osso palatino formam uma projeção óssea, a espinha nasal posterior. A partir da espinha nasal posterior, note como as bordas posteriores das lâminas do palatino são côncavas e se estendem lateralmente. Elas constituem as margens inferiores das duas coanas, aberturas posteriores das fossas nasais, pelas quais a cavidade nasal se comunica com a faringe. Observe que as coanas estão separadas pela borda posterior do septo nasal, neste ponto constituído pelo osso vômer. Posterior ao vômer, identifique no plano mediano o corpo do osso esfenoide e note como se prende a ele, projetando-se inferiormente, duas lâminas ósseas, uma medial e outra lateral. Em conjunto constituem o processo pterigoide e entre elas está a fossa pterigóidea. Posterior e lateralmente à lâmina lateral do processo pterigoide identifique o forame oval, que dá passagem ao n. mandibular, e o forame espinhoso, lateral e posterior ao forame oval. Através do forame espinhoso passam os vasos meníngicos médios. Observe novamente o corpo do osso esfenoide no plano mediano e note como se articula com a parte basilar do osso occipital*. Sobre esta, ainda no plano mediano, há uma projeção óssea, o tubérculo faríngico, que serve à fixação da faringe. De cada lado da parte basilar do occipital é vista uma abertura denteada, o forame lacero, que, no vivente, é fechada por uma cartilagem.

---

* A articulação esfeno-occipital é uma juntura cartilagínea do tipo sincondrose e um dos raros exemplos deste tipo de juntura no corpo humano.

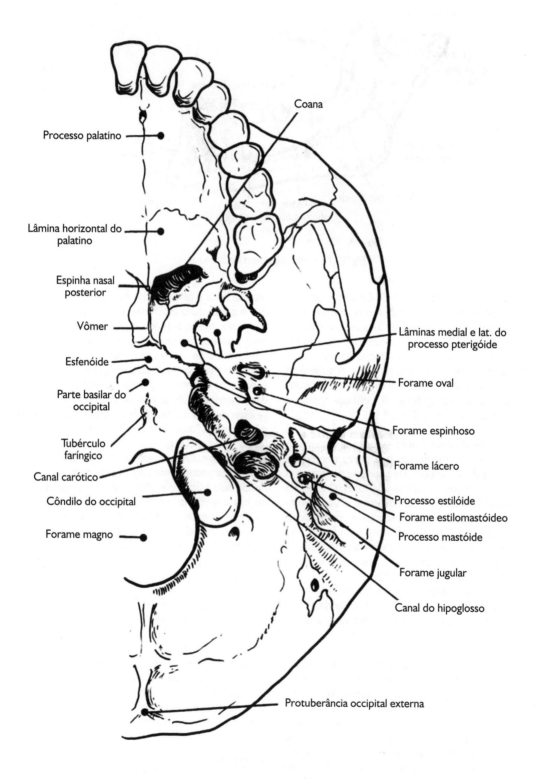

Fig. 19.13 – Crânio em vista inferior

De cada lado da parte basilar do occipital é vista uma abertura denteada, o forame lacero, que, no vivente, é fechada por uma cartilagem.

Note que, posteriormente à parte basilar do occipital, abre-se um grande forame, o forame magno do osso occipital. Este grande forame comunica a cavidade craniana (que aloja o encéfalo) com o canal vertebral (que aloja a medula espinhal). De cada lado do forame magno identifique os conditos occipitais que se articulam com a primeira vértebra da coluna vertebral, o atlas. Observe que sob o côndilo occipital há um canal, o canal do hipoglosso, para a passagem do n. hipoglosso. A protuberância occipital externa, já descrita, pode ser identificada no plano mediano, no extremo posterior da face inferior do crânio.

Observe, finalmente, o processo estiloide. Posterior a ele e junto de sua base, está o forame estilomastóideo, do qual emerge o n. facial. Medialmente ao processo estiloide reconheça o canal carótico, anterior, para a passagem da a. carótida interna, e o forame jugular, pelo qual passam a v. jugular interna e os nn. glossofaríngico, vago e acessório. É evidente que outras estruturas, já descritas, podem também ser visualizadas na base do crânio, como o processo mastoide, arco zigomático, fossa condilar etc.

2.7 – Cavidade craniana – A cavidade craniana aloja o encéfalo e suas membranas de revestimento, as meninges. Está coberta pela calota craniana e seu assoalho é formado pela superfície superior da base do crânio. Este assoalho pode ser dividido em três andares (Fig. 19.14) ou fossas cranianas, por meio de duas proeminências ósseas, em cada lado, a saber: anteriormente, a borda posterior da asa menor do esfenoide e, posteriormente, a borda superior da parte petrosa do osso temporal*. Delimitam-se assim três regiões conhecidas como fossas cranianas (ou andares) anterior, média e posterior. O assoalho das fossas é irregular e reflete certos caracteres do encéfalo: impressões dos giros cerebrais são evidentes nas fossas anterior e média.

2.7.1 – Calvária – É a denominação que recebe a calota craniana e forma o teto da cavidade craniana. A superfície interna da calota, côncava em todas as direções, caracteriza-se pela presença de numerosos sulcos vasculares que alojam vasos meníngicos. No plano mediano, um sulco sagital, pouco profundo,

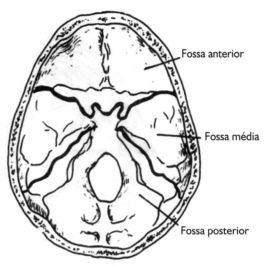

Fig. 19.14 – Fossas (ou andares) do crânio

aloja o seio sagital superior, elemento importante na drenagem venosa do cérebro.

2.7.2 – Fossa anterior do crânio – (Fig. 19.15). Aloja os lobos frontais do cérebro e seu assoalho é constituído por porções de 3 ossos: etmoide, frontal, esfenoide. O etmoide corresponde ao plano mediano, anteriormente; o frontal contribui com as lâminas orbitais do frontal, lateral e anteriormente, o esfenoide, com a asa menor do esfenoide, posterior. Identifique no plano mediano, anteriormente, a crista galli, projeção óssea do etmoide, que dá inserção a uma prega da dura-máter** a foice do cérebro. De cada lado da crista galli, observe a lâmina crivosa, caracterizada pela presença de numerosas aberturas que dão passagem a filamentos nervosos, os quais, em conjunto, constituem o n. olfatório. Observe como a asa menor do esfenoide assemelha-se a uma borboleta. A borda posterior da asa menor é cortante, às vezes denominada por alguns AA. crista esfenoidal, e se sobrepõe à fossa craniana média. Ela termina, medialmente, no processo clinóide anterior, outro ponto de inserção da dura-máter.

2.7.3 – Fossa craniana média – Está constituída por partes do esfenoide e temporal (Fig. 19.16). Mais precisamente, pela asa maior do esfenoide, parte escamosa do temporal e a porção mais anterior da parte petrosa do temporal (anterior à borda superior da parte petrosa). Reconheça no plano mediano da fossa média o corpo do esfenoide. Tem uma forma cuboide. Repare, examinando a peça:

---

* Alguns AA. costumam considerar como limite anterior da fossa craniana média, a articulação da asa menor do esfenoide com o osso frontal e como limite posterior desta fossa, a junção do occipital com a parte petrosa do temporal.

(*) A dura-máter é o folheto mais externo das meninges, membranas que envolvem o sistema nervoso central.

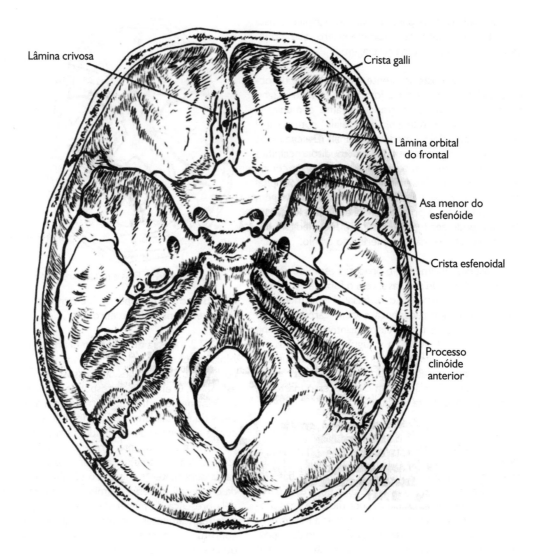

Fig. 19.15 — Fossa anterior do crânio.

a) às superfícies laterais do corpo unem-se as asas maiores do esfenoide e os processos pterigoides (estes só são vistos inferiormente);

b) a superfície posterior está fundida com o osso occipital no adulto;

c) a superfície superior é denominada sela túrcica. A sela é delimitada, anteriormente, pelo tubérculo da sela e, posteriormente, pelo dorso da sela, uma lâmina quadrada de osso que se projeta superiormente e apresenta, nos dois lados, o processo clinóide posterior. A cavidade da sela é denominada fossa hipofisária, pois aloja a hipófise.

Note agora que o processo clinóide anterior está situado, posterior e lateralmente, às duas raízes que unem a asa menor do esfenoide ao seu corpo. Entre as duas raízes situa-se o canal óptico, pelo qual passam o nervo óptico e a a. oftálmica. De cada lado da sela túrcica, a fossa craniana média expande-se lateralmente constituída pela asa maior do esfenoide e escama do temporal. Observe então: o canal carótico, lateralmente ao processo clinóide posterior; lateral e posteriormente ao canal carótico, o forame lacero; sob o processo clinóide anterior e parte medial da borda posterior da asa menor do esfenoide, a fissura orbital superior, pela qual passam os nervos oculomotor, troclear e abducente e ramos do n. oftálmico, que se dirigem para a órbita; logo posteriormente à fissura, o

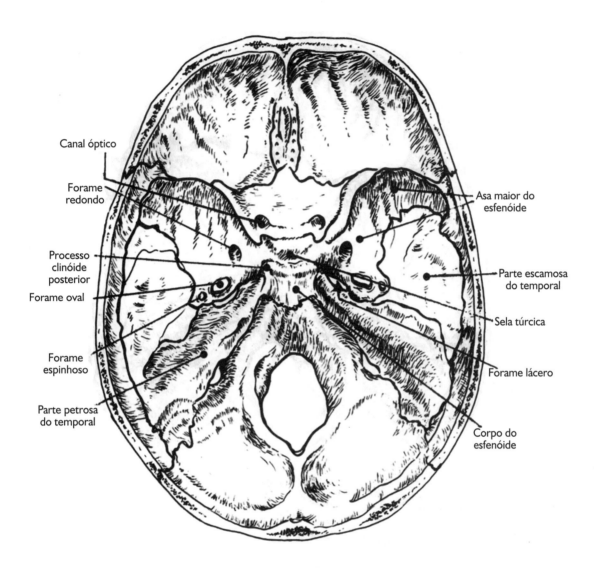

Fig. 19.16 — Fossa média do crânio. Não estão ilustrados o canal carótico e a fissura orbital superior.

forame redondo, que dá passagem ao n. maxilar; mais lateral e posteriormente ao forame redondo está o forame oval, já descrito, e logo posteriormente a ele, o forame espinhoso, também visto na base do crânio.

2.7.4 – **Fossa craniana posterior** – Aloja o cerebelo e tronco encefálico (Fig. 19.17). Chama a atenção de imediato a presença do forame magno, no plano mediano, e que já foi visto na base do crânio. O canal do hipoglosso pode ser identificado junto ao contorno anterior do forame magno. Deste, a parte basilar do occipital projeta-se anteriormente para encontrar-se com o corpo do esfenoide, com o qual se funde durante a 3.ª década de vida. Observe, posteriormente ao forame magno, no plano mediano, uma linha elevada, a crista occipital interna que termina na protuberância occipital interna. Nesta região, os seios sagital superior e retos terminam e se iniciam os seios transversos direito e esquerdo. A Fig. 19.18 mostra a disposição dos diversos seios da dura-máter, importantes na drenagem do encéfalo. Cada seio transverso situa-se num sulco para o seio transverso, que se afasta lateralmente a partir da protuberância occipital interna; dirige-se então, inferior e medialmente, constituindo o sulco para o seio sigmoide que termina no forame jugular, já descrito. Observe agora a superfície posterior da parte petrosa do osso temporal e identifique nela o meato acústico interno, por onde penetram os nn. facial e vestibulococlear. Finalmente, recorde-se que no interior da parte petrosa do temporal estão as cavidades do ouvido médio e interno.

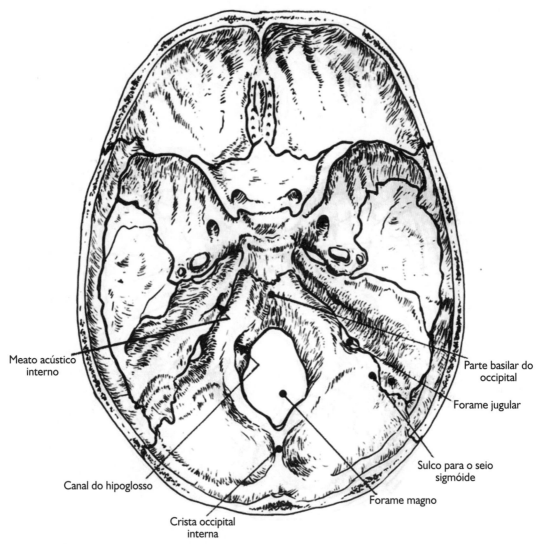

Fig. 19.17 — Fossa posterior do crânio.

2.8 – Desproporção crânio neural/crânio visceral – (Fig. 19.19). No nascimento o crânio neural é bem mais volumoso que o crânio visceral, pois o primeiro está relacionado com o crescimento do encéfalo, dos olhos e dos órgãos de audição e equilíbrio e estes já se acham bem desenvolvidos à época do nascimento. No entanto, o desenvolvimento do crânio visceral está ligado ao aparecimento dos dentes e seios maxilares. Assim, até que irrompam os dentes e se desenvolvam os seios maxilares, a altura da face é pequena. Mesmo no adulto continua a desproporção entre o crânio neural e visceral, mas é menor do que a que ocorre no nascimento e na infância.

2.9 – Plano órbito-meático – Este plano, aceito internacionalmente por anatomistas e antropologistas, orienta a posição do crânio nas descrições anatômicas. Ele está orientado de tal maneira que as margens inferiores das órbitas e as margens superiores dos meatos acústicos externos estejam no mesmo plano horizontal. (Fig. 19.20).

3.0 – Osso hioide – Trata-se de um osso especial, em forma de U e localizado na porção anterior do pescoço, entre a mandíbula e a laringe (Fig.19.21). Ele não se articula com nenhum osso, mas está suspenso pelos ligamentos estilo-hioideos, que se fixam nos processos estiloides do crânio. O osso hioide possui um corpo, um par de cornos maiores e um par de cornos menores. Os dois cornos maiores podem ser palpados no vivente, entre o indicador e o polegar, quando o pescoço está relaxado. Neste caso, ele pode

CRÂNIO, COLUNA VERTEBRAL E PARTES MOLES DO DORSO 371

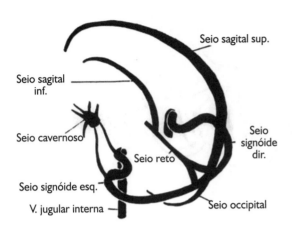

Fig. 19.18 – Principais seios venosos da dura-máter

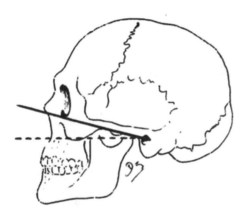

Fig. 19.20 – O plano orbitomático está indicado pela linha cheia. A linha interrompida mostra a posição em que deve estar a cabeça na posição de descrição anatômica

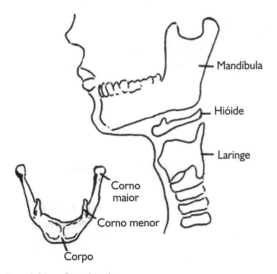

Fig. 19.21 – Osso hioide

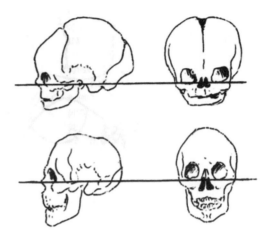

Fig. 19.19 – Desproporção crânio neural/crânio visceral

ser movimentado de um lado para o outro. Grupos musculares fixam-se no hioide e, em razão de suas posições, são ditos supra-hióideos e infra-hióideos.

4.0 – **Articulação temporomandibular*** – Das junturas do crânio, foram mencionadas, no decorrer da descrição da parte óssea, as principais suturas e a sincondrose esfeno-occipital. A única juntura que merece comentários especiais é a articulação temporomandibular, que se faz entre a fossa mandibular e o tubérculo articular do osso temporal, superiormente, e a cabeça da mandíbula, inferiormente (Fig. 19.22). Como a mandíbula é um osso único depois dos dois anos de idade, as duas articulações temporomandibulares funcionam como uma unidade. Deste modo, podem ser consideradas como uma juntura sinovial, bicondilar. A cápsula articular, frouxa, está inserida no tubérculo articular, nas margens da fossa mandibular e no colo da mandíbula. Anteriormente, recebe uma parte da inserção do m. pterigoide lateral. A juntura apresenta alguns ligamentos de reforço:

a) **ligamento lateral** (ou temporomandibular) – estende-se do tubérculo da raiz do processo zigomático à superfície lateral do colo da mandíbula;

b) **ligamento esfenomandibular** – é medial, estendendo-se da espinha do osso esfenoide (e outras estruturas vizinhas) à língula da mandíbula;

c) **ligamento estilomandibular** – estende-se do processo estiloide ao ângulo e borda posterior do ramo da mandíbula*.

---
* Os dentistas costumam referir-se a esta articulação, abreviadamente, como ATM.

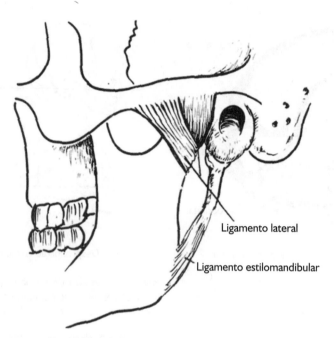

Fig. 19.22 — Articulação temporomandibular (ATM).

Um disco articular divide a cavidade articular em dois compartimentos (Fig. 19.23) separados: um superior, entre o osso temporal e o disco, e um inferior, entre o disco e a mandíbula. Insere-se firmemente no colo da mandíbula, de modo que segue a mandíbula nos movimentos de deslizamento. O disco articular adapta-se à forma das superfícies articulares, sendo côncavo-convexo na superfície superior e côncavo na inferior. Os movimentos da mandíbula serão tratados junto com a análise dos mm. mastigadores.

5.0 — **Coluna vertebral e suas junturas** — A coluna vertebral constitui o eixo ósseo do corpo e está construída de modo a oferecer a resistência de um pilar de sustentação, mas também a flexibilidade necessária à movimentação do tronco. Assim, ela protege a medula espinhal do sistema nervoso central que está alojada no seu interior, serve de pivô para suporte e mobilidade da cabeça, permite movimentos entre as diversas partes do tronco e dá fixação a numerosos músculos. Sua função principal, entretanto, é suportar o peso da maior parte do corpo e transmiti-lo, através da articulação sacro-ilíaca, para os ossos do quadril. Para cumprir estas funções, a coluna apresenta certas características:

---

* Alguns autores admitem que os ligamentos esfenomandibular e estilomandibular têm pouca relação funcional com a ATM.

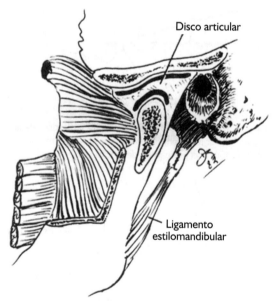

Fig. 19.23 — Articulação temporomandibular aberta para mostrar o disco articular

1 — Está constituída de 33 peças esqueléticas, as vértebras, (Fig. 19.24) colocadas umas sobre as outras no sentido longitudinal, de modo a formar um conjunto que se estende pela nuca, tórax, abdome e pelve, donde reconhecermos sete vértebras cervicais, doze torácicas, cinco lombares, cinco sacrais e quatro

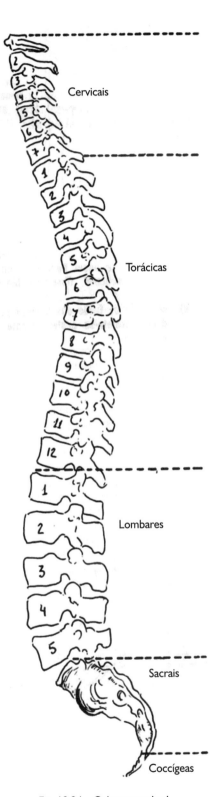

Fig. 19.24 – Coluna vertebral

coccígeas. As vértebras sacrais são fundidas em peça única, o sacro, alicerce da pelve, que se articula com os ossos do quadril. As vértebras coccígeas são rudimentares no homem e não têm a importância que lhes é conferida nas espécies caudadas. Por ser um suporte de peso, a parte anterior das vértebras, corpo vertebral, aumenta o volume da porção cervical à lombar, uma vez que as vértebras inferiores têm sobrecarga de peso, quando comparadas com as vértebras superiores.

II – Apresenta, entre os corpos vertebrais, um disco intervertebral, fibrocartilaginoso, depressível, capaz de absorver os aumentos de pressão numa súbita sobrecarga da coluna e conferir mobilidade entre vértebras adjacentes.

III – Apresenta curvaturas no sentido anteroposterior, indispensáveis para a manutenção do equilíbrio e da postura ereta.

5.1 – **Curvaturas da coluna vertebral** – Antes do nascimento, a coluna vertebral acompanha a forma da parede da cavidade uterina, como faz o feto, de modo que está fletida em curva suave e contínua de concavidade anterior (Fig. 19.25), denominada curvatura primária da coluna vertebral. Entretanto, a extremidade superior desta curvatura retifica-se quando a criança se torna capaz de erguer a cabeça e, depois, a manutenção ereta da cabeça e sua movimentação pela musculatura do pescoço, invertem a curvatura primária na região cervical, cuja concavidade passa a ser posterior. O mesmo ocorre na região lombar da coluna, em adaptação às forças de carga e locomoção, desde que a criança começa a levantar-se e andar. Assim, também o segmento lombar da coluna do adulto é côncavo para trás (Fig. 19.25). Deste modo, duas curvaturas, a torácica e a sacral, mantêm a direção da curvatura primária do feto, e são ditas curvaturas primárias da coluna vertebral, enquanto que as curvaturas cervical e lombar apresentam sentido inverso daquelas e são ditas curvaturas secundárias (ou compensatórias) da coluna vertebral. As convexidades cervical e lombar se continuam suavemente com a concavidade torácica, mas a passagem da curvatura lombar para a sacral é abrupta. A sequência destas curvaturas é essencial para que a coluna possa suportar compressão no sentido longitudinal (axial) sem prejudicar a postura ereta. Entretanto, o exagero nestas curvaturas traduz uma situação patológica. Assim, o aumento ou irregularidade da curvatura torácica é denominado xifose, sendo lordose o exagero da curvatura lombar.

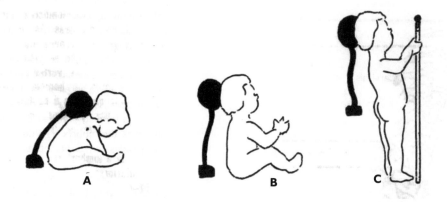

Fig. 19.25 – Curvaturas da coluna vertebral. A – curvatura primária da coluna vertebral. B – aparecimento da curvatura cervical. C – aparecimento da curvatura lombar.

Por outro lado, não há curvaturas laterais na coluna, mas elas podem ser criadas pelo desvio lateral de algumas vértebras, caracterizando a escoliose, causa de deformidade e desequilíbrio locomotor.

5.2 – **Estrutura geral das vértebras** – Embora seja possível descrever características particulares para as vértebras de cada uma das porções da coluna, todas elas possuem uma estrutura básica, comum. Assim, cada vértebra está constituída por um anel ósseo que circunda um forame (forame vertebral), o qual pode ser considerado como um segmento do canal vertebral onde se aloja a medula espinhal (Fig. 19.26 A e B). A parte anterior do anel é o corpo da vértebra, cilindroide e com superfícies cranial e caudal planas. A parte posterior do anel, denominado arco vertebral, consiste de um par de pedículos e um par de lâminas. Os pedículos projetam-se posteriormente da parte superior do contorno posterior do corpo da vértebra e se unem com as lâminas que se fundem no plano mediano. Observe então o seguinte:

a) no ponto de fusão das lâminas no plano mediano, projeta-se posteriormente o processo espinhoso;

b) no ponto de fusão dos pedículos com as lâminas projetam-se três processos adicionais com direções diferentes: o processo transverso, lateralmente; o processo articular superior, cranialmente; e o processo articular inferior, caudalmente. Estes dois últimos processos apresentam uma faceta articular. Na coluna vertebral, estas facetas de vértebras adjacentes encaixam-se perfeitamente. As quatro facetas articulares de cada vértebra e

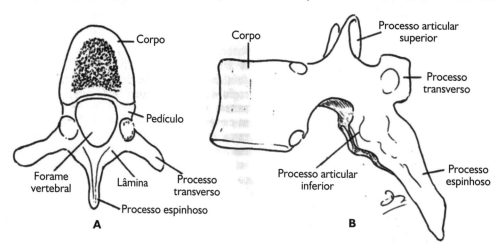

Fig. 19.26 – Estrutura geral das vértebras. Observe o corpo e o arco vertebral.

o disco intervertebral compreendem o mecanismo de articulação de vértebras adjacentes;

c) as faces superior e inferior do pedículo apresentam uma denteação, as incisuras vertebrais, superior e inferior. Cada incisura, juntamente com a vizinha da vértebra adjacente, forma um forame intervertebral (Fig. 19.27) para passagem do nervo espinhal e vasos.

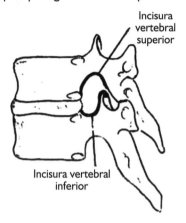

Fig. 19.27 – Observe a formação do forame vertebral

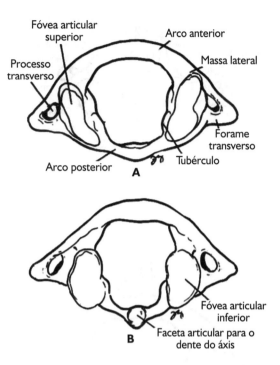

19.28 – Atlas, primeira vértebra cervical

5.3 – Características particulares das vértebras
As vértebras das regiões cervical, torácica e lombar apresentam característicos próprias, regionais, que distinguem estes grupos vertebrais.

5.3.1 – Vértebras cervicais
A 1.ª e 2.ª vértebras cervicais são consideradas atípicas e denominadas, respectivamente, atlas e áxis. As quatro seguintes são consideradas típicas, como a sétima, embora esta apresente algumas particularidades que serão mencionadas.

ATLAS – Seu nome vem do fato de que suporta a cabeça, como a figura mitológica carregava o globo terrestre (Fig. 19.28). A vértebra não apresenta um corpo vertebral e, assim, é um anel losângico que circunda um grande forame vertebral. Nos ângulos laterais do losango o osso apresenta massas laterais, interligadas pelos arcos anterior e posterior. Sobre cada massa lateral apresenta-se a fóvea articular superior, que recebe o côndilo occipital do crânio. O processo transverso projeta-se lateralmente e apresenta um forame transverso, para a passagem da artéria vertebral em seu trajeto para o crânio. Medialmente à fóvea superior pode ser identificado um tubérculo proeminente para a inserção do ligamento transverso do atlas. O arco anterior fecha o anel no plano mediano e apresenta, neste local, na face posterior, urna faceta (fóvea) articular para o dente do axis. Finalmente, na face inferior de cada massa lateral há uma fóvea articular inferior para a faceta superior da vértebra subjacente.

ÁXIS – A 2.ª vértebra cervical (Fig. 19.29) tem este nome por servir de eixo para a rotação do atlas com o crânio que ele suporta. A superfície superior do corpo vertebral projeta-se no dente do axis, com o qual se articula a face posterior do arco anterior do atlas. As fóveas articulares superiores situam-se de cada lado do dente. Sobre elas giram as facetas inferiores do atlas. Observe na Fig. 19.30 como o ligamento transverso do atlas mantém a estabilidade da articulação do dente do axis com a fóvea do arco anterior do atlas, estirado entre os tubérculos das massas laterais da primeira vértebra cervical. Ao contrário do atlas que não apresenta processo espinhoso, o do axis é bifurcado, como ocorre nas vértebras cervicais típicas.

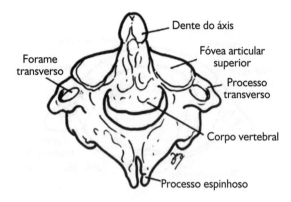

Fig. 19.29 — Áxis. Observe o processo espinhoso bifurcado

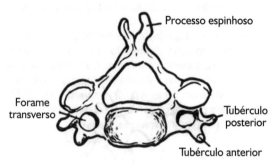

Fig. 19.31 — Vértebra cervical típica

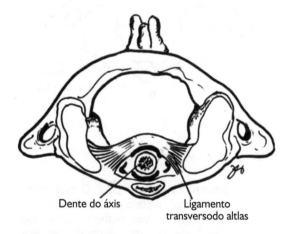

Fig. 19.30 — Ligamento transverso do Atlas. O dente do áxis foi cortado transversalmente.

3.ª, 4.ª 5.ª e 6.ª VÉRTEBRAS CERVICAIS — As seguintes características são particulares das vértebras cervicais C3, C4, C5 e C6 (Fig. 19.31):

a) seu forame vertebral tem forma triangular;

b) os processos transversos apresentam o forame transverso, para a passagem da a. vertebral, que termina em dois tubérculos, anterior e posterior. O tubérculo anterior de C6 é de maior tamanho e denomina-se tubérculo carótico, porque a a. carótida comum pode ser comprimida contra ele;

c) os processos espinhosos são curtos, bifurcados, e pouco inclinados em relação ao plano dos corpos vertebrais;

d) as facetas articulares dos processos articulares se situam mais horizontalmente do que verticalmente.

7.ª VÉRTEBRA CERVICAL — Embora tenha as características das vértebras típicas, alguns aspectos particulares podem ser apontados:

a) o processo espinhoso é longo e não bifurcado, facilmente palpável, principalmente quando se flete a cabeça. Termina em um tubérculo que dá inserção ao ligamento da nuca. É conhecida como vértebra proeminente.

b) o forame transverso pode não existir e, existindo, dá passagem a pequenas veias e só raramente à a. vertebral.

5.3.2 — **Vértebras torácicas** — Embora as vértebras T1, T9, T10, T11 e T12 possam apresentar alguns acidentes que as distinguem das demais vértebras torácicas, estas diferenças não são de grande importância. É evidente que a primeira vértebra torácica tende a assemelhar-se à última cervical, assim como as últimas torácicas podem apresentar alguns aspectos encontrados nas vértebras lombares. Para efeitos práticos, entretanto, vamos assinalar aqui apenas as particularidades que são próprias das vértebras torácicas em geral (Fig. 19.32):

a) articulam-se com as costelas e estas o fazem com o corpo vertebral e processo transverso. Para isto, o corpo apresenta uma fóvea costal superior, oval, situada na emergência do pedículo, e pode apresentar uma fóvea costal inferior, pois a cabeça da costela pode ultrapassar

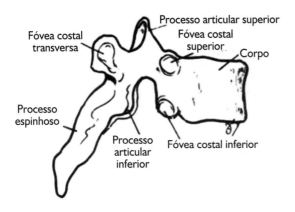
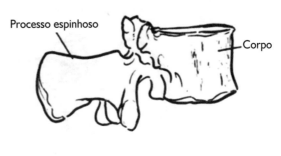

Fig. 19.32 – Vértebra torácica típica

Fig. 19.33 – Vértebra lombar típica

o corpo vertebral da vértebra subjacente e alcançar o suprajacente. Por sua vez, o processo transverso apresenta a fóvea costal transversa para articular-se com o tubérculo da costela;

b) os processos espinhosos são muito inclinados em relação ao plano do corpo da vértebra;

c) os corpos vertebrais têm um volume intermediário entre o das vértebras cervicais e o das lombares;

d) as facetas articulares situam-se principalmente num plano frontal.

5.3.3. – **Vértebras lombares** – Entre as particularidades das vértebras lombares devem ser assinaladas as seguintes (Fig. 19.33):

a) são as vértebras mais volumosas da coluna vertebral, com corpo reniformes (em forma de rim);

b) os processos espinhosos são curtos e quadriláteros, situando-se no mesmo plano horizontal dos corpos vertebrais;

c) não apresentam fóveas costais e forame transverso;

d) as facetas articulares estão situadas em plano anteroposterior, de modo que se articulam quase em plano sagital.

5.4 – **Sacro** – No adulto o sacro é formado pela fusão de cinco vértebras sacrais que diminuem de tamanho no sentido craniocaudal. Deste modo, é um osso triangular recurvo, de base superior e ápice inferior, com concavidade anterior. Situa-se em cunha entre os ossos do quadril e fecha, posteriormente, a cintura pélvica. Apresenta uma base, um ápice, e faces pélvica, dorsal e lateral. Na base (Fig. 19.34) vê-se a abertura do canal sacral (que corresponde ao canal vertebral na coluna) circundado pelo corpo e arco vertebral da primeira vértebra sacral, semelhante, na forma e elementos estruturais, a uma vértebra lombar. Na face pélvica identifique uma área óssea mediana, uma série de forames de cada lado e as duas massas laterais. A área mediana é composta por cinco corpos vertebrais fundidos, sendo o primeiro, nítido. Este articula-se com a 5.ª vértebra lombar por um disco intervertebral lombossacral. Na borda superior do contorno anterior do corpo da 1.ª vértebra sacral, no plano mediano, um ponto mais projetado marca o promontório sacral*. Note as quatro linhas transversas que cruzam a área óssea mediana e marcam a posição dos discos intervertebrais ossificados. Nos extremos destas linhas identifique os forames sacrais pélvicos, por onde emergem os ramos ventrais dos quatro primeiros nervos sacrais. A Fig. 19.35 mostra, em corte, como o canal sacral se comunica com os forames pélvicos e dorsais. Repare que o nervo sacral se divide, ainda dentro de um túnel ósseo de comunicação, nos seus ramos ventrais e dorsais que emergem então pelos forames. Nas outras regiões da coluna a divisão do nervo espinhal se faz imediatamente após sua emergência pelo forame intervertebral. Volte à

---

* O promontório é, na verdade, o ponto mais projetado anteriormente da articulação lombossacral. Ele pode estar situado na borda inferior de L 5, no disco intervertebral lombossacral, ou na borda superior de S1. É um ponto de referência importante no toque vaginal, exame de rotina, no período de gestação, feito pelos ginecologistas e obstetras.

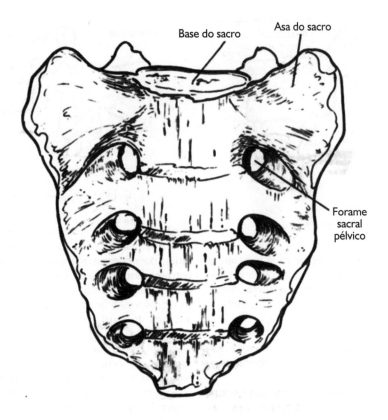

Fig. 19.34 — Sacro em vista anterior

Fig. 19.34 e verifique como, lateralmente, cinco robustos processos ósseos contornam os forames e fundem-se para formar as massas laterais direita e esquerda do sacro. A parte mais superior das massas laterais, correspondentes ao corpo de S1 expandem-se para constituir as asas do sacro.

A face dorsal do sacro é acidentada e convexa, enquanto que a pélvica é lisa e côncava (Fig. 19.36). Observe que a fusão das peças sacrais esconde o canal sacral, mas ele é visível no extremo inferior como uma abertura triangular, o hiato sacral, pois não há fusão da quarta e quinta lâminas sacrais. O hiato é o término do canal sacral e, no vivente, é ocluído por uma membrana fibrosa. No plano mediano observe a crista sacral mediana, resultante da fusão de processos espinhosos reduzidos a quatro tubérculos espinhosos (o hiato sacral ocupa o lugar do quinto). De cada lado da crista sacral mediana há uma crista sacral intermédia, produto da fusão dos processos articulares. Esta apresenta pequenos tubérculos articulares, lateralmente aos quais situam-se os forames sacrais dorsais, por onde emergem os ramos dorsais dos quatro primeiros nervos sacrais (o quinto sai pelo hiato sacral). Lateralmente aos forames pode-se identificar uma terceira crista sacral lateral. Observe a presença, na parte mais cranial da face posterior, correspondendo à primeira vértebra sacral, de proeminentes processos articulares que se articulam com os articulares inferiores da quinta vértebra lombar.

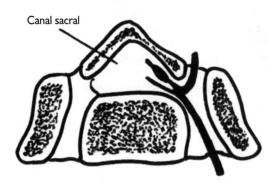

Fig. 19.35 — Sacro em vista superior e corte transversal

CRÂNIO, COLUNA VERTEBRAL E PARTES MOLES DO DORSO 379

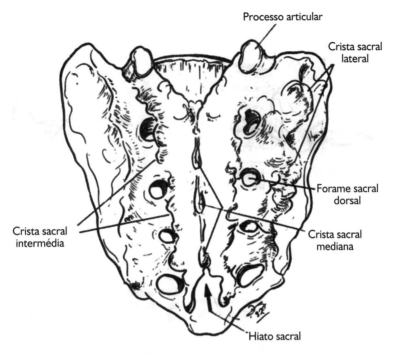

Fig. 19.36 – Sacro em vista posterior

A face lateral é alargada até o nível de S3, mas estreita-se consideravelmente em direção caudal para converter-se, inferiormente, em simples borda. A porção alargada é áspera no seu terço dorsal, mas apresenta uma faceta articular nos dois terços pélvicos, a faceta auricular (pois tem forma de orelha), para articular-se com o ílio na articulação sacro-ilíaca.

5.5 – Cóccix – Resulta da fusão de 3 ou 4 peças coccígeas, constituindo um osso irregular, afilado, que representa o vestígio da cauda no extremo inferior da coluna vertebral. Articula-se com o sacro por meio de um disco intervertebral.

5.6 – Junturas intervertebrais – As vértebras articulam-se umas com as outras de modo a conferir rigidez, mas também flexibilidade à coluna, qualidades necessárias para o suporte de peso, movimentação do tronco e ajuste de posição indispensável para o equilíbrio e a postura. A articulação entre as vértebras faz-se ao nível dos corpos vertebrais, através do disco intervertebral e entre os processos articulares dos arcos vertebrais. Ligamentos e músculos são auxiliares na manutenção do alinhamento das vértebras.

5.6.1 – Junturas dos corpos vertebrais – Os discos intervertebrais situam-se, como se sabe, entre os corpos das vértebras, promovendo união, alinhamento e certa mobilidade de vértebras vizinhas. São coxins compressíveis de fibrocartilagem que absorvem as forças de tração muscular, gravidade e carga que, de outro modo, tenderiam a esmagar uma vértebra contra outra. Cada disco apresenta (Fig. 19.37) duas partes: uma periférica, o ânulo fibroso, constituído por anéis concêntricos, mais fibrosos que cartilaginosos, que circundam uma parte central (um pouco deslocado posteriormente), o núcleo pulposo, mais cartilaginoso do que fibroso, mas suficientemente elástico para atuar como amortecedor dos choques de compressão a que é sujeito. Durante a vida, a rigidez do núcleo pulposo tende a acentuar-se progressivamente em virtude de aumento do colágeno. O núcleo pulposo é mantido em posição pelo ânulo fibroso e pela pressão das vértebras. Por esta razão, nas lesões do ânulo fibroso, o núcleo pulposo pode herniar seja para o exterior (canal vertebral, principalmente), seja para dentro da substância esponjosa do corpo vertebral. Esta condição patológica é conhecida como hérnia de disco. Salientando-se no canal vertebral ele pode comprimir raízes nervosas ou mesmo a medula espinhal. A juntura permite pequenos graus de angulação (movimento de gangorra) entre corpos vertebrais adjacentes, mas embora pequeno, a soma de diversos movimentos, entre vértebras vizinhas de uma região ou da coluna como um todo, torna-se apreciável.

5.6.2 – Junturas dos processos articulares – Os processos articulares inferiores de uma vértebra

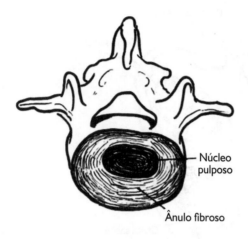

Fig. 19.37 — Disco intervertebral

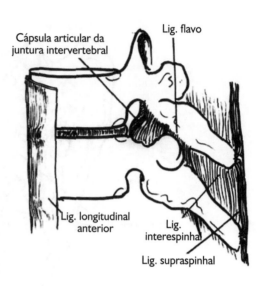

Fig. 19.38 — Ligamentos dos arcos vertebrais

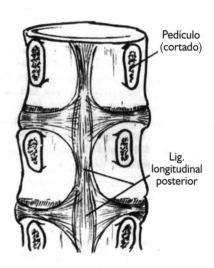

Fig. 19.39 — Parede anterior do canal vertebral

articulam-se com os superiores de vértebras subjacentes. São junturas sinoviais planas e a direção do movimento é determinado pela orientação das facetas dos processos articulares, como analisaremos após o estudo dos músculos que agem sobre a coluna. A cápsula destas articulações é frouxa, não limitando sua mobilidade.

5.6.3 — **Ligamentos das junturas da coluna vertebral** — Diversos ligamentos, relacionados aos corpos vertebrais ou aos arcos vertebrais, unem e mantêm as vértebras em alinhamento.

I — **Ligamentos dos corpos vertebrais** (Figs. 19.38, 19.39) — Os ligamentos acessórios comuns a todos os discos intervertebrais são o longitudinal, anterior e posterior. O anterior é uma cinta larga que se fixa e cobre o contorno anterior dos corpos das vértebras e discos intervertebrais. O posterior situa-se na parede anterior do canal vertebral (Fig. 19.39), alargando-se sobre o contorno posterior dos discos intervertebrais, aos quais está firmemente aderido. Os dois ligamentos longitudinais terminam na borda superior do sacro, pois abaixo deste nível ocorre fusão das vértebras.

II — **Ligamentos dos arcos vertebrais** (Figs. 19.38 e 1940) — São os ligamentos flavos, interespinhal e o supraspinhal. Os ligamentos flavos são ricos em fibras elásticas e unem, de cada lado, as lâminas de vértebras adjacentes (Fig. 19.40). Posteriormente eles se fundem e são contínuos com o ligamento interespinhal, que se estende entre processos espinhosos adjacentes. Anteriormente, os ligamentos flavos se fundem com as cápsulas articulares das junturas intervertebrais. Por sua vez, os ligamentos interespinhais também se fundem com os ligamentos que unem os vértices dos processos espinhosos. No conjunto, estes ligamentos são conhecidos com o nome de ligamento supraspinhal, rico em feixes colágenos. Na região cervical o ligamento supraspinhal é reforçado por fibras elásticas e recebe o nome de ligamento da nuca (nucal).

5.7 – Junturas vertebrais especiais – Em virtude dos aspectos estruturais particularíssimos do atlas e do áxis, as articulações que se fazem entre o atlas e o occipital, e entre o atlas e o áxis, são classificadas como junturas vertebrais especiais.

5.7.1 – Articulação atlanto-occipital – Os côndilos do occipital articulam-se com as fóveas articulares superiores do atlas numa articulação sinovial de tipo condilar, biaxial, permitindo flexão e extensão da cabeça, bem como são livres as inclinações para um e outro lado. Porém, devido à disposição oblíqua dos côndilos nas fóveas, que se inclinam medialmente, é impossível a rotação do crânio sobre o atlas. Observem na Fig. 19.41 como o espaço entre o arco anterior do atlas e o crânio é fechado pela membrana atlanto-occipital anterior, enquanto que do arco posterior a membrana atlanto-occipital posterior estende-se para o contorno posterior do forame magno. Ao contrário da anterior, que é ininterrupta, a membrana atlanto-occipital posterior é perfurada pela a. vertebral e pelo nervo suboccipital*.

5.7.2 – Articulações atlanto-axiais – São três, pois além das duas sinoviais que se fazem entre as facetas contíguas do atlas e áxis, há uma terceira, mediana, também sinovial, do arco anterior do atlas com o dente do áxis. Arco anterior do atlas e dente do áxis são mantidos em contato e alinhamento pelo ligamento transverso do atlas (Fig. 19.42). O arco anterior do atlas roda em torno do pivô representado pelo dente do áxis, atrás do qual o ligamento transverso do atlas completa o anel giratório. Deste modo a rotação do crânio, impossível sobre o atlas, faz-se de maneira indireta: o atlas executa a rotação em torno do dente do áxis e arrasta consigo o crânio. O ligamento transverso do atlas é muito resistente, pois sua ruptura permitiria deslocamento posterior do dente do áxis e esmagamento da medula espinhal contra o arco posterior do atlas. Da parte mediana do ligamento transverso projetam-se feixes craniais e caudais (Fig. 19.43) que sugeriram o nome de ligamento cruciforme (em forma de cruz) para o conjunto constituído pelo ligamento transverso e seus prolongamentos. Além deste ligamento, a única proteção da medula espinhal, num possível deslocamento posterior do dente do áxis, é a

---

* Quando se quer puncionar a cisterna magna, o relevo palpável do processo espinhoso do áxis é utilizado para orientar a agulha de punção em direção à membrana atlanto-occipital posterior.

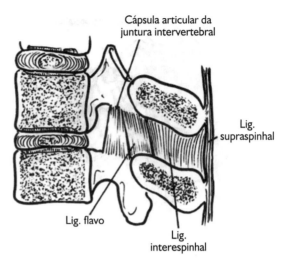

Fig. 19.40 – Corte sagital mediano de vértebras torácicas articuladas

membrana tectória, frágil continuação cranial do ligamento longitudinal posterior, que do corpo do áxis se estende ao assoalho da cavidade crânica, pelo forame magno.

5.8 – Sínfise púbica – Os ossos do quadril unem-se, anteriormente, no plano mediano numa juntura cartilaginosa, a sínfise púbica (Fig. 19.44). Trata-se de uma união direta das faces sinfisiais do púbis pelo disco interpúbico, fibrocartilaginoso. Esta união está reforçada pela presença de dois ligamentos: o ligamento púbico superior, que cruza a juntura superiormente, entre os tubérculos púbicos e o ligamento púbico arqueado, estendido em arco entre os ramos inferiores do púbis. Na gravidez, hormônios circulantes amolecem o disco da sínfise púbica, dando maior mobilidade à cintura pélvica.

5.9 – Juntura sacro-ilíaca – A face auricular do ílio articula-se com a face auricular do sacro formando uma juntura sinovial plana, mas bastante sólida, a articulação sacro-ilíaca. As superfícies que entram em contato apresentam, numa certa extensão, numerosas pequenas depressões e saliências que se encaixam estabilizando a juntura. Somente numa pequena extensão existe realmente cápsula articular. A Fig. 19.45 mostra como, na sua maior parte, os dois ossos que se articulam estão fixados por feixes colágenos espessos, o ligamento sacro-ilíaco interósseo, situado superior e posteriormente à área sinovial auricular. Deste modo, o ligamento interósseo é, ao mesmo tempo, uma articulação fibrosa e um ligamento intrínseco que bloqueia qualquer tendência do sacro em rodar sobre os dois ossos dos quadris.

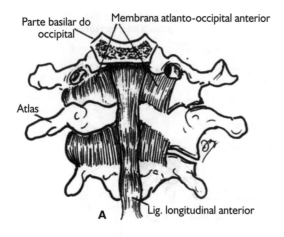

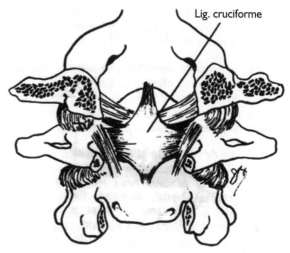

Fig. 19.43 — Ligamento cruciforme

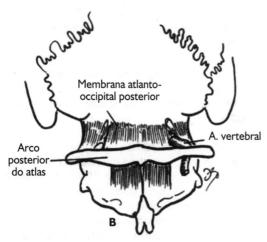

Fig. 19.41 — Articulação atlanto-occipital. Vista anterior; B — vista posterior

A articulação sacro-ilíaca é reforçada por ligamentos extrínsecos e colaterais, de notável resistência, estendidos entre o sacro e os ossos do quadril. Estes ligamentos são os seguintes (Fig. 19.46):

a) **Ligamentos sacro-ilíacos** – Fitas colágenas se abrem em leque sobre a face anterior da articulação sacro-ilíaca, enquanto que, posteriormente, uma série de fitas, fixadas aos tubérculos transversos fundidos do sacro, reúne-se no ligamento sacro-ilíaco posterior para ir prender-se na tuberosidade ilíaca e espinha ilíaca póstero-superior do ílio. Um terceiro ligamento, o ílio-lombar, prende o processo transverso de L5 à crista ilíaca.

b) **Ligamento sacro-tuberal** (Fig. 19.47) – Este ligamento resistente e largo, estende-se

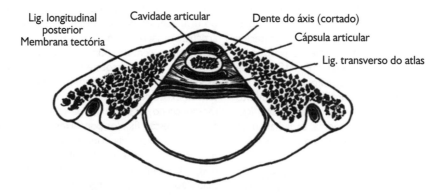

Fig. 19.42 — Articulações atlanto-axiais

CRÂNIO, COLUNA VERTEBRAL E PARTES MOLES DO DORSO **383**

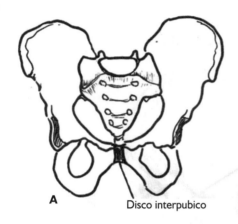

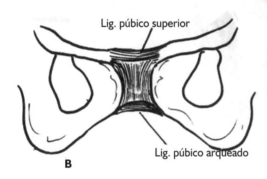

Fig. 19.44 – Sínfise púbica.

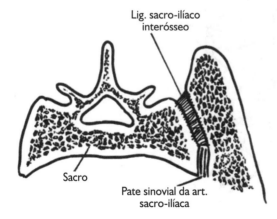

Fig. 19.45 – Articulação sacro-ilíaca em corte transversal e vista superior.

da face dorsal do sacro e borda posterior do ílio, acima da incisura isquiática maior, convergindo para a borda medial da tuberosidade isquiática onde se fixa.

c) **Ligamento sacrospinhal** – Tem forma triangular e é anterior ao ligamento sacro-tuberal (Fig. 19.48). Sua base está fixada à borda lateral da parte inferior do sacro e parte superior do cóccix, enquanto seu ápice se prende à espinha isquiática.

Observe na figura 19.47 que a borda lateral do ligamento sacro-tuberal forma o limite que transforma as incisuras isquiáticas em forames isquiáticos maior e menor, os quais são separados entre si pelo ligamento sacrospinhal. Pelo forame isquiático maior passam o m. piriforme, os vasos e nervos glúteos superiores e inferiores, os vasos pudendos internos, o nervo pudendo, o nervo isquiático e o n. cutâneo posterior da coxa. Já pelo forame isquiático menor passam o tendão do m. obturatório interno, os vasos pudendos internos e o n. pudendo.

5.10 – Algumas considerações funcionais sobre a pelve – A pelve exerce uma função protetora de vísceras situadas na cavidade pélvica e serve de fixação para músculos, mas sua função mais importante é transmitir o peso do corpo da coluna vertebral para os acetábulos e, portanto, para os membros inferiores, na postura ereta, ou para as tuberosidades isquiáticas, quando o indivíduo está sentado (Fig. 19.49). Por esta razão, as áreas do osso do quadril por onde esta carga é transmitida, isto é, a linha arqueada e o corpo do ísquio, são mais espessas e mais resistentes que as do restante do osso. A articulação sacro-ilíaca é cruzada por ambas as linhas de carga e é também uma juntura que requer pouca mobilidade. Consequentemente, tal como as junturas fibrosas do crânio, a articulação sacro-ilíaca é capaz de absorver as forças de tração, gravidade e carga, envolvidos na transmissão do peso, em virtude da elasticidade dos seus tecidos colágenos e cartilaginosos. Durante a gravidez, seus ligamentos tornam-se mais frouxos, por ação de hormônios circulantes, permitindo algum movimento na articulação, mas fora desta condição, este movimento é de pouca importância.

A eficiência desta juntura depende de sua estabilidade e de sua capacidade para resistir a deslocamentos que o peso do corpo tende a produzir. A disposição em cunha do sacro entre os ossos do quadril e o tamanho e posicionamento de seus ligamentos lhe conferem aquela eficiência. Na postura ereta (Fig. 19.50) a tendência do peso do corpo é deslocar o sa-

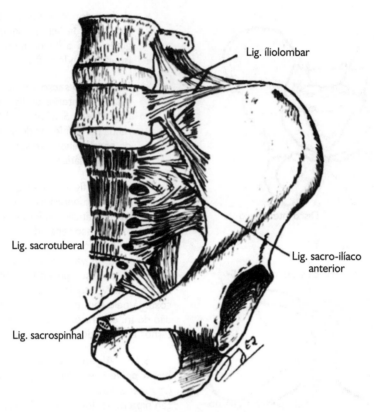

Fig. 19.46 — Articulação sacro-ilíaca.

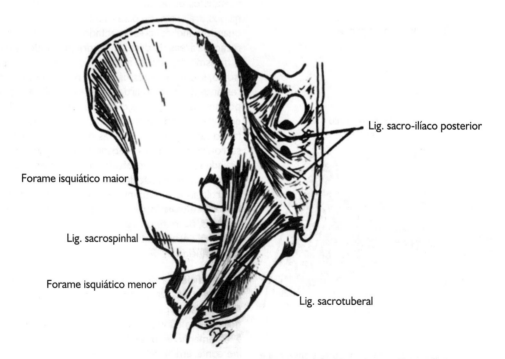

Fig. 19.47 — Articulação sacro-ilíaca.

CRÂNIO, COLUNA VERTEBRAL E PARTES MOLES DO DORSO

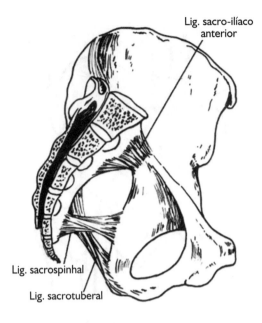

Fig. 19.48 — Articulação sacro-ilíaca.

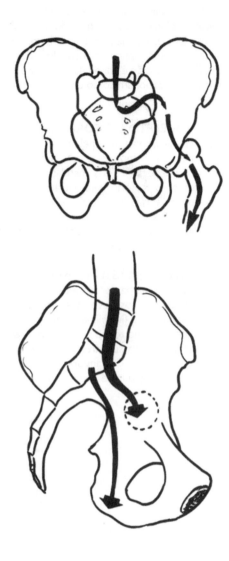

Fig. 19.49 — Transmissão do peso para os acetábulos (postura ereta) e tuberosidades isquiáticas (posição assentada).

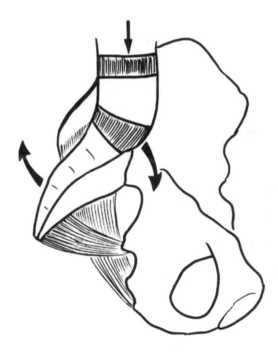

Fig. 19 50 — Os ligamentos sacrotuberal e sacrospinhal impedem a rotação do sacro

cro caudal e anteriormente em relação aos ossos do quadril o que é impedido pelo resistente ligamento sacro-ilíaco interósseo. A outra tendência é provocar a rotação do sacro, de modo que sua face dorsal se desloque posterior e cranialmente, o que é bloqueado pelos ligamentos sacro-tuberal e sacrospinhal.

Por outro lado, a cabeça do fêmur exerce uma pressão, no sentido superior, sobre o acetábulo, pois o membro inferior está firmemente apoiado no solo. Esta força de pressão resulta em dois componentes

(Fig. 19.51): um deles atua ao longo da linha arqueada em direção à coluna vertebral, opondo-se à linha de carga transmitida da coluna para o acetábulo; o outro componente tende a separar os ossos do quadril, um do outro. Esta separação é impedida pelos ossos e sínfise púbicos que funcionam como um tirante entre os dois acetábulos.

6.0 – **ESQUELETO DO TÓRAX** (Fig. 19.52) – A caixa torácica está constituída pelo esterno anteriormente, no plano mediano, pelas vértebras torácicas no plano mediano dorsal e pelas costelas e cartilagens costais no contorno posterior, lateral e anterior do tórax. As vértebras torácicas já foram descritas. Resta tecer considerações sobre o esterno, costelas e cartilagens costais antes de abordarmos algumas questões relativas à caixa óssea torácica.

6.1 – **Esterno** (Fig. 19.53) – É uma longa e estreita placa óssea mediana na parede anterior do tórax. Dá inserção anterior às costelas através das cartilagens costais, permitindo uma flexibilidade que permite alterações dimensionais do tórax, necessárias à respiração. A Fig. 19.53 mostra suas três partes: manúbrio, corpo e processo xifoide. O manúbrio constitui a parte superior do esterno que se une ao corpo do osso

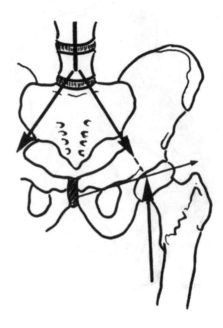

Fig. 19.51 – Decomposição de forças na transmissão do peso do corpo

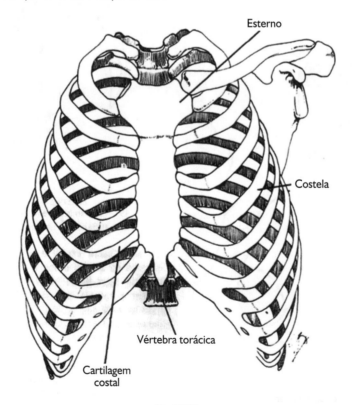

Fig. 19.52

CRÂNIO, COLUNA VERTEBRAL E PARTES MOLES DO DORSO 387

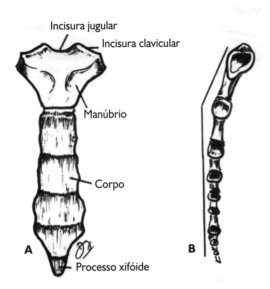

Fig. 19.53 — A — esterno em vista anterior; B — esterno em vista lateral; observe o ângulo esternal (de Louis)

no chamado ângulo esternal*. O ângulo esternal é uma crista transversa saliente, facilmente palpável e ponto de referência importante: ela marca o ponto de junção do esterno com a segunda costela através da cartilagem costal) e, assim, permite a contagem das costelas in vivo. Além do mais o ângulo esternal corresponde ao ponto mais elevado do arco aórtico e também à bifurcação da traqueia nos brônquios principais. A denominação vem do fato de que o manúbrio forma com o corpo do esterno uma angulação que é visível numa vista lateral (Fig. 19.53). Observe no esterno:

a) a incisura jugular, côncava, na borda superior do manúbrio;

b) a incisura clavicular, de cada lado da incisura jugular, escavada para receber a extremidade medial da clavícula;

c) logo abaixo da incisura clavicular o manúbrio apresenta outra incisura na sua borda lateral para receber a cartilagem da primeira costela;

d) o corpo do esterno varia de largura, afilando-se inferiormente;

e) as bordas laterais do corpo do esterno são indentadas para articulação com as cartilagens das costelas de II a VII. A VIII, IX e X costelas têm cartilagens que se unem sucessivamente e, em conjunto, se unem à VII, pela qual chegam indiretamente ao esterno;

---
* Os clínicos, na prática médica, denominam o ângulo esternal como ângulo de Louis.

f) o processo xifóide é a parte mais inferior do esterno, rudimentar.

6.2 – Costelas e cartilagens costais – São fitas ósseas arqueadas, estendendo-se de suas junções com a coluna vertebral à porção anterior da parede do tórax. As sete superiores são ditas costelas verdadeiras, por se articularem com o esterno através de suas cartilagens. As costelas VIII, IX e X são denominadas falsas por se fixarem ao esterno só indiretamente, unindo-se suas cartilagens uma à outra e finalmente à sétima. Forma-se assim (Fig. 19.54) a borda ou margem costal, que marca o limite inferior da caixa torácica anteriormente. As margens costais convergentes

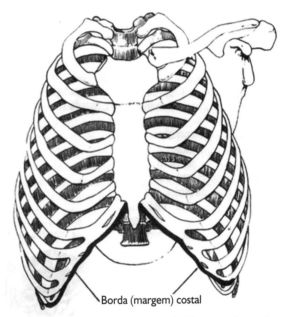

Fig. 19.54 — Borda (margem) costal. Observe a formação do ângulo infrasternal (ou subcostal)

formam o ângulo infrasternal (ou subcostal) que varia com o biótipo: é muito agudo nos longilíneos e obtuso nos brevilíneos. As costelas XI e XII, denominadas flutuantes, são curtas, rudimentares, terminam entre músculos da parede lateral do abdome e não possuem cartilagens.

6.3 – Costelas típicas – Com exceção das costelas I, XI e XII, as outras podem ser consideradas costelas típicas, embora a VIII, IX e X sejam mais curtas e contribuam para formar a borda ou margem costal. A Fig. 19.55 ilustra uma costela típica. Possui uma cabeça, globosa, posterior, para articular-se com a coluna vertebral (fóveas costais do corpo da vértebra). O colo segue à cabeça, inclinando-se póstero-lateralmente rumo ao processo transverso da vértebra com

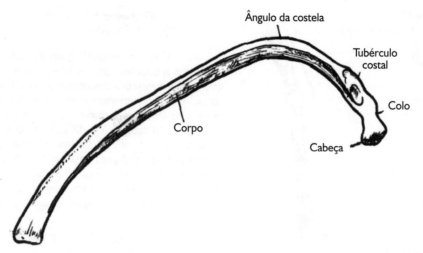

Fig. 19.55 — Costela típica.

o qual se articula por meio do tubérculo costal. Ao tubérculo segue-se lateralmente, o corpo da costela, liso. No ângulo da costela o osso muda de direção bruscamente, inclinando-se inferiormente enquanto se curva lateralmente e, depois, anteriormente acompanhando a superfície da parede torácica. No seu extremo anterior dá-se a junção costocondral, com as cartilagens que, direta ou indiretamente, se articulam com o esterno. Observe que entre o ângulo da costela e o processo espinhoso fica um espaço escavado, limitado, medialmente pelo processo espinhoso e, anteriormente, pelo processo transverso da vértebra e parte do corpo da costela até atingir o ângulo costal.

Este espaço é preenchido por músculos (Fig. 19.56) que formam duas grandes massas elevadas, laterais à coluna vertebral. Este verdadeiro coxim muscular, deixa, entre suas partes mediais, um sulco mediano, no fundo do qual estão os processos espinhosos das vértebras. Esta particular disposição permite que o indivíduo possa acomodar-se em decúbito dorsal (de costas) de maneira confortável.

6.4 – **Costelas atípicas** – A primeira costela é a mais curta das costelas verdadeiras. Descreve arco fechado e limita a abertura superior do tórax. É mais larga do que as outras, e é plana, situando-se sob a

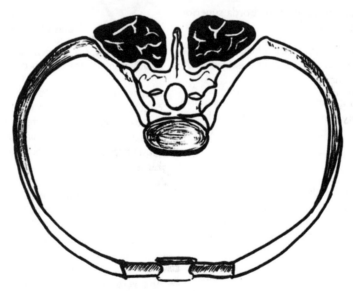

Fig. 19.56 — Corte transversal do tórax. Observe o processo espinhoso da vértebra no fundo do sulco formado pelas massas musculares que ocupam as goteiras vertebrais

clavícula anteriormente, o que dificulta sua palpação. A artéria e veia subclávias sulcam sua face superior.

As costelas XI e XII são rudimentares e terminam entre músculos da parede abdominal em pontas cartilaginosas rombas.

6.5 – Generalidades sobre o tórax – O tórax tem a forma de um cone truncado, com vértice superior e base inferior. O corpo da primeira vértebra torácica, primeira costela de ambos os lados e a incisura jugular do manúbrio do esterno, limitam a abertura superior do tórax, por onde passam estruturas que do pescoço vão para o tórax, ou vice-versa, do tórax seguem em direção ao pescoço. As artérias destinadas aos membros superiores passam pela abertura superior do tórax, fletem-se lateralmente, cruzando a face superior da primeira costela, e seguem para as axilas. Para evitar angulação excessiva das artérias, o plano da abertura superior do tórax é oblíquo (Fig. 19.54), isto é, a borda superior do esterno é inferior à vértebra T1. Verifique a afirmação em um esqueleto articulado. Ao contrário da abertura superior, a abertura inferior do tórax é bastante irregular no seu contorno, em virtude das costelas chegarem a um plano mais inferior do que o alcançado pelo esterno. Observe num esqueleto articulado que as costelas, particularmente na face lateral do tórax, têm um trajeto descendente. Esta obliquidade das costelas é fundamental na mecânica respiratória, como veremos mais tarde. A proteção oferecida pela caixa torácica aos órgãos situados na cavidade torácica é apenas relativa, uma vez que as costelas estão dispostas em série longitudinal, mas deixando entre elas um espaço, o espaço intercostal, preenchido por músculos, ditos intercostais, que se fixam nas margens superior e inferior de costelas adjacentes.

7.0 – Articulações costovertebrais – (Fig. 19.57). A costela se articula com a vértebra em dois pontos:

a) a cabeça da costela com as fóveas costais superior e inferior dos corpos de duas vértebras adjacentes;

b) o tubérculo da costela com a fóvea costal transversal do processo transverso da vértebra correspondente.

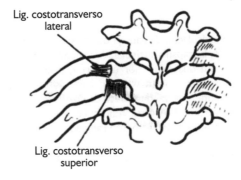

Fig. 19.57-A – Articulação costovertebral

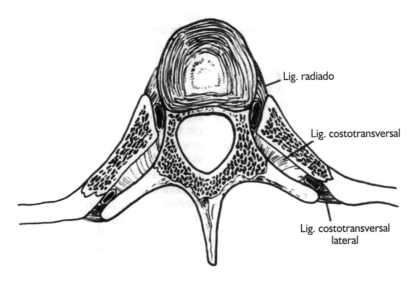

Fig. 19 57-B – Articulação costovertebral

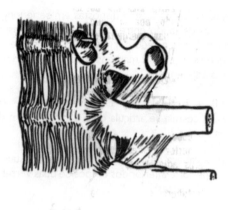

Fig. 19.57-C – Articulação costovertebral

Na articulação da cabeça da costela, sinovial, envolvida pela cápsula articular, a cavidade articular é dividida em duas, superior e inferior, pela presença de um ligamento intra-articular, curto, situado horizontalmente, que vai da cabeça da costela para o disco intervertebral. A cápsula articular está reforçada, anteriormente, pelo ligamento radiado.

A articulação costotransversal, do tubérculo da costela com o processo transverso, é revestida por uma cápsula articular que é espessa, inferiormente, mas delgada nas outras porções. Alguns ligamentos acessórios podem ser mencionados:

a) **ligamento costotransversal** – estende-se do dorso do colo da costela à face anterior do processo transverso;

b) **ligamento costotransverso lateral** – une o vértice do processo transverso à porção não articular do tubérculo da costela correspondente;

c) **ligamento costotransverso superior** – estende-se do colo da costela ao processo transverso da vértebra suprajacente.

As costelas XI e XII não possuem tubérculo e, portanto, não têm articulações costotransversais.

8.0 – **Articulações esternocondrais** – As articulações que se fazem entre as cartilagens costais e as denteações na borda lateral do esterno apresentam variações com relação à presença ou não de uma cavidade articular. Na articulação da primeira costela, a cartilagem costal está firmemente fixada ao manúbrio, formando, portanto, uma juntura cartilaginosa. Dá 2.ª à 7.ª costelas as junturas são sinoviais, podendo existir na cavidade articular da articulação da 2.ª costela, divisão por ligamento intra-articular. Ligamentos esternocondrais irradiam-se de cada cartilagem para as faces anterior e posterior do esterno.

9.0 – **Articulações intercondrais** – Cada uma das cartilagens costais, da 5.ª à 8.ª e algumas vezes a 9.ª, articula-se com a cartilagem imediatamente inferior, logo que estas se curvam em direção ascendente, medial e anteriormente. São pequenas articulações sinoviais e cada uma é envolta por uma cápsula articular.

10.0 – **Junturas do esterno** – A articulação manúbrio-esternal é exemplo de juntura cartilaginosa, do tipo sincondrose. A compressibilidade da matriz cartilaginosa torna resistente e flexível esta união angulada. A articulação xifo-esternal é também cartilaginosa, mas já no adulto jovem começa a ossificar-se.

11.0 – **MÚSCULOS QUE AGEM SOBRE O ESQUELETO AXIAL** – Tal como aconteceu nos capítulos referentes aos membros superiores e inferiores, o estudo dos músculos da cabeça, pescoço e tronco será feito tendo em vista que o mais importante não é saber o que os músculos são, mas o que fazem. Este enfoque funcional obriga a considerar os músculos, não por sua situação topográfica, melhor compreendida e analisada na dissecação do cadáver, mas por suas ações enquanto força motriz capaz de movimentar as alavancas biológicas representadas pelos ossos. Sobre muitos músculos as referências serão sucintas, tendo em vista a importância prática ou não do seu estudo e alguns não serão referidos por terem ações insignificantes.

11.1 – **Músculos que movem cabeça e pescoço** – A cabeça equilibra-se sobre a coluna vertebral, na posição ereta, graças ao seu peso sobre a articulação atlanto occipital e à ação coordenada de músculos que chegam à base do crânio de muitas direções. Observe na Fig. 19.58 que o apoio do crânio sobre a coluna vertebral é excêntrico, isto é, está deslocado posteriormente. Esta condição é a de uma alavanca interfixa: toda a porção do crânio, anterior à articulação atlanto-occipital, tende a produzir rotação em torno de um eixo látero-lateral, flexionando a cabeça em direção ao tórax, pois há maior peso nesta porção do crânio. Para manter a cabeça em equilíbrio é necessário aplicar uma força na porção do crânio posterior ao

CRÂNIO, COLUNA VERTEBRAL E PARTES MOLES DO DORSO

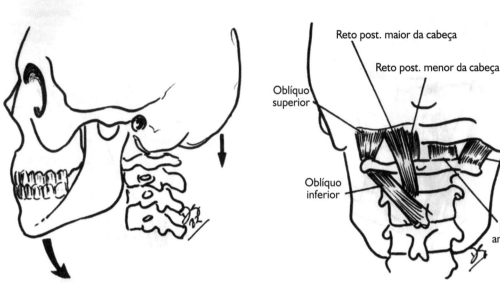

Fig. 19.58 — O crânio sobre a coluna vertebral: exemplo de alavanca interfixa

Fig. 19.59 — Músculos suboccipitais. Observe o trígono occipital

ponto de apoio representado pela articulação atlanto-occipital. Esta força tem que ser, necessariamente, muscular. Isto explica porque a ação dos antagonistas é importantíssima nos movimentos da cabeça pois, frequentemente, depois de iniciado um movimento, a gravidade o completa. Os antagonistas têm então o papel de controlar a influência da gravidade. Se o indivíduo está em decúbito dorsal (deitado de costas) a gravidade, pelo contrário, agirá opondo-se a flexão da cabeça, que só poderá ser executada por contração ativa dos músculos que podem produzi-la.

11.1.1 – **Mm. suboccipitais** – São conhecidos como músculos curtos da nuca e estão profundamente situados, recobertos por músculos longos do dorso. A Fig. 19.59 ilustra estes músculos de maneira esquemática. São os mm. reto posterior maior e menor da cabeça, o oblíquo superior e o oblíquo inferior. Os mm. reto posterior maior da cabeça e os oblíquos, superior e inferior, delimitam uma região conhecida como trígono suboccipital, o qual contém a a. vertebral eon. suboccipital.

Inervação – Todos são inervados pelo n. suboccipital.

Ação – São extensores da cabeça e alguns são rotadores, mas ao que parece, eles funcionam principalmente como músculos posturais.

Músculos	Origem	Inserção
Reto posterior maior da cabeça	Espinha do axis	Linha nucal inferior
Reto posterior menor da cabeça	Arco posterior do atlas	Linha nucal inferior
Oblíquo superior	Processo transverso do atlas	Linha nucal inferior
Oblíquo inferior	Espinha do áxis	Processo transverso do atlas

11.1.2 – **M. esternocleidomastóideo** – (Fig. 19.60). Origina-se por duas cabeças, do manúbrio do esterno e terço medial da clavícula. Com direção ascendente cruza obliquamente o quadrilátero do pescoço indo inserir-se no processo mastoide. O músculo é cruzado pela v. jugular externa e divide a região anterolateral do pescoço em triângulo anterior (superomedial) e triângulo posterior (posterolateral), áreas de

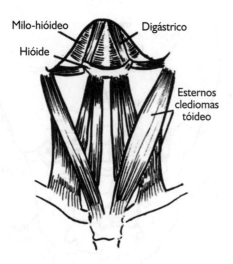

Fig. 19.60 — Músculo esternocleidomastóideo.

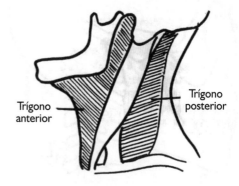

Fig. 19.61 — Trígonos do pescoço.

reparo para a localização de estruturas cervicais. (Fig. 19.61). É inervado pelo n. acessório. Quando agem conjuntamente (Fig. 19.62), os mm. esternocleidomastóideos fletem a cabeça. Quando só um deles se contrai, a cabeça é inclinada lateralmente para o mesmo lado e a face é rodada para o lado oposto. Uma das causas mais frequentes do torcicolo é o espasmo do m. esternocleidomastóideo. Trabalhos recentes indicam que o músculo pode também realizar a extensão da cabeça.

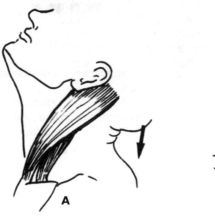
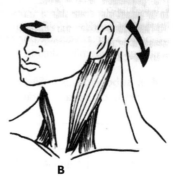

Fig. 19.62 — Ações do m. esternocleidomastóideo. Repare em A que o músculo também é capaz de estender a cabeça, embora a flexão seja sua ação mais frequente.

11.1.3 – Alguns músculos profundos, intimamente relacionados com a coluna vertebral e que agem sobre ela, possuem feixes superiores que das vértebras cervicais vão ter ao crânio. Estas porções superiores destes músculos são capazes de agir sobre a cabeça.

I – **Músculo anterior** – É representado pelo m. longo da cabeça (Fig. 19.63) que se origina nos processos transversos das vértebras C3 a C6 e se insere, inferiormente, na parte basilar do osso occipital. É inervado por ramos de nervos cervicais e atua fletindo a cabeça.

II – **Músculos posteriores** – O músculo eretor da espinha divide-se em três colunas musculares, das quais a intermédia é o m. dorsal

CRÂNIO, COLUNA VERTEBRAL E PARTES MOLES DO DORSO 393

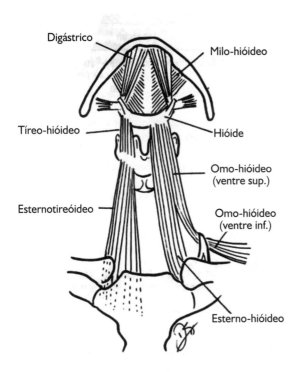

Fig. 19.63 – Músculos pré-vertebrais

longo. Este, por sua vez, está constituído por três músculos, dos quais um, é o longuíssimo do pescoço que alcança até parte posterior da base do crânio. É um extensor da cabeça e inervado por ramos dorsais dos nn. cervicais. O m. semispinhal da cabeça faz parte dos chamados músculos transverso-espinhais do dorso e dos processos transversos de vértebras torácicas superiores e cervicais inferiores, ascende verticalmente para inserir-se no osso occipital. Sua ação e inervação são idênticas às do longuíssimo da cabeça. Finalmente, o esplênio da cabeça origina-se do ligamento nucal e se insere na linha nucal superior. Sua ação e inervação são idênticas às dos outros músculos descritos acima. As Figs. 19.68, 19.70 e 19.72 ilustram os músculos.

11.1.4 – **Mm. escalenos** – São três: anterior, médio e posterior. O anterior está recoberto, quase que completamente, pelo m. esternocleidomastóideo. Os três músculos escalenos originam-se dos processos transversos das vértebras cervicais e se fixam na 1.ª costela (o anterior e médio) e na 2.ª costela (o posterior). A a. subclávia passa posteriormente ao escaleno anterior, enquanto que o n. frênico fica sobre o músculo. São inervados por ramos ventrais dos nn. cervicais e flexionam lateralmente o pescoço e a cabeça.

Podem atuar também como músculos da inspiração e se tornam ativos em esforços expiratórios (Fig. 19.63).

11.1.5 – **M. longo do pescoço** (Fig. 19.63) – É anterior à coluna vertebral, estendendo-se dos corpos das três primeiras vértebras torácicas e inserindo-se nos corpos de vértebras cervicais superiores. É inervado por ramos ventrais de nn. cervicais e atua na flexão do pescoço.

11.1.6 – Alguns músculos que atuam na coluna vertebral têm partes cervicais capazes de estender o pescoço e a cabeça, além de controlar a flexão da cabeça. Estes músculos serão tratados com os que atuam sobre a coluna vertebral.

11.1.7 – **Movimentos da cabeça e pescoço** – A cabeça pode ser fletida, aproximando-se o mento da parede anterior do tórax, ou estendida, em movimento inverso. A flexão pode ser também lateral, para um lado ou outro. A rotação da cabeça não é possível. Na rotação é o atlas que roda em torno do dente do áxis, arrastando a cabeça consigo. Raramente os músculos que agem sobre a cabeça e pescoço executam um só movimento. Alguns fazem a flexão anterior e lateral. Outros são capazes tanto de fletir a cabeça como de estendê-la, invertendo origem e inserção. A rotação depende muito de músculos que atuam sobre a coluna vertebral. Não há pois razão para tabular estes músculos numa distribuição funcional rígida. Isto também não será possível para os músculos que agem sobre a coluna vertebral. Deve-se, entretanto, dizer que os músculos esternoclidomastóideos, quando agem em conjunto, são os principais flexores da cabeça e que, normalmente, os mm. situados posteriormente, são extensores e controladores da flexão por sua ação antagonista.

11.2 – **Músculos hioideos** – O osso hioide não se articula com o resto do esqueleto e precisa portanto de uma ancoragem muscular. Os músculos que cumprem esta função constituem um grupo de músculos infra-hióideos, enquanto um segundo grupo, os músculos supra-hióideos, aproveitam-se desta ancoragem para cumprir suas funções.

I – **Músculos infra-hióideos** – São o esterno-hioideo, omo-hióideo, esternotireóideo e tíreo-hióideo. A Fig. 19.64 ilustra estes músculos.

Observe que o m. omo-hióideo possui dois ventres musculares, superior e inferior, separados por um tendão intermediário. Trata-se. portanto, de um mús-

Músculos	Origem	Inserção
Esterno-hioideo	Posteriormente, no manúbrio	Borda inferior do corpo do hioide
Omo-hioideo	Ventre inferior: borda superior da escápula Ventre superior: no tendão intermediário	Ventre inferior: tendão intermediário Ventre superior: borda inferior do corpo do hioide
Esternotireóideo	Posteriormente no manúbrio	Cartilagem tireoide da laringe
Tireo-hióideo	Cartilagem tireoide da laringe	Corno maior do hioide

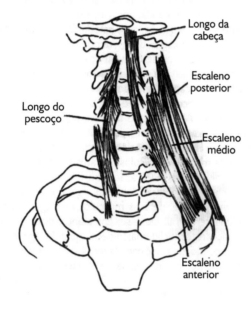

Fig. 19.64 – Músculos infra-hióideos

culo digástrico.

Inervação – São todos inervados por ramos que partem da alça cervical.

Ação – Servem para fixação do osso hioide e, em conjunto, tracionam a laringe inferiormente (abaixamento).

II – **Mm. supra-hióideos** – São quatro e estão todos relacionados com o assoalho da boca: digástrico, estilo-hioideo, milo-hióideo e gênio-hioideo. O digástrico, como o nome indica, tem dois ventres, posterior e anterior, com tendão intermediário entre eles (Fig. 19.64).

Inervação – O m. digástrico tem dupla inervação: o ventre posterior é inervado pelo n. facial e o anterior pelo n. alveolar inferior; o facial inerva também o estilo-hioideo, enquanto que o alveolar inferior também inerva o milo-hióideo; o m. gênio-hioideo é inervado pelo n. hipoglosso.

Ação – O m. digástrico exerce uma tração póstero-anterior sobre a mandíbula no movimento de abrir a boca. O estilo-hioideo traciona o hioideo posterior e

Músculos	Origem	Inserção
Digástrico	Ventre posterior: processo mastoide do temporal Ventre anterior: fossa digástrica da mandíbula	Os dois ventres unem-se no tendão intermediário que é ligado por alça fibrosa ao corpo do osso hioide
Estilo-hioideo	Processo estiloide	Hióide, junção do corpo e corno maior
Milo-hióideo	Linha milo-hióidea	Rafe mediana no assoalho da boca
Gênio-hioideo	Sínfise mental (tubérculo geniano)	Corpo do hioide

superiormente, o que é resistido pelos mm. infrahioideos, resultando um alongamento do assoalho da boca. O milo-hióideo, que forma o assoalho da boca, eleva-o na deglutinação, causando também a elevação da língua. O m. gênio-hioideo exerce uma tração anterior no hioide, encurtando o assoalho da boca.

11.3 – **Mm. mastigadores** – Este grupo está constituído por músculos que agem sobre a mandíbula, ocasionando movimentos indispensáveis para que se processe a mastigação dos alimentos (Fig. 19.65). São os músculos masseter, temporal, pterigoideo medial e pterigoideo lateral.

Inervação – Todos os músculos são inervados pelo n. mandibular, ramo do trigêmeo.

Ação – Os movimentos da mandíbula fazem-se na articulação temporomandibular (ATM), entre a cabeça da mandíbula e a fossa mandibular. O abaixamento e elevação da mandíbula são, essencialmente, movimentos de dobradiça, nos quais a cabeça mandibular se move contra a face inferior do disco articular. Na protrusão, os discos e as cabeças deslocam-se juntos sobre o tubérculo articular do arco zigomático, projetando a mandíbula anteriormente. Na retração discos e cabeças deslocam-se para as fossas mandibulares e a mandíbula se retrai. Finalmente, na lateralização, a cabeça da mandíbula do mesmo lado roda em torno do eixo vertical, acompanhada pelo seu disco. Estes movimentos se combinam para cortar, triturar e mastigar os alimentos. O masseter eleva a mandíbula; o temporal também a eleva, mas suas fibras posteriores atuam na retração da mandíbula; o pterigoideo medial eleva a mandíbula e faz a sua protração, juntamente com o pterigoideo lateral. Este atua na protação e desvio lateral da mandíbula. Embora os movimentos da mandíbula sejam realizados principalmente pelos músculos

Músculos	Origem	Inserção
Masséte	Arco zigomático (o m tem partes superficial e profunda)	Face lateral do ramo da mandíbula
Temporal	Linha temporal inferior	Processo coronoide da mandíbula
Pterigóideo medial	Face medial da lâmina lateral do processo pterigoide	Face medial do ângulo da mandíbula
Pterigóideo lateral	Face lateral da lâmina lateral do processo pterigoide	Anteriormente ao colo da mandíbula e cápsula articular da ATM

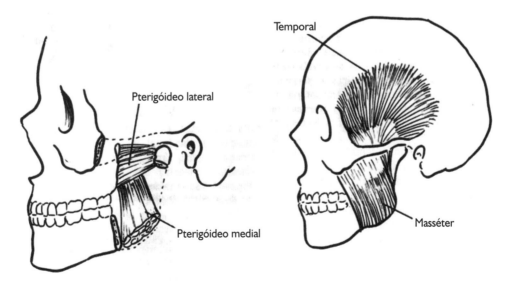

Fig. 19.65 – Músculos mastigadores

mastigadores, eles não são os únicos que participam destes movimentos. Assim, o m. digástrico também ajuda a abrir a boca, particularmente se a abertura for ampla, e não deve ser desprezada a ação de gravidade neste movimento. Por outro lado, na protração da mandíbula, os ligamentos esfenomandibular e estilomandibular agem mantendo o ângulo da mandíbula a salvo de deslizamentos anteriores aos côndilos.

11.4 – **Músculos da expressão facial** – Numerosos músculos, muito delgados, e intimamente relacionados com o escalpo, pele da face e pescoço, pertencem a uma categoria especial de músculos e são comumente conhecidos como músculos dérmicos. O nome deriva do fato de que estes músculos, contrariamente ao que sucede com todos os outros, não estão fixados em partes esqueléticas pelas suas duas extremidades. Os músculos dérmicos fixam-se apenas por uma de suas extremidades no esqueleto, enquanto a outra se prende na camada profunda da pele. Deste modo, eles podem mover a pele do escalpo e da face, modificando as expressões faciais. São denominados, por esta razão, músculos da expressão facial, ou músculos mímicos. Esta, entretanto, não é sua única função. Alguns destes músculos guarnecem as aberturas das órbitas, nariz e boca, agindo como esfíncteres e promovendo, portanto, o fechamento ativo da rima palpebral, rima labial* e contribuindo, mesmo precariamente, para a dilatação e constrição das narinas. Um destes músculos, o platisma, estende-se da mandíbula até as porções mais superiores da parede anterior do tórax. A espécie humana é, sem dúvida, a que apresenta maior desenvolvimento dos músculos faciais e tem maior capacidade de exprimir estados emocionais por alteração da expressão facial. Embora em muitas expressões possam agir poucos músculos, a maioria delas resulta de ações combinadas de vários músculos e assim, um mesmo músculo pode interferir na expressão de diversos estados emocionais. Sem dúvida, existem variações individuais no desenvolvimento e independência dos músculos mímicos e, portanto, a expressão facial pode ser mais rica em determinados indivíduos. Porém, é certo que o treinamento destes músculos é possível, pois são voluntários**. Não há nenhum sentido prático, dentro dos nossos objetivos, para uma descrição detalhada dos músculos da expressão facial. Algumas considerações serão feitas sobre os que atuam ao nível das aberturas do crânio visceral e sobre o escalpo. A seguir, os mais importantes serão relacionados, com indicação de sua ação fundamental. Todos os músculos mímicos são inervados pelo n. facial.

11.4.1 – **Mm. do escalpo** – O escalpo é uma membrana constituída por pele, tecido conjuntivo denso e aponeurose (gálea aponeurótica), separada do periósteo da abóbada craniana por tecido conjuntivo frouxo, o que permite ao escalpo mover-se sobre o crânio. Esta estrutura faz com que o escalpo seja um fator de amortecimento e de desvio de boa parte da força de golpes contra o crânio. Anterior e posteriormente o escalpo é constituído por fibras musculares e, em razão da continuidade que existe entre elas, através da aponeurose da gálea aponeurótica, o conjunto é denominado músculo occipito-frontal. A Fig. 19.66 o ilustra. O ventre occipital estende-se póstero-lateralmente até a sua origem óssea na linha nucal suprema do occipital. O ventre frontal insere na pele da fronte, e quando se contrai eleva os supercílios e enruga a fronte. Por esta razão o m. frontal, como é também denominado, tem sido referido como o músculo da atenção. Fazendo parte dos mm. do escalpo devem ser mencionados os pequenos músculos auriculares (anterior, superior e posterior) relacionados ao pavilhão da orelha. Alguns indivíduos conseguem, com

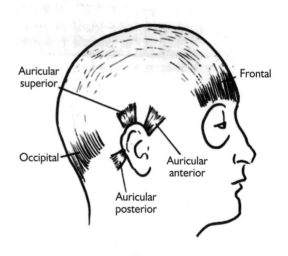

Fig. 19.66 – Músculo occipito-frontal. Observe seus ventres occipital e frontal

---

* A rima palpebral é a fenda que se situa entre as pálpebras superior e inferior, enquanto a rima labial é a que fica entre os lábios.

** Alguns atores, particularmente os do teatro oriental, com exaustivo treinamento, conseguem fazer agir os músculos de uma hemiface de maneira oposta aos da outra hemiface. Isto é, inclusive, uma característica de certos tipos de teatro, como o de Bali, na índia.

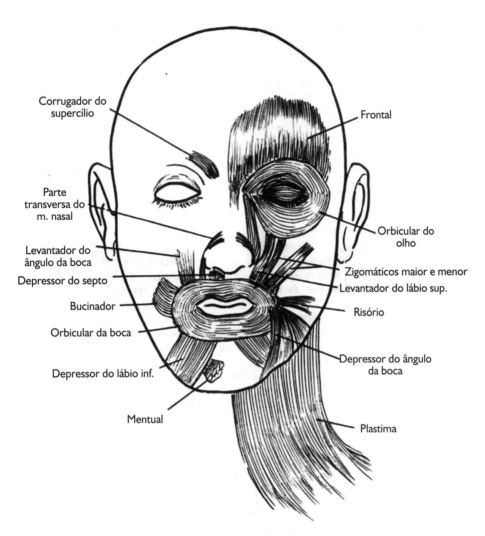

Fig. 19.67 — Músculos mímicos

eles, mover voluntariamente o pavilhão da orelha.

11.4.2 – **Músculos da expressão facial** (Fig. 19.67):

I – **Esfíncter palpebral** – O fechamento ativo das pálpebras é feito pelo m. orbicular do olho que possui três partes: palpebral, na espessura das pálpebras; orbicular, com feixes concêntricos que contornam as pálpebras; e lacrimal, parte mais profunda e medial do músculo. Quando se contrai a parte orbicular, em geral, com a lacrimal, as pálpebras cerram-se rápida e fortemente e a secreção lacrimal drena por suas vias de escoamento. A parte palpebral é responsável pelo fechamento voluntário suave da rima palpebral e pela ação de piscar, um reflexo importante na proteção do bulbo ocular e para espalhar a secreção lacrimal na superfície dos olhos, mantendo-os constantemente úmidos. A abertura das pálpebras é feita pelo m. levantador da pálpebra superior, que pertence aos músculos do olho.

II – **Esfíncter das narinas** – Embora de pouca amplitude, a dilatação das narinas pode ser importante quando a respiração se torna difícil. Dois músculos são responsáveis pela abertura das narinas: o depressor do septo e a porção alar do m. nasal, também chamado de m. dilatador do nariz. A constrição das narinas é realizada pela outra parte do m. nasal, a parte transversal, também denominada m. compressor do nariz.

III – **Esfíncter labial** – O fechamento e abertura da rima labial podem ser passivos, consequentes a movimentos da mandíbula realizados por outros músculos. O conjunto muscular bucinador-orbicular da boca forma o elemento contráctil ativo para os lábios e bochecha. O m. bucinador é continuado posteriormente pelo m. constrictor superior da faringe e a junção dos dois se dá numa intersecção fibrosa, a rafe pterigomandimular. O bucinador se prende, superior e inferiormente, na maxila e mandíbula. Medialmente ele se funde com as fibras do m. orbicular da boca, que forma um esfíncter elíptico em torno dos lábios. A contração leve do orbicular da boca aproxima os lábios, e a total, cerra-os fortemente, comprimindo um contra o outro. Os bucinadores comprimem as bochechas contra as maxilas e mandíbulas para manter os alimentos entre os dentes e a língua, na mastigação. O músculo é perfurado pelo ducto da glândula parótida.

IV – **Outros músculos da expressão facial** – Muitos músculos faciais se inserem na pele dos lábios e adjacências, contribuindo na movimentação da pele facial, além de separarem os lábios ou repuxarem parte deles para baixo ou para cima. Outros situam-se sobre a raiz do nariz, aproximando os supercílios e formando rugas transversais ou verticais nesta região, como ocorre na raiva ou na meditação profunda. Deste modo, estes músculos contribuem com ações combinadas, para numerosas expressões faciais. O quadro abaixo

Músculos	Ação
Risório	Retrai o ângulo da boca lateralmente (riso forçado)
Depressor do ângulo da boca	Traciona o ângulo da boca inferiormente (tristeza)
Zigomático maior	Traciona o ângulo da boca superior e lateralmente, como numa risada
Levantador do ângulo da boca	Eleva o ângulo da boca e acentua o sulco nasolabial
Zigomático menor	Auxilia na elevação do lábio superior e acentua o sulco nasolabial. Não é rara sua ausência
Levantador do lábio superior	Eleva e everte o lábio superior e dilata a narina
Levantador do lábio superior e da asa do nariz	Eleva e everte o lábio superior e dilata a narina
Depressor do lábio inferior	Deprime o lábio inferior
Mentual	Eleva a pele do mento e faz profusão do lábio inferior

relaciona alguns destes músculos (Fig. 19.67):

11.5 – **Músculos que agem sobre a coluna vertebral** – Os músculos que agem sobre a coluna vertebral dispõem-se de maneira complexa e é melhor estudá-los em conjunto. Embora exista também um problema de equilíbrio do esqueleto axial e cintura pélvica sobre as cabeças dos fêmures, os músculos da coluna têm pouca participação na manutenção da atitude ereta, atuando mais nos deslocamentos do tronco. Os músculos mais diretamente relacionados à coluna são posteriores a ela e são ditos pós-vertebrais. Outros músculos que agem na coluna, anteriores, são músculos pré-vertebrais. Antes de analisarmos a disposição e ação destes músculos, é conveniente fazer uma síntese dos movimentos da coluna vertebral.

11.5.1 – **Movimentos da coluna vertebral** – Os movimentos da coluna são, em geral, o somatório de pequenos movimentos de vértebras adjacentes, resultando em ampla extensão da mobilidade da coluna como um todo. Por outro lado, deve-se ressaltar que estes movimentos são mais livres nas junções entre vértebras de uma região e outra, como na lombossacral e na toracolombar.

I – **Flexão da coluna** – Na flexão a coluna curva-se anteriormente. Em virtude da presença das costelas, ela é reduzida no segmento torácico da coluna, mas ampla nas regiões cervical e lombar, especialmente na junção lombossacral, onde a articulação entre os processos articulares se faz quase no sentido sagital.

II – **Extensão da coluna** – Na extensão a coluna arqueia-se posteriormente. Seria uma flexão posterior. Ela é também reduzida na região torácica, onde a grande inclinação dos processos espinhosos a bloqueia, mas ampla nas regiões cervical e lombar e principalmente na junção lombossacral.

III – **Flexão lateral da coluna** – Pode ser direita ou esquerda. É o mais limitado dos movimentos cervicais, mas amplia-se quando conjugada com rotação da cabeça. É máxima no segmento lombar da coluna e reduzida no torácico.

IV – **Rotação da coluna** – Resulta da soma de pequenas torções entre vértebras adjacentes, permitidas por seus discos intervertebrais e a natureza das respectivas articulações sinoviais. Em movimentos combinados a rotação amplia-se. Assim, no segmento cervical, ela é máxima quando combinada com a flexão lateral. Existe na região torácica, mas é mínima na lombar. Nas torções do tronco deve-se levar em conta que boa parte se deve a movimentos do quadril e não só da coluna.

11.5.2 – **Músculos pós-vertebrais** – A descrição destes músculos será sumária e as figuras suficientemente esquemáticas para que o estudante tenha uma ideia aproximada da disposição destes elementos, pois é raro a inclusão da dissecação destes músculos nos currículos atuais da área biológica. Eles constituem duas grandes massas em relevo nos lados da coluna vertebral, facilmente palpáveis, e são conhecidos também com o nome de músculos da goteira vertebral. A massa muscular longitudinal, de cada lado, compõe-se de três camadas de músculos pós-vertebrais.

I – **Músculos pós-vertebrais profundos** – Observe na Fig. 19.68 os músculos:

a) **Mm. interespinhal** — São pobremente desenvolvidos na região torácica ou mes-

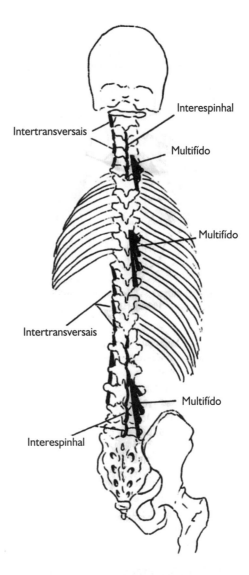

Fig. 19.68 – Músculos pós-vertebrais profundos. A ilustração indica os músculos em algumas regiões. O multífido é da camada intermédia

mo inexistentes nesta região. Unem os processos espinhosos das regiões cervical e lombar.

b) **Mm. intertransversais** – Também só existem nas regiões cervical e lombar. Unem os processos transversos adjacentes.

c) **Mm. rotadores** (Fig. 19.69) – Os músculos que se originam nos processos transversos e se dirigem medial e supe-

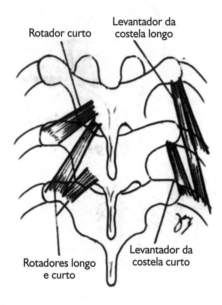

Fig. 19.69 — Músculos pós-vertebrais profundos

riormente para se fixarem na lâmina da vértebra suprajacente, são rotadores curtos; os músculos que, tendo a mesma origem e trajeto, passam pela vértebra suprajacente e se inserem na lâmina da segunda vértebra acima, são rotadores longos. Existem nas três regiões da coluna.

d) **Mm. levantadores das costelas** (Fig. 19.69 — Só existem na região torácica. Têm origem nos processos transversos e prendem-se nas costelas subjacentes.

Estes músculos são pouco conhecidos e mal estudados. Isto, aliás, é verdade para a maioria dos músculos pós-vertebrais, principalmente os profundos e particularmente quanto à coordenação de suas ações. Assim, presume-se que os rotadores sejam capazes de rotação e que os levantadores elevem as costelas. De qualquer modo os movimentos realizados por estes músculos são de pequena amplitude e talvez eles estejam mais envolvidos com a manutenção do alinhamento de vértebras adjacentes. Deve-se acrescentar que os músculos suboccipitais, já descritos, e que movem a cabeça, pertencem também ao grupo de músculos pós-vertebrais profundos.

II – **Mm. pós-vertebrais intermédios** (Fig. 19.70)
— Cobrem os profundos e têm disposição bastante complicada, com maior grau de fusão e alguns feixes saltando vários segmentos, o que lhes valeu o nome de complexo transverso-espinhal. Na Fig. 19.70 tenta-se definir alguns de seus componentes:

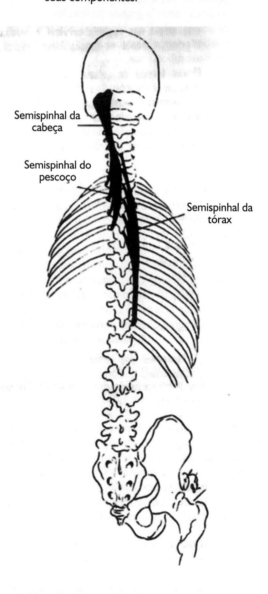

Fig. 19.70 — Músculos pós-vertebrais intermédios

a) **M. multífido** – É mais espesso na região lombar e termina na região cervical. Na verdade, está constituído de muitos feixes musculares, sem divisão clara e, por esta razão, tem sido descrito como músculo único. Os feixes se originam do sacro e de todos os processos transversos, dirigindo-se cranial e medialmente para se inserirem nos lados dos processos espinhosos de todas as vértebras, de L5 até o áxis (Fig. 19.68).

b) **M. semispinhal do tórax** – Situa-se nos dois terços craniais do segmento torácico, estendendo-se dos processos transversos das seis vértebras torácicas inferiores aos processos espinhosos das vértebras torácicas superiores e cervicais inferiores.

c) **M. semispinhal do pescoço** – Com a mesma disposição do semispinhal do tórax, origina-se nos processos transversos das seis vértebras torácicas superiores e se insere nos processos espinhosos da 3.ª até a 5.ª vértebra cervical.

d) **M. semispinhal da cabeça** – É a parte mais alta do complexo transverso-espinhal, estendendo-se de processos transversos cervicais à parte medial da linha nucal superior do occipital.

As ações destes músculos são bastante discutíveis. Sugere-se que tenham ação extensora da coluna e da cabeça.

III – **Mm. pós-vertebrais superficiais** – Constituem a camada mais lateral e superficial de músculos pós-vertebrais longos, denominados em conjunto eretor da espinha ou complexo sacrospinhal. A porção mais inferior origina-se no ílio, em vértebras lombares e em espessa aponeurose estendida neste intervalo, de onde ascende lateralmente até a última costela. Neste ponto a massa muscular alonga-se em três colunas que sobem na parte posterior do tórax, onde se inserem nas costelas e vértebras. Observe na Fig. 19.71 as porções da coluna mais lateral, denominada m. iliocostal:

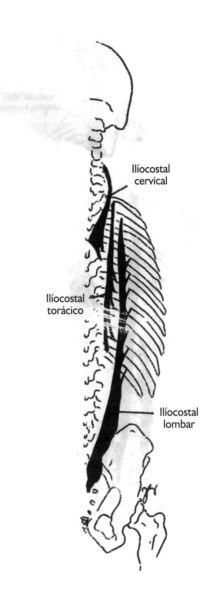

Fig. 19.71 – Músculos pós-vertebrais superficiais.

a) iliocostal lombar;

b) iliocostal torácico;

c) iliocostal cervical.

Na Fig. 19.72, identifique à esquerda, as divisões da coluna intermédia, denominada m. dorsal longo:

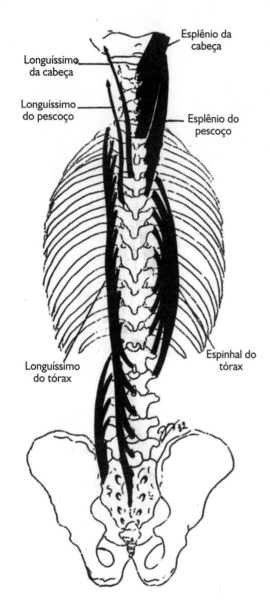

Fig. 19.72 — Músculos pós-vertebrais superficiais. Os mm. espinhais da cabeça e do pescoço não estão ilustrados. O espinhal do pescoço é um músculo inconstante e o espinhal da cabeça faz parte, quase sempre, do semispinhal da cabeça.

a) longuíssimo do tórax;

b) longuíssimo do pescoço;

c) longuíssimo da cabeça.

Finalmente, à direita, na Fig. 19.72, reconheça as divisões da coluna medial, dita m. espinhal:

a) espinhal do tórax;

b) espinhal do pescoço;

c) espinhal da cabeça.

O eretor da espinha (complexo sacrospinhal) é, sem dúvida, o principal extensor da coluna vertebral.

Entre os músculos pós-vertebrais superficiais deve ser incluído o m. esplênio que cobre os outros músculos pós-vertebrais nas regiões torácica alta e cervical. Suas duas partes podem ser vistas na Fig. 19.72:

a) **m. esplênio do pescoço** – ascende lateralmente dos processos espinhosos torácicos superiores aos processos transversos cervicais inferiores;

b) **m. esplênio da cabeça** – estende-se dos processos espinhosos cervicais inferiores e ligamento nucal ao processo mastoide do temporal.

11.5.3 – **Ações dos músculos pós-vertebrais** – No decorrer da descrição destes músculos chamamos a atenção para o fato de que pouquíssimos músculos do dorso têm sido estudados diretamente. Isto é verdadeiro, particularmente para aqueles situados mais profundamente. Algumas ações são evidentes por si mesmas, outras foram estudadas em pacientes com paralisia, e outras, ainda, foram determinadas pela eletromiografia. Mas isto não resolveu, até o presente momento, todos os problemas e questões que se levantam em relação à função dos músculos do dorso e sua coordenação. A coordenação é, aqui, de fundamental importância pois, como se viu, os músculos apresentam numerosas fusões e continuidades. Se o movimento se limita a uma região, cabeça ou pescoço, por exemplo, os músculos envolvidos serão apenas aqueles que agem naqueles segmentos, embora façam parte de um complexo muscular. Por esta razão, alguns dos músculos descritos no item anterior, foram mencionados também quando se tratou daqueles que agiam sobre a cabeça ou o pescoço.

De qualquer forma pode-se dizer que quanto mais longitudinal o trajeto de um músculo tanto mais estará relacionado com a extensão ou flexão da coluna vertebral (ou cabeça) e com a flexão lateral. O eretor da espinha é o principal extensor; é auxiliado pelos suboccipitais, esplênios e semispinhais da cabeça. Quanto mais oblíquo o decurso de um feixe muscular tanto mais relacionado ele estará com a rotação O m. multífido é o principal rotador do tronco, auxiliado pelos músculos oblíquos superior e inferior (suboccipitais).

12.0 – **Músculos do tronco** – Trata-se de músculos que atuam sobre a parte cilíndrica do corpo, excluídos cabeça, pescoço e membros. Estamos nos referindo, portanto, a músculos torácicos, abdominais e pélvicos com função primária sobre estas porções do segmento, e não a músculos que topograficamente se situam nestas porções, mas que atuam principalmente sobre outras regiões corpóreas, como é o caso de muitos músculos que agem sobre a juntura do ombro. Músculos do tórax e do abdome mantêm íntimas relações: os últimos se sobrepõem, parcialmente, à caixa torácica e, por outro lado, músculos abdominais são inervados por nervos espinhais torácicos (intercostais) inferiores. Estas inter-relações das paredes torácica e abdominal indicam o papel comum que têm suas funções. Neste item, por conseguinte, trataremos basicamente:

1.° – dos músculos que atuam sobre as costelas;

2.° – dos músculos da parede abdominal;

3.° – do diafragma pélvico e do períneo.

Uma referência especial será feita ao diafragma, músculo que separa, internamente, as cavidades torácica e abdominal.

12.1– **Músculos que atuam sobre as costelas** – No abdome os músculos formam lâminas que constituem as porções lateral e anterior da parede daquele segmento do tronco. Ao nível do tórax, entretanto, os músculos laminares de sua parede estão interrompidos por barras ósseas, as costelas. Não fosse a presença destas e a parede do tórax teria estrutura semelhante à da parede do abdome. As lâminas musculares no tórax fecham os espaços existentes entre as costelas, ditos espaços intercostais.

I – **Mm. intercostais externos** (Fig. 19.73) – Estendem-se, em cada espaço intercostal, do ângulo do tubérculo costal à junção costocondral, formando a camada externa. As fibras têm uma direção oblíqua, inferior e anterior, prendendo-se na borda inferior da costela e na borda superior da costela infrajacente. Os sete músculos mais inferiores estão em íntima conexão com o m. oblíquo externo, da parede do abdome. Ao nível da junção costocondral, restante do espaço intercostal é recoberto pela membrana intercostal externa anterior, que recobre fibras do m. intercostal interno.

II – **Mm. intercostais internos** (Fig.19.73) – Constituem a camada interna e se estendem

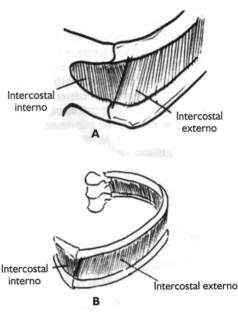

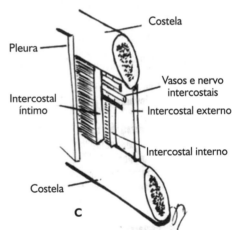

Fig. 19.73 – Músculos intercostais. Observe em C como os vasos e nervo intercostais passam entre os mm. intercostais interno e íntimo

da extremidade medial dos espaços intercostais até o ângulo da costela. Suas fibras têm direção oposta à dos intercostais externos, isto é, são oblíquas, dirigindo-se inferior e posteriormente. Prendem-se na borda inferior das costelas e cartilagens costais e na borda superior das costelas e cartilagens costais subjacentes. Ao nível dos ângulos das costelas eles dão lugar às membranas intercostais internas posteriores.

Observações sobre os mm. intercostais – Alguns anatomistas costumam descrever, separadamente, um m. intercostal íntimo. Na verdade, trata-se de uma parte, a mais interna, dos intercostais internos. Entretanto, entre esta parte e o restante do músculo intercostal interno passam os vasos e nervo intercostal, e este fato é que tem sido invocado como justificativa para se considerar o intercostal íntimo como um músculo separado. O feixe vasculonervoso que corre em toda a extensão do espaço intercostal está constituído pela veia, artéria e nervo intercostais, nesta ordem, no sentido craniocaudal. O nervo inerva os mm. intercostais.

III – **Mm. levantadores das costelas** – Já foram descritos no item 11.5.2.

IV – **Mm. subcostais** (Fig. 19.74) – Pertencem à camada interna, são variáveis em número e mais desenvolvidos nas porções inferiores do tórax. Situam-se nas proximidades dos ângulos das costelas e originam-se nas bordas inferiores das costelas, indo se inserir nas bordas superiores da 2.ª ou 3.ª costela subjacente. Provavelmente levantam as costelas.

V – **M. transverso do tórax** – (Fig. 19.74) – Também conhecido como esternocostal, origina-se por cintas aponeuróticas da face posterior do processo xifoide e corpo do esterno, na altura da 3.ª cartilagem costal, e se insere na face interna da 2.ª ou 3.ª à 6.ª cartilagem costal. Sua ação não está esclarecida.

VI – **M. serrátil posterior** – Duas finas lâminas fibromusculares estendem-se da coluna vertebral por sobre os músculos dorsais profundos e parede posterior do tórax e são cobertas por outros músculos superficiais. Denominam-se m. serrátil posterior, superior e inferior. Alcançam a face posterior das costelas II a V. Sua ação é insignificante e estão ausentes com certa frequência.

VII – **M. quadrado lombar** – O músculo forma parte da parede posterior do abdome, sendo anterior ao m. eretor da espinha. Origina-se na parte posterior da crista ilíaca e insere-se nos processos transversos de L1 a L4 e na última costela. Sua ação mais importante é a de fixar esta costela em posição,

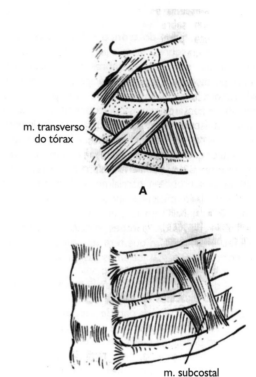

Fig. 19.74 – Em A, o m. transverso do tórax, e em B, o m. subcostal

antagonizando a tração superior exercida sobre ela pelo diafragma durante a inspiração. Participa na flexão lateral da coluna.

12.2 – **Movimentos da caixa torácica** – A caixa torácica abriga órgãos que funcionam alterando as suas condições volumétricas. Os pulmões expandem-se na inspiração, pela entrada do ar aspirado para o seu interior, e voltam ao volume inicial na expiração, em razão da força elástica de seu parênquima. Deste modo, o tórax foi construído de modo a também aumentar os seus diâmetros, adaptando-se às variações volumétricas dos órgãos situados no interior do tórax. Isto é possível em razão das articulações das costelas com as vértebras e das cartilagens costais com o esterno, e pela ação de músculos que agem sobre as costelas, elevando-as. Observe num esqueleto a obliquidade das costelas de I a VII, um fator importante para compreender-se a mecânica respiratória. A Fig. 19.75, esquemática, mostra que a elevação da costela, em razão de sua obliquidade, desloca a cartilagem costal e, portanto o esterno, superior e anteriormente. A extremidade medial da cartilagem costal descreve um arco de círculo. Aumenta com isto o diâmetro anteroposterior do tórax. Este movimento é conhecido como "braço de bomba". Observe agora na Fig. 19.76 como a elevação da costela faz com que a parte lateral da costela seja deslocada superior e lateralmente, aumentando o diâmetro transverso do tórax. Este movimento é tradicionalmente conhecido como "alça de balde". Por outro lado, a contração do diafragma, que provoca seu deslocamento no sentido da cavidade abdominal, aumenta o diâmetro longitudinal do tórax. A obliquidade das costelas só é atingida aos sete anos de idade. Antes disto elas são praticamente horizontais, de modo que durante a infância a inspiração depende quase exclusivamente do movimento do diafragma. Quando cessa a contração dos músculos que elevam as costelas e a do diafragma termina a inspiração. Segue-se então a expiração, por ascensão do diafragma e retração elástica da parede torácica e dos pulmões. A expiração, é, assim, um fenômeno passivo. No entanto, na expiração forçada, os intercostais se contraem, embora seja mais importante a ação dos músculos da parede abdominal. Do mesmo modo, na inspiração forçada, músculos acessórios podem estar ativos como os escalenos e esternocleidomastóideos.

12.3 – **Ações dos músculos sobre as costelas** – Ainda existe muita controvérsia sobre o assunto e a opinião dos diversos anatomistas diverge com relação à participação dos músculos nos movimentos das costelas. É fora de dúvida que o diafragma é o músculo fundamental da respiração, mas a ação dos intercostais é discutida. Sua posição parece sugerir que elevam as costelas, mas tem sido sugerido que esta não seria sua ação mais importante. Os intercostais teriam função estabilizadora, transmitindo, durante a inspiração, uma tração regular de costela a costela e evitando assim o colapso dos espaços intercostais, o que é, de fato, muito importante. Durante a expiração, quando a pressão intratorácica vai subindo, a musculatura costal evitaria abaulamento dos tecidos intercostais. Ultimamente tem-se dado maior importância aos mm. escaleno e esternocleidomastóideos, na sua ação de elevar a porção mais superior do tórax. Por outro lado, parece certo que a ação de vários músculos, que se inserem nas costelas, durante a respiração, é desprezível.

12.4 – **Músculos da parede abdominal** – A única parte óssea no abdome está representada pela coluna lombar. Deste modo, a proteção para os órgãos situados na cavidade abdominal depende da musculatura da parede abdominal que, além desta função, colabora com os músculos do dorso nos movimentos do tronco e na manutenção da posição ereta e ainda estabiliza a pelve quando, em decúbito dorsal ou

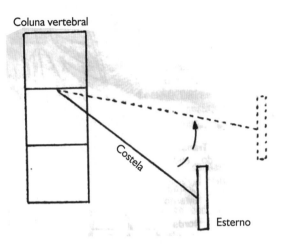

Fig. 19.75 – Movimento de "braço de bomba"

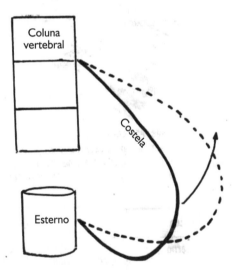

Fig. 19.76 – Movimento de "alça de balde"

ventral, se movem os membros inferiores. Para cumprir estas funções, a parede abdominal se construiu de modo a oferecer resistência com um mínimo de espessura, isto é, à maneira da madeira compensada, na qual lâminas muito finas são comprimidas umas contra as outras com as fibras de cada lâmina orientadas diferentemente. Assim, três músculos laminares, o oblíquo externo, oblíquo interno e transverso (Fig. 19.77) se superpõem na parede anterolateral do tórax, com as fibras orientadas no sentido oposto ou

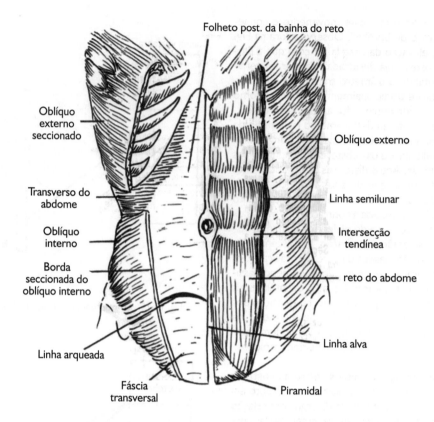

Fig. 19.77 — Músculos da parede do abdome (anterolateral)

pelo menos diferente, conforme se pode observar na ilustração. O segundo grupo de músculos da parede do abdome situa-se no plano mediano e está constituído pelo m. reto do abdome e pelo piramidal (Fig. 19.77). Outras informações sobre estes músculos serão fornecidas depois de conhecidas suas origens, inserção e inervação.

Músculos	Origem	Inserção
Oblíquo externo	Oito últimas costelas, interdigitando com o m. serrátil anterior e m. grande dorsal	Fibras posteriores e inferiores na crista ilíaca. Fibras anteriores e superiores na bainha do reto e linha alva
Oblíquo interno	Aponeurose toracolombar	Bainha do reto
Transverso do abdome	Face interna das seis últimas cartilagens costais, aponeurose toracolombar, crista ilíaca	Bainha do reto
Reto do abdome	Processo xifoide, 5.ª e 6.ª cartilagens costais	Sínfise e crista púbica
Piramidal	Corpo do púbis	Parte inferior da linha alva

Inervação – Com exceção do piramidal que é inervado pelo n. subcostal, todos os outros são inervados pelos nn. toracoabdominais (intercostais de VII a XI).

12.4.1 – **Aponeurose toracolombar** – Alguns músculos, durante o desenvolvimento do embrião, migram da região vertebral para a parede abdominal, escápula e úmero e são músculos amplos. Por esta razão, os processos espinhosos e transversos de vértebras torácicas e lombares, bem como as bordas da cintura pélvica são insuficientes para sua fixação. A aponeurose toracolombar é uma fixação suplementar utilizada por estes músculos e corresponde a uma membrana aponeurótica resistente e ampla que se fixa à coluna lombar, principalmente, e à borda posterior do osso ilíaco (Fig. 18.47).

12.4.2 – **Bainha do reto abdominal** – O músculo reto abdominal é um músculo poligástrico, isto é, apresenta diversos ventres musculares, separados por intersecções tendíneas (Fig. 19.77). Estas, em número de 3 ou 4, situam-se, geralmente, acima da cicatriz umbilical. O reto do abdome está envolvido por uma bainha, a bainha do reto abdominal que apresenta algumas particularidades:

1 – As aponeuroses dos três músculos largos da parede abdominal formam a bainha do reto e na linha mediana anterior, se entrelaçam com as do lado oposto, constituindo uma rafe (costura), longitudinal, mediana, denominada linha alva.

2 – Entretanto, a constituição da bainha do reto varia de acordo com o nível considerado na parede do abdome. A Fig. 19.78A mostra um corte transversal do abdome acima da cicatriz umbilical. Observe que as aponeuroses dos três músculos da parede anterolateral se en-

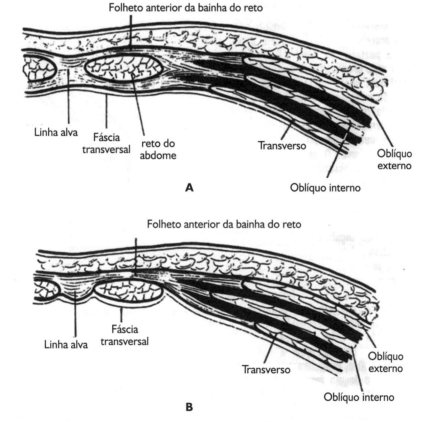

Fig. 19.78 – Corte transversal do abdome para mostrar a formação da bainha do m. reto do abdome. A – acima da cicatriz umbilical; B – abaixo da cicatriz umbilical.

contram na borda lateral do reto do abdome, ao longo de uma linha semicircular chamada linha semilunar (fig. 19.77). Note o que ocorre então: a aponeurose do oblíquo interno divide-se em duas lâminas: a anterior funde-se com a aponeurose do oblíquo externo e passa anteriormente ao reto do abdome, constituindo o folheto anterior da bainha daquele músculo; a lâmina superior funde-se com a aponeurose do transverso do abdome e envolve o reto posteriormente, constituindo o folheto posterior da bainha daquele músculo.

3 – A Fig. 19.78B mostra um corte transversal do abdome à meia distância entre a cicatriz umbilical e a sínfise púbica. Observe que neste ponto (que é variável de indivíduo para indivíduo) as aponeuroses dos três músculos da parede anterolateral do abdome se fundem na borda lateral do reto e passam anteriormente a ele, constituindo o folheto anterior da bainha daquele músculo. O folheto posterior da bainha fica então reduzido a uma membrana fibrosa, a fáscia transversal que, lateralmente, reveste a face profunda do músculo transverso do abdome. Esta fáscia reveste todo o abdome e tem nomes diversos na medida em que se relaciona com outros músculos da parede posterior do abdome. O ponto em que as três aponeuroses passam a constituir o folheto anterior da bainha do reto é marcado por uma linha curva, a linha arqueada.

12.4.3 – **Canal inguinal** – Fixado na espinha ilíaca anterossuperior, lateral e superiormente, e no tubérculo púbico, medial e inferiormente um ligamento se estende como uma ponte entre estes dois pontos de fixação e recebe o nome de ligamento inguinal. A Fig. 19.79 mostra que ele tem a forma de uma canaleta e apresenta pequena expansão medial, o ligamento lacunar, fixado na linha pectínea. A aponeurose do oblíquo externo é contínua com a borda anterior do ligamento inguinal e medialmente apresenta uma abertura triangular, o ângulo inguinal superficial (Fig. 19.80). Na Fig. 19.81 os mm. oblíquo esterno e interno foram retirados, mas deixou-se o ligamento inguinal para mostrar como as fibras do m. transverso do abdome se originam no terço lateral do ligamento inguinal, arqueiam-se e vão se fixar no tendão conjunto. Este tendão é posterior ao ângulo inguinal superficial e está fixado no tubérculo púbico e linha pectínea. Note na Fig. 19.82 que fibras do m. oblíquo interno se originam nos 2/3 laterais do ligamento inguinal, arqueiam-se e vão se fixar no tendão conjunto. Cobrindo o espaço deixa-

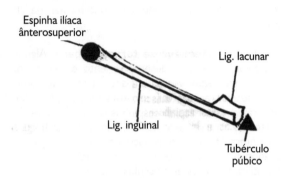

Fig. 19.79 – Ligamento inguinal em desenho esquemático

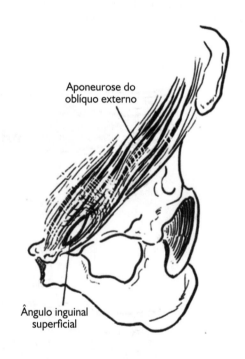

Fig. 19.80 – Ângulo inguinal superficial

do pelas fibras arqueadas do transverso (Fig. 19.81), o que se vê é a fáscia transversal. Num ponto médio entre a espinha ilíaca anterossuperior e a sínfise púbica, 1 cm acima do ligamento inguinal, medialmente às fibras do transverso, mas coberta pelas do oblíquo interno, a fáscia transversal origina um processo tubular, como um dedo de luva, que recebe o nome de fáscia espermática interna. Este processo tubular abre-se na cavi-

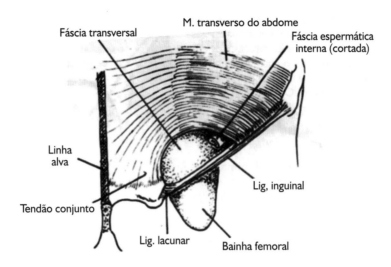

Fig. 19.81 — Região inguinal depois da remoção dos mm. oblíquos externo e interno.

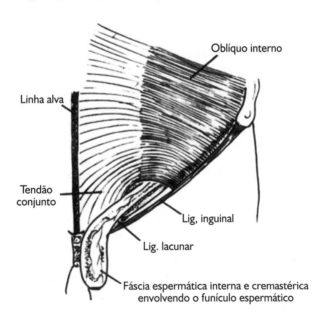

Fig. 19.82 — Região inguinal depois da remoção do m. oblíquo externo.

dade abdominal através do ângulo inguinal profundo, o qual nada mais é que uma fenda na fáscia transversal. Do ângulo inguinal profundo, o tubo de fáscia espermática interna segue em decurso oblíquo através da parede abdominal, atravessa o ângulo inguinal superficial e se dirige para a bolsa escrotal. O canal de passagem do tubo de fáscia espermática interna através da parede do abdome é denominado canal inguinal. Neste seu trajeto ele adquire dois envoltórios adicionais: o primeiro é uma expansão da aponeurose do oblíquo interno e denomina-se fáscia cremastérica; algumas fibras musculares do oblíquo interno se continuam com esta fáscia e constituem o m. cremaster; o segundo envoltório adicional do tubo, o mais superficial, é uma expansão da aponeurose do oblíquo externo, e tem o nome de fáscia espermática externa. Assim, o processo tubular da fáscia transversal, quando continua seu trajeto em direção à bolsa escrotal, depois de emergir no ângulo inguinal superficial apresenta três envoltórios fasciais e um músculo-fascial: a fáscia espermática interna, a fáscia cremastérica e o m. cremaster e a fáscia espermática externa. Várias estruturas saem da cavidade abdomino-pélvica pelo ângulo inguinal profundo e chegam à bolsa escrotal envolvidas pelos envoltórios fasciais descritos. Estas estruturas e os envoltórios constituem no homem, o chamado funículo espermático. Na mulher o canal inguinal dá passagem ao ligamento redondo do útero. O canal inguinal tem importância médica pois através dele podem exteriorizar-se órgãos abdominais, formando as hérnias inguinais.

12.4.4 – **Ações dos músculos abdominais sobre o tronco** – A contração dos mm. oblíquos externo e interno, do transverso e dos músculos do diafragma pélvico é responsável por uma parede abdominal e um assoalho pélvico tensos que resistem à pressão exercida pelo m. diafragma, no sentido caudal, durante o esforço e a tosse. As ações combinadas destes músculos podem produzir considerável aumento na pressão endoabdominal. Os músculos são, pois, importantes na respiração, na defecação, na micção, no parto e no vômito.

Sobre o tronco estes músculos agem na flexão, rotação e flexão lateral. O reto do abdome é o principal flexor do tronco, auxiliado pelos oblíquos externo e interno quando estes se contraem juntos. O reto é particularmente importante na flexão do tronco contra resistência, como ocorre no decúbito dorsal. A bainha do reto desempenha função semelhante à dos retináculos encontrados nos membros, superior e inferior. Os mm. oblíquos do abdome atuam com os músculos do dorso para produzir rotação do tronco. Como a direção dos feixes de um oblíquo externo é continuada pelos feixes do oblíquo interno oposto, a rotação do tronco para o lado de um oblíquo externo é auxiliada pelo oblíquo interno oposto. Os dois oblíquos e o transverso de um lado, auxiliados pelo reto abdominal ipsi-lateral, atuam com músculos do dorso para a flexão do tronco para aquele lado.

12.5 – **Diafragma pélvico** – A pelve óssea é aberta inferiormente. Nesta abertura dispõe-se uma lâmina muscular côncava, superiormente, e convexa, inferiormente, coberta em ambas as superfícies pelas fáscias superior e inferior: é o diagrama pélvico, assoalho que oclui, parcialmente, o estreito inferior da pelve (Fig. 19.84). O componente mais importante deste diafragma é o m. levantador do ânus, de cada lado. Origina-se na face posterior do corpo do púbis, no arco tendíneo (do m. levantador do ânus) e na espinha isquiática. Os fascículos musculares convergem para o plano mediano, com obliquidade póstero-inferior. Os feixes mais posteriores inserem-se no cóccix; muitos outros, no ligamento anocoecígeo; os seguintes, na parede do canal anal e m. esfíncter externo do

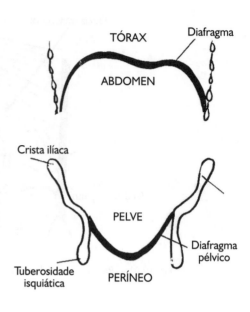

Fig. 19.83 – Secção frontal do diafragma e diafragma pélvico. O períneo é a região inferior ao diafragma pélvico.

ânus; um grande contingente de fibras fixa-se no centro tendíneo do períneo. Os feixes mais anteriores do levantador do ânus terminam na próstata (no homem) ou parede da vagina (na mulher). Posteriormente ao levantador do ânus, o diafragma pélvico é prolongado pelo m. coccígeo, estendido da espinha isquiática ao sacro e cóccix. O diafragma pélvico é fundamental para a sustentação das vísceras pélvicas.

12.6 – **Períneo** (Fig. 19.85) – É a parte superficial da parede inferior do tronco, limitado lateralmente pelas coxas e nádegas. Tem forma de um losango, com a sínfise púbica no ângulo anterior, o cóccix no ângulo posterior, e as tuberosidades isquiáticas nos ângulos laterais. Se estes últimos ângulos forem unidos por uma linha imaginária, divide-se o períneo em trígonos urogenital (anterior) e anal (posterior).

I – **O trígono urogenital** masculino situa-se superficialmente à metade anterior do diafragma pélvico, cuja fáscia inferior é, portanto, o limite profundo do trígono. É atravessado pelas porções finais dos sistemas genital e urinário de onde deriva seu nome. O trígono urogenital é dividido em vários compartimentos por três camadas fasciais horizontais (Figs. 19.86,

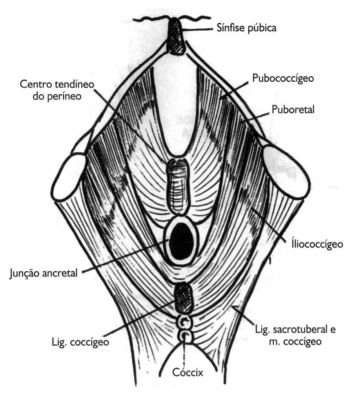

Fig. 19.84 — Diafragma pélvico. Observe as três porções do m. levantador do ânus: pubococcígeo, puborretal e ílio-coccígeo. O m. coccígeo (ou isquiococcígeo) completa o diafragma pélvico posteriormente.

19.87 e 19.88). A camada média, mais espessa, é a fáscia inferior do diafragma urogenital (membrana perineal); acima dela fica a fáscia superior do diafragma urogenital e abaixo a camada membranosa da fáscia superficial do períneo*. Estas três fáscias fixam-se por suas margens laterais nas partes superior, média e inferior do ramo do ísquio. A parte anterior da camada membranosa da fáscia superficial do períneo estende-se anteriormente, sob a sínfise púbica e envolve o escroto e o pênis antes de tornar-se contínua com a fáscia superficial da parede do abdome.

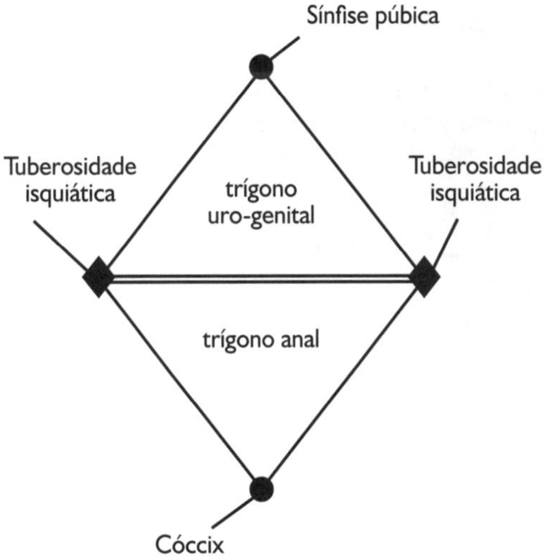

O espaço perineal superficial situa-se entre a fáscia inferior do diafragma urogenital e a camada membranosa da fáscia superficial. É completamente fechado posterior e lateralmente, mas anteriormente comunica-se com regiões vizinhas: (Fig. 19.87) cavidade pélvica, tecidos do escroto, pênis e parede abdominal anterior. De cada lado do plano mediano, e entre o diafragma pélvico, a fáscia superior do diafragma urogenital e o m. obturador interno, situa-se um espaço triangular

Fig. 19.85 — A forma losângica do períneo.

* A tela subcutânea da região urogenital é chamada fáscia superficial do períneo e se constitui de uma camada gordurosa, superficial e de uma membranosa, profunda.

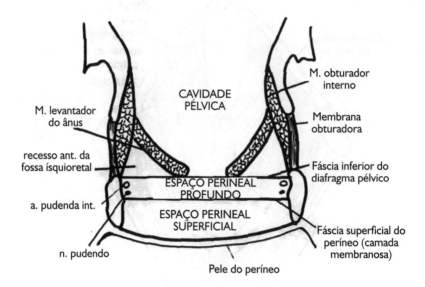

Fig. 19.86 — Secção frontal da cavidade pélvica e trígono urogenital.

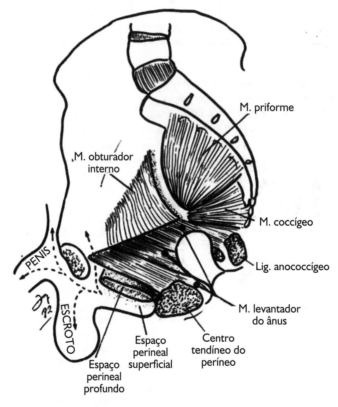

Fig. 19.87 — Secção mediana da pelve mostrando a divisão entre cavidade pélvica e períneo.

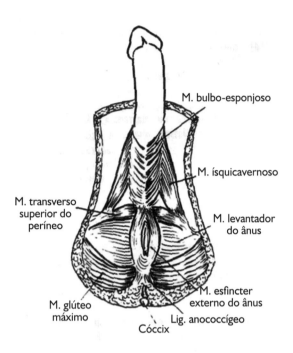

Fig. 19.88 — Músculos do períneo no homem.

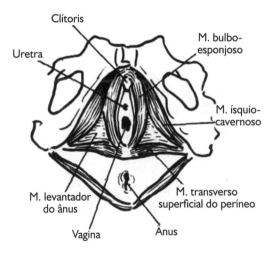

Fig. 19.89 — Músculos do períneo na mulher.

em corte frontal (Fig. 19.86). Anteriormente este espaço é limitado pelo corpo do púbis, mas posteriormente está em continuidade com a fossa isquiorretal, donde o seu nome: recesso anterior da fossa isqui-retal.

No espaço perineal superficial encontram-se os elementos da raiz do pênis e músculos associados: bulbo-esponjoso e isquiocavernoso. O m. transverso superficial do períneo pode estar presente, mas é sempre pouco desenvolvido (19.88)

O espaço perineal profundo situa-se entre as fáscias superior e inferior do diafragma urogenital. É completamente separado das regiões adjacentes por estas duas fáscias e pelo ramo do ísquio. Contém o músculo transverso profundo, o esfíncter da uretra e as terminações do n. pudendo e vasos pudendos. As glândulas bulbouretrais estão alojadas no espaço perineal profundo.

II – **O trígono urogenital feminino** (Fig. 19.89) – Difere do masculino pelos órgãos genitais externos aí situados e pela passagem da vagina através do períneo, cujo diafragma urogenital é quase bipartido por esta passagem. Nas paredes da vagina fixam-se fascículos do m. transverso profundo (inferiormente àqueles do m. levantador do ânus), tanto quanto no centro tendíneo do períneo. A uretra é menos envolvida pelas fibras de seu músculo esfíncter. Os mm. bulbo-esponjosos direito e esquerdo estão separados pela vagina, à qual ladeiam para se inserirem no clitóris e arco púbico: produzem constrição da vagina. O m. isquiocavernoso cobre a raiz do corpo cavernoso do clitóris.

III – **O trígono anal** do períneo é dividido, quase completamente, em duas partes simétricas, pelo centro tendinoso do períneo, canal anal e ligamento anocoecígeo que se estendem do teto da região ao seu assoalho, isto é, do diafragma pélvico à pele (Fig. 19.100). De cada lado, a fossa isquiorretal é preenchida por tecido adiposo. Seus limites são os seguintes: lateralmente, a fáscia do m. obturatório interno; medialmente, o canal anal e o ligamento anocoecígeo. Seu teto é o diafragma pélvico e o assoalho a tela subcutânea e a pele. Na parede lateral da fossa, o canal pudendo dá passagem ao nervo pudendo e vasos pudendos internos, cujos ramos retais inferiores atravessam o corpo adiposo da fossa isqui-retal para alcançar o canal anal. O trígono anal é semelhante nos dois sexos.

13.0 – **O músculo diafragma** – O estudo dos músculos do tronco deve ser completado com algumas considerações sobre o músculo diafragma, um músculo interno, que separa a cavidade torácica da abdominal. Na verdade, trata-se de uma lâmina musculotendínea que empresta apoio a vísceras torácicas na posição ereta e é importantíssimo fator de alterações volumétricas do tórax para a respiração. Dispõe-se como abóboda sobre o fígado, separando-o do coração e bases pulmonares. Constitui-se de numerosas faixas musculares que se originam do contorno da abertura inferior do tórax, dos seguintes locais (Fig. 19.90):

a) face posterior do processo xifoide, anteriormente;

b) face interna das cartilagens costais VIII a X e das costelas XI e XII;

c) processos transversos das vértebras T12 e L1;

d) corpos vertebrais de L1 e L2, por longas fitas musculotendíneas, os pilares direito e esquerdo do diafragma.

As faixas musculares convergem destas origens para o centro tendíneo do diafragma. A contração da parte superior, periférica, abaixa e achata a abóboda diafragmática, comprimindo as vísceras abdominais, especialmente o fígado e o estômago, enquanto aumenta o volume do tórax para a inspiração. O músculo é inervado pelos nn. frênicos.

Várias estruturas anatômicas passam pelo diafragma, através de aberturas que são as seguintes:

a) **hiato aórtico** – situa-se posteriormente, entre os pilares. Por ele passam a aorta, veia ázigos e ducto torácico;

b) **hiato esofágico** – situa-se anteriormente e à esquerda do hiato aórtico. Por ele passam o esôfago e vasos que recebe do abdome, e os nervos vagos que descem para o abdome;

c) **forame da veia cava** – situa-se à direita do centro tendíneo. Por ele passam a veia cava inferior e um ramo do n. frênico direito.

Outras formações, entretanto, atravessam o diafragma passando entre suas faixas musculares.

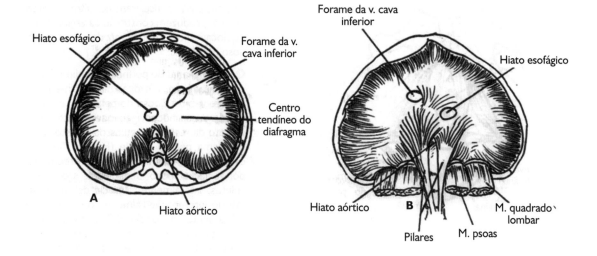

Fig. 19.90 – O músculo diafragma. A – Em vista superior; B – Em vista inferior

Capítulo XX

Vasos e Nervos dos Segmentos Axiais (Pescoço e Cabeça)

Por segmentos axiais compreende-se o pescoço, cabeça e o tronco com suas divisões em tórax, abdome e pelve. Por razões didáticas, ao estudo dos nervos seguir-se-á a descrição dos vasos sanguíneos e linfáticos abordando, separadamente, a cabeça e pescoço, o tórax, abdome e a pelve. Na parte referente aos nervos, embora sejam feitas referências às fibras autônomas, simpáticas e parassimpáticas, o estudante deve ter em mente as considerações dos Capítulos VI e VII, que tratam das particularidades estruturais do Sistema Nervoso Visceral Eferente (Sistema Nervoso Autônomo).

1.0 – Nervos da cabeça e pescoço

O estudo destes elementos anatômicos implica na descrição de nervos espinhais e nervos cranianos. O Capítulo V fornece as informações mais gerais sobre eles e este é um bom momento para rever aquelas considerações. Os nn. cranianos são nervos periféricos que mantêm conexão com uma das partes do Sistema Nervoso Central, o tronco encefálico, situado dentro da cavidade craniana e constituído pelo bulbo, ponte e mesencéfalo. Já os nn. espinhais são nervos periféricos conectados com a medula espinhal, porção do SNC situada dentro do canal vertebral. Muitos dos nn. espinhais já foram estudados nos Capítulos referentes aos membros, pois fazem parte dos plexos lombossacral (membro inferior) e braquial (membro superior). No pescoço e cabeça são os nn. espinhais cervicais que vão nos interessar, particularmente aqueles que formam o plexo cervical.

2.0 – Nervos cranianos

São 12 pares e, deles, apenas um, o X par craniano (n. Vago), ultrapassa os limites do pescoço para inervar a maioria das vísceras torácicas e abdominais. Todos os outros onze pares começam e terminam ao nível da cabeça e pescoço, sendo que dois deles, o n. olfatório e o n. óptico (I e II pares), nem sequer possuem um trajeto extracraniano e são melhor estudados em Neuroanatomia. Assim, as referências sobre eles serão genéricas.

2.1 – N. olfatório (I par)*

Na pequena porção olfatória da mucosa nasal situam-se os neurônios receptores do sentido da olfação. Seus axônios, reunidos em múltiplos fascículos, atravessam os forames da lâmina crivosa do osso etmoide e alcançam o bulbo olfatório. No bulbo olfatório dá-se a sinapse com neurônios aí situados e cujos axônios constituem o tracto olfatório. Por sua vez, o

---

(*) Os neuroanatomistas não consideram os nn. oftálmico e óptico como verdadeiros nervos, mas como tratos do Sistema Nervoso Central

tracto olfatório alcança a área olfatória do córtex cerebral, localizada no lobo temporal. (Fig. 20.1).

2.2 — N. óptico (II par)

A via óptica (fig. 20.2), encarregada de levar à área vistual do córtex cerebral (sulco calcarino do lobo occipital do cérebro) os impulsos visuais, inicia-se na retina por cadeia de três neurônios, dos quais, o primeiro está representado pelos cones e bastonetes, receptores visuais. O segundo são células bipolares e o terceiro, células ganglionares. Os axônios destes últimos neurônios formam, em conjunto, o nervo óptico. As fibras dos nn. ópticos direito e esquerdo sofrem um cruzamento parcial ao nível do quiasma óptico, isto é, as fibras provenientes da retina nasal de cada olho cruzam-se no quiasma óptico, não se cruzando aquelas que são provenientes da retina temporal de cada olho. Forma-se assim o tracto óptico de cada lado, cada um deles com um contingente de fibras da retina temporal de um olho e um contingente de fibras da retina nasal do olho oposto. Parte das fibras dos tractos ópticos chegam aos corpos geniculados laterais, formações diencefálicas, para fazer sinapse com neurônios cujos axônios vão ter à área visual do

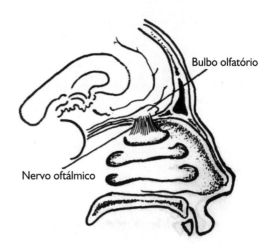

Fig. 20.1 — Nervo oftálmico (I par craniano). Bulbo olfatório

córtex cerebral, no lobo occipital, pelo tracto genículo-localcarino. As outras fibras dos tractos ópticos não estão envolvidas com o fenômeno visual, mas sim com reflexos pupilares (foto motor) ou somáticos (destinados a ajustar o movimento do bulbo ocular com os movimentos da cabeça).

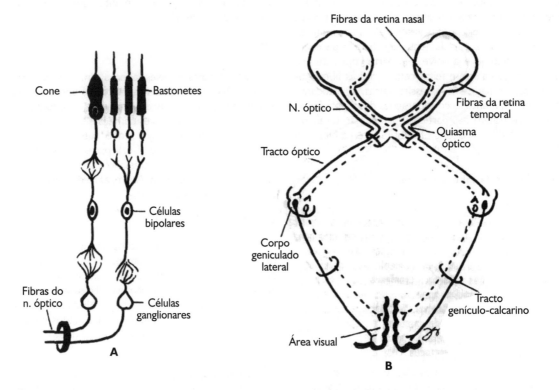

Fig. 20.2 — Nervo óptico (II par craniano) A — Cadeia dos neurônios ao nível da retina; B — Via óptica

2.3 — Nn. óculo motor, troclear e abducente (III, IV e VI pares)

Estes três nervos podem ser tratados em conjunto, pois todos inervam músculos extrínsecos do bulbo ocular. Originam-se em núcleos situados no tronco encefálico (fig. 20.3)

2.3.1 — N. óculo motor

Penetra na órbita como dois ramos, superior e inferior, que inervam os mm. retos superior, medial e inferior, o m. oblíquo inferior e o m. levantador da pálpebra superior. Do ramo inferior partem também ramos para o gânglio ciliar com fibras pré-gânglionares, cujos axônios chegam ao bulbo ocular, através dos nervos ciliares curtos, para inervar o m. esfíncter da pupila e o m. ciliar (fig. 20.3).

2.3.1.1 — Gânglio ciliar

Trata-se de um gânglio parassimpático, situado no contorno lateral do n. óptico. Apesar das diversas conexões que possui, as únicas funcionantes são as que mantêm com o n. óculo motor, através das quais chegam até ele fibras pré-gânglionares parassimpáticas daquele nervo. Outras fibras, simpáticas ou sensitivas, apenas passam pelo gânglio para, junto com fibras pós-gânglionares parassimpáticas, alcançar o bulbo ocular através dos nn. ciliares curtos (figs. 20.3 e 20.5).

2.3.2 — N. troclear

Corre medialmente sobre o m. levantador da pálpebra superior e, com fibras motoras, supre o m. oblíquo superior (fig. 20.3).

2.3.3 — N. abducente

Inerva, com fibras motoras, o m. reto lateral. Tem este nome porque o reto lateral produz a abdução do bulbo ocular (fig. 20.3).

2.4 — N. trigêmio (V par)

Origina-se ao nível do braço da ponte, no tronco encefálico e é um nervo misto: responde pela sensibilidade cutânea da cabeça (fig. 20.4), das mucosas bucal, nasal e conjuntiva ocular, dos dentes, além de inervar os mm. mastigadores. Por esta razão apresenta duas raízes: motora, menor e sensitiva, maior. Na raiz sensitiva há uma grande dilatação, o gânglio trigeminal*, onde estão situados os corpos dos neurônios das fibras sensitivas, que enviam seus prolongamentos para os três ramos do trigêmio: oftálmico, maxilar e mandibular. A raiz motora do V par craniano emerge do crânio juntamente com o n. mandibular e suas fibras são distribuídas com alguns ramos deste nervo.

(*) Os neurologistas e neurocirurgiões denominam o gânglio trigeminal de gânglio semilunar ou Gânglio de Gasser.

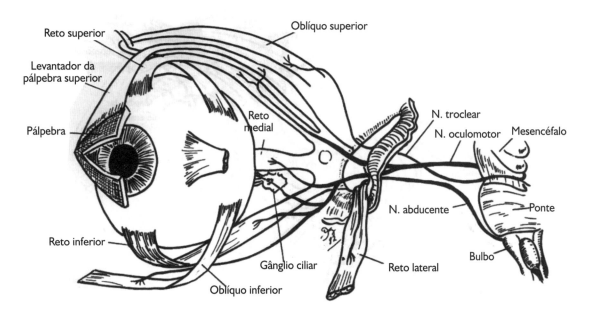

Fig. 20.3 — Nervos da órbita: Óculo motor, troclear e abducente. Observe que eles inervam a musculatura extrínseca do bulbo ocular. Note a conexão do óculo motor com o gânglio ciliar.

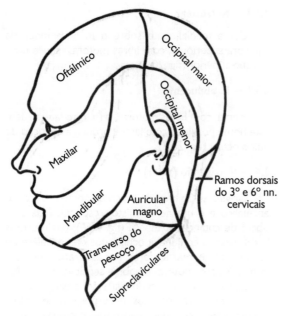

Fig. 20.4 — Distribuição dos nn. cutâneos na face e couro cabeludo. Observe os territórios dos ramos do nervo trigêmio (raiz sensitiva)

2.4.1 — N. oftálmico

O n. oftálmico é a primeira divisão do V par craniano: parte do gânglio trigeminal e, próximo à fissura orbital superior, divide-se em três ramos que penetram na órbita: lacrimal, frontal e nasociliar (fig. 20.5).

a) **N. frontal** — Um dos ramos terminais do n. oftálmico, dirige-se anteriormente sobre o m. levantador da pálpebra superior e emite dois ramos, o supratroclear e supraorbital que inervam com fibras sensitivas a pálpebra superior e a metade anterior do couro cabeludo.

b) **N. lacrimal** — Também ramo do oftálmico, situa-se lateralmente ao n. frontal na porção lateral superior da órbita e inerva a glândula lacrimal, a conjuntiva e pálpebra superior. Tem comunicação com o n. zigomático do n. maxilar e por este meio conduz fibras secretoras para a glândula lacrimal.

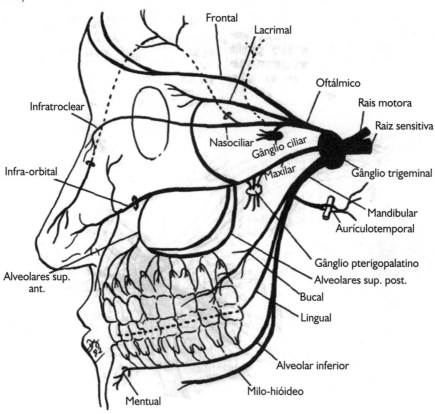

Fig. 20.5 — Nervo trigêmio e seus ramos principais

c) **N. nasociliar** – Ramo terminal do n. oftálmico, é puramente sensitivo. Acompanha a a. oftálmica, cruza medialmente o n. óptico e aí se coloca entre o oblíquo superior e o reto medial. Seus ramos são os seguintes (fig. 20.6):

1 – **Ramo comunicante** para o gânglio ciliar. Por ele passam fibras sensitivas que inervam a corioide, íris e córnea.

2 – **Ramos ciliares longos** – penetram no bulbo ocular e além de fibras sensitivas podem conter fibras simpáticas derivadas do plexo simpático da a. carótida interna para inervar o m. dilatador da pupila.

3 – **N. infratroclear** – para as pálpebras, pele do nariz e saco lacrimal.

4 – **N. etmoidal posterior** – para os seios etmoidais e esfenoidal.

5 – **N. etmoidal anterior** – atravessa o forame de mesmo nome e entra na fossa craniana anterior. Alcança então a cavidade nasal inervando suas paredes medial e lateral. Um dos ramos inerva a pele do nariz.

2.4.2 – N. maxilar (fig. 20.5)

É a 2.ª divisão do n. trigêmeo e origina-se do gânglio trigeminal alcançando a fossa pterigopalatina* através do forame redondo. A seguir, com a denominação de n. infraorbital, chega à órbita através da fissura orbital inferior e termina na face emergindo através do forame infraorbital. Seus ramos principais são os seguintes:

1 – **Nn. pterigopalatinos** – Comunicam o n. maxilar com o gânglio pterigopalatino que será descrito no item 1.4.3.

2 – **Nn. alveolares superiores posteriores** – Correm em canalículos ósseos da parede posterior do maxilar e inervam o seio maxilar, as gengivas e os dentes molares e pré-molares.

(*) A fossa pterigopalatina é o espaço existente entre as lâminas do processo pterigoideo do osso esfenoide e o osso palatino. Observe-a num crânio. Ela contém a a. e n. maxilares e o gânglio pterigopalatino, este último associado ao parassimpático.

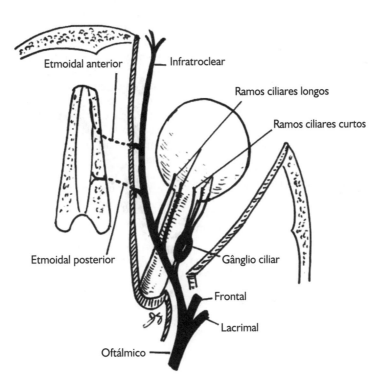

Fig. 20.6 - Nervo nasociliar e seus ramos

3 – **N. zigomático** – Penetra na órbita pela fissura orbital inferior e se divide em ramos zigomático temporal e zigomático facial. O primeiro atravessa o osso zigomático e inerva a pele da têmpora. O segundo também perfura o osso zigomático para distribuir-se à pele suprajacente da face (veja na fig. 20.4 o território de inervação cutânea do n. maxilar). O nervo zigomático comunica-se com o n. lacrimal, através do qual fibras secretoras do n. intermédio chegam à glândula lacrimal (fig. 20.7)

4 – **N. infraorbital** – É a continuação do n. maxilar. Penetra na órbita pela fissura orbital inferior e emerge do crânio pelo forame infraorbital onde fornece ramos nasais, labiais superiores e palpebrais inferiores para a pele do nariz, lábio superior e pálpebra inferior. Ainda no sulco infraorbital do assoalho da órbita o n. infraorbital emite os nn. alveolares superiores anteriores que inervam o canino e os incisivos. Um n. alveolar superior médio também pode existir. Os nn. alveolares superiores constituem um plexo denominado dental superior.

2.4.3 – Gânglio pterigopalatino

Em virtude de suas ligações com o maxilar na fossa pterigopalatina, através dos ramos pterigopalatinos, uma breve nota deve ser registrada sobre esta formação particularmente associada ao sistema parassimpático. O gânglio pterigopalatino fica situado logo abaixo do n. maxilar e posteriormente à concha nasal média. Note as conexões do gânglio pterigopalatino:

1 – **Fibras parassimpáticas do n. facial** alcançam o gânglio através do n. petroso maior e n. do canal pterigoideo. Estas fibras são pré-ganglionares e, no gânglio, fazem sinapse com fibras pós-gânglionares que vão ter à glândula lacrimal. Fibras parassimpáticas chegam também à mucosa nasal e ao palato.

2 – **Fibras simpáticas,** provenientes do plexo simpático da carótida interna, pós-gânglionares, atingem o gânglio pterigopalatino através do n. petroso profundo e n. Do canal pterigoideo. Estas fibras, é claro, não fazem sinapse no gânglio. Apenas passam por ele e são distribuídas juntamente com as fibras parassimpáticas.

3 – O maior contingente de fibras está constituído de fibras sensitivas do n. maxilar, que atingem o gânglio pelos ramos pterigopalatinos daquele nervo e abandonam o gânglio pelos nervos seguintes:

a) **palatino maior** – inerva a maior parte do palato duro

b) **palatinos menores** – inervam o palato mole

c) **nasopalatino e nasais** – inervam o septo e parede lateral da cavidade nasal

d) **faríngico** – inerva a parte superior da parede da nasofaringe.

Todos estes nervos acompanham ramos da a. maxilar e suas veias satélites que possuem os mesmos nomes.

2.4.4 – N. mandibular (Fig. 20.5)

A 3.ª divisão do V par craniano (n. trigêmeo) emerge do crânio através do forame oval juntamente com a raiz motora do trigêmio e passa à fossa infratemporal. As fibras da raiz motora são distribuídas com alguns dos ramos do mandibular. O tronco do nervo mandibular, logo abaixo do forame oval divide-se em ramos que constituem suas divisões anterior e posterior. Medialmente ao n. mandibular, logo abaixo da sua emergência do crânio e separando o nervo do m. tensor do véu palatino, situa-se um pequeno gânglio parassimpático, o gânglio ético, que será descrito em separado, pelas relações que mantêm com ramos do mandibular. Os ramos do n. mandibular são os seguintes:

A – **Ramos do n. mandibular, antes de sua divisão:**

1 – **ramo meníngico** – Acompanha a a.meníngica média através do forame espinhoso

2 – **n. para o m. pterigoideo medial** – Inerva o m. pterigoideo medial.

B – **Ramos da divisão anterior do n. mandibular:**

I - **N. bucal** – Passa entre as duas cabeças do m. pterigoideo lateral e fornece fibras sensitivas para a pele e mucosa da bochecha, mas também fibras motoras para os mm. masseter, temporal e pterigoideo lateral. Alguns de seus ramos se unem aos do ramo bucal do n. facial.

C – **Ramos da divisão posterior do n. mandibular:**

1 – **N. auriculotemporal** – Geralmente origina-se por duas raízes que envolvem a a. meníngica média (fig. 20 5). O nervo está intimamente relacionado à glândula parótida e passa por trás da articulação temporomandibular. Fornece ramos para a parótida (fibras secretoras parassimpáticas do n. glossofaríngico) e seus ramos terminais distribuem-se ao couro cabeludo da região temporal.

2 – **N. lingual** – Tem trajeto medial ao m. pterigoideo lateral e aí recebe fibras da corda do tímpano, ramos do n. facial. Estas fibras são motoras parassimpáticas e fibras que veiculam a sensibilidade gustativa dos 2/3 anteriores da língua. A seguir, o n. lingual passa entre o pterigoideo medial e o ramo da mandíbula e corre no assoalho da boca imediatamente acima do n. hipoglosso. Ele passa sob o ducto da glândula submandibular cruzando do lado lateral para o medial e inerva a língua com fibras sensitivas. O gânglio submandibular tem conexões com o n. lingual e será descrito no item 21.4.5.

3 – **N. alveolar inferior** – Passa entre o ligamento esfenomandibular e o ramo da mandíbula e, a seguir, atravessa o forame mandibular para percorrer o canal mandibular. Antes de penetrar no canal mandibular ele emite o n. milo-hióideo, que se aloja no sulco milo-hióideo da face medial da mandíbula, e que inerva os mm. milo-hióideo e o ventre anterior do m. digástrico. No interior do canal mandibular ele fornece ramos dentais e incisivo para a inervação dos dentes inferiores. O nervo alveolar inferior acaba por emergir da mandíbula pelo forame mentual e aí fornece seus ramos mentuais, encarregados da inervação da pele do mento e da pele e mucosa do lábio inferior.

2.4.5 – Gânglio ótico

Localiza-se na fossa infratemporal, medialmente ao n. mandibular e logo abaixo do forame oval. É uma formação associada ao sistema parassimpático. Observe suas conexões:

1 – Fibras parassimpáticas secretomotoras do n. glossofaríngico alcançam o gânglio ótico pelo n. petroso menor. São fibras pré-ganglionares que fazem sinapse com as pós-ganglionares do gânglio ótico. Estas últimas passam ao n. auriculotemporal, por conexões existentes entre o gânglio e aquele nervo, e inervam a glândula parótida.

2 – Fibras simpáticas alcançam o gânglio ótico oriundas do plexo simpático da a. meníngica média. Estas fibras são pós-ganglionares e apenas atravessam o gânglio ótico, atingem o n. auriculotemporal e suprem, assim, vasos sanguíneos da glândula parótida.

3 – Fibras motoras passam pelo gânglio por conexão existente entre ele e o n. para o pterigoideo medial. Estas fibras saem do gânglio ótico para inervar os mm. tensor do tímpano e tensor do véu palatino.

2.4.6 – Gânglio submandibular

Embora esta formação parassimpática esteja situada dentro dos limites da região submandibular, suas conexões com o n. lingual justificam sua descrição neste momento. O gânglio situa-se medialmente ao m. milo-hióideo, abaixo do n. lingual e acima do ducto submandibular e do n. hipoglosso. São suas conexões:

1 – Fibras parassimpáticas secretomotoras do n. facial, que chegaram ao n. lingual através da corda do tímpano, alcançam o gânglio submandibular por conexões entre ele e o n. lingual. No gânglio estas fibras, que são pré-ganglionares, fazem sinapse com as pós-ganglionares. Estas últimas têm dois destinos: algumas saem do gânglio e vão inervar a glândula submandibular; outras, saem do gânglio, voltam ao n.

lingual e só então atingem as glândulas linguais e sublingual, que suprem.

2 – Fibras simpáticas pós-gânglionares, provenientes do plexo simpático da a. facial, atingem o gânglio submandibular, mas nele não fazem sinapse. Apenas o atravessam para serem distribuídas com as fibras parassimpáticas para as glândulas submandibular e sublingual.

2.5 – N. facial (VII par)

O VII par craniano tem um complicado trajeto no interior do osso temporal, dentro do qual ele emite vários ramos, e que é melhor estudado em Neuroanatomia. Uma figura esquemática pode auxiliar o estudante a compreender a distribuição dos diversos componentes funcionais do n. facial: acompanhe o texto observando a fig. 20.7.

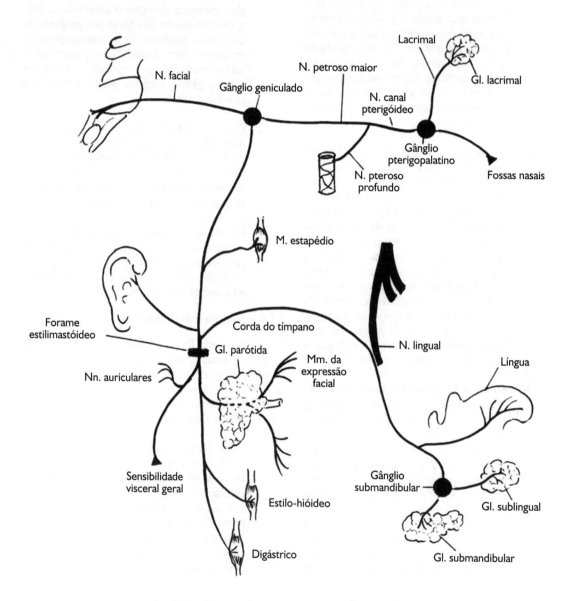

Fig. 20.7 – Distribuição das fibras do nervo facial (esquemático)

2.5.1 — Porções do n. facial

O n. facial consiste de duas raízes que emergem do sulco entre o bulbo e a ponte (bulbopontino) e penetram no osso temporal, juntamente com o n. vestibulococlear (VIII par craniano), pelo meato acústico interno. A raiz mais calibrosa possui fibras motoras para inervar os músculos faciais e a raiz menor, também denominada n. intermédio, possui fibras sensitivas e parassimpáticas. As fibras sensitivas são distribuídas à mucosa nasal e palato mole, principalmente, enquanto que as parassimpáticas são fibras secretomotoras para as glândulas lacrimal, submandibular e sublingual. Entre as fibras sensitivas há fibras responsáveis pela sensibilidade gustativa dos 2/3 anteriores da língua (fig. 20.7).

2.5.2 — Trajeto do n. facial no osso temporal

Logo após penetrarem no osso temporal pelo meato acústico interno, as duas raízes do n. facial fundem-se em tronco único e percorrem o canal facial. Imediatamente acima do vestíbulo do ouvido interno volta-se posteriormente de modo abrupto, formando o chamado joelho do n. facial. Neste nível ele apresenta uma dilatação, o gânglio geniculado, onde se situam os corpos dos seus neurônios sensitivos, e corre na parede posterior da orelha para emergir no crânio pelo forame estilomastoideo.

2.5.3 — Ramos do n. facial dentro do osso temporal

Dentro do osso temporal o n. facial emite diversos ramos, a maioria dos quais contendo fibras de sua raiz sensitiva (n. intermédio). São os seguintes:

1 – **N. petroso maior** (fig. 20.7) – Origina-se no gânglio geniculado e, com trajeto anterior, segue numa goteira para o forame lácero. Aí ele recebe o n. petroso profundo do plexo simpático da a. carótida interna e, juntos, formam o n. do canal pterigoideo o qual, passando pelo canal pterigoideo, alcança o gânglio pterigopalatino. As fibras do n. petroso maior são fibras parassimpáticas secretomotoras para a glândula lacrimal. Veja no esquema da fig. 20.7 o complexo trajeto destas fibras para atingir a glândula lacrimal. Algumas fibras do n. petroso maior são aferentes e acredita-se que veiculam a sensibilidade geral da mucosa nasal.

2 – **Ramo comunicante** – Este pequeno ramo reúne-se ao plexo timpânico do ouvido médio.

3 – **N. estapedio** – Inerva o m. estapedio, um dos músculos da cavidade timpânica.

4 – **Corda do tímpano** – As últimas fibras da raiz sensitiva do n. facial (n. intermédio) abandonam o nervo para constituir a corda do tímpano logo acima do forame estilo-mastoideo. A corda do tímpano atravessa a parede posterior do ouvido médio e entra na cavidade timpânica passando medialmente à membrana do tímpano (entre o martelo e a bigorna), e emerge do crânio através da fissura petrotimpânica. Medialmente ao m. pterigoideo lateral a corda do tímpano une-se ao nervo lingual e então:

a) algumas de suas fibras, que veiculam a sensibilidade gustativa, são distribuídas com o n. lingual aos 2/3 anteriores da língua;

b) outras fibras abandonam o n. lingual e alcançam o gânglio submandibular. São fibras parassimpáticas secretomotoras. Veja no esquema da fig. 20.7 como elas são distribuídas às glândulas submandibular e sublingual.

2.5.4 — Ramos do n. facial após sua emergência do crânio

O maior contingente de fibras do n. facial abandona o crânio pelo forame estilomastoideo e fornece:

1 – um pequeno ramo, o n. auricular posterior, que acompanha a artéria homônima e inerva músculos da orelha (também fibras sensitivas para a orelha)

2 – ramos musculares para o m. estilo-hioideo e ventre posterior do m. digástrico.

A seguir o n. facial penetra na glândula parótida.

2.5.5 – Dentro da glândula parótida o n. facial, em geral, divide-se em 2 troncos principais, temporofacial e cervicofacial, cujos ramos se anastomosam livremente para formar o plexo parotídico. Os ramos terminais destes troncos emergem da borda anterior da parótida e se irradiam para a face inervando os músculos da expressão facial. São os ramos temporais, zigomáticos, bucais, marginal da mandíbula e cervical (fig. 20.7). Anastomoses entre estes ramos são comuns.

Ao que parece, estes ramos não possuem apenas fibras motoras. Acredita-se que eles contenham também fibras sensitivas responsáveis pela dor profunda da pele, músculos e ossos da face.

2.5.6 — Paralisia facial

Lesões do n. facial levam ao aparecimento de paralisias faciais de grau variado, dependendo do nível da lesão. Se ela está localizada no núcleo do n. facial (na ponte) ou no tronco do n. facial, ocorrerá paralisia de toda a musculatura facial do mesmo lado da lesão. Isto pode ocorrer, por exemplo, por infecção na orelha média, ou na chamada paralisia facial idiopática (paralisia de Bell). Nestes casos, o ângulo da boca é repuxado para o lado oposto ao da lesão pela predominância da musculatura não afetada. A comissura da boca cai e com o lado lesado o indivíduo não é capaz de sorrir, assoviar ou soprar. A pálpebra superior cai, a inferior se everte, o olho não pode ser fechado e não há piscamento. Com isto o olho torna-se facilmente suscetível à inflamação (conjuntivite).

Entretanto, se a lesão é unilateral e em nível mais alto que o do núcleo do facial (lesão supranuclear), os músculos frontal e orbicular do olho não são afetados, porque a parte do núcleo facial relacionada com estes músculos é controlada bilateralmente pelo córtex cerebral.

Evidentemente, pode haver lesão de ramos específicos do n. facial e os efeitos dependerão dos ramos atingidos:

1 – Lesão do n. petroso maior ocasiona lacrimejamento reduzido.

2 – Lesão do n. estapédio provoca sensibilidade dolorosa aos sons (hiperacústica).

3 – Lesão da corda do tímpano revela-se por perda da sensibilidade gustativa nos 2/3 anteriores da língua.

4 – Lesão do ramo para o m. digástrico desvia a mandíbula e a língua para o lado oposto ao da lesão na abertura máxima da boca.

A secção cirúrgica do nervo facial (o que pode ocorrer, por exemplo, na remoção da parótida) é reparada anastomosando-se as extremidades do corte ou anastomosando-se o coto proximal do segmento distal do nervo com outro nervo, geralmente o hipoglosso ou acessório, seccionados deliberadamente para este fim. O n. facial, felizmente, é o nervo que possui o maior poder regenerativo de todos os nervos do corpo.

2.6 — N. vestibulococlear

É o VIII par craniano e emerge entre a ponte e o bulbo, no tronco encefálico. Essencialmente sensitivo, dirige-se lateralmente e, através do meato acústico interno, alcança o ouvido interno. Aí ele apresenta dois grupos de fibras (fig. 20.8):

a) **porção vestibular** – Relacionada com o equilíbrio, é distribuída às máculas do sáculo e utrículo e às cristas ampulares dos ductos se-

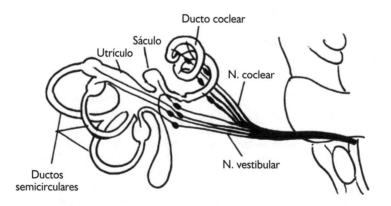

Fig. 20.8 — Nervo vestibulococlear (VIII par craniano)

micirculares. No meato acústico interno esta porção se dilata no gânglio vestibular, onde estão os corpos dos neurônios sensitivos (bipolares).

b) **porção coclear** – Relacionada com a audição, é distribuída aos órgãos espirais dos ductos cocleares. O gânglio espiral, onde estão os corpos dos neurônios sensitivos (bipolares) situa-se dentro do modíolo.

2.7 – N. glossofaríngico (IX par)

Origina-se no bulbo e, com o vago e acessório, emerge do crânio pelo forame jugular. Também apresenta, como o vago, duas dilatações, os gânglios superior e inferior, ao nível do forame jugular, onde se localizam os corpos dos neurônios de suas fibras aferentes. O IX par craniano passa a seguir entre as aa. carótida externa e interna e profundamente ao processo estiloide e mm. estiloides. Atinge então a faringe passando entre os mm. constritores superior e médio daquele órgão onde emite seus ramos terminais. O esquema da fig. 20.9 indica os seus ramos:

1 – **Nervo timpânico** – Nasce do gânglio inferior e contém fibras secretomotoras e vasodilatadoras para a glândula parótida, portanto, parassimpáticas. O nervo tem um trajeto bastante complexo antes de atingir a parótida, inclusive passando pela cavidade timpânica do ouvido médio dentro do osso temporal.

2 – **Ramo para o seio e corpo caróticos** – Trata-se de um pequeno ramo que, com ramos do vago e simpático, inerva o seio e corpo caróticos com fibras aferentes.

3 – **Ramo faríngico** – Inerva a mucosa da faringe com fibras sensitivas. Junto com fibras do ramo faríngico do vago e simpático forma o plexo faríngico.

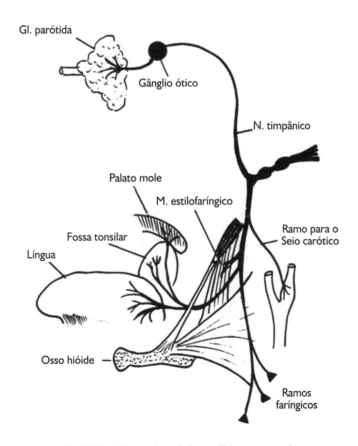

Fig. 20.9 – Nervo glossofaríngico (IX par craniano)

4 – **Ramo motor para o m. estilofaríngico** – O m. estilofaríngico é o único músculo da faringe que não é inervado pelos ramos faríngicos do vago. O glossofaríngico emite um ramo motor para o estilofaríngico quando o cruza.

5 – **Ramos tonsilares** – Contêm fibras sensitivas para a mucosa da fossa tonsilar (que aloja a tonsila palatina) e parte adjacente do palato mole.

6 – **Ramos linguais** – Inervam o terço posterior da língua e papilas valadas com fibras sensitivas, inclusive capazes de captar estímulos gustativos.

2.8 – Nervo vago (X par)

Acompanhe a descrição tendo sempre em vista a fig. 20.10. O n. vago, X par craniano, origina-se ao nível do bulbo, emerge do crânio no forame jugular e tem uma distribuição extensa que inclui cabeça, pescoço, tórax e abdome. Neste item ele será descrito nos dois primeiros segmentos.

No forame jugular e logo abaixo dele, o vago apresenta duas dilatações denominadas, respectivamente gânglio superior (ou jugular) e inferior (ou nodoso), onde se situam os corpos dos neurônios de suas fibras aferentes (sensitivas). Logo abaixo do gânglio inferior fibras do n. acessório acoplam-se ao n. vago e com ele são distribuídas. Estas fibras pertencem à raiz bulbar do n. acessório, isto é, que têm origem no bulbo, pois o XI par craniano possui também uma raiz espinhal, originada nas porções cervicais superiores da medula espinhal. No pescoço o n. vago faz parte do feixe vásculo-nervoso cervical, situando-se primeiramente entre a v. jugular e a a. carótida interna e depois entre aquela veia e a a. carótida comum, estando envolvido, portanto, pela bainha carótica. Na base do pescoço, os vagos, direito e esquerdo, têm trajetos diferentes: o direito passa anteriormente à 1.ª porção da a. subclávia e o esquerdo situa-se entre a carótida comum e a 1.ª porção da subclávia. O n. vago fornece os seguintes ramos:

1 – **Ramo meníngico** – Nasce do gânglio superior, é sensitivo e inerva a dura-máter da fossa craniana posterior.

2 – **Ramo auricular** – Também se origina do gânglio superior, é sensitivo e emerge do crânio na fissura timpano-mastóidea para inervar a superfície craniana da orelha, o assoalho do meato acústico externo e membrana do tímpano.

3 – **Ramos faríngicos** – As fibras que os constituem são motoras e pertencem, na verdade, ao nervo acessório, cuja raiz bulbar se acola ao vago logo abaixo do gânglio inferior. Os ramos faríngicos participam, com ramos do n. glossofaríngico (IX par craniano) e do simpático, da formação do plexo faríngico que inerva os músculos da faringe (com exceção do estilofaríngico) e do palato mole (exceto o m. tensor do véu palatino). Os ramos faríngicos passam entre as aa. carótida interna e externa.

4 – **N. laríngico superior** – Está constituído de fibras do acessório e do vago. Passa posterior e medialmente às aa. carótidas, externa e interna, e divide-se em dois ramos:

 a) **ramo interno** – é sensitivo e constituído por fibras do vago. Em companhia da a. laríngica superior perfura a membrana tíreo-hióidea e inerva a mucosa da laringe desde a epiglote e porção posterior da língua até as pregas vocais.

 b) **ramo externo** – é motor, constituído por fibras do acessório e também chamado n. laringico externo, situa-se profundamente à a. tireóidea inferior e inerva os mm. constritor inferior da faringe e cricotireoideo (da laringe).

5 – **Ramos caróticos** – São inconstantes e auxiliam o glossofaríngico na inervação do seio e corpo caróticos.

6 – **Ramos cardíacos** – Em número variável, nascem do vago no pescoço e no tórax e se dirigem para o coração onde participam da formação do plexo cardíaco com os ramos cardíacos do tronco simpático. Os ramos cardíacos contêm fibras parassimpáticas.

7 – **N. laríngico recorrente** – Inerva a mucosa da laringe abaixo das pregas vocais e todos os músculos intrínsecos da laringe, com exceção do cricotireoideo, sendo importante, por esta razão, no mecanismo da fonação. Sua origem é diferente à direita e à esquerda. O n. laríngico recorrente direito se origina do vago quando este nervo passa anteriormente à 1.ª

VASOS E NERVOS DOS SEGMENTOS AXIAIS (PESCOÇO E CABEÇA) **427**

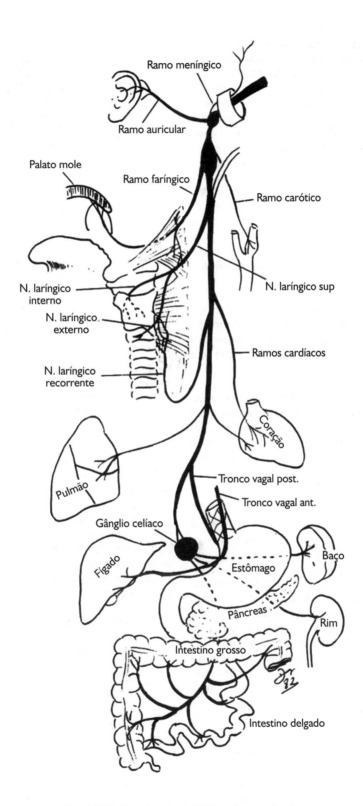

Fig. 20.10 – Distribuição do N. Vago (esquemático)

porção da a. subclávia direita. Deste modo, ele circunda a a. subclávia inferiormente e alcança o espaço entre a traqueia e o esôfago. Com trajeto ascendente, atinge a borda inferior do m. cricofaríngico, passa profundamente a este músculo e penetra na laringe. À esquerda, o vago passa entre a carótida e a a. subclávia para colocar-se, já no tórax, junto ao contorno lateral do arco aórtico. É neste nível (portanto no tórax) que ele origina o n. laríngico esquerdo, o qual circunda inferiormente o arco aórtico e ascende em direção ao pescoço, onde se situa no sulco traqueoesofágico e penetra na laringe da mesma maneira que o n. laríngico recorrente direito. Ambos os laríngicos recorrentes estão intimamente relacionados com a glândula tireoide e com a a. tireóidea inferior.

Lesões do n. laríngico recorrente podem ser ocasionadas por tumor, aneurisma da aorta ou por trauma na cirurgia da tireoide, provocando graus diversos de afonia, mais grave se a lesão for bilateral.

2.8.1 – Exame do vago As fibras do nervo acessório que fazem parte dos ramos faríngicos podem ser testadas pedindo-se ao paciente para dizer "ah". Em condições normais a úvula deve retroceder no plano mediano. Na paralisia unilateral do vago a úvula desvia-se para o lado normal.

2.9. – Nervo acessório (XI par)

Vimos que o nervo acessório (XI par craniano) é formado por duas raízes, espinhal e bulbar. A primeira origina-se das porções mais superiores da medula cervical e a segunda do bulbo e ambas deixam o crânio através do forame jugular. As fibras da raiz bulbar (craniana) são distribuídas com o n. vago e já foram descritas no item 2.8. As fibras da raiz espinhal, com o nome de n. acessório, cruzam o trígono posterior do pescoço, obliquamente, e penetram na face profunda do m. trapézio que é inervado por ele. O n. acessório envia também ramos para o m. esternocleidomastoideo. Veja esquema da Fig. 20.11.

2.10 – N. Hipoglosso (XII par)

O XII par craniano, nasce no bulbo e é, sobretudo, o nervo motor da língua. O n. hipoglosso emerge através do canal do hipoglosso e situa-se posteriormente à a. carótida interna e aos nn. glossofaríngico e vago. A seguir o n. hipoglosso situa-se entre a carótida interna e a v. jugular interna e descreve uma alça

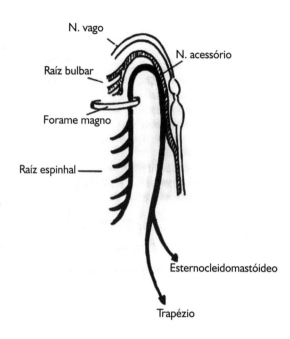

Fig. 20.11 – Nervo acessório. Observe que o XI par craniano tem duas raízes: espinhal e bulbar. Note como o contingente bulbar acopla-se ao N. vago e com ele é distribuído, enquanto o contingente espinhal inerva os mm. trapézio e esternocleidomastóideo

em torno da artéria occipital. O mesmo cruza então as aa. carótida interna, externa e lingual e passa profundamente aos músculos digástrico e milo-hióideo. Sobre o m. hioglosso ele se situa inferiormente ao ducto submandibular e ao nervo lingual e aí emite seus ramos terminais. O esquema da fig. 20.12 ilustra os seus ramos, muitos dos quais consistem, na verdade, de fibras oriundas dos nervos cervicais (C1 e C2) que se acoplam ao hipoglosso e são com ele distribuídos. São os seguintes os seus ramos:

1 – **Ramos meníngicos** – Inervam a dura-máter da fossa craniana posterior com fibras de nervos espinhais cervicais.

2 – **Raiz superior da alça cervical** – É também denominada ramo descendente do hipoglosso, mas não contém fibras do XII par. Estas fibras são de nervos espinhais cervicais e com a raiz inferior formam a alça cervical (item 3.0 deste Capítulo) da qual se originam ramos para os mm. esterno-hioideo, esternotireóideo, omo-hióideo e tíreo-hióideo. Ao que parece, entretanto, as fibras que inervam o m. tíreo-hióideo pertencem ao n. hipoglosso.

VASOS E NERVOS DOS SEGMENTOS AXIAIS (PESCOÇO E CABEÇA) **429**

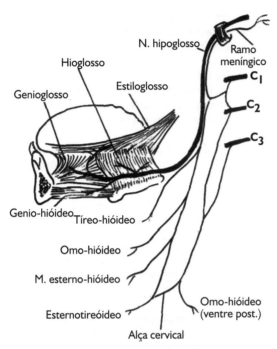

Fig. 20.12 – Nervo hipoglosso. Observe que fibras de nn. cervicais são distribuídas com o XII par craniano.

3 – **Ramos linguais** – Possuem fibras do hipoglosso e inervam todos os músculos extrínsecos (estiloglosso, hioglosso, genio-hióideo e genioglosso) e intrínsecos da língua.

2.9.1 – Exame do n. hipoglosso

Pede-se ao paciente para protrair a língua. A lesão do n. hipoglosso é diagnosticada quando há desvio da língua protraída para o lado afetado.

3.0 – Nervos espinhais do pescoço

São todos ramos do plexo cervical e, por esta razão, neste item o plexo será descrito como um todo para que o estudante tenha noção de sua formação. Observe atentamente a figura esquemática 20.13 para acompanhar a descrição.

3.1 – Plexo cervical

É formado pelo entrelaçamento dos ramos ventrais dos quatro primeiros nervos cervicais (C1 a C4) em alças irregulares das quais se originam os ramos. Esta disposição resulta na inervação de áreas cutâneas por ramos de mais de um nervo espinhal. Observe:

a) o primeiro nervo cervical, frequentemente, mas nem sempre, alcança o plexo, formando

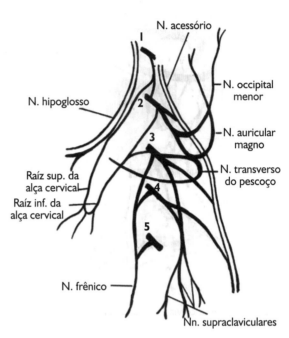

Fig. 20.13 – Formação do plexo cervical. Observe que várias fibras cervicais são distribuídas com os nervos hipoglosso e acessório

uma alça com fibras do segundo nervo cervical.

b) desta alça, ou diretamente de C2, saem fibras que se acoplam ao nervo hipoglosso (um nervo craniano). Estas fibras constituem a raiz superior da alça cervical e alguns AA. a denominam ramo descendente do n. hipoglosso. No entanto, ela não possui fibras daquele nervo craniano.

c) ramos do 2.° e 3.° nervos cervicais se unem num 3.° ramo que forma a raiz inferior da alça cervical. Deste modo, veja que a alça cervical se completa com união de suas raízes superior e inferior. A fig. 20.14 mostra como ramos que partem da alça cervical e de sua raiz superior inervam os chamados músculos infra-hióideos. A alça cervical situa-se sobre a v. jugular interna, mas, eventualmente, pode ser posterior à veia.

d) De C3, C4 e C5 originam-se ramos que se unem para formar um dos nervos mais importantes do plexo cervical, o frênico, que

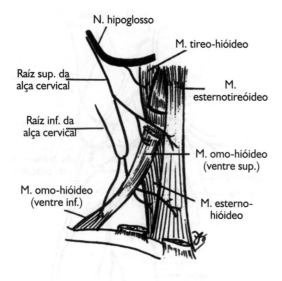

Fig. 20.14 — Alça cervical e seus ramos para os mm. infra-hióideos

inerva o diafragma. O ramo de C5 é uma contribuição acessória, pois este nervo pertence ao plexo braquial. O n. frênico situa-se, no seu trajeto descendente, sobre o m. escaleno anterior e passa entre a a. e v. subclávias para penetrar no tórax. Em 1/3 dos casos pode existir um n. frênico acessório.

e) De C2, C3 e C4 partem ramos que se unem ao nervo acessório e com ele chegam aos músculos esternocleidomastóideo e trapézio. Mas estas fibras são sensitivas.

f) De C1 a C4 partem ramos musculares para inervação dos mm. escalenos e pré-vertebrais.

3.2 — Ramos cutâneos do plexo cervical

Os grandes ramos do plexo cervical são os cutâneos e surgem na borda posterior do m. esternocleidomtistóideo, ponto de referência importante para sua identificação (fig. 20.15). Observe a figura 20.13 para sua identificação:

a) **N. occipital menor** — Geralmente é um ramo direto de C2. É o mais superior dos nn. cutâneos do plexo cervical e corre, com trajeto ascendente, em direção ao processo mastoide para distribuir-se à pele e couro cabeludo posteriormente ao pavilhão da orelha (fig. 20.15).

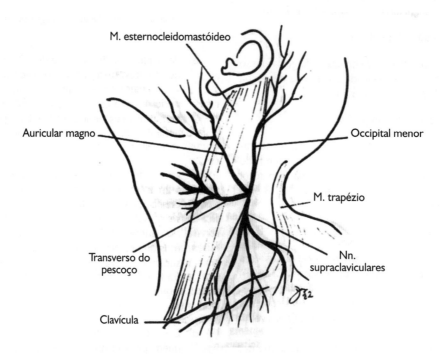

Fig. 20.15 — Ramos superficiais do plexo cervical

b) **N. auricular magno e n. transverso do pescoço** – Parte dos troncos de C2 e C3 se unem para formar estes dois nervos cutâneos. O n. auricular magno emerge junto à borda posterior do m. esternocleidomastóideo, inferiormente ao n. occipital menor, mas como este, tem trajeto ascendente, quase sempre acompanhado pela v. jugular externa, em direção à pele da face situada inferior e anteriormente ao pavilhão da orelha. (Fig. 20.15). O n. transverso do pescoço circunda a borda posterior do esternocleidomastóideo e se divide em ramos que suprem a maior porção da pele da parte anterior do pescoço (fig. 20.15).

c) **Nn. supraclaviculares** – Parte de C3, une-se a uma importante divisão de C4 para formar um tronco comum que logo se divide em nn. supraclaviculares, anterior, médio e posterior. Estes nervos têm trajeto descendente, cruzam a clavícula, superficialmente, e inervam a pele do ombro até o plano mediano (fig. 20.15).

4.0 – Tronco simpático cervical (fig. 20.16)

O estudo dos nervos do pescoço é completado com uma breve referência ao tronco simpático cervical, pertencente ao sistema nervoso autônomo e do qual se tratou, com pormenores no Capítulo VII deste livro. O tronco simpático cervical localiza-se junto da coluna vertebral mas sobre os mm. longo da cabeça e longo do pescoço, póstero medialmente ao faixe vásculo nervoso do pescoço. Consiste de três gânglios, cervical superior, médio e inferior,* unidos por ramos ganglionares. No entanto, o gânglio cervical médio pode faltar e o inferior, frequentemente, está fundido com o 1.º torácico, formando o chamado gânglio cervicotorácico (ou estrelado). Esta porção do tronco simpático não recebe ramos comunicantes brancos e dos seus gânglios partem ramos comunicantes cinzentos (com fibras simpáticas pós-ganglionares), cujas fibras são distribuídas aos vasos sanguíneos, musculatura lisa e glândulas da cabeça e pescoço. Alguns ramos originam-se nos gânglios e vão diretamente para certas vísceras, como o coração (nervos cardíacos do simpático) ou formam plexos em torno de artérias como a a. carótida interna e a vertebral.

(*) Um gânglio vertebral pode estar também presente, ao nível da 7.ª vértebra cervical. Quase sempre, entretanto, os gânglios médio e vertebral estão fundidos num único gânglio.

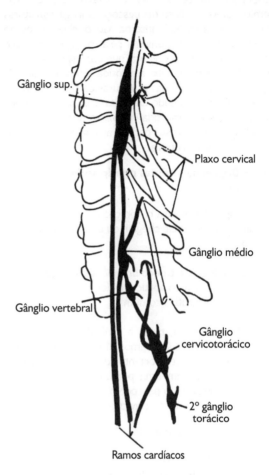

Fig. 20.16 – Tronco simpático cervical

4.1 – Algumas considerações funcionais

Interrupção na porção cervical do tronco simpático impede que impulsos cheguem ao gânglio cervical superior, ocasionando uma série de sinais que constituem a Síndrome de Horner: miose (constrição da pupila), ptose da pálpebra superior (queda da pálpebra superior), vasodilatação e falta de sudorese na face. Se a interrupção se localiza abaixo do primeiro gânglio torácico o olho não é afetado. Por outro lado, se um anestésico local for injetado nas proximidades do gânglio cervicotorácico, ele bloqueará os gânglios cervicais e os 3 ou 4 torácicos superiores. Este procedimento pode ser útil no espasmo ou oclusão vascular envolvendo o encéfalo ou um membro superior.

5.0 – Artérias do pescoço e cabeça

As artérias que irrigam o pescoço e a cabeça são a subclávia e as carótidas, interna e externa. Sua distribuição, entretanto, é bem característica: a subclávia emite ramos na base do pescoço e irriga estruturas aí situadas; a carótida interna não origina ramos no pescoço, mas é responsável pela irrigação da maior parte do hemisfério cerebral que corresponde ao seu próprio lado; finalmente, a carótida externa é a artéria que supre a maioria das estruturas da cabeça (exceto o encéfalo e o conteúdo da órbita) e da parte superior do pescoço. A a. carótida interna só nos interessa no seu trajeto cervical: sua parte craniana é melhor estudada em neuroanatomia.

5.1 — Origem das artérias principais do pescoço e cabeça

A fig. 20.7 mostra o coração e os grandes vasos de sua base, que a ele chegam ou dele saem. Observe então:

a) à direita, o tronco braquiocefálico, que se origina do arco aórtico, divide-se nas aa. subclávia e carótida comum.

b) à esquerda, tanto a carótida comum como a subclávia são ramos diretos do arco aórtico. Pode-se, portanto, dizer que estas duas artérias têm uma porção torácica antes de alcançarem o pescoço posteriormente à articulação esterno clavicular.

5.2 — A carótida comum (fig. 20.17)

Ascende no pescoço, lateralmente à traqueia (onde se pode palpar facilmente o pulso) e coberta pelo m. esternocleidomastóideo. Não emite nenhum ramo (a não ser como variação) até o seu ponto de divisão e no seu trajeto está envolvida pela bainha carótica, juntamente com a v. jugular interna (que lhe é lateral) e o n. vago (póstero-lateral a ela). Posteriormente à carótida comum situam-se os processos transversos da 4.ª 5.ª e 6.ª vértebras cervicais, de modo que ela pode ser comprimida contra eles. Esta é, aliás, uma manobra de primeiros socorros: faz-se a pressão profunda, póstero medial, com o polegar, 3 a 4 cm acima da articulação esterno clavicular. Ao nível da borda superior da cartilagem tireoide da laringe (4.ª vértebra cervical) a a. carótida comum se bifurca nos seus dois ramos terminais, as aa. carótida interna e externa. No ponto de divisão, ou próximo a ele, ela apresenta uma dilatação, o seio carótico, muito mais evidente in vivo, que contém pressoceptores capazes de serem estimulados pelas variações da pressão sanguínea, mecanismo importante na manutenção da pressão arterial em níveis adequados. Próximo ao seio carótico, uma outra formação, o corpo carótico, contém quimiorre-

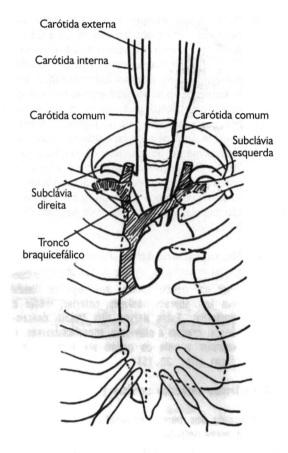

Fig. 20.17 — Artérias carótidas comuns e sua divisão

ceptores sensíveis a teor elevado de CO^2 no sangue. Seus impulsos nervosos excitam centros nervosos que desencadeiam reflexos, os quais aumentam a frequência e profundidade dos movimentos respiratórios.*

5.2.1 — A. carótida interna (Figs. 20.17 e 20.18)

É a continuação do trajeto profundo e ascendente da carótida comum e penetra no crânio através do canal carótico do osso temporal. Suas porções intracranianas não serão descritas. No seu trajeto ascendente, às vezes tortuoso, ela coloca-se lateralmente à a. carótida externa, enquanto que a v. jugular interna e o vago lhe são laterais. É cruzada pelo n. hipoglosso e pela a. occipital. Não fornece ramos no pescoço.

(*) A localização do seio e corpo carótidos tem sido descrita por alguns AA. na a. carótida, ou nas carótidas interna e comum, ou no ponto de bifurcação da carótida comum. Conhecer sua função é mais importante do que localizá-los com exatidão. Ambas as formações são inervadas pelos nn. glossofaríngico e vago.

VASOS E NERVOS DOS SEGMENTOS AXIAIS (PESCOÇO E CABEÇA) 433

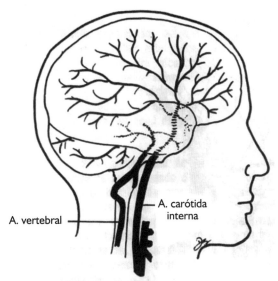

Fig. 20.18 – Carótida interna. Observe que a carótida interna não fornece ramos no pescoço, mas é a principal artéria de irrigação para o encéfalo, junto com aa. vertebral

É uma das artérias mais importantes na irrigação do encéfalo.

5.2.2 – A. carótida externa (fig. 20.17)

Estende-se desde a bifurcação da carótida comum até um ponto posterior ao colo da mandíbula. Inicia-se no trígono carótico onde é recoberta pelo m. esternocleidomastóideo e cruzada pelo n. hipoglosso e pelas vv. lingual e facial A a. carótida externa penetra na glândula parótida e, na intimidade de seu parênquima, divide-se nos ramos terminais, as aa. temporal superficial e maxilar. A princípio ela é anteromedial à carótida interna porém, à medida que ascende, ela se situa lateralmente à carótida interna.

5.2.2.1 – Ramos da a. carótida externa

A a. carótida externa irriga numerosas estruturas superficiais e profundas da cabeça e a parte superior do pescoço. Possui, portanto, numerosos ramos, muitos dos quais têm pouca importância prática. O especialista certamente poderá estranhar o fato de que muitos destes ramos serão omitidos nas descrições que se seguem, mas não tem sentido mencioná-los quando nem sequer são dissecados nos cursos convencionais de Anatomia. São 8 os ramos principais:

a) **A. tireóidea superior** (fig. 20.19) – Origina-se no contorno anterior da carótida externa e dirige-se anterior e inferiormente no trígono carótico, passando profundamente aos mm. omo-hióideo, esterno-hioideo e es-

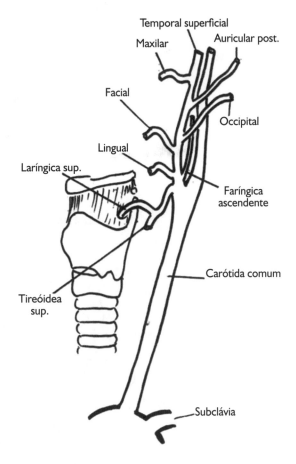

Fig. 20.19 – Ramos da a. carótida externa esquerda

terno-tireóideo. Alcança o ápice do lobo correspondente da glândula tireoide e aí emite ramos glandulares que irrigam a glândula e se anastomosam com a a. tireóidea superior do lado oposto e com a a. tireóidea inferior. Um ramo da a. tireóidea superior deve ser mencionado, a a. laríngica superior, que acompanha o n. laríngico interno, perfura a membrana tiro-hioidea e irriga a laringe.

b) **A. lingual** (Figs. 20.19 e 20.20) – Origina-se do contorno anterior da a. carótida externa e logo forma uma alça sobre o m. constritor médio da faringe que é cruzada pelo n. hipoglosso (fig. 20.22). A seguir, corre profundamente ao m. hioglosso. Sua última parte (às vezes denominada a. profunda da língua) ascende entre os mm. genioglosso e longitudinal

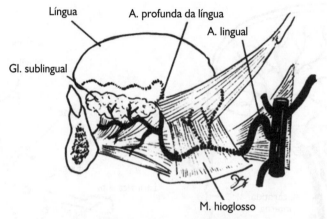

Fig. 20.20 – A. lingual. Observe os ramos para a glândula sublingual e para a língua.

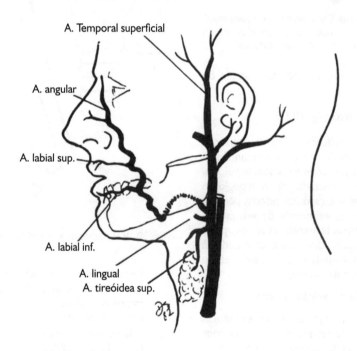

Fig. 20.21 – A facial

inferior da língua onde fornece ramos para a língua, glândula sublingual e assoalho da boca. A a. lingual pode nascer com a a. facial de um tronco linguofacial.

c) **A. facial** (Figs. 20.19 e 20.21) – O 3.º ramo da a. carótida externa origina-se no contorno anterior desta artéria, frequentemente com a a. lingual (tronco linguofacial) e seu percurso pode ser dividido em duas partes:

1 – **parte cervical da a. facial** – Ascende profundamente aos mm. digástrico e estilo-hioideo até alcançar a parte posterior da glândula submandibular. Neste percurso ela fica separada da tonsila palatina (amígdala) apenas pelo m. constritor superior da faringe, e emite dois ramos que irrigam a tonsila palatina (a. palatina ascendente)* e o ramo tonsilar; este perfura o m. constritor superior para alcançar

a tonsila. Ao atingir a glândula submandibular a a. facial emite ramos glandulares para sua irrigação e emerge finalmente na borda inferior da mandíbula, ao nível da borda anterior do m. masseter.

2 – **parte facial da a. facial** – Esta porção se inicia quando a a. facial contorna a borda inferior da mandíbula ao nível da borda anterior do m. masseter e ascende pela face com trajeto tortuoso para irrigar os mm. faciais. Ao nível do ângulo da boca origina as aa. labial superior e inferior que irrigam a mucosa e os músculos dos lábios (orbicular da boca). As hemorragias do lábio podem ser estancadas comprimindo-se ambas as partes do lábio ferido entre os indicadores e polegares, pois as aa. labiais de um lado se anastomosam com as do lado oposto. A a. facial corre em seguida ao lado do nariz e termina no ângulo medial do olho, anastomosando-se com ramos da a. oftálmica. Neste ponto é denominada a. angular. Como a artéria oftálmica é ramo da a. carótida interna, as anastomoses ao nível do ângulo medial do olho constituem, na verdade, uma comunicação entre as artérias carótida externa e interna. Estas anastomoses auxiliam na circulação colateral após ligadura da a. carótida comum ou externa de um lado.

d) **A. occipital** (fig. 20.19) – Origina-se no contorno posterior da a. carótida externa e, próximo à sua origem, o nervo hipoglosso cruza seu contorno anterior (fig. 20.22). Dirige-se superior e posteriormente, cruzando a a. carótida interna e a v. jugular interna e aloja-se no sulco occipital do osso temporal, medialmente ao processo mastoide. Finalmente, perfura o m. trapézio e, acompanhada pelo n. occipital maior divide-se em numerosos ramos para o couro cabeludo. Entre os ramos que origina deve-se chamar a atenção para o ramo descendente. Este ramo anastomosa-se com ramos da a. subclávia, constituindo eficiente circulação colateral nos casos de ligadura da a. carótida externa ou subclávia.

(*) A a. palatina ascendente fornece ramos também para o palato mole, partes da parede da laringe e tuba auditiva.

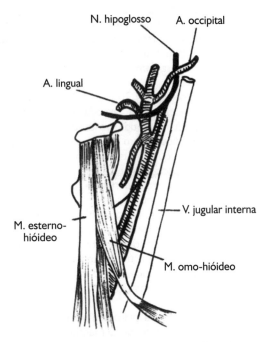

Fig. 20.22 – A occipital. Observe como o n. hipoglosso a contorna

e) **A. auricular posterior** (fig. 20.19) – Origina-se da carótida externa logo acima do ventre posterior do m. digástrico. É de pequeno calibre e sua única importância reside no fato de que emite ramos que irrigam o ouvido médio, o n. facial, canais semicirculares e membrana do tímpano.

f) **A. faríngica ascendente** (fig. 20.19) – É um pequeno vaso que se origina no contorno medial da a. carótida externa, ascendendo entre a carótida interna e a parede da faringe à qual fornece ramos.

g) **A. temporal superficial** (fig. 20.19 e 20.21) – Ramo terminal da a. carótida externa, é superficial como seu nome indica. Com trajeto ascendente passa posteriormente à glândula parótida, cruza anteriormente o arco zigomático (e aí suas pulsações podem ser facilmente sentidas) e emite numerosos ramos para a porção temporal do couro cabeludo. Quando se faz um retalho lateral do couro cabeludo cirurgicamente, a incisão é feita em forma de ferradura, com sua convexidade para cima, de modo que o retalho contenha a a. temporal superficial intacta. Dos seus ramos deve-se mencionar a a. transversa da face que emerge da glândula parótida e corre anteriormente, ao longo do masseter, acompanhada por ramos do n. facial. Este ramo irriga a glândula parótida e seu ducto, o m. masseter, e se anastomosa com ramos da a. facial.

h) **A. maxilar** (fig. 20.19) – O ramo terminal mais calibroso da a. carótida externa origina-se na glândula parótida, posteriormente ao colo da mandíbula. Tem trajeto anterior e medial de modo que se situa profundamente à mandíbula (porção mandibular), profundamente ao m. pterigoideo lateral (porção pterigoidea) e passa através da fossa pterigopalatina (porção pterigopalatina). Não é dissecada nos cursos convencionais de Anatomia e, se o for, o ramo da mandíbula terá que ser retirado. A Fig. 20.23 mostra esquematicamente, seus numerosos ramos, mas só serão mencionados neste item os mais importantes.

I) **Ramos da primeira porção** – Suprem, principalmente, a membrana do tímpano, a dura-máter, o crânio e os dentes inferiores. Dois ramos devem ser mencionados:

1) **a. meníngica média** – penetra no crânio passando através do forame espinhoso do osso esfenoide e irriga a dura-máter. Este ramo é, clinicamente, o mais importante da a. maxilar porque, nas lesões da cabeça, a ruptura deste vaso pode causar hemorragia extradural (entre os ossos de crânio e a dura-máter). O sangue extravasado forma então um hematoma extradural que pode causar sintomas e sinais de compressão cerebral e necessitar intervenção cirúrgica. O vaso pode ser rompido em lesões cranianas mesmo que não ocorra fratura do crânio.

2) **a. alveolar inferior** – penetra, com o n. alveolar inferior, no canal mandibular, através do forame mandibular e nutre os dentes da arcada inferior.

II) **Ramos da segunda porção** – Nutrem, principalmente, os músculos da mastigação, com os nomes correspondentes aos músculos que irrigam.

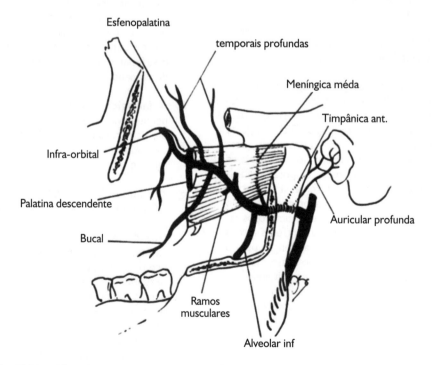

Fig. 20.23 – A. maxilar e seus ramos principais. São apontados alguns ramos que no texto foram referidos sem nome específico

III) **Ramos da terceira porção** – São numerosos e suprem os dentes superiores, porções da face e da órbita, o palato e a cavidade nasal. Devem ser mencionados, entre seus ramos:

1) **a. infraorbital** – penetra na órbita através da fissura orbital inferior e emerge na face, acompanhada do nervo de mesmo nome, pelo forame infraorbital onde geralmente é dissecada pelos estudantes.

2) **a. esfenopalatina** – pode ser considerada o ramo terminal da a. maxilar. Penetra na cavidade nasal através do forame esfenopalatino e irriga as conchas, os meatos, os seios e o septo nasal. As hemorragias nasais (epistaxe) são geralmente, devidas a rupturas dos ramos da a. esfenopalatina.

5.3 — A subclávia

A origem das aa. subclávias é diferente à esquerda e à direita. Porém, no seu percurso, tanto uma quanto a outra podem ser divididas em três porções:

a) a primeira porção estende-se de sua origem à borda medial do músculo escaleno anterior

b) a segunda porção situa-se posteriormente àquele músculo

c) a terceira porção estende-se da borda lateral do escaleno anterior à borda externa da 1.ª costela onde a subclávia passa a denominar-se a. axilar.

5.3.1 — Relações importantes da a. subclávia (fig. 20.24)

A 1.ª porção da a. subclávia descreve um arco superior e lateralmente, situando-se anteriormente ao ápice do pulmão e cúpula pleural. O n. vago lhe é anterior e, à esquerda, além do n. vago, também o ducto torácico A 2.ª porção passa entre os escalenos anterior e médio, enquanto que a v. subclávia é anterior ao escaleno anterior. A 3.ª porção é a mais superficial da artéria e situa-se no trígono supraclavicular, ao nível da 1.ª costela contra a qual ela pode ser comprimida no ângulo entre a clavícula e a borda posterior do m. esternocleidomastóideo. A v. subclávia lhe é anterior e o tronco inferior do plexo braquial lhe é posterior. Estas relações tornam particularmente perigosa a

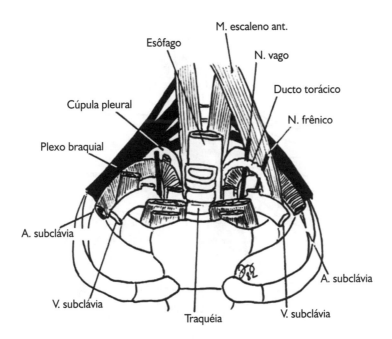

Fig. 20.24

topografia da a. subclávia que pode sofrer compressões anormais, produzindo-se uma série de sinais e sintomas que caracterizam as chamadas síndromes de compressão neurovascular, uma vez que também o plexo braquial pode ser atingido.

5.3.2 — Ramos da a. subclávia (fig. 20.25)

São os seguintes:

1 – **A. vertebral** – Origina-se da subclávia, medialmente ao escaleno anterior. É cruzada pela a. tireóidea inferior e está intimamente relacionada com o gânglio cervical inferior do tronco simpático cervical. Com trajeto ascendente através dos forames transversos das 6 vértebras cervicais superiores, contorna posteriormente o arco posterior do atlas e penetra na cavidade craniana pelo forame magno do occipital. Seu trajeto intracraniano não interessa nesta descrição. É uma das artérias importantes na irrigação do encéfalo e medula espinhal.

2 – **A. torácica interna** – Nasce da subclávia lateralmente à origem da a. vertebral e corre inferiormente para penetrar no tórax. Seu trajeto torácico é descrito no item 4.1 (Capítulo XXI).

3 – **Tronco tireocervical** – Origina-se da 1.ª porção da subclávia e, quase imediatamente, divide-se em 3 ramos: aa. tireóidea inferior, cervical transversa e suprascapular. As variações nas origens destas artérias são muito frequentes.

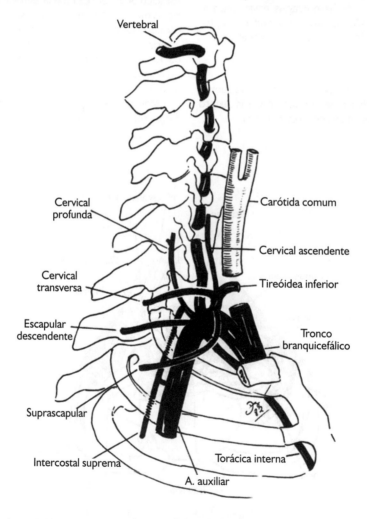

Fig. 20.25 — Ramos da a. subclávia (esquemático). A a. cervical ascendente, ramo da tireóidea inferior também está ilustrada.

a) **a. tireóidea inferior** – ascende junto à borda medial do escaleno anterior até o nível da 6.ª vértebra cervical e então descreve, abruptamente, um arco medialmente, para penetrar na face posterior do lobo lateral da glândula tireoide, à qual irriga assim como às glândulas paratireoides. O n. laríngico recorrente pode estar anterior, posterior ou entre os ramos glandulares da a. tireóidea inferior. A a. tireóidea inferior origina ramos que irrigam também a laringe, traqueia, esôfago, vértebras cervicais e medula espinhal. Ela passa profundamente ao feixe vásculo-nervoso do pescoço (carótida, jugular interna e vago) mas é anterior à a. vertebral (fig. 20.26).

b) **a. suprascapular** – tem trajeto lateral e cruza anteriormente o escaleno anterior e o frênico, colocando-se posteriormente à clavícula. Dirige-se para as fossas supraspinhal e infraspinhal onde faz parte da circulação colateral que se estabelece na região da escápula (item 9.2.2 do Capítulo XIX).

c) **a. cervical transversa** – é quase paralela à suprascapular, mas situa-se superiormente a ela. Cruza o escaleno anterior, o n. frênico e os troncos do plexo braquial no trígono posterior do pescoço e penetra no m. trapézio que ela irriga.

4 – **Tronco costocervical** – Nasce na 1.ª porção da a. subclávia (às vezes da 2.ª) e arqueia-se posteriormente até o colo da 1.ª costela onde se divide em dois ramos:

a) **a intercostal suprema**, que irriga os dois primeiros espaços intercostais

b) **a. cervical profunda**, para os músculos pós-vertebrais.

5 – **A. escapular descendente** – Nasce da 2.ª (ou 3.ª) porção da a. subclávia e passa entre os troncos do plexo braquial para correr em seguida junto à borda medial da escápula. Irriga os músculos romboides e faz parte da circulação colateral da região da escápula (item 9.2.2 do Capítulo XIX).

6.0 – Veias superficiais do pescoço

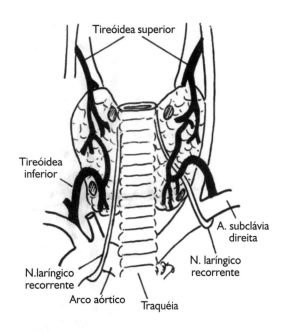

Fig. 20.26 – Irrigação da glândula tireoide em vista posterior. Observe a presença dos nn. laríngicos recorrentes e das paratireoides.

As principais veias superficiais do pescoço são a jugular externa e jugular anterior. A figura 20.27 ilustra estas estruturas vasculares.

6.1 – V. jugular externa

Drena a maior parte da face e do couro cabeludo, além de conter uma quantidade significante de sangue cerebral. Inicia-se inferiormente à glândula parótida (ocasionalmente dentro da glândula parótida), formada, geralmente, pela união da v. auricular posterior e v. retromandibular. O estudante deve estar atento para a possibilidade de variações. Com trajeto descendente, cruza o esternocleidomastóideo, obliquamente, coberta pelo platisma. Desemboca na v. subclávia ou, às vezes, na v. jugular interna. Entre suas tributárias, que são várias, se deve destacar a v. jugular anterior que se inicia sob o mento (região submandibular) e, com trajeto descendente na face anterior do pescoço, passa sob o músculo esternocleidomastóideo e termina na v. jugular externa. Sua terminação na v. subclávia, diretamente, é também possível. A v. jugular anterior comunica-se com a v. jugular interna e pode estar unida à v. jugular anterior do lado oposto através de um inconstante arco venoso jugular. Deve-se chamar a atenção para o fato de que, de maneira infrequente, as jugulares anteriores podem ser substituídas por uma única veia, a cervical mediana, ou podem estar ausentes em um ou outro lado.

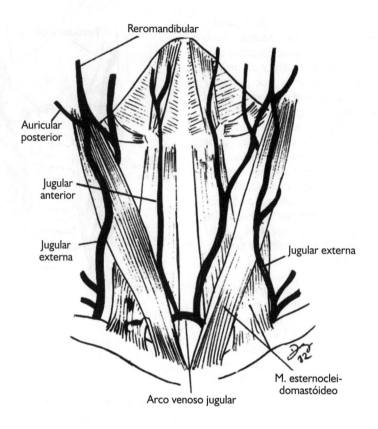

Fig. 20.27 — Veias superficiais do pescoço.

7.0 — Considerações sobre algumas veias profundas do pescoço e da cabeça

Como em todas as regiões do corpo, as veias do pescoço e cabeça acompanham, geralmente, as artérias, exceção feita para as veias superficiais (item 6.0 deste Capítulo). Não há razão, portanto, para se descrever as numerosas vias de drenagem do pescoço e cabeça. Apesar disto, algumas considerações devem ser feitas sobre a v. jugular interna e sobre a v. facial.

7.1 — V. jugular interna

Principal veia deste segmento, a v. jugular interna drena o encéfalo, o pescoço e a face, embora receba como tributárias algumas poucas veias superficiais da cabeça e do pescoço. Ela se inicia no forame jugular, na base do crânio e é uma continuação do seio sigmoide, um dos seios venosos da dura-máter para os quais o sangue do encéfalo é drenado. Na sua origem apresenta uma dilatação, o bulbo superior. Com trajeto descendente, a v. jugular interna faz parte do feixe vasculonervoso do pescoço e está envolvida pela bainha carótica, juntamente com as aa. carótidas comum e interna e o n. vago. Posteriormente à extremidade medial da clavícula ela se une à v. subclávia para formar a v. braquiocefálica. Próximo de sua terminação há uma segunda dilatação, o bulbo inferior. A fig. 20.28 ilustra esquematicamente o seu trajeto e mostra também como as vv. braquiocefálicas, direita e esquerda, se unem para formar a v. cava superior, que se abre no átrio direito do coração. Entre as tributárias da v. jugular interna deve-se mencionar o seio petroso inferior (outro seio venoso da dura-máter), vv. faríngicas (do plexo venoso faríngico), a v. facial, a v. lingual e as vv. tireóideas média e superior. Eventualmente ela recebe também a jugular externa.

7.2 — V. facial

A v. facial acompanha a a. facial embora, na face, tenha um trajeto menos tortuoso que a artéria. Ela se

VASOS E NERVOS DOS SEGMENTOS AXIAIS (PESCOÇO E CABEÇA) 441

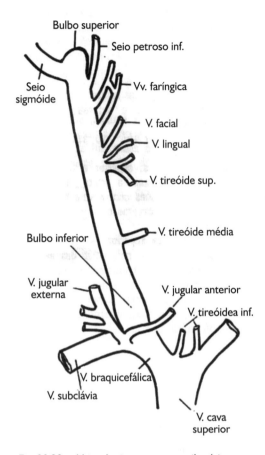

Fig. 20.28 — V. jugular interna e suas tributárias

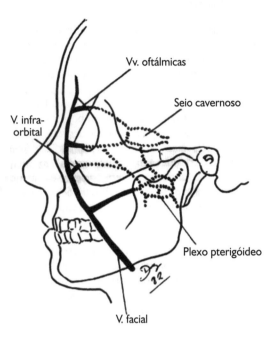

Fig. 20.29 — Conexões da v. facial com o seio cavernoso

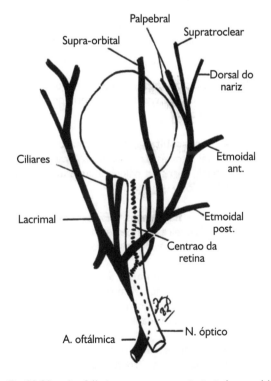

Fig. 20.30 — A. oftálmica e seus ramos principais (esquerda)

inicia no ângulo medial do olho como v. angular, pela união das vv. supraorbital e supratroclear. Mas o fato importante em relação à v. facial é que ela se comunica livremente com as vv. oftálmicas superior e inferior e, portanto, com o seio cavernoso da cavidade craniana. Veja como se faz esta comunicação na fig. 20.29. A ilustração mostra também que a comunicação com o seio cavernoso se faz igualmente através do plexo pterigoideo. Acrescente-se a isto o fato de que a v. facial é desprovida de válvulas que possam orientar a direção do fluxo sanguíneo. Estas comunicações podem, assim, facilitar a difusão de infecções. Por esta razão, o território da veia facial ao redor do nariz e do lábio superior é comumente denominado "área perigosa" da face.

8.0 — Artérias da órbita (fig. 20.30)

Embora os ramos da a. carótida interna destinados à irrigação do Sistema Nervoso Central não sejam objeto desta descrição, devem ser mencionadas as a. e v. oftálmicas que, respectivamente, irrigam e drenam a órbita.

8.1 – A. oftálmica

É a mais importante fonte de irrigação para estruturas situadas na órbita. Ela penetra na órbita pelo canal óptico, em companhia, portanto do n. óptico. A a. oftálmica é um dos ramos da a. cartida interna. Situada dentro do cone dos mm. retos, ela, a princípio, está lateralmente ao n. óptico e aí emite a a. lacrimal que corre anteriormente, ao longo da borda superior do reto lateral para irrigar a glândula lacrimal, a conjuntiva e as pálpebras. A seguir, a a. oftálmica cruza medialmente o n. óptico, em companhia do n. maxilar e na parede medial da órbita vem colocar-se entre o oblíquo superior e o reto medial. Próximo à parte anterior da órbita ela se divide em artérias supratroclear e dorsal do nariz.

Os ramos da a. oftálmica são numerosos e irrigam os músculos extrínsecos do olho, dura-máter, partes do aparelho lacrimal, retina, corióide, partes da cavidade nasal e alguns dos seios paranasais. Somente seus ramos mais importantes serão referidos aqui e estão apontados na figura 20.30.

1 – **A. central da retina** – É o mais importante ramo da oftálmica. Perfura o n. óptico e assim alcança a retina. Seus ramos finais não possuem anastomoses e, em companhia de veias podem ser vistos com o oftalmoscópio. A a. central da retina é a única fonte de irrigação para a parte interna do estrato cerebral da retina.

2 – **Artérias ciliares** – Penetram no bulbo ocular posteriormente e suprem a corióide, o corpo ciliar e a íris.

3 – **A. supraorbital** – Acompanha o n. supraorbital, através da incisura ou forame supraorbital, e irriga a pálpebra superior e couro cabeludo.

4 – **Artérias palpebrais** – Existem as mediais e laterais que se anastomosam, formando arcos nas pálpebras superior e inferior, que irrigam.

5 – **Artérias etmoidais** – São posteriores e anteriores. Acompanham os nervos do mesmo nome. A posterior irriga os seios etmoidais e a anterior a cavidade nasal e nariz externo.

6 – **A. supratroclear** – Acompanha o nervo homônimo e irriga a fronte e couro cabeludo.

7 – **A. dorsal do nariz** – Sai da órbita acima do ligamento palpebral medial. Nutre a raiz do nariz e o saco lacrimal e se anastomosa com ramos da a. facial. É um exemplo de anastomose entre as aa. carótidas interna e externa.

8.2 – Veias da órbita (fig. 20.31)

As veias oftálmicas, superior e inferior, desprovidas de válvulas, drenam a órbita. Elas estabelecem importantes comunicações com a veia facial, o plexo-pterigoideo e o seio cavernoso.

1 – **V. oftálmica superior** – Forma-se, próximo à raiz do nariz, pela união das veias supraorbital e angular (donde a possibilidade de propagação de infecções superficiais da face para o seio cavernoso). Acompanha a a. oftálmica, recebe tributárias correspondentes e termina no seio cavernoso depois de atravessar a fissura orbital superior. A v. central da retina, mais frequentemente drena para a v. oftálmica superior.

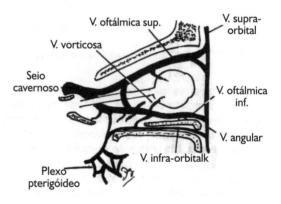

Fig. 20.31 – Veias oftálmicas e suas conexões

2 – **V. oftálmica inferior** – inicia-se como um plexo no assoalho da órbita e termina no seio cavernoso ou desemboca na v. oftálmica superior. A corióide é drenada pelas vv. vorticosas que perfuram a esclera e terminam nas vv. oftálmicas superior e inferior.

9.0 — Drenagem linfática do pescoço e da cabeça

Linfáticos do pescoço e da cabeça drenam para numerosos linfonodos dispostos em grupos superficial e profundo. Muitos deles apresentam-se hipertrofiados em diversos processos patológicos que atingem estruturas cervicais e da cabeça, como a faringe, a traqueia, a tonsila palatina e a língua e podem ser atingidos em processos carcinomatosos. Por esta razão, a palpação de linfonodos cervicais é uma prática de rotina no exame clínico dos pacientes.

A fig. 20.32 ilustra, de maneira esquemática, os principais grupos de linfonodos cervicais superficiais que formam, na junção da cabeça e pescoço um colar linfático pericervical. Estes linfonodos drenam, direta ou indiretamente, para os linfonodos cervicais profundos ilustrados na fig. 20.33.

9.1 — Drenagem dos linfonodos cervicais profundos (fig. 20.34)

Em última análise, como foi dito, a drenagem linfática da cabeça e pescoço se faz para os linfonodos cervicais profundos, direta ou indiretamente. Os vasos eferentes dos linfonodos cervicais profundos formam, por sua vez, de cada lado, o tronco jugular. Este tronco, no lado esquerdo, desemboca, geralmente, no ducto torácico. O do lado direito termina na junção da v. jugular interna com a v subclávia ou, então, une-se aos troncos subclávio e broncomediastinal para formar o ducto linfático direito que, por sua vez, desemboca no ponto de junção das vv. jugular interna e subclávia direitas. A formação do ducto linfático direito não é, entretanto, o mais frequente. As variações na desembocadura de troncos linfáticos ao nível do pescoço são constantes.

9.2 — Ducto torácico e ducto linfático direito ao nível do pescoço

A principal via de drenagem linfática do corpo é o ducto torácico que recolhe a linfa dos membros inferiores, pelve, abdome, metade esquerda do tórax, membro superior esquerdo e lado esquerdo da cabeça e do pescoço. É, portanto, uma via de longo percurso, iniciando-se ao nível da parte inferior do abdome e estendendo-se até a base do pescoço onde termina. É somente esta sua porção cervical que nos interessa neste item (Fig. 20.34).

9.2.1 — Ducto torácico

Vindo do tórax, o ducto torácico arqueia-se lateralmente ao nível da 7.ª vértebra cervical e vem situar-se, no lado esquerdo:

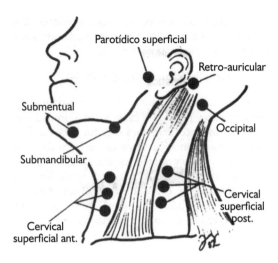

Fig. 20.32 — Linfonodos superficiais: colar linfático pericervical. A ilustração aponta os grupos de linfonodos mais importantes

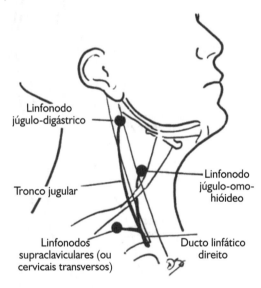

Fig. 20.33 — Linfonodos profundos. A ilustração aponta os grupos mais importantes. Observe a formação do ducto linfático direito em uma das alternativas possíveis: neste caso o tronco broncomediastinal direito não participa da sua formação

a) anteriormente à artéria vertebral, nervo frênico e m. escaleno anterior

b) posteriormente à artéria carótida comum, v. jugular interna e n. vago

Neste seu curto trajeto cervical ele recebe o tronco jugular esquerdo e pode receber também os troncos subclávio e broncomediastinal esquerdo. Sua terminação é bastante variável e ele pode, inclusive, ser duplo ou triplo nesta terminação.

9.2.2 — Ducto linfático direito (Fig. 20.34)

A linfa do membro superior direito e da metade direita do tórax, pescoço e cabeça não é drenada para o ducto torácico, mas para o ducto linfático. Este pequeno tronco linfático de cerca de 1 cm de comprimento, não é, entretanto, constante. Pelo contrário, o mais frequente é que os troncos que o formam, jugular, subclávio e broncomediastinal direitos, desemboquem separadamente na v. jugular interna ou subclávia direitas. Quando o ducto linfático direito existe ele desemboca no ângulo entre as vv. jugular interna e subclávia direitas ou em uma destas veias.

9.3 — Esvaziamento cervical

Consiste na tentativa de remover num só bloco todo o tecido que contém linfonodos de um lado do pescoço quando carcinomas da região da boca e lábios tenham atingido alguns linfonodos cervicais profundos. A retirada inclui, além dos linfonodos, tela subcutânea, platisma, mm. estemocleidomastóideo, omo-hióideo, digástrico e estilo-hioideo, a v. jugular interna, a glândula submandibular e a extremidade inferior da parótida. Trata-se de um ato cirúrgico extremamente radical.

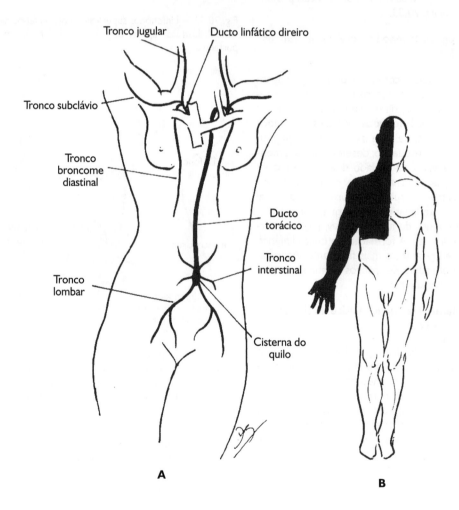

Fig. 20.34 — Observe em A a desembocadura do ducto torácico e ducto linfático direito. Em B aparece em preto a área drenada pelo ducto linfático direito e em branco a área drenada pelo ducto torácico.

Capítulo XXI

Vasos e Nervos dos Segmentos Axiais (Tórax)

Tal como aconteceu no Capítulo XX, os nervos do tórax serão descritos em primeiro lugar, seguindo-se a descrição dos vasos sanguíneos e linfáticos. No estudo de nervos e vasos deste segmento, por razões didáticas, os elementos que inervam, irrigam ou drenam a parede torácica serão analisados separadamente daqueles que estão situados na cavidade torácica. Além disto, as formações que pertencem ao Sistema Nervoso Autônomo, particularmente o tronco simpático torácico, não serão mencionadas: o estudante deve reportar-se aos Capítulos VI e VII que tratam especificamente do S. N. Visceral Eferente.

1.0 – Nervos da parede torácica

Os mm. intercostais, subcostais e transverso do tórax são inervados pelos **nn. intercostais,** que também têm, a seu cargo, a inervação cutânea do tórax, além de possuírem fibras simpáticas. **Na verdade, os nn. intercostais correspondem aos ramos ventrais de nervos espinhais torácicos.**

2.0 – Nervos espinhais torácicos

Muitos nervos espinhais contribuem para a formação de plexos nervosos. Assim, para o plexo cervical contribuem os nervos C1 a C4, enquanto que C5 a T1 fazem parte do plexo braquial. No entanto, exceção feita para o nervo T1, os nervos espinhais torácicos têm distribuição segmentar, e não se anastomosam para constituir plexos. **Eles se originam da medula e, depois de emergirem de um forame vertebral, dividem**-se em um ramo dorsal e outro ventral (fig. 21.1).

2.1 – Ramo dorsal

Dirigem-se posteriormente e inervam músculos, ossos, articulações e a pele do dorso.

2.2 – Ramo ventral

Constitui o **n. intercostal** e dirige-se, anteriormente, correndo no espaço intercostal, juntamente com a **a.** e v. intercostais. **Este feixe vásculo-nervoso situa-se entre os mm. intercostal interno e íntimo, junto à borda inferior de cada costela. Por esta razão, ao passar uma agulha através da parede torácica (toracocentese) isto é feito mais próximo da costela inferior que da superior, evitando lesar aqueles vasos e nervos.**

A fig. 21.1 mostra o trajeto e os ramos de um **nervo intercostal típico.** Seguindo-o desde sua emergência, vê-se que ele **se comunica com o tronco simpático pelos ramos comunicantes (branco e cinzento),** é assim que um nervo espinhal pode levar ao tronco simpático fibras pré-ganglionares (ramo comunicante branco) e dele receber fibras pós-ganglionares (ramo comunicante cinzento). No contorno lateral do tórax ele emite um **ramo cutâneo** lateral, **para a pele e tela subcutânea desta região.** No seu extremo anterior origina-se o **ramo** cutâneo anterior que supre a área cutânea adjacente. A fig. **21.2** mostra os dermatômeros do tórax. Apesar da sua distribuição segmentar, a sobreposição de nervos adjacentes é muito grande e é necessária a secção de três nervos consecutivos para produzir anestesia e paralisia do espaço médio dos três espaços intercostais inervados.

3.0 — Particularidades dos nn. intercostais

A descrição feita no parágrafo anterior refere-se a **um n.** intercostal típico, e isto, na verdade, ocorre **apenas** com os nervos 3.°, 4.°, 5.° e 6.°. O 1.° **n intercostal** (T1) contribui para o plexo braquial com a maioria de suas fibras e é somente um ramo pouco calibroso que corre no primeiro espaço intercostal. O 2.° **nervo intercostal** (T2) tem as características de um **n. intercostal** típico, mas **o** seu **ramo** cutâneo lateral dirige-se lateralmente, **torna-se superficial ao nível da prega posterior da axila** e inerva a pele da face medial do braço. Por esta razão recebe a denominação de **n. intercostobraquial.*** Por outro lado, os nervos T7 a T11 são **intercostais** somente em parte do seu trajeto, pois abandonam os espaços intercostais e **correm entre os mm. transverso e oblíquo interno do abdome e alcançam o m. reto do abdome, que inervam. Por esta razão eles são denominados nn. toracoabdominais.** Finalmente, **o nervo** T12 **não é intercostal.** Seu ramo ventral está abaixo da última costela e, como os nn. toracoabdominais, passa entre os mm. **transverso** do abdome e oblíquo interno e atinge o m. reto do abdome. **Seu ramo cutâneo lateral torna-se superficial acima da crista ilíaca e inerva a pele da região glútea e face lateral da coxa até o nível do trocanter maior do fêmur.**

(*) O ramo cutâneo lateral de T3 pode, às vezes, constituir-se num segundo nervo intercostobraquial.

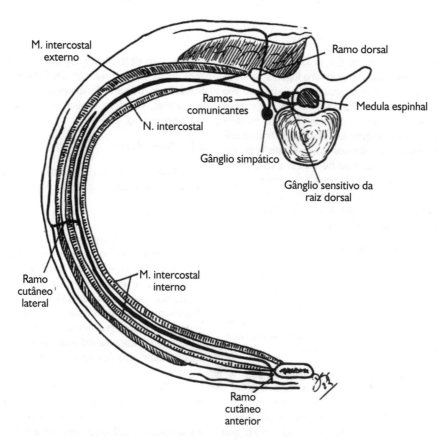

Fig. 21.1 — Inervação da parede do tórax: nn. Intercostais. Observe as duas camadas do m. intercostal interno

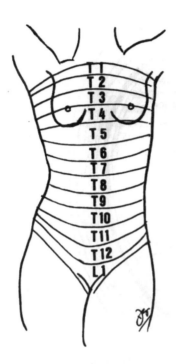

Fig. 21.2 — Dermátomos do tórax

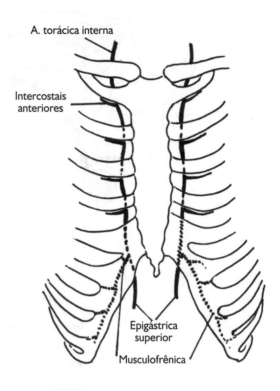

Fig. 21.3 — A. torácica interna

4.0 — Artérias da parede torácica

A parede torácica é suprida pelas aa. torácica interna e intercostal suprema (ramos da a. subclávia — item 5.3.2) e pelas aa. intercostais posteriores e subcostais, ramos da aorta.

4.1 — A. torácica interna

Origina-se na primeira porção da a. subclávia (item 5.3.2) e com trajeto descendente passa sucessiva e posteriormente ao m. esternocleidomastóideo, clavícula, veias subclávia e jugular interna, 6 cartilagens costais superiores e mm. intercostais internos. Situa-se 1 a 2 cm lateralmente ao esterno (fig. 21.3) e termina no 6.º espaço intercostal dividindo-se nos seus dois ramos terminais, as aa. epigástrica superior e musculofrênica. A a. torácica interna fornece vários ramos, alguns de pequeno calibre, mas os mais importantes são os seguintes:

1 — **a. pericardíaco-frênica** — acompanha o n. frênico até o diafragma e irriga a pleura e o diafragma

2 — **aa. intercostais anteriores** — São geralmente seis e correm lateralmente ao longo da borda inferior da cartilagem costal para anastomosarem-se com as aa. intercostais posteriores (fig. 21.4).

3 — **a. epigástrica superior** — É o ramo medial dos dois ramos terminais da torácica interna. Desce entre o m. reto do abdome e a lâmina posterior de sua bainha e anastomosa-se com a a. epigástrica inferior. Supre o diafragma, o m. reto e o peritônio.

4 — **A. musculofrênica** — É o ramo medial dos dois ramos terminais da torácica interna. Perfura o diafragma posteriormente à 8.ª cartilagem costal e anastomosa-se com a a. circunflexa profunda do **ílio e últimas intercostais.**

4.2 — A. intercostal suprema

Nasce do tronco costocervical da a. subclávia e emite as duas primeiras aa. intercostais (fig. 21. 5). O tronco simpático situa-se medialmente a ela. Sua distribuição é idêntica às das outras aa. intercostais posteriores.

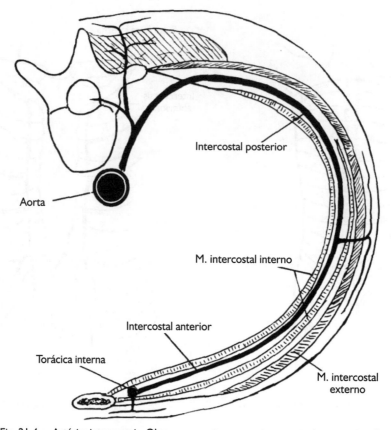

Fig. 21.4 — Artérias intercostais. Observe a anastomose entre as anteriores e posteriores.

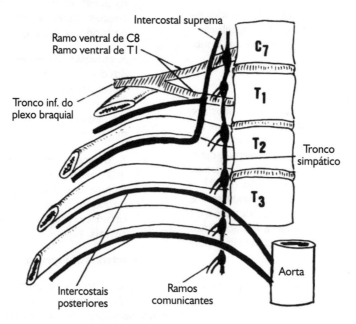

Fig. 21.5 — Artérias intercostal suprema e intercostais posteriores. Note que as duas primeiras aa. intercostais são ramos da intercostal suprema. Nervos e veias intercostais não estão ilustrados.

4.3 – Aa. intercostais posteriores

As duas primeiras, como se viu no item anterior, nascem da torácica suprema. **As outras nove nascem diretamente da porção descendente da aorta torácica. Como esta porção situa-se à esquerda da coluna vertebral, as aa. intercostais posteriores direitas são mais longas que as esquerdas e cruzam anteriormente a coluna vertebral.** Correm em toda a extensão do espaço intercostal entre o nervo (superior) e a veia intercostal (inferior). **Observe** estes detalhes nas figs. 21.4 e 21.5. **No extremo anterior do espaço intercostal dias se anastomosam com as intercostais anteriores ou com a musculofrênica.** Elas suprem os tecidos dos espaços intercostais e dão ramos dorsais para a medula e tecidos pós-vertebrais.

4.4 – A. subcostal

São duas, uma de cada lado, e estão em série com as intercostais. Originam-se da aorta e acompanham o n. subcostal.

4.5 – Circulação colateral

Anastomose entre a torácica interna (pelo seu ramo epigástrica superior) e a epigástrica inferior estabelece uma ligação entre a. subclávia e a a. ilíaca externa. Também são importantes as anastomoses entre as aa. intercostais posteriores com as anteriores, que estabelecem uma ligação entre a subclávia e aorta. Esta eficiente circulação colateral é uma importante via alternativa em caso de oclusão da aorta, como acontece por exemplo na coarctação da aorta, uma oclusão congênita do arco da aorta, geralmente distal à emergência da a. subclávia esquerda.

5.0 – Veias da parede torácica

Embora se saiba que as vv. acompanham as artérias e possuem os mesmos nomes das aa. que seguem, algumas observações devem ser feitas aqui sobre elas. **A maioria das veias que drenam a parede torácica o fazem para a v. ázigos, em última análise.** O sistema ázigos será analisado com detalhes no item 8.7. Observe, entretanto, o seguinte:

1 – **Veias superficiais da parede torácica** – A maioria das veias que drenam pele e tela subcutânea do tronco do indivíduo desembocam em veias profundas. Chama-se a atenção para o fato de que a face anterolateral do tórax e anterior do abdome são drenadas por duas veias: a **v. torácica lateral e a v. epigástrica superficial** (fig. 21.6). **A primeira é formada pela confluência de tributárias que nascem na região umbilical e desemboca na v. axilar. A segunda forma-se por tributárias que nascem na região abaixo do umbigo e termina na v. safena magna.** Deste modo, na região umbilical, ocorrem anastomoses entre as tributárias que formam as vv. torácica lateral e epigástrica superficial. Como a v. axilar é afluente da v. cava superior e a safena magna da cava inferior, **aquelas anastomoses, na verdade, criam um canal tóraco-epigástrico.** Assim, se a veia femoral for obstruída, o membro inferior ainda poderá ser drenado através da v. safena magna-epigástrica superficial-torácica lateral-axilar-subclávia-braquiocefálica e finalmente a v. cava superior.

2 – **As veias torácicas internas** (que acompanham cada a. torácica interna) unem-se em

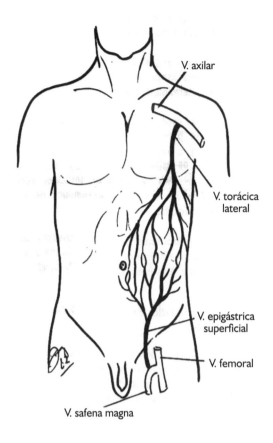

Fig. 21.6 – Canal tóraco-epigástrico. Observe numerosas anastomoses ao nível da região umbilical (esquemática)

tronco único para desembocar na v. braquiocefálica correspondente.

3 — **A 1.ª veia intercostal posterior** de cada lado, passa sobre o ápice do pulmão e sua pleura, terminando na v. braquiocefálica.

4 — **A 2.ª, 3.ª e 4.ª vv. intercostais posteriores** unem-se para formar a **v. intercostal superior** que, à direita, desemboca na v. ázigos. **A da esquerda constitui um ponto de referência para o cirurgião torácico, pois cruza o arco da aorta e desemboca na v. braquiocefálica esquerda.**

5 — **As vv. subcostais unem-se às lombares ascendentes:** esta união, à direita, forma a v. ázigos e, à esquerda, a v. hemi-ázigos (item 8.7).

6.0 — Drenagem linfática da parede do tórax (fig. 18.144)

Os grupos de linfonodos envolvidos na drenagem da mama foram discutidos no item **12.0** do Capítulo XVIII. **Deve-se chamar a atenção para os linfonodos torácicos internos,** também denominados **para-esternais,** situados ao longo da parte superior da a. torácica interna. Seus vasos eferentes, como tronco único, usualmente se unem ao tronco broncomediastinal do mesmo lado. **Fornecem uma via pela qual o câncer da mama pode disseminar-se para os pulmões, mediastino e mesmo para o fígado.** No carcinoma da mama estes linfonodos são comumente, invadidos ao mesmo tempo, e às vezes antes, dos linfonodos axilares. Outros linfonodos de drenagem da parede torácica, de menor importância, são os **frênicos** (diafragmáticos), encontrados na superfície torácica do diafragma, e os intercostais, situados no extremo vertebral de cada espaço intercostal.

7.0 — Nervos do tórax

Excluídos os elementos do Sistema Nervoso Autônomo, isto é, o tronco simpático e os plexos autônomos, a descrição dos nervos do tórax inclui apenas os **nervos frênicos e os vagos.**

7.1 — Nn. frênicos

Estes nervos inervam o diafragma e originam-se dos ramos ventrais do 3.°, **4.°** e 5.° nn. cervicais, embora possam receber contribuições do 2.° ou do 6.° nn. cervicais. No pescoço eles são anteriores ao m. escaleno anterior e penetram no tórax (fig. 20.13).

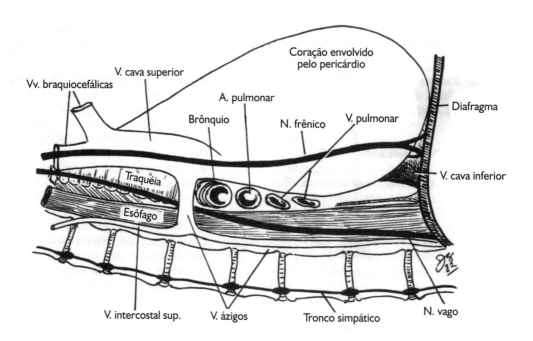

Fig. 21.7 — Vista lateral direita do tórax, tendo sido removida a parede torácica.

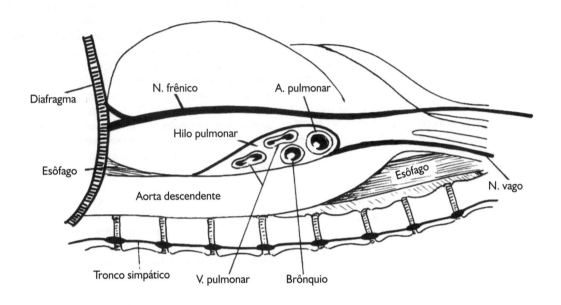

Fig. 21.8 – Vista lateral esquerda do tórax, tendo sido removida a parede torácica

a) **n. frênico direito** – Desce à direita da v. cava superior e átrio direito, **passando anteriormente à raiz do pulmão direito,** entre o pericárdio e a pleura mediastinal. A maioria de suas fibras **é** distribuída na face inferior do diafragma, de modo que ele atravessa este músculo nas **vizinhanças do** forame da cava inferior **ou através do próprio** forame (fig. **21.7)**

b) **n. frênico esquerdo** – Desce entre **aa.** subclávia e carótida comum esquerdas, lateralmente ao n. vago e **anteriormente à raiz do pulmão esquerdo** (fig. **21.8).**

Os nervos frênicos possuem fibras motoras, sensitivas e simpáticas. Estas últimas são vasomotoras. A dor da área inervada por um n. frênico **é,** normalmente, referida à zona cutânea que cobre o m. trapézio. Pode existir um n. frênico acessório, com fibras isoladas do **5.°** nervo cervical e que se reúne ao n. frênico no tórax.

A secção dos nn. frênicos leva à paralisia do diafragma.

7.2 – Nn. vagos

Depois de percorrerem o pescoço os **nn.** vagos penetram no tórax. É o único par craniano **que ul-** trapassa os limites do pescoço. Eles contribuem para a formação dos plexos pulmonares, cardíacos e esofágico.

a) **n. vago direito** – Passa anteriormente à primeira porção da a. subclávia direita e posteriormente à cava superior. É também posterior ao hilo do pulmão direito. No ponto em que cruza a a. subclávia direita, emite o n. laríngico recorrente direito, o qual circunda inferiormente a subclávia e ascende em direção ao pescoço (fígs. 20.10, 21.7 e 21.11)

b) **n. vago esquerdo** – Penetra no tórax entre as aa. carótida comum e subclávia esquerdas, posteriormente à braquiocefálica esquerda. Cruza o contorno esquerdo do arco aórtico e passa posteriormente à raiz do pulmão esquerdo. Ao nível do arco aórtico emite o **n. laríngico recorrente esquerdo,** que contorna inferiormente o arco e ascende em direção ao pescoço. As afecções da aorta, como os aneurismas, ou tumores do mediastino podem lesar o n. laríngico recorrente, produzindo, a princípio, tosse e, mais tarde, rouquidão e paralisia da prega vocal homolateral (fig. 20.10, 21.8 e 21.11)

Os nn. vagos possuem fibras parassimpáticas, mas também fibras sensitivas. Cada um deles emite número variável de **ramos cardíacos cervicais,** ao nível do pescoço, e outros, **ramos cardíacos cérvico-torácicos,** na entrada do tórax. Estes ramos unem-se aos ramos cardíacos simpáticos para formar o plexo cardíaco. Com trajeto descendente, ambos **os** vagos são posteriores aos pedículos pulmonares **e** se anastomosam amplamente para constituir o plexo esofágico. **Na porção mais distal do esôfago formam-se os troncos vagais anterior e posterior, os quais, com o esôfago, atravessam o diafragma para penetrar no abdome** (fig. 21.11).

8.0 – Vasos sanguíneos do tórax

Embora algumas informações esparsas tenham sido dadas, em itens anteriores, sobre vasos do tórax, e a irrigação da parede torácica já tenha sido descrita, impõe-se um estudo sistematizado e mais didático dos vasos sanguíneos envolvidos na circulação pulmonar e na circulação sistêmica. Isto implica na descrição das **aa. e vv. pulmonares, da aorta, das vv braquiocefálicas, das vv. cavas, superior e inferior,** e **das vv. do sistema ázigos.**

8.1 – Tronco e aa. pulmonares

O tronco pulmonar sai do ventrículo direito e situa-se imediatamente **à** esquerda da aorta ascendente (fig. 21.9). Após um curto trajeto **divide-se nas aa. pulmonares esquerda e direita. Esta última é mais longa e mais calibrosa do que a esquerda. Passa por baixo do arco aórtico, anteriormente ao brônquio principal direito e penetra no hilo do pulmão** Antes de penetrar no hilo, emite o ramo que dá origem às artérias segmentares do lobo superior. Os ramos para os outros lobos originam-se no hilo e seguem os brônquios. A **a. pulmonar esquerda,** mais curta e menos calibrosa que a direita, penetra no hilo do pulmão esquerdo onde dá ramos que acompanham os brônquios. Ela está ligada ao arco aórtico pelo **ligamento arterial,** remanescente fibroso do ducto arterial.

8.2 – Veias pulmonares

Usualmente são cinco, uma para cada lobo pulmonar, porém, **as veias que são oriundas dos lobos médio e superior direitos se fundem,** reduzindo para quatro as **vv.** pulmonares que penetram no átrio esquerdo (fig. 21.10)

8.3 – Aorta

A maior artéria **do** corpo é também a mais importante da **circulação** sistêmica. **Próximo à sua origem no ventrículo esquerdo ela está guarnecida pela valva aórtica,** com suas três cúspides, direita, esquerda e posterior. **Dos seios aórticos direito e esquerdo originam-se as aa. coronárias, direita e esquerda.** Sua primeira porção é denominada **aorta ascendente;** ao nível do ângulo esternal ela se arqueia em **direção** posterior e para a esquerda, formando o **arco aórtico. O** arco aórtico é cruzado anteriormente pelo n. frênico esquerdo, pelo n. vago esquerdo, pela v. intercostal superior esquerda e por ramos cardíacos do vago esquerdo e do tronco simpático do mesmo lado. O n. laríngico recorrente esquerdo contorna inferiormente o arco aórtico e ascende em direção ao pescoço. O ligamento arterial une o arco aórtico à a. pulmonar esquerda. Do **arco da aorta originam-se três ramos: o tronco braquiocefálico, aa. carótida comum esquerda a aa. subclávia esquerda.** Variações, entretanto, são bastante frequentes (fig. 21.9).

a) **Tronco braquiocefálico** – É o primeiro ramo do arco aórtico. Ao nível da articulação esternoclavicular direita ele divide-se em aa. carótida comum direita e subclávia direita. A v. braquiocefálica comum direita está à sua direita e a esquerda cruza-o anteriormente.

b) **A. carótida comum esquerda** – Origina-se à esquerda do tronco braquiocefálico e dirige-se para o pescoço, à esquerda da traqueia.

c) **A. subclávia esquerda** – É o último ramo do arco aórtico. Sobe lateralmente à traqueia e abandona o tórax posteriormente à articulação esternoclavicular esquerda.

A última porção da aorta inicia-se no arco aórtico e penetra no mediastino posterior, que percorre com o nome de aorta descendente, ou aorta torácica, até atingir o diafragma. Atravessa, então, o **hiato aórtico** do diafragma e passa a constituir a aorta abdominal. Na sua porção superior a aorta torácica está à esquerda da coluna vertebral (fig. **21.11),** mas à medida que desce vai se colocando anteriormente a ela e posteriormente ao esôfago. O ducto torácico está à sua direita. **Os ramos da aorta torácica podem ser divididos em parietais e viscerais.** Os ramos parietais são as aa. intercostais posteriores, já descritas, e entre os ramos viscerais pode-se apontar as **aa. bronquiais** (geralmente duas), **ramos esofágicos, ramos pericardíacos e ramos mediastinais.**

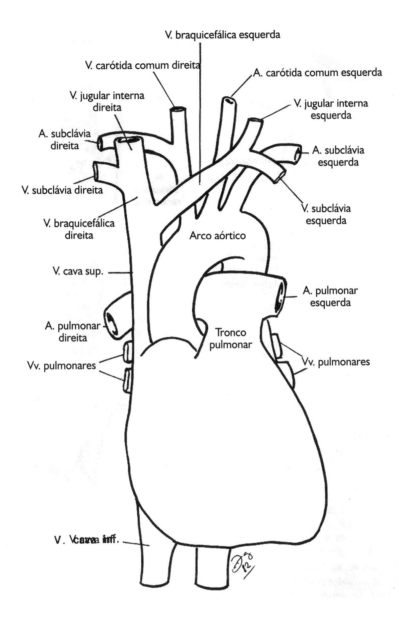

Fig. 21.9 – Coração e grandes vasos

8.4 – Vv. braquiocefálicas (fig. 21.9)

São formadas pela confluência das veias jugular interna e subclávia, ao nível da articulação esterno-clavicular correspondente. As duas veias braquiocefálicas se unem para formar a v. cava superior, quase ao nível do ângulo esternal.

8.5 – V. cava superior

Formada pela união das vv. braquiocefálicas, recebe a v. ázigos e desemboca no átrio direito.

8.6 – V. cava inferior

Forma-se no abdome pela confluência das vv. ilíacas comuns. Seu trajeto abdominal é descrito com o abdome. Ela atravessa o centro tendíneo do diafragma e penetra no tórax onde, após um curto trajeto, desemboca no átrio direito. Uma válvula não funcionante e vestigial pode estar presente na sua desembocadura no átrio direito.

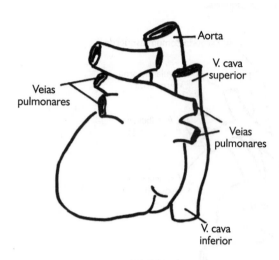

Fig. 21.10 – As veias pulmonares vistas posteriormente

8.7 – Sistema ázigos

Não tem sentido descrever o sistema ázigos somente na sua parte torácica. Uma visão global das veias que o compõem pode dar ao estudante um quadro mais completo do retorno venoso do tronco, do qual o sistema ázigos é uma parcela importante. Embora se façam referências a veias que somente no abdome poderão ser dissecadas, os esquemas usados nesta descrição permitirão um estudo mais abrangente do sistema ázigos.

A maior parte do sangue do dorso e das paredes torácica e abdominal é drenada por veias situadas ao longo dos corpos vertebrais e que constituem o sistema ázigos. São elas: **as vv. ázigos, hemiázigos e hemiázigos acessória.** O termo ázigos significa ímpar e seu emprego aqui se justifica porquanto os vasos nos dois lados da coluna vertebral são assimétricos. As possibilidades de variação são grandes.

8.7.1 – V. ázigos

O esquema da fig. 21.12 mostra a formação do sistema ázigos e as veias que o compõem, com suas comunicações.

A v. ázigos geralmente é formada pela junção **entre a v. subcostal direita e a v. lombar ascendente direita;** esta última é oriunda do abdome e é, na verdade, uma conexão vertical das **veias lombares,** correspondentes, no abdome, às vv. intercostais do tórax. A veia ázigos assim formada, junta-se

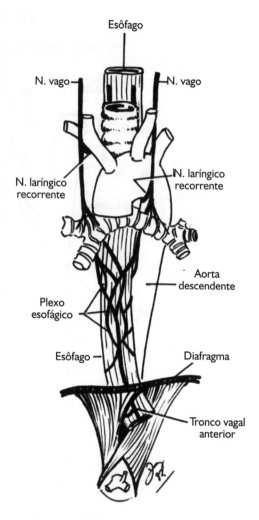

Fig. 21.11 – Os nervos vagos e relações da aorta com o esôfago

uma ou mais conexões diretas da cava inferior. À medida que ascende do lado direito, anteriormente aos corpos vertebrais, a ázigos recebe:

1 – As vv. intercostais posteriores direitas

2 – Conexões diversas da v. hemiázigos, **incluindo a terminação da v. hemiázigos e da hemiázigos acessória**

3 – **Alguns ramos esofágicos e a v. bronquial direita**

4 – **A v. intercostal direita superior.** Esta resulta da fusão da 2.ª e 3.ª vv. intercostais posteriores.

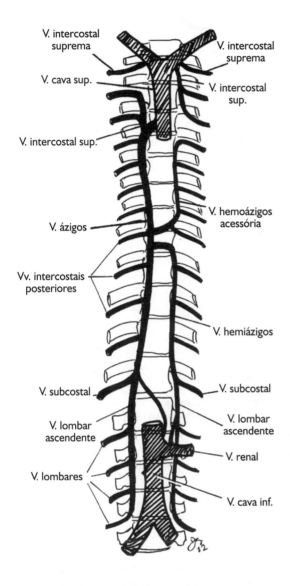

Fig 21.12 – Sistema ázigos

Acima da raiz do pulmão direito a v. ázigos descreve um arco e desemboca na v. cava superior. Neste ponto pode, eventualmente, demarcar o **lóbulo da v. ázigos** no pulmão direito.*

(*) Nestes casos a v. ázigos arqueia-se, não sobre o hilo do pulmão, como é mais frequente, mas sobre a parte superior do pulmão direito. Assim, ela aprofunda-se no tecido pulmonar e isola, parcialmente, uma parte medial do lobo superior denominado lóbulo da v. ázigos.

8.7.2 – V. hemiázigos

Forma-se de modo semelhante ao da v. ázigos, isto é, pela junção das vv. subcostal esquerda e lombar ascendente esquerda. Geralmente tem uma conexão com a v. renal esquerda e pode ter outras com a cava inferior. Com trajeto ascendente situa-se lateralmente aos corpos vertebrais e, na altura da 8.ª vértebra torácica, cruza anteriormente a coluna vertebral para desembocar na v. ázigos. A v. hemiázigos pode estar unida à v. hemiázigos acessória.

8.7.3 – V. hemiázigos acessória

É formada pela união de três, quatro ou mais veias intercostais posteriores esquerdas. Pode ter uma conexão com a v. hemiázigos e desembocar na v. ázigos, como pode simplesmente unir-se à hemiázigos, ou somente desembocar na ázigos. Acima da v. hemiázigos acessória está a v. intercostal superior esquerda, formada pela fusão da 2.ª e 3.ª vv. intercostais posteriores esquerdas e que, geralmente, desemboca na v. braquiocefálica esquerda.

A v. intercostal suprema, que é a v. intercostal posterior do primeiro espaço intercostal de ambos os lados, geralmente drena para a veia braquiocefálica correspondente.

9.0 – Drenagem linfática do tórax

No item 6.0 foi analisada a drenagem linfática da parede torácica e descritos os linfonodos paraesternais, frênicos e intercostais. Numerosos **linfonodos viscerais,** entretanto, participam da drenagem dos pulmões, pleuras e mediastino. A fig. 21.13 mostra, esquematicamente os linfonodos viscerais. Pelo menos três grupos podem ser reconhecidos. (Veja também a fig. 21.14)

a) **Linfonodos das raízes e dos hilos pulmonares.** Compreendem linfonodos pulmonares, que acompanham os grandes brônquios, próximos do hilo, e os bronco-pulmonares, situados na raiz do pulmão. Ambos drenam para linfonodos traqueobrônquicas, da traqueia, situados na bifurcação e cujos vasos eferentes sobem junto à traqueia, constituindo o tronco paratraqueal. Os linfonodos da raiz do pulmão podem ser atingidos por infecção, como a tuberculose ou por tumores do pulmão.

b) **Linfonodos traqueais** – Situam-se de cada lado da traqueia e **recebem vasos aferentes da traqueia, esôfago e linfonodos traqueobrônquicas.** Seus vasos eferentes

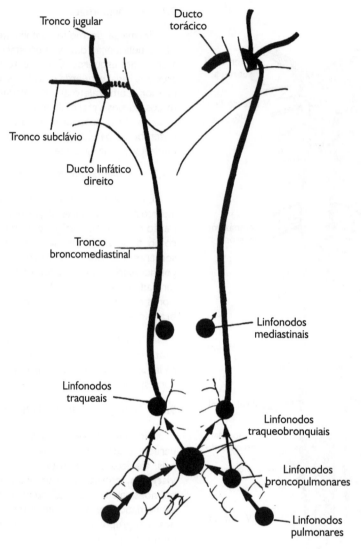

Fig. 21.13 – Drenagem linfática do tórax

reúnem-se aos dos linfonodos mediastinais para formar o **tronco broncomediastinal,** de cada lado da traqueia, que também recebe eferentes dos linfonodos paraesternais.

c) **linfonodos mediastinais** – São pequenos linfonodos disseminados no mediastino superior **e** que drenam a linfa, principalmente, do coração e pericárdio. Seus vasos eferentes unem-se aos dos linfonodos traqueais para formar o **tronco broncomediastinal.**

9.1 – Vasos linfáticos

Todo o sistema linfático do tórax converge, em última análise para os troncos broncomediastinais e para o ducto torácico. Sem dúvida troncos adicionais existem, como os paratraqueais, intercostais descendentes, torácico interno e mediastinal posterior. Extremamente variáveis e com várias alternativas de desembocadura, não é possível estabelecer um padrão morfológico para estes troncos adicionais. A descrição que se segue refere-se aos casos mais frequentes e diz respeito especificamente aos troncos bronco-mediastinais e ducto torácico.

a) **Tronco broncomediastinal** – Os grupos de linfonodos descritos constituem um sistema de filtros em cadeia, de modo que a linfa passa por vários deles antes de atingir os grandes troncos de drenagem. Assim, os

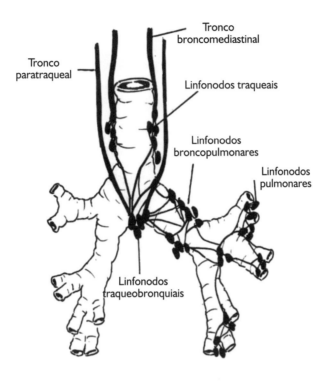

Fig. 21.14 — Drenagem linfática do tórax

vasos eferentes de linfonodos traqueobronquiais, traqueais e esofágicos reúnem-se para formar o tronco broncomediastinal. Este à esquerda desemboca no ducto torácico ou em uma das veias próximas à terminação do ducto torácico (jugular interna ou subclávia). O tronco broncomediastinal direito reúne-se aos troncos jugular interno e subclávio para constituir o curto ducto linfático direito, que termina no ângulo de junção das vv. jugular interna e subclávia. Sem dúvida estes troncos podem não formar o ducto linfático direito, desembocando separadamente numa das veias mencionadas.

b) **Ducto torácico** (fig. 20.34-A) Apesar do nome, este importante tronco linfático tem início no abdome, formado pela junção de troncos lombares, intestinais e intercostais descendentes. Neste ponto de confluência ele apresenta uma dilatação ovoide, a cisterna do quilo. O ducto torácico adjacente à coluna vertebral, tem trajeto ascendente, atravessa o hiato aórtico do diafragma e penetra no tórax.

No tórax situa-se no mediastino posterior, **geralmente entre a aorta e a v. ázigos, e** ascende até o nível da 5.ª ou 6.ª vértebra torácica quando então **começa a se dirigir obliquamente para a esquerda, passando posteriormente ao esôfago. Ele** sobe à esquerda do esôfago, passa por trás da a. subclávia e penetra no pescoço, onde forma um arco que pode atingir o nível da 7.ª vértebra cervical. **O ducto torácico termina na junção da v. jugular interna com a subclávia,** embora possa terminar somente na subclávia ou mesmo na v. braquiocefálica esquerda. O ducto torácico recebe, geralmente, os troncos **broncomediastinal, subclávio** e **jugular interno esquerdos,** entre outros.

A fig. 20.34-B mostra que **a linfa de toda a metade esquerda do corpo, do membro inferior direito e metade direita da região infraumbilical é drenada em última análise pelo ducto torácico.** A porção em preto da figura é drenada pelo ducto linfático direito.

As anastomoses entre os canais coletores que desaguam no ducto torácico são tão numerosas que a ligadura do ducto torácico não acarreta consequências graves.

Capítulo XXII

Vasos e Nervos dos Segmentos Axiais (Abdome e Pelve)

1.0 — Nervos do Abdome

Entre os nervos do abdome incluem-se nervos que já foram descritos no tórax, como os tóraco-abdominais e os frênicos, e outros (n. ílio-hipogástrico) que derivam do plexo lombar, na verdade formado no abdome, e que foram descritos com o membro inferior. Assim, as descrições feitas a seguir abordam particularmente os nervos vagos no seu trajeto abdominal, o tronco simpático lombar e os nn. esplâncnicos (estudados no sistema nervoso simpático), os plexos autônomos e ramos do plexo lombar que se dirigem à musculatura da parte posterior do abdome. O estudante deve, portanto, rever o item 3.0, Capítulo XXI que trata dos nn. torácico-abdominais, o item 7.1, Capítulo XXI, referentes aos nn. frênicos, e o item 26.1, Capítulo XVII que descreve o plexo lombossacral.

2.0 — Nervo vago

A partir do plexo esofágico os vagos direito e esquerdo formam os troncos vagais anterior e posterior que atravessam o hiato esofágico do diafragma e alcançam, respectivamente, as paredes anterior e posterior do estômago. Em virtude da formação do plexo esofágico, cada tronco possui fibras de ambos os vagos, direito e esquerdo (fig. 20.10).

O tronco vagal anterior emite ramos hepáticos que decorrem no omento menor para o plexo hepático e ramos que envolvem a a. hepática e com ela alcançam os órgãos nutridos por aquela artéria. Outros ramos são fornecidos ao estômago (ramos gástricos) e ao plexo celíaco. As fibras que entram no plexo celíaco seguem pelos ramos dos plexos celíaco e mesentérico superior para chegar ao estômago, pâncreas, fígado, intestino delgado e intestino grosso. Neste último elas não ultrapassam a flexura esquerda do cólon. O restante do intestino grosso recebe fibras parassimpáticas dos nervos esplâncnicos pélvicos.

Os ramos abdominais do vago contêm fibras parassimpáticas e sensitivas. As fibras parassimpáticas pré-ganglionares fazem sinapse com as pós-ganglionares em gânglios situados na própria espessura das paredes das vísceras. Deste modo, as curtas fibras pós-ganglionares inervam a musculatura lisa e as glândulas destas vísceras. A estimulação parassimpática, em geral, aumenta o peristaltismo e a atividade das glândulas e está envolvida em vários reflexos. Entretanto, parece que a atividade intrínseca do sistema digestivo e seu controle por meios químicos é mais importante que sua inervação. O exemplo disto é que a vagotomia (secção dos nn. vagos), embora reduza a atividade secretora do estômago e torne mais lento seu esvaziamento, tem muito pouco efeito sobre o resto do canal alimentar, exceção feita para uma dilatação da vesícula biliar que ocorre após a secção dos vagos. Funções vitais como, por exemplo, a formação da bile e sua descarga para o duodeno, ou a formação e secreção de suco pancreático, aparentemente não dependem da atividade nervosa.

Sabe-se pouco sobre as fibras sensitivas vagais. Parecem estar relacionadas, principalmente, com os reflexos que envolvem movimento e secreção. As fibras que conduzem sensibilidade dolorosa das vísceras abdominais entram na medula espinhal através das raízes dorsais dos nervos que dão origem às fibras pré-ganglionares simpáticas para as vísceras e, portanto, elas passam pelos nn. esplâncnicos. É pouco provável que o vago tenha fibras de sensibilidade dolorosa.

3.0 — Tronco simpático lombar (figs. 7.0 e 7.2)

Os Capítulos VI e VII descrevem com detalhes a organização morfológica e funcional dos sistemas simpático e parassimpático e o estudante deve reportar-se a eles. Algumas informações suplementares são mencionadas abaixo.

O par de troncos simpáticos entra no abdome perfurando o diafragma ou passando posteriormente aos ligamentos arqueados laterais do diafragma. Os gânglios são irregulares no tamanho, na posição e no número, o que torna a identificação específica de um determinado gânglio muito difícil. Ramos comunicantes ligam os gânglios aos nervos espinhais lombares, porém, só os mais superiores possuem fibras pré-ganglionares. O 2.° nervo lombar é o mais inferior que contém fibras pré-gânglionares.*

Ramos viscerais, denominados nn. esplâncnicos lombares, originam-se dos gânglios lombares e vão para os plexos celíaco e adjacentes, intermesentéricos e adjacentes e para o plexo hipogástrico superior. Fibras sensitivas (dolorosas) caminham também nos nn. esplâncnicos lombares.

4.0 — Nervos esplâncnicos torácicos (fig. 7.0)

Estes nervos, como se sabe, nascem do tronco simpático torácico e conduzem a maior parte do suprimento simpático e sensitivo das vísceras abdominais. São os nn. esplâncnicos maior, menor e imo. Depois de atravessarem o diafragma, o n. esplâncnico maior penetra no gânglio celíaco e o menor chega ao gânglio aórtico-renal, dando filamentos para os plexos celíaco, mesentérico superior e renal. Por sua vez, o n. esplâncnico imo, que entra no abdome medialmente ao tronco simpático, atinge o gânglio aórtico-renal e o plexo renal.

Nos gânglios pré-vertebrais simpáticos dá-se a sinapse entre fibras pré-ganglionares, trazidas pelos nn. esplâncnicos, e as pós-ganglionares. Estas alcançam as vísceras envolvendo as artérias que as originam. Entretanto, fibras pré-ganglionares alcançam as glândulas suprarrenais diretamente, sem sinapses.

5.0 — Ramos do plexo lombar

O plexo lombar foi analisado junto com o membro inferior. Deve-se chamar a atenção aqui para filetes nervosos que dele partem para inervar músculos da parede posterior do abdome. O m. psoas recebe ramos ventrais de L2, L3 e L4. A parte ilíaca do iliopsoas é inervada, entretanto, por ramos do n. femoral, com origem no abdome. O m. quadrado lombar recebe filetes nervosos de T12 a L4.

6.0 — Artérias do abdome

As artérias que irrigam a parede do abdome foram descritas no Capítulo do Tórax, uma vez que suas origens ocorrem em nível torácico. Neste item será feito um sumário das artérias para o abdome que nascem da aorta abdominal.

6.1 — Aorta abdominal

O grande tronco arterial do abdome inicia-se no hiato aórtico do diafragma e segue, com trajeto descendente, anteriormente aos corpos vertebrais e à esquerda da v. cava inferior. No seu trajeto descendente ela desvia-se gradualmente para a esquerda e termina, aproximadamente ao nível da 4.ª vértebra lombar, dividindo-se nos seus ramos terminais, as aa. ilíacas comuns, direita e esquerda.

6.1.1 — Ramos da aorta abdominal

Os ramos da aorta abdominal podem ser classificados em parietais e viscerais e eles podem ser pares ou ímpares (Fig. 22.1). Os parietais pares são: aa. frênicas inferiores, lombares e ilíacas comuns. O único ramo parietal ímpar é a a. sacral mediana. Os viscerais pares são: aa. suprarrenais médias, renais e gonadais. As ímpares estão representadas pelo tronco celíaco e pelas aa. mesentéricas, superior e inferior.

(*) A simpatectomia lombar bilateral com remoção dos gânglios lombares superiores, em homens, resulta numa significativa interferência na ejaculação em, pelo menos 50% dos casos.

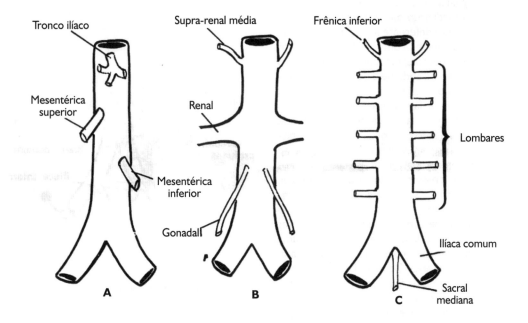

Fig. 22.1 — Ramos da aorta abdominal. A — Viscerais ímpares; B — Viscerais pares; C — Parietais pares e ímpar

I — **Ramos parietais**

1 — **Aa. frênicas inferiores** — Nascem do tronco celíaco com a mesma frequência com que se originam da aorta e podem nascer por um tronco comum. Cada uma delas cruza o pilar correspondente do diafragma, posteriormente à v. cava inferior, à direita, e ao esôfago, à esquerda, e se distribuem ao diafragma anastomosando-se com as aa. pericardiacofrênica e musculofrênica.

2 — **Aa. lombares** — Em geral são 4 ou 5 pares de pequenas artérias segmentares que nascem do contorno posterior da aorta e correm entre o m. psoas maior e os corpos das vértebras. Dividem-se em ramos ventrais que irrigam os músculos e nervo do plexo lombar e se anastomosam com aa. segmentares situadas em nível superior e inferior. Os ramos dorsais irrigam estruturas do dorso e seguem em companhia do n. lombar correspondente (fig. 22.1).

3 — **Aa. ilíacas comuns** — São ramos terminais da aorta e cada uma delas, direita e esquerda, dirige-se inferior e lateralmente para dividir-se em aa. ilíaca interna e externa. A a. ilíaca comum direita é um pouco mais comprida, pois a aorta, no nível de sua bifurcação, está desviada para a esquerda do plano mediano. O ureter cruza anteriormente a bifurcação da a. ilíaca comum.

A — As **aa. ilíacas externas**, direita e esquerda, são a continuação das aa. ilíacas comuns. Elas caminham em direção ao membro inferior e, ao passar sob o ligamento inguinal, são denominadas aa. femorais, no homem, a a. testicular e o ducto deferente são anteriores à parte inferior da a. ilíaca externa. Na mulher, o ligamento redondo do útero é que lhe é anterior.

Dois ramos da a. ilíaca externa têm nomes específicos: são as aa. epigástrica inferior e circunflexa profunda do ílio. (figs. 22.2 e 22.3).

a) **a. epigástrica inferior** — Origina-se da a. ilíaca externa ao nível do ponto inguinal médio e sobe junto do contorno medial do anulo inguinal profundo. O ducto deferente forma um gancho ao redor do seu contorno lateral. A partir deste ponto ela ascende em direção do m. reto do abdome e neste trecho constitui a borda lateral do trígono inguinal. Perfura a faseia transversal, passa anteriormente à linha arqueada e ascende entre o reto e a lâmina posterior da bainha deste músculo. Irriga o m. reto do abdome e anastomosa-se com os ramos da a. epigástrica superior. Como a a. epigástrica superior é ramo da a. torácica interna e esta origina-se da subclávia, a anastomose entre as epigástricas superior e inferior, é, na verdade, uma anastomose entre a a. subclávia e a a. ilíaca externa. Deve-se fazer referência a um ramo da a. epigástrica inferior, a a. cremastérica (a. do ligamento redondo, na mulher) que penetra no canal inguinal e irriga o cremaster.

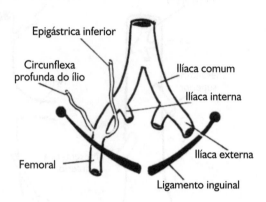

Fig. 22.2 – Ramos da artéria ilíaca externa

b) **a. circunflexa profunda do ílio** – Origina-se da a. ilíaca externa no mesmo nível que a a. epigástrica inferior. Corre paralelamente ao ligamento inguinal, perfura o m. transverso e ramifica-se entre este músculo e o oblíquo interno.

B – As aa. ilíacas internas são descritas com as aa. da pelve

4 – **A. sacral mediana** – É um ramo parietal ímpar que se origina no contorno posterior da aorta, próximo à sua bifurcação e desce no plano mediano, anteriormente ao sacro e cóccix, para terminar no corpo coccígeo, uma estrutura localizada na extremidade distai do cóccix de significado funcional desconhecido (fig. 22.1).

II – **Ramos viscerais**

1 – **Aa. suprarrenais médias** – Nascem da aorta, logo acima da origem das aa. renais. Podem estar ausentes (fig. 22.1).

2 – **Aa. renais** – Originam-se da aorta, ao nível da 2.a vértebra lombar. A da direita, em geral inferior à da esquerda, passa posteriormente à v. cava inferior. Fornecem as aa. suprarrenais inferiores para as glândulas suprarrenais,

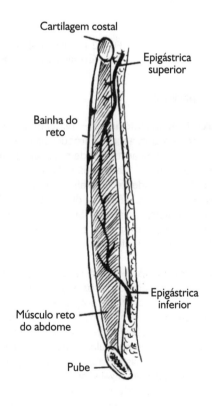

Fig. 22.3 – Secção sagital do músculo reto do abdome, esquemático. Observe a anastomose entre as aa. epigástricas superior e inferior

ramos para o ureter e, ao nível do hilo do rim, dividem-se em aa. renais segmentares para irrigar aquele órgão (fig. 22.4).

As variações das aa. renais são frequentes e em um terço dos casos, pelo menos, os rins recebem mais de uma a. renal.

3 – **Aa. gonodais** – São as artérias testiculares (no homem) e ováricas (na mulher). Nascem do contorno anterior da aorta, descem lateralmente ao psoas maior e cruzam o ureter (ao qual fornecem ramos). As aa. testiculares acompanham o ducto deferente no canal inguinal e irrigam o funículo espermático e o testículo. As aa. ováricas entram no ligamento suspensor do ovário e irrigam o ovário, anastomosando-se com ramos ováricos da a. uterina (figs. 22.1 e 22.4).

4 – **Tronco celíaco** – É um vaso curto e calibroso que se origina imediatamente abaixo do hiato aórtico do diafragma, do contorno anterior da aorta. Está envolvido pela densa e rija rede formada pelo plexo celíaco. O tronco celíaco dá origem às aa. gástrica esquerda, hepática comum e lienal. As variações, entretanto, são frequentes. A fig. 22.5 indica, de maneira esquemática, os ramos do tronco celíaco e suas colaterais.

a) **a gástrica esquerda** – Dirige-se superiormente e ao alcançar o estômago, nas proximidades da junção esôfagogástrica, volta-se e acompanha a curvatura menor daquele órgão. Fornece ramos esofágicos para o esôfago e ramos para o estômago, que a abandonam aproximadamente em ângulo reto, e se anastomosam com ramos gástricos fornecidos pelas aa. lienal e gastro-epiplóicas. Com frequência, pode originar a a. hepática esquerda. Termina anastomosando-se com a a. gástrica direita.

b) **a. lienal (esplénica)** – É o maior ramo do tronco celíaco. Dirige-se para a esquerda com trajeto tortuoso ao longo da borda superior do corpo do pâncreas. Seus ramos mais importantes são os seguintes:

  I – **aa gástricas curtas** – Irrigam a face posterior do estômago, nas proximidades da junção esofagogástrica.

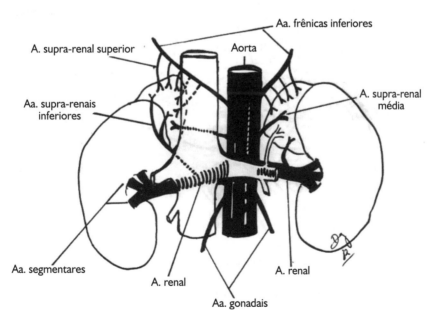

Fig. 22.4 – Artérias renais, suprarrenais e gonadais.

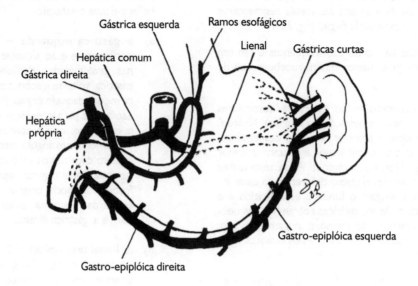

Fig. 22.5 — Ramos do tronco ilíaco – Irrigação do estômago.

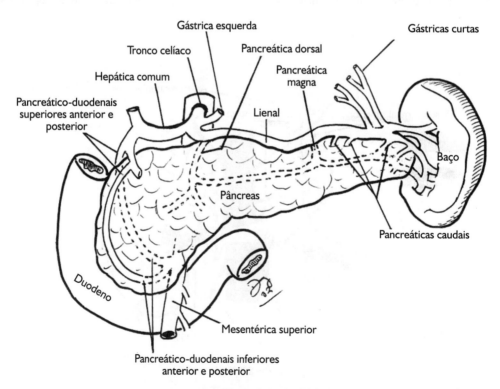

Fig. 22.6 — Irrigação do pâncreas.

2 – **a. gastro-epiplóica esquerda** – Dirige-se da esquerda para a direita, acompanhando a curvatura maior do estômago entre as lâminas do omento maior. Fornece ramos para o estômago (gástricos) e para o omento maior (epiplóicos). Termina anastomosando-se com a a. gastro-epiplóica direita por inoculação (boca a boca) ou não. De qualquer modo, existe sempre comunicação entre as gastro-epiplóicas.

3 – **a. dorsal do pâncreas** – É um dos diversos ramos pancreáticos da a. lienal. Irriga o pâncreas. Pode originar-se da a. mesentérica superior, do tronco celíaco e até mesmo da hepática comum (fig. 22.6).

4 – **a. pancreática magna** – Penetra no corpo do pâncreas para irrigá-lo (fig. 22.6)

5 – **aa. pancreáticas caudais** – São pequenos ramos que se originam da porção mais lateral da a. lienal e irrigam a cauda do pâncreas (fig. 22.6).

c) **Hepática comum** – As variações nesta artéria são frequentíssimas. Usualmente ela corre na borda superior do corpo do pâncreas até o contorno superior da 1.ª porção do duodeno onde, de modo variável, divide-se em aa. hepática própria, gástrica direita e gastroduodenal (fig. 22.7)

1 – **a. hepática própria** – Ascende na borda do omento menor para o fígado, onde se divide em aa. hepáticas direita e esquerda. Estas penetram no fígado para irrigá-lo. A a. hepática direita, usualmente, origina a a. cística, para a vesícula biliar, mas as variações são constantes.

2 – **a. gástrica direita** – Corre ao longo da curvatura menor do estômago, fornece ramos para o estômago e anastomosa-se com a a. gástrica esquerda (fig. 22.5).

3 – **a. gastroduodenal** – Desce posteriormente à 1.ª porção do duodeno e tendo o colédoco à sua direita. Emite ramos duodenais diversos, mas os seus principais ramos são os seguintes:

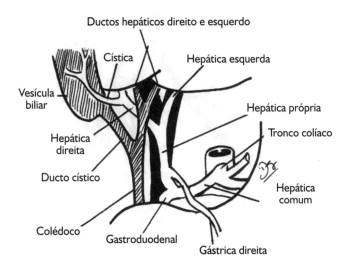

Fig. 22.7 – Ramos da artéria hepática

a) **a. pancreaticoduodenal posterior superior** (fig. 22.6). Nasce posteriormente à 1.ª porção do duodeno e forma, com a a. pancreaticoduodenal posterior inferior a. arcada posterior de irrigação da cabeça do pâncreas;

b) **a. gastroepiploica direita** — Origina-se da divisão da a. gastroduodenal quando ela alcança o pâncreas. Dirige-se para a esquerda, ao longo da curvatura maior do estômago, entre as lâminas do omento maior. Fornece ramos gástricos (para o estômago), epiplóicos (para o omento maior) e termina anastomosando-se com a a. gastroepiploica esquerda. (Fig. 22.5).

c) **a. pancreaticoduodenal anterior superior** — É o outro ramo da divisão da a. gastroduodenal. Forma, com a a. pancreaticoduodenal anterior inferior, a arcada anterior da irrigação da cabeça do pâncreas. (Fig. 22.6).

5 — **A. mesentérica superior** — Origina-se do contorno anterior da aorta, inferiormente ao tronco celíaco e tem extensa área de irrigação (figs. 22.8 e 22.9): parte do pâncreas, todo o intestino delgado (exceto uma porção do duodeno) e o intestino grosso, desde o cécum até a flexura esquerda do cólon. Nasce posteriormente ao pâncreas e desce na frente do processo uncinado deste órgão e da 3.ª porção do duodeno. A seguir, entra na raiz do mesentério e nela corre até a fossa ilíaca direita. Seus ramos principais são os seguintes:

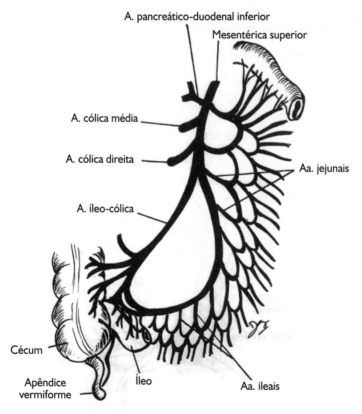

Fig. 22.8 – Ramos da artéria mesentérica superior

a) **a. pancreaticoduodenal inferior** – É o seu primeiro ramo e logo se divide em aa. pancreaticoduodenais inferiores, anterior e posterior, de irrigação da cabeça do pâncreas (fig. 22.6)

b) **aa. jejunais e ileais** (fig. 22.8) – De número variável, estas aa. nascem da convexidade, isto é, do contorno esquerdo da a. mesentérica superior. Formam uma série de arcadas no mesentério e irrigam as alças intestinais (jejuno e íleo)

c) **a. ileocólica, cólica direita e cólica média** – Nascem do contorno direito da mesentérica superior, sendo frequentes as variações. Suas anastomoses contribuem para formar a a. marginal, que corre ao longo de toda a extensão dos cólons. Irrigam o segmento terminal do íleo, cécum e apêndice vermiforme (a. ileocólica), cólon ascendente (a. cólica direita) e cólon transverso (a. cólica média) fig. 22.9.

6 – **A. mesentérica inferior** – Origina-se no terço inferior da aorta abdominal em nível inferior à origem das aa. renais e gonadais. Com trajeto descendente e para a esquerda, emite ramos para o cólon descendente, sigmoide e parte superior do reto (até a ampola do reto). Seus ramos são os seguintes (fig. 22.9).

a) **a. cólica esquerda e aa. sigmóideas** – Formam arcadas anastomóticas entre elas e com a cólica média, contribuindo para a formação da a. marginal. Irrigam o cólon descendente e sigmoide.

b) **a. retal superior** – Continuação da a. mesentérica inferior, cruza a abertura superior da pelve e a a. ilíaca comum esquerda, onde o ureter está à sua esquer-

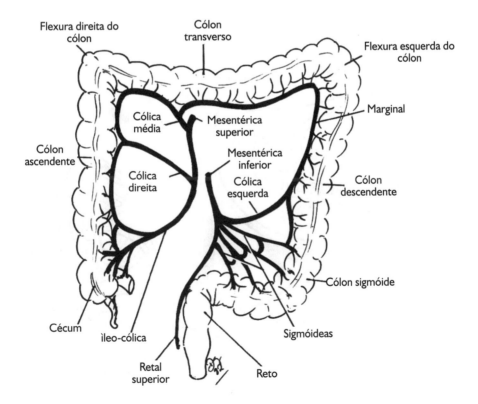

Fig. 22.9 – Território de irrigação das artérias mesentéricas.

da. Continua, então, até o reto, ao qual irriga, e estabelece anastomoses com o território das aa. retais média e inferior.

Na dissecação dos vasos mesentéricos, como na dos outros ramos viscerais da aorta, o estudante não deve esquecer o fato de que eles são acompanhados por veias e por fibras nervosas que fazem parte dos plexos autônomos.

7.0 – Veias do abdome

A grande maioria das veias do abdome acompanha as artérias correspondentes e não há, portanto, necessidade de descrevê-las. Entretanto, alguns aspectos merecem descrição separada, como o sistema portal e o sistema venoso vertebral, além de referências às anastomoses entre os distritos venosos.

7.1 – Sistema portal

O sistema portal (da v. porta) drena uma área bastante extensa, que inclui todo o canal alimentar, da extremidade inferior do esôfago à parte superior do canal anal, e ainda o baço, o pâncreas e a vesícula biliar. O sangue venoso de toda esta área e levado pela v. porta para o fígado, no interior do qual ela se divide repetidas vezes para formar um plexo de vasos do tipo capilar, denominados sinusóides hepáticos. Estes drenam para tributárias das vv. hepáticas que, na parte posterior do fígado desembocam na v. cava inferior (fig 22.10).

A circulação portal é um tipo de circulação particularíssima, na qual uma veia se interpõe entre duas redes capilares. Neste caso específico, a v. está interposta entre a rede capilar do canal alimentar e a rede de capilares sinusóides hepáticos. Trata-se de um mecanismo capaz de transportar substâncias de um local para outro, sem que elas tenham que passar pela circulação sistêmica. O sistema portal não é o único deste tipo no corpo humano, existindo também um sistema porto-hipofisário ao nível do encéfalo.

7.1.1 – Veia porta

A v. porta (fig. 22.11) resulta da fusão das vv. mesentérica superior e lienal, posteriormente ao pâncreas, de onde dirige-se ao fígado. Na porta hepática ela divide-se em ramos direito e esquerdo antes de penetrar no fígado com os ramos correspondentes da a.

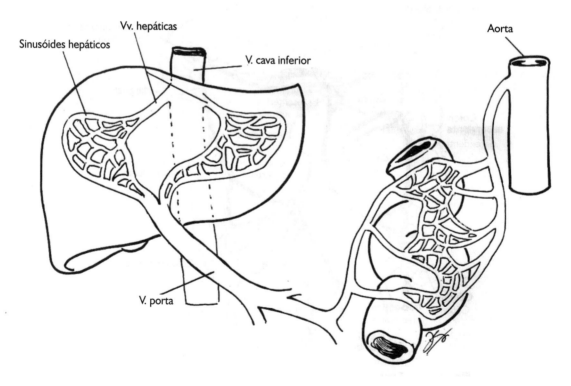

Fig. 22.10 – Circulação portal (esquemática)

VASOS E NERVOS DOS SEGMENTOS AXIAIS (ABDOME E PELVE) 469

hepática e do ducto hepático comum. Esta disposição de formação da v. porta é a mais frequente sem ser a única. Trata-se de uma v. porta birradicular. Entretanto ela pode ser tri-radicular, formada pela fusão das veias mesentérica superior, lienal e mesentérica inferior, e até quadriradicular, quando a v. gástrica esquerda também participa de sua formação.

No seu trajeto em direção ao fígado a v. porta situa-se posteriormente ao duodeno, a. gastroduodenal e colédoco para, a seguir, ascender na borda do omento menor, constituindo parte do limite anterior do forame epiplóico juntamente com a a. hepática própria e o colédoco, mas posteriormente a estas duas estruturas.

A fig. 22.11 mostra as principais tributárias do sistema portal. Observe:

a) a v. lienal recebe a v. mesentérica inferior

b) a v. gástrica esquerda é, usualmente, uma tributária direta da v. porta, que também recebe, quase sempre, a v. gástrica direita.

7.2 — Veia cava inferior (fig. 22.12)

É um grande tronco venoso, avalvulado, que recebe o sangue dos membros inferiores, grande parte do sangue do dorso e das paredes e conteúdo da pelve e abdome. A v. cava inferior forma-se pela confluência das duas vv. ilíacas comuns, ligeiramente abaixo e à direita da bifurcação da aorta. As vv. ilíacas comuns, por sua vez, formam-se pela fusão das vv. ilíacas, externa e interna, de cada lado.

A v. cava inferior ascende à direita da aorta, atravessa o centro tendíneo do diafragma e desemboca no átrio direito. É uma estrutura retroperitonial e é também posterior ao duodeno, pâncreas, veia porta e fígado. Constitui o limite posterior do forame epiplóico. Suas tributárias mais importantes são as seguintes:

a) **vv. ilíacas comuns** — Formadas pela confluência das vv. ilíacas externa e interna, de cada lado, drenam os membros inferiores e a maior parte da pelve.

b) **vv. gonadais** — A da direita desemboca na v. cava inferior, enquanto que a da esquerda, usualmente, é tributária da v. renal esquerda. No homem são denominadas vv. testiculares e na mulher, vv. ováricas.

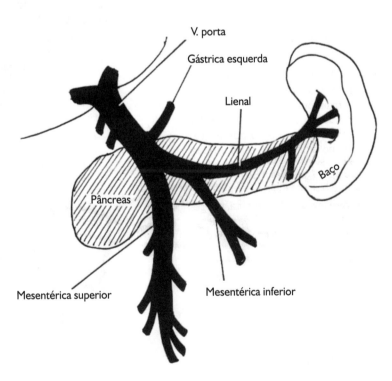

Fig. 22.11 — Formação da V. porta. O esquema representa o caso mais frequente com V. porta birradicular.

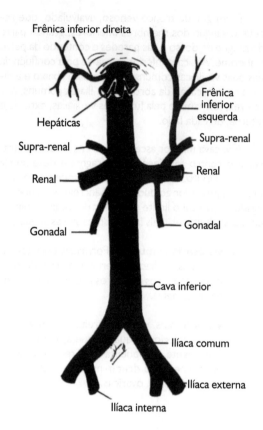

Fig. 22.12 — Tributárias da V. cava Inferior

c) **vv. renais** — Cada v. renal tende a situar-se anteriormente à artéria correspondente. A da esquerda é mais longa e drena, não apenas o rim, mas também a suprarrenal (v. frênica inferior esquerda) e parede corpórea, isto ocorre porque, no embrião a v. renal esquerda se desenvolve de uma parte que se poderia chamar de v. cava inferior esquerda.

d) **vv. frênicas inferiores** — A da direita, em geral, desemboca na cava inferior. A da esquerda aflui à v. suprarrenal e esta à renal esquerda.

e) **vv. hepáticas** — São dois ou três vasos de grande calibre que afluem à v. cava inferior imediatamente antes dela atravessar o diafragma. Os estudantes podem vê-las em peças isoladas de fígado nas quais a v. cava inferior esteja presente.

7.3 — Veias lombares (fig 21.12)

São 4 ou 5 pares de veias que acompanham as artérias correspondentes. Drenam estruturas do dorso e têm conexões com o sistema venoso vertebral. Em geral, as vv. lombares estão unidas, de cada lado, por uma veia de conexão vertical, a v. lombar ascendente. A da direita aflui à v. subcostal direita para formar a v. ázigos. A da esquerda une-se à v. subcostal esquerda e forma a v. hemiázigos As vv. lombares superiores esquerdas e a v. lombar ascendente estão, geralmente, em conexão com av. renal esquerda.

7.4 — Sistema venoso vertebral

As veias que constituem o sistema ou plexo venoso vertebral não são dissecadas pelos estudantes nos cursos convencionais de Anatomia. No entanto, sua importância funcional e clínica justificam sua conceituação e ela é feita neste item, em virtude de suas extensas relações anastomóticas com os outros sistemas venosos. Estas relações serão analisadas no item seguinte.

Esquematicamente, pode-se dizer que o sistema venoso vertebral está constituído por dois plexos venosos, interno e externo, que se comunicam entre si e com os sistemas venosos da cava superior, cava inferior, ázigos (e hemiázigos) e portal (fig. 22.13).

a) **Plexo vertebral interno** — Situado no canal vertebral, mais especificamente, no espaço epidural (entre a dura-máter e a porção óssea

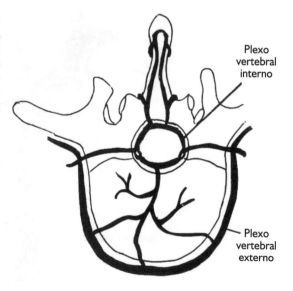

Fig. 22.13 — Constituição do plexo venoso vertebral (esquemático)

do canal vertebral), constitui-se de veias numerosas, de paredes delgadas, avalvuladas e plexiformes. Superiormente ele comunica-se com o seio occipital e outros seios venosos da base do crânio. Em cada segmento medular o plexo recebe tributárias da medula e do corpo da vértebra e, por sua vez, é drenado por veias intervertebrais que passam através dos forames intervertebrais e sacrais, para as vv. vertebral, intercostais, lombares e sacrais laterais.

b) **Plexo vertebral externo** – Na porção anterior dos corpos das vértebras e face externa dos arcos vertebrais forma-se o plexo vertebral externo, respectivamente, anterior e posterior. O primeiro recebe veias que lhe chegam através do corpo das vértebras e para o segundo confluem veias que atravessam o ligamento flavo.

Na região cervical estes plexos comunicam-se livremente com veias occipitais e profundas do pescoço, além de estarem unidos ao seio transverso por vv. emissárias, e às veias vertebrais. Nas regiões torácica, lombar e pélvica mantêm amplas conexões com as vv. ázigos (ou hemiázigos), lombares ascendentes e sacrais laterais.

Mais importante do que o detalhamento da disposição topográfica das veias que fazem parte do plexo venoso vertebral ou de suas tributárias, é compreender que este plexo, de enorme extensão, corre ao longo de todo o corpo do indivíduo e, superiormente, está em conexão com a circulação venosa intracraniana, enquanto nos níveis torácico, abdominal e pélvico, se comunica com todos os outros sistemas venosos: cava superior, cava inferior, portal e ázigos. O esquema da fig. 22.14 é uma tentativa para mostrar como isto se processa.

8.0 – Anastomoses entre os distritos venosos e sua importância

A fig. 22.14 deixa claro que os sistemas venosos (também conhecidos como distritos venosos), mantêm ampla comunicação entre si. São exatamente estas anastomoses que lhes conferem importância funcional no retorno venoso e importância clínica, como canais alternativos para a disseminação de infecções e células tumorais.

As conexões com o plexo venoso vertebral são avalvuladas, de modo que, nelas, o sangue pode flui-

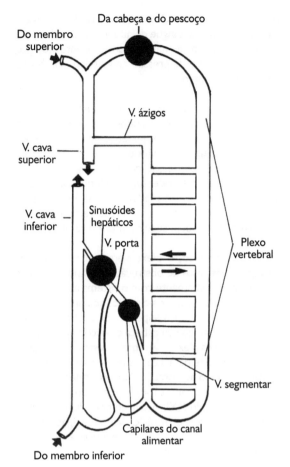

Fig. 22.14 – Anastomoses entre os distritos venosos (esquemático)

rem qualquer direção. O sangue que volta dos membros inferiores, da pelve e do abdome depende, para seu fluxo, das diferenças de pressão entre os capilares e o lado venoso do coração, e da importante ação bombeadora dos músculos combinada com a disposição das válvulas. Ora, durante a inspiração, a pressão endotorácica diminui e a diferença de pressão entre os capilares e o coração aumenta. Durante esta fase o sangue é lançado, pelo plexo vertebral, no sistema ázigos. Mas, por outro lado, a inspiração provoca uma elevação de pressão endoabdominal, em virtude do movimento descendente do diafragma, que comprime as vísceras abdominais. Este aumento de pressão força o sangue em direção ao coração (as válvulas na pelve e membro inferior impedem o refluxo) auxiliando, portanto, o retorno venoso. Ao mesmo tempo, no nível abdominal, o sangue flui para o plexo vertebral. Observe então: durante a inspiração o retorno venoso aumenta, o sangue flui para o plexo vertebral, a partir do abdome, e sai do plexo vertebral, a partir do tórax para o sistema ázigos. O inverso ocorre durante a expiração. O fluxo de sangue do abdome e da pelve para o plexo vertebral é, naturalmente, acentuado, por qualquer aumento de pressão endoabdominal devido à tosse ou a esforço.

É fácil compreender que células tumorais das cavidades pélvica, torácica e abdominal, bem como de tumores da mama, podem penetrar no sistema venoso e serem conduzidas para os plexos vertebrais no momento de uma inversão do fluxo sanguíneo. Essas células metastásicas poderão, em última análise, alojar-se nas vértebras, na medula espinhal ou em qualquer outra parte do sistema nervoso central. Processos infecciosos podem seguir o mesmo caminho.

Por outro lado, o plexo vertebral oferece suas vantagens nos casos de obstrução de grandes troncos venosos pois, juntamente com o sistema ázigos, constituem verdadeiros curtos-circuitos ao sistema das cavas. Assim, se a v. cava superior for obstruída acima da v. ázigos, o sangue da cabeça e pescoço poderá ser drenado para os plexos vertebrais, destes para o sistema ázigos e deste para a cava superior, abaixo da obstrução, voltando ao coração. No caso referido, outra via alternativa é o canal tóraco-epigástrico descrito no item 5.0, Capítulo XXI: o sangue pode fluir em veias da parede do tronco (torácica lateral, epigástrica superficial, safena magna, femoral) e atingir as vv. ilíacas e cava inferior, retornando ao coração.

Uma obstrução da cava superior entre a ázigos e o átrio direito é mais grave porque, neste caso, a v. cava inferior é o único canal de retorno disponível. E ainda assim, o retorno venoso persiste.

As obstruções da cava inferior também não impedem o retorno venoso: o sangue pode fluir por veias da parede do tronco, em direção ascendente (canal tóraco-epigástrico) ou atingir a cava superior pelos plexos vertebrais.

Verifica-se, pois, que o paciente pode sobreviver à oclusão de, praticamente, qualquer veia do corpo desde que, pelo menos nos grandes troncos venosos, a oclusão não se processe com muita rapidez.

9.0 — Anastomoses porto-sistêmicas

Em alguns pontos estabelecem-se comunicações anastomóticas entre tributárias da v. porta e tributárias das cavas, superior e inferior. Estas conexões são conhecidas como anastomoses porto-sistêmicas. Em condições normais muito pouco sangue passa por estas anastomoses. Entretanto, o sistema portal é constituído de veias avalvuladas e se a pressão dentro dele eleva-se acima do normal (hipertensão portal), o fluxo sanguíneo pode reverter sua direção no sentido daquelas anastomoses.

As principais anastomoses porto-sistêmicas estão ilustradas na fig. 22 15. Observe:

1 — O plexo venoso esofágico da extremidade inferior do esôfago drena inferiormente para a v. gástrica esquerda, através de ramos esofágicos, e, portanto, para o sistema porta. Superiormente, entretanto o plexo venoso esofágico drena, em última análise para o sistema ázigos e, consequentemente, para a v. cava superior.

2 — O plexo venoso nas colunas anais do canal anal drena superiormente para a v. retal superior, tributária da v. mesentérica inferior e esta da v. porta. Por outro lado, o plexo venoso nas colunas anais está também em conexão com as vv. refais média e inferior, tributárias da v. ilíaca interna e, consequentemente, da cava inferior.

3 — As vv. para-umbilicais que correm no ligamento falciforme unem o ramo esquerdo da v. porta às veias superficiais da região umbilical. Estas são partes do canal tóraco-epigástrico e, portanto, têm conexões com a v. torácica lateral (cava superior) e epigástrica superficial (cava inferior).

4 — Algumas porções do canal alimentar, tais como os cólons ascendente e descendente, estão em contato direto com a parede abdominal posterior, pois não são revestidos totalmente pelo peritônio. Nestes pontos de contato estabelecem-se numerosas pequenas anastomoses porto-cavas de menor importância.

10.0 — Hipertensão portal

Doenças hepáticas, como a cirrose, ou comprometimento da veia porta extra-hepática, como sua compressão por um tumor de vísceras adjacentes, podem ocasionar um aumento anormal da pressão na veia porta, denominado hipertensão portal. Como o sistema porta é avalvulado, o aumento de pressão é transmitido a todo o sistema, e o sangue tende a se desviar dele para os sistemas cavas, superior e inferior, onde a pressão é menor. Este desvio ocorrerá onde

VASOS E NERVOS DOS SEGMENTOS AXIAIS (ABDOME E PELVE)

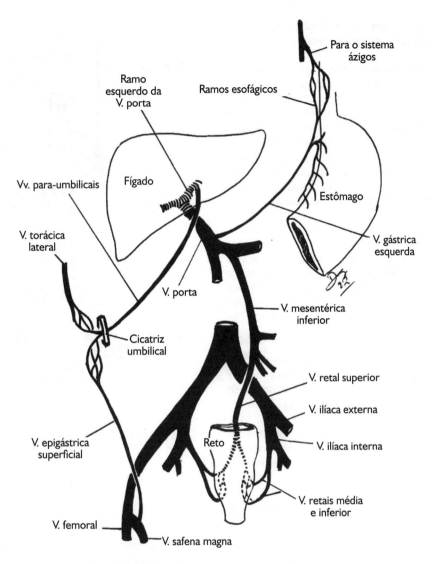

Fig. 22.15 — Anatomastoses porto-sistêmicas

quer que haja comunicações entre os sistemas portal e das veias cavas, isto é, ao nível das anastomoses porto-sistêmicas descritas no item anterior. Assim, na hipertensão portal estas anastomoses tornam-se dilatadas. As comunicações gastroesofágicas são particularmente importantes, sob o ponto de vista clínico, porque não só se dilatam como podem se tornar varicosas. Situadas na submucosa, estas grandes varizes estão sujeitas a trauma durante a deglutição e podem sofrer ruptura com hemorragia grave.

As comunicações retais também podem tornar-se varicosas, resultando as hemorroidas. Estas também estão sujeitas a traumatismos e sangramento durante a defecação.

Finalmente, as comunicações porto-sistêmicas ao nível da cicatriz umbilical, quando dilatadas na hipertensão portal, têm uma aparência característica conhecida com o nome de cabeça de Medusa.

O tratamento da hipertensão portal consiste em desviar o sangue do sistema porta para o sistema cava por meio de uma anastomose cirúrgica direta (porto-cava inferior) ou indireta (entre tributárias, por exemplo: veia lienal veia renal esquerda).

11.0 — Drenagem linfática do abdome

A descrição que se segue é um apanhado geral da drenagem linfática do abdome. O estudante deve também reportar-se ao item 9.1, do Capítulo XX, onde a formação do ducto torácico é analisada.

1 – Os vasos linfáticos que drenam as vísceras abdominais, pélvicas e períneo acompanham os vasos sanguíneos correspondentes e alcançam duas longas cadeias de linfonodos colocadas de cada lado da aorta abdominal e das aa. ilíacas comuns, externa e interna. No conjunto eles constituem o grupo lombar de linfonodos. A figura 22.16 ilustra, de maneira esquemática, a disposição destas cadeias e os grupos de linfonodos que as constituem.

2 – Três grupos de linfonodos situam-se nas proximidades da origem dos três troncos principais de irrigação para o abdome: os grupos celíaco, mesentérico superior e mesentérico inferior. Na verdade, o grupo mesentérico inferior é parte da cadeia para-aórtica de linfonodos descrita no parágrafo anterior (fig. 22.16).

3 – Os vasos linfáticos eferentes dos linfonodos celíacos e mesentéricos superiores formam o tronco intestinal que se abre na cisterna do quilo, início do ducto torácico (fig. 22.16).

Por outro lado, os vasos linfáticos eferentes dos linfonodos mesentéricos inferiores e lombares formam 2 troncos lombares que também afluem à cisterna do quilo (fig. 22.16).

Os vasos linfáticos provenientes das vísceras podem passar por linfonodos intermediários antes de alcançar os linfonodos lombares, celíacos ou mesentéricos, mas em última análise a drenagem é feita pelo ducto torácico.

A parede abdominal anterior, acima do nível do umbigo, é drenada por vasos linfáticos que seguem a a. epigástrica superior para alcançar os linfonodos torácicos internos. Abaixo do umbigo os vasos linfáticos da parede anterior do abdome seguem a a. epigástrica inferior e a a. circunflexa profunda do ílio para atingir os linfonodos ilíacos externos

A parede lateral e posterior do abdome é drenada por vasos linfáticos que acompanham as aa. e vv. lombares para desembocarem em linfonodos para-aórticos ou em alguns linfonodos situados posteriormente à aorta, os linfonodos retro-aórticos.

Finalmente, as paredes da cavidade pélvica e estruturas do períneo são drenadas por vasos linfáticos

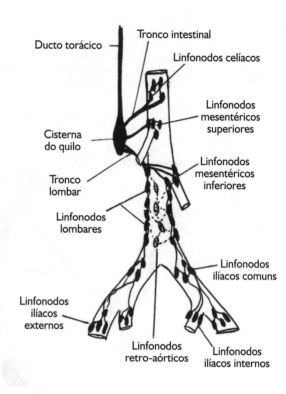

Fig. 22.16 – Drenagem linfática do abdome.

que acompanham as aa. que irrigam estas regiões e vão para os linfonodos ilíacos internos.

12.0 – Nervos da pelve (figs. 17.147 e 17.148)

Os nervos da pelve incluem, principalmente, o plexo sacral e os componentes simpático e parassimpático do sistema nervoso autônomo na sua porção pélvica. A estes últimos componentes estão associados os plexos autônomos da pelve, particularmente os plexos hipogástricos, superior e inferior.

12.1 – Ramos dorsais dos nn. sacrais

Os ramos dorsais dos quatro primeiros nn. sacrais passam através dos forames sacrais dorsais, enquanto que o do 5.° nervo sacral e o do coccígeo emergem do canal sacral através do hiato sacral. Inervam músculos dorsais da região e a pele da região glútea (nn. médios da nádega) e coccígea.

12.2 — Ramos ventrais dos nn. sacrais

Os ramos ventrais dos 4 primeiros nervos sacrais emergem do canal sacral através dos forames sacrais pélvicos. O do 5.º nervo sacral penetra na pelve entre o sacro e o cóccix. Os ramos ventrais de S1, S2, S3 e S4, juntamente com os ramos ventrais de L4 e L5 formam o plexo sacral. Esta formação que faz parte do plexo lombossacral, foi descrita no item 26.1 do Capítulo de Membro Inferior. Alguns ramos musculares, de distribuição pélvica, originam-se no plexo sacral como os nn. para os mm. levantador do ânus, coccígeo e esfíncter do ânus.

12.3 — Plexo coccígeo

Ramos ventrais do 5.º nervo sacral e do coccígeo se unem para formar o plexo coccígeo, do qual partem filetes nervosos que inervam a articulação sacro-coccígea, o cóccix e a pele sobre o cóccix.

12.4 — Porção pélvica do s. n autônomo

A porção simpática do S.N. Autônomo alcança a pelve seja pela continuação caudal do tronco simpático, seja por uma extensão do plexo mesentérico inferior (plexo retal superior) que não contém fibras parassimpáticas.

12.4.1 — Tronco simpático

A porção sacral do tronco simpático está situada junto à face pélvica do sacro, medialmente aos forames sacrais pélvicos e termina, geralmente, num gânglio mediano, o gânglio ímpar. Cada gânglio está unido a um nervo sacral por ramos comunicantes que contém fibras pós-ganglionares. A maioria deles é distribuída ao membro inferior e períneo com ramos do plexo sacral. Algumas fibras abandonam o tronco simpático sacral para entrar na constituição do plexo hipogástrico inferior.

12.4.2 — Nn. esplâncnicos pélvicos

Contêm fibras parassimpáticas pré-ganglionares, além de fibras sensitivas, que se originam de S2, S3 e S4 e entram na constituição do plexo hipogástrico inferior. São também conhecidos com o nome de nn. eretores ou erigentes, por estarem relacionados com o fenômeno da ereção. Sua secção causa impotência.

13.0 — Plexos autônomos

13.1 — Plexo hipogástrico superior

Abaixo da bifurcação da aorta, o plexo aórtico recebe algumas fibras dos nn. esplâncnicos lombares e passa a denominar-se plexo hipogástrico superior. Corresponde ao chamado nervo pré-sacral dos cirurgiões e ginecologistas embora, na verdade, seja formado por vários filetes nervosos. Do plexo hipogástrico partem os nervos hipogástricos direito e esquerdo, que descem respectivamente, de cada lado do reto e, na parte mais inferior e anterior do sacro, unem-se aos nn. esplâncnicos pélvicos para formar o plexo hipogástrico inferior.

13.2 — Plexo hipogástrico inferior

Na verdade, são duas densas redes de nervos entrelaçados, incluídos em tecido conjuntivo, de modo que se pode falar em plexos hipogástricos inferiores, direito e esquerdo. Filetes nervosos dele se originam para inervar as vísceras pélvicas, acompanhando as artérias que se irrigam estas vísceras. Formam também, deste modo, plexos que recebem nomes de acordo com os órgãos inervados ou artérias que acompanham: plexo retal médio, plexo prostático, plexo vesical e plexo uterovaginal. Do plexo prostático partem os nn. cavernosos do pênis, responsáveis pelo controle de circulação do sangue no pênis, associada ao fenômeno da ereção. A inervação parassimpática do cólon descendente, sigmoide e vísceras pélvicas é feita por fibras parassimpáticas que alcançam o plexo hipogástrico inferior pelos nn. esplâncnicos pélvicos.

14.0 — Artérias da pelve (figs. 22.17 A e B)

O grande tronco arterial da pelve é a a. ilíaca interna, um dos ramos terminais da a. ilíaca comum, sendo o outro a a. ilíaca externa. A bifurcação dá-se ao nível da articulação sacro-ilíaca. A a. ilíaca interna é cruzada anteriormente pelo ureter e a v. ilíaca interna que lhe é posterior. Seus ramos são divididos em parietais e viscerais e o estudante deve ter extremo cuidado na sua dissecação, pois as variações são muito frequentes.

14.1 — Ramos parietais — São os seguintes:

1 — **A— iliolombar** — Ascende lateralmente na fossa ilíaca onde se divide em ramos ilíaco e lombar. O ramo ilíaco irriga o m. ilíaco e o ílio. O ramo lombar ascende para irrigar o m. psoas maior e quadrado lombar, e emite um ramo espinhal para o conteúdo vertebral.

2 — **AA. sacrais laterais** — São superior e inferior. Ambas dão ramos espinhais para o canal sacral. Irrigam o sacro e tecidos adjacentes.

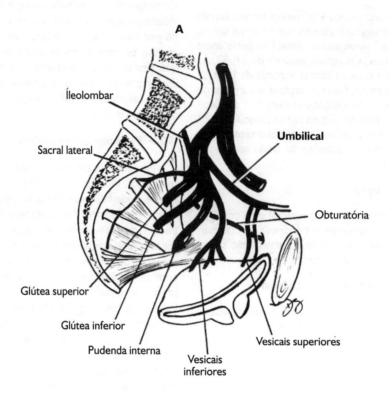

Fig. 22.17 — Artérias da pelve. Observe em A que, neste caso a a. obturatória se origina da a. glútea inferior, uma das variações possíveis

3 – **A. obturatória** – Com trajeto anterior na parede lateral da pelve, anastomosa-se com a a. epigástrica inferior (da a. ilíaca externa) e atravessa o canal obturatório em companhia do n. obturatório e da v. obturatória. É cruzada pelo ureter próximo de sua origem. Irriga mm. da região obturatória, o acetábulo e cabeça do fêmur. Em 1/6 dos casos pode nascer da epigástrica inferior.

4 – **A. glútea superior** – Tem trajeto superior, passando geralmente entre o tronco lombossacral e o 1.° nervo sacral. Deixa a pelve pelo forame isquiático maior, superiormente ao m. piriforme, e irriga os mm. glúteos.

5 – **A glútea inferior** – Tem trajeto posterior entre o 1.° e 2.° ou entre o 2.° e o 3.° nervos sacrais. Deixa a pelve pelo forme isquiático maior, inferiormente ao piriforme, em companhia do n. isquiático. Fornece a artéria satélite deste nervo e irriga parte do diafragma pélvico, músculos glúteos e pele da região glútea.

6 – **A. pudenda interna** – É o mais importante dos ramos parietais da ilíaca interna. Deixa a pelve passando pela parte mais inferior do forame isquiático maior. Depois de cruzar o dorso da espinha isquiática, penetra no períneo através do forame isquiático menor e em companhia das veias pudendas internas e nervo pudendo, corre no canal pudendo, na parede lateral da fossa ísquio-retal. Perfura então a margem posterior do diafragma urogenital e segue junto ao ramo inferior da pube. Exatamente antes de alcançar a sínfise da pube, divide-se em seus ramos terminais, as aa. profunda e dorsal do pênis (ou clitóris, na mulher). Irriga estruturas perineais através dos seguintes ramos, além dos terminais:

a) **a. retal inferior** — irriga músculos e a pele ao redor do canal anal

b) **ramos escrotais** (labiais, na mulher) — irrigam os mm. ísquio cavernoso e bulbo-esponjoso e se distribuem para o escroto, no homem, e lábios maior e menor, na mulher

c) **a. perineal** — irriga o centro tendíneo do períneo e músculos adjacentes.

d) **a. do bulbo do pênis** — irriga o tecido erétil do bulbo do pênis Na mulher, irriga o bulbo do vestíbulo (a. do bulbo do vestíbulo)

e) **a. uretral** — penetra no corpo esponjoso do pênis e alcança a glande do pênis

f) **a. profunda do pênis** — ramo terminal, nutre o corpo cavernoso do pênis (clitóris, na mulher)

g) **a. dorsal do pênis** — irriga a glande e o prepúcio, no homem, e as mesmas estruturas do clitóris, na mulher.

14.2 — **Ramos Viscerais** — São os seguintes:

I — **A. umbilical** — É, geralmente, o primeiro ramo visceral da ilíaca interna. No feto, as

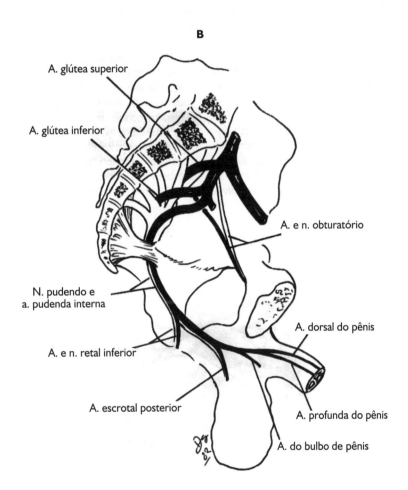

Fig. 22.17

aa. umbilicais são os principais canais da aorta para a placenta. Após o nascimento, quando a circulação para a placenta deixa de existir, a a. umbilical se atrofia e torna-se um cordão fibroso que persiste, de cada lado, com o nome de ligamento umbilical. Entretanto, a porção proximal de cada artéria umbilical permanece permeável e, em geral, dá origem à a. vesical superior e à a. do ducto deferente. Estas duas artérias podem nascer separadamente da a. ilíaca interna. A vesical superior fornece ramos para a parte superior da bexiga urinária. A a. do ducto deferente irriga as vesículas seminais, dá ramos para o ureter e acompanha o ducto deferente até o testículo.

2 — **A. vesical inferior** — Pode originar-se de um tronco comum com a a. pudenda interna e a glútea inferior. Fornece ramos para a parte inferior da bexiga urinária, mas também para as vesículas seminais, próstata, ducto deferente e ureter. Na mulher ela nasce da a. uterina.

3 — **A. uterina** — É homóloga à a. do ducto deferente do homem. Corre sobre o diafragma pélvico, cruza o ureter anteriormente e superiormente e ascende entre as lâminas do ligamento largo do corpo do útero. Ao nível da tuba uterina, volta-se lateralmente e termina como ramo ovárico, que se anastomosa com a a. ovárica. Fornece número variável de ramos para o útero, parte superior da vagina (a. vaginal), tuba uterina, ligamento redondo do útero e ligamento suspensor do ovário (fig. 22.18).

4 — **A. retal média** — Além do reto, em ambos os sexos, irriga no homem também a próstata e vesícula seminal. Anastomosa-se com as aa. retal superior (da a. mesentérica inferior) e retal inferior (da a. pudenda interna).

15.0 — Veias da pelve

Não há necessidade de descrever separadamente as veias da pelve, as quais, na grande maioria, acompanham as artérias e são tributárias, em última análise, da v. ilíaca interna.

Deve-se chamar atenção, entretanto, para o fato de que, cada uma das vísceras pélvicas é revestida por uma rede venosa plexiforme, relativamente calibrosa, com veias de paredes finas e poucas válvulas. Estes plexos se comunicam livremente entre si e dão origem a tributárias viscerais da v. ilíaca interna. Comunicam-se também com tributárias parietais e, portanto, constituem fáceis vias de propagação de infecções. Também são importantes suas conexões com o sistema venoso vertebral (plexo vertebral), um assunto

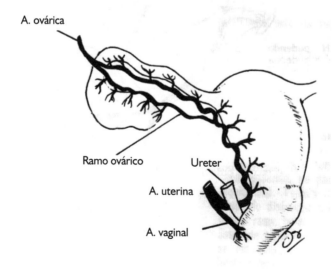

Fig. 22.18 — A. uterina

discutido em detalhe no item 7.4. Estes plexos venosos são os seguintes: retal, vesical, prostático, uterino, vaginal e sacral.

16.0 – Drenagem linfática da pelve

Este assunto foi discutido em conjunto com a drenagem linfática do Abdome. Os grupos principais de linfonodos são: sacral, ilíaco interno, ilíaco externo e ilíaco comum. Na verdade, os linfonodos destes grupos formam uma cadeia, de modo que, em última análise, os linfonodos sacrais, ilíacos internos e externos, drenam para os linfonodos ilíacos comuns. Estes, por sua vez, drenam para os linfonodos lombares.

As conexões entre os vasos linfáticos que drenam os vários órgãos pélvicos são muito extensas e, devido a elas, nenhuma perturbação na drenagem resulta da remoção de grande número de linfonodos. Em compensação, também em virtude delas, o câncer pélvico pode propagar-se para qualquer órgão pélvico ou abdominal.

BIBLIOGRAFIA

ANDERSON, J. E. **Grant's Atlas of Anatomy.** 7. ed., Baltimore, Williams & Wilkins, 1978
ANTUNES, L. L. **Atlas de anatomia humana.** México, Interamericana, 1970.
BASMAJIAN, J. V. **Primary anatomy.** 5. ed. Baltimore, Williams & Wilkins, 1964.
BRUNI, A. C. **Compendio di anatomia descrittiva umana.** 3. ed. Milano, F. Vallardi, 1948.
DI DIO, L. J. A. **Synopsis of anatomy.** Saint Louis, Mosby, 1970.
FRANCIS, C. C. **Introduction to human anatomy.** 4. ed. Saint Louis, Mosby, 1964.
GARDNER, E., GRAY, D. J., O' RAHILLY, R. **Anatomia: estudo regional do corpo humano.** Rio de Janeiro, Guanabara, 1964.
GOLDSCHEIDER, L. **Leonardo da Vinci: the artist.** 5. ed. London, Phaidon, 1954.
GOSS, C. M. **Anatomia.** 29. ed., Rio de Janeiro, Guanabara Koogan, 1977.
GOSS, C. M. ed. **Gray's anatomy of the human body.** 26. ed. Philadelphia, Lea & Febiger, 1954.
GRANT, J. C. B. **A method of anatomy.** 5. ed. Baltimore, Williams & Wilkins, 1952.
HAMILTON, W. J. **Textbook of Human Anatomy**, 1. ed., London, Macmillan Press, 1976.
HOLLINSHEAD, W. H. **Livro-texto de anatomia humana.** 1. ed., S. Paulo, Harper & Row do Brasil, 1980.
JUNQUEIRA, L. C, CARNEIRO, J. **Histologia básica.** São Paulo, Edart, 1969.
LAST, R. J. **Anatomy; regional and applied.** London, J. & A Churchill, 1954.
LEESON, C. R., LEESON, T. S. **Human structure.** Philadelphia, W. B. Saunders, 1972
MACHADO, A. B. M. **Neuranatomia funcional.** Rio de Janeiro, Atheneu, 1973.
MITCHELL, G. A. G., PATTERSON, E. L. **Basic anatomy.** Edinburg, Livingstone, 1954.
NETTER, F. H. **Nervous system.** New Jersey, Ciba, 1958.
NETTER, F. H. **Reproductive system.** New Jersey, Ciba, 1954.
PASSMORE, R. ROBSON, J. S. **A companion to medical studies.** 1. ed., London, William Clowes and Sons Ltd., 1968
POIRIER, P., CHARPY, A. **Traité d'anatomie humaine.** Paris, Masson, 1911.
PRIVES, M., LISENKOV, N., BUSHKOVICH, V. **Anatomia humana.** Moscou, Editorial Mir, 1971.
RIMMER, W. **Art anatomy.** New York, Dover, 1962.
ROMANES, G. J. ed. **Cunningham's textbook of anatomy.** 10. ed. London, Oxford Univ., 1964.
ROUVIERE, H. **Anatomie humaine.** 6. ed., Paris, Masson, 1948.
SCHAEFFER, J. P. ed. **Morris' human anatomy.** 11. ed. New York, Blakiston, 1953.
SCHIDER, F. **An atlas of anatomy for artists.** 3. ed. New York, Dover, 1957.
SISSON, S. **The anatomy of the domestic animals.** 3. ed. Philadelphia, W. B. Saunders, 1955.
SOBOTTA, J. **Atlas d'anatomie descriptive.** Paris, J. B. Baillière, 1906.
SPALTEHOLZ, W. **Hand-atlas of human anatomy.** 7. ed., Philadelphia, Lippincott, s. d.
TATARINOV, V. **Human anatomy and physiology.** Moscou, Mir Publishers, 1971.
TESTUT, L..LATAR JET, A. **Traité d'anatomie humaine.** 9. ed., Paris, G. Doin, 1948.
WOLF-HEIDEGGER, G. **Atlas de anatomia humana.** 2. ed., Rio de Janeiro, Guanabara Koogan, 1972.
WOODBURNE, R. T. **Essentials of human anatomy.** 2. ed., New York, Oxford Univ., 1961.

ÍNDICE

Abdome
  generalidades, 125
Abdução, 37
  do braço, 295
  da coxa, 212
  dos dedos da mão, 317
  da mão, 308
  dos dedos do pé, 230
  do polegar, 322
Abertura piriforme, 108, 361
Abóbada craniana, 357
Abomaso, 128
Abreviaturas em Anatomia, 4
Ação muscular, 48
Ações dos mm. abdominais, 410
Ações dos mm. pós-vertebrais, 402
Ações dos mm. sobre as costelas, 405
Adito da laringe, 112
Adrenérgicos, 75
Adução, 37
  do braço, 297
  da coxa, 212
  dos dedos da mão, 317
  da mão, 308
  dos dedos do pé, 230
  do polegar, 322
Agonista, 48
Albugínea, 143
Alça cervical, 428, 429
Alvéolo
  dentário, 123
  pulmonar, 113
Ampola
  do ouvido, 169
  da tuba, 152
Anatomia
  abreviaturas de termos, 4
  conceito, 1
  nomenclatura, 4
  normal em, 2
  planos de delimitação, 5
  planos de secção, 6

posição, 5
terminologia, 8
variação em, 1
Anastomose
  cruciforme, 256
  entre distritos venosos, 471
  porto-sistêmicas, 472
Anexos do canal alimentar, 129
Anomalia, 2
Antagonista, 48
Antimeria, 9
Antímero, 9
Anulo inguinal
  profundo, 409
  superficial, 408
Anus, 129
Apêndice
  epiplóico, 128
  vermiforme, 128
Aponeurose, 44
  extensora, 313
  dorsal, 313
  plantar, 226
  tóracolombar, 407
Aqueduto cerebral, 56
Aracnóide, 52
Arco
  aórtico, 92
  da mão, 326
  palatofaríngico, 121
  palatoglosso, 121
  palmar profundo, 348
  palmar superficial, 348
  do pé, 231
  plantar, 259
  reflexo da micção, 86
  superciliares, 359
  venoso dorsal da mão, 350
  venoso dorsal do pé, 261

venoso jugular, 439
Areola mamária, 155
Artérias do abdome, 460
  aorta, 92, 460, 452
  circunflexa profunda do ílio, 462
  cística, 465
  cólica direita, 467
  cólica esquerda, 467
  cólica média, 467
  dorsal do pâncreas, 465
  epigástrica inferior, 461
  frênicas inferiores, 460, 461
  gástricas curtas, 463
  gástrica esquerda, 463
  gástrica direita, 465
  gastroduodenal, 465
  gastro-epiplóica direita, 466
  gastro-epiplóica esquerda, 465
  gonadais, 460, 463
  hepáticas, 130
  hepática comum, 465
  hepática própria, 465
  ileais, 467
  ileocólicas, 467
  ilíaca comum, 460, 461
  jejunais, 467
  lienal, 463
  lombares, 460, 461
  marginal, 467
  mesentéricas, 461
    inferior, 467
    superior, 466
  pancreáticas caudais, 465
  pancreática magna, 465
  pancreaticoduodenal, 466, 467
  renais, 460, 462
  retal superior, 467
  sacral mediana, 462
  sigmóideas, 467
  supra-renais inferiores, 463
  supra-renais médias, 460, 462
  tronco celíaco, 461, 463

ÍNDICE **482**

ÍNDICE 483

Artérias da cabeça e pescoço, 431
 alveolar inferior, 436
 angular, 435
 auricular posterior, 435
 carótida
  comum, 432, 452
  externa, 433
  interna, 432
 cervical profunda, 439
 cervical transversa, 439
 escapular descendente, 439
 esfenopalatina, 437
 facial, 434
 faríngica ascendente, 435
 infra-orbital, 437
 intercostal suprema, 439
 laríngica superior, 433
 lingual, 433
 maxilar, 436
 meníngica média, 436
 occipital, 435
 palatina ascendente, 435
 profunda da língua, 433
 subclávia, 437, 452
 suprascapular, 439
 temporal superficial, 435
 tireocervical, 438
 tireóidea inferior, 438
 tireóidea superior, 433
 torácica interna, 438
 transversa da face, 436
 vertebral, 438
Artérias do membro inferior, 252
 arqueada, 258
 circunflexa lateral do fêmur, 254
 circunflexa medial do fêmur, 254
 circunflexa superficial do ílio, 254
 descendente do joelho, 254
 digitais dorsais, 258
 digitais plantares, 259
 dorsal do pé, 258
 epigástrica superficial, 254
 femoral, 253
 femoral profunda, 254
 fibular, 259
 geniculares, 256
 glútea inferior, 254
 glútea superior, 254
 metatársica dorsal, 258
 metatársicas plantares, 259
 obturatória, 254
 perfurantes, 254, 259
 plantar lateral, 259
 plantar medial, 259
 poplítea, 256
 pudenda externa, 254
 surais, 256
 társica lateral, 258
 társica medial, 258
 tibial anterior, 256
 tibial posterior, 258
Artérias do membro superior, 341
 arco palmar profundo, 348
 arco palmar superficial, 348
 axilar, 341
 braquial, 104, 343
 circunflexa anterior do úmero, 343
 circunflexa posterior do úmero, 343
 colateral ulnar inferior, 344

colateral ulnar superior, 344
 digitais dorsais, 348
 digitais palmares comuns, 348
 digitais próprias, 348
 interóssea
  anterior, 346
  comum, 346
  posterior, 346
 mediana, 346
 metacárpicas dorsais, 348
 metacárpicas palmares, 349
 principal do polegar, 348
 profunda do braço, 344
 radial, 345
 radial do indicador, 348
 recorrente radial, 345
 recorrente ulnar, 346
 subescapular, 343
 torácica lateral, 343
 torácica suprema, 343
 tóraco-acromial, 343
 ulnar, 346
Artérias da órbita, 441
 central da retina, 442
 ciliares, 442
 dorsal do nariz, 442
 etmoidais, 442
 oftálmica, 442
 palpebrais, 442
 supra-orbital, 442
 supratroclear, 442
Artérias da pelve, 475
 do bulbo do pênis, 477
 dorsal do pênis, 476, 477
 do dueto deferente, 478
 glútea inferior, 476
 glútea superior, 476
 ilíaca interna, 475
 íliolombar, 475
 obturatória, 476
 perineal, 477
 profunda do pênis, 476, 477
 pudenda interna, 476
 retal inferior, 477
 retal média, 478
 sacral lateral, 475
 umbilical, 478
 uretral, 477
 uterina, 478
 vesical, 478
Artérias do tórax, 447
 aorta, 92, 452, 460
 bronquiais, 452
 carótida comum, 452
 coronárias, 103, 452
 epigástrica superior, 447
 intercostal
  anterior, 447
  posterior, 449, 452
  suprema, 447
 musculofrênica, 447
 da parede torácica, 447
 pericardíaco-frênica, 447
 pulmonares, 92, 452
 subclávia, 452
 subcostal, 449
 tronco braquiocefálico, 452
 tronco pulmonar, 452
Artéria(s)

calibre, 98
 colateral, 98
 conceito, 98
 distribuidoras, 98
 elásticas, 98
 elasticidade, 98
 nomenclatura, 99
 número, 99
 ramos, 98
  colaterais, 98
  recorrentes, 98
  terminais, 98
 situação, 99
Arteríola, 98
Articulação
 cápsula articular, 32
 cartilagem articular, 33
 cavidade articular, 33
 classificação, 31
 movimentos da, 36
 sinovia, 32
 superfície articular, 33
Articulação(ões)
 atlanto-axiais, 381
 atlanto-occipítal, 381
 costotransversal, 390
 costovertebrais, 389
 esternocondrais, 390
 intercondrais, 390
 sacro-ilíaca, 381
 temporomandibular, 371
  movimentos da, 395
Asas do esfenóide, 367
Atlas, 375
Átrio(s), 92
Aurícula(s), 92
Automatismo cardíaco, 94
Axila, 328
Axis, 375

Baco, 102
 fiilo, 102
 faces, 102
Bainha(s)
 femoral, 253
 do reto abdominal, 407
 sinoviais dos tendões, 231, 325
Bastonetes, 166, 416
Bexiga, 140
 inervação, 86
Bigorna, 167
Biótipo, 3
 Brevilíneo, 3
 longilíneo, 3
 mediolíneo, 3
Boca, 121
Bolsa gutural, 117
Brevilíneo, 3
Brônquio(s), 113
 lobar, 113
 principal, 113
 segmentar, 113
Bulbo
 encefálico, 56, 69
 ocular, 164
 do pênis, 146, 147
 piloso, 175
 do vestíbulo, 154

Cálices renais, 140
  maiores, 140
  menores, 140
Câmara anterior do olho, 166
Câmara posterior do olho, 166
Canal
  adutor, 205
  alimentar, 121
  anal, 129
  carótico, 367
  do carpo, 323
  central da medula, 56
  cérvico-axilar, 341
  do hipoglosso, 367
  inguinal, 145, 408
  medular, 18, 22
  óptico, 368
  do parto, 153
  pudendo, 414
  semicircular, 168
  tóraco-epigástrico, 449
Canalículos lacrimais, 166
Caninos, 124
Capilares
  linfáticos, 101
  sanguíneos, 101
Cápsula articular, 32, 34
  lig. capsular, 34
  lig. extracapsular, 34
  membrana fibrosa, 34
  membrana sinovial, 34
Cárdia, 126
Cartilagem
  aritenóide, 112
  articular, 33
  costais, 387
  cricóide, 112
  epifisial, 18
  epiglótica, 112
  do septo nasal, 108
  tireóide, 112
Carúnculas himenais, 153
Caudal, 9
Cavidade
  articular, 33
  disco, 36
    lig. intra-articular, 34
    líquido sinovial, 32
    menisco, 36
  bucal, 121
    propriamente dita, 121
    vestíbulo, 121
  craniana, 367
  nasal, 106, 108
    região olfatoria, 110
    região respiratória, 110
    vestíbulo, 110
  do pericárdio, 94
  do peritônio, 126
  da pleura, 114
  do tímpano, 167
  do útero, 153
Caxumba, 124
Cécum, 128
Centro tendíneo do diafragma, 125
Centro tendíneo do perineo, 413
Cerebelo, 55, 56, 59
  córtex, 59
  núcleos centrais, 59
Cérebro

comissuras, 66
córtex, 59
giros, 58, 66
hemisférios, 66
lobos, 58, 66
núcleos da base, 59
pedúnculos, 67
substância branca, 59
substância cinzenta, 59
sulcos, 58, 66
Cérvix do útero, 152
Cílios, 166
Cintura(s), 13
  escapular, 13
  pélvica, 13
Circulação da linfa, 102
Circulação do sangue, 94
  colateral, 97, 343
  conceito, 94
  grande circulação, 94
  pequena circulação, 94
  portal, 97, 468
  pulmonar, 94
  sistémica, 94
  tipos, 94
Circundução, 38, 298, 322
Clitóris, 154
  corpo, 154
  glande, 154
  ramos, 154
Coana, 108
Cóclea, 168
Colédoco, 131
Colículo seminal, 145, 146
Colinérgicos, 75
Cólon
  ascendente, 128
  descendente, 129
  sigmoide, 129
  transverso, 129
Coluna
  anterior da medula, 59
  lateral da medula, 59
  posterior da medula, 59
  renal, 139
  vertebral, 372
Comissuras, 66
Conchas nasais, 109, 361
  inferior, 109
  média, 109
  superior, 109
Cones, 166, 416
Conjuntiva ocular, 166
Construção da pelve, 183
Costelas, 387
Coração, 89
  aurículas, 92
  camadas, 89
    endocardio, 89
    epicardio, 89
    miocárdio, 89
  câmaras, 89
    átrios, 89
    ventrículos, 89
  conceito, 89
  esqueleto cardíaco, 94
  forma, 92
  morfologia, interna, 92
    cordas tendíneas, 92
    mm. papilares, 92

óstios átrio-ventriculares, 92
pericárdio, 94
septos, 92
  átrio-ventricular, 92
  inter-atrial, 92
  inter-ventricular, 92
sistema de condução, 94
situação, 92
valvas átrio-ventriculares, 92
  mitral, 92
  tricúspide, 92
vasos da base, 92
Cordas tendíneas, 92
Corióide, 164
Córnea, 164
Corpo
  carotídeo, 73
  cavernoso do pênis, 146
  ciliar, 164
  esponjoso do pênis, 146
  da mama, 155
  pineal, 160
  do pênis, 146
  vítreo, 166
Córtex
  cerebelar, 59
  cerebral, 59
  do rim, 139
  da supra-renal, 160
Cranial, 9
Crânio
  neural, 357
  visceral, 357
Crista ampular, 169
Crista galli, 109
Curvatura
  maior, 128
  menor, 128

Dartos, 147
Deambulação, 234
Dente(s), 123
  partes, 123
    colo, 123
    coroa, 123
    raiz, 123
  tipos, 124
    caninos, 124
    incisivos, 124
    molares, 124
    pré-molares, 124
Dentição, 124
  primária, 124
  permanente, 124
Dermátomos, 247, 335, 447
Derme, 173
Diáfise, 18
Diafragma, 117, 125, 414
  pélvico, 410
Diencéfalo, 54, 69
Disco
  articular, 36
  do n. óptico, 166
Distal, 9
Distúrbios motores, 248, 337
Dorsal, 9
Dorsiflexão, 230
Drenagem linfática
  da mama, 354

Í N D I C E

do membro inferior, 263
do membro superior, 352
Ducto(s)
   cístico, 131
   coclear, 168
   colédoco, 131
   deferente, 145
   eferentes do testículo, 145
   ejaculatório, 145
   hepático
      comum, 130, 131
      direito, 131
      esquerdo, 131
   lactíferos, 155
   linfático direito, 444
   nasolacrimal, 109, 166
   pancreático, 132
   pancreático acessório, 132
   parotídico, 124
   semicirculares, 169
   submandibular, 124
   torácico, 101, 443, 457
   da vesícula seminal, 146
Dúctulo(s)
   bilíferos, 131
   prostáticos, 146
Duodeno, 128
Dura-máter, 52

Eixo(s) do corpo, 7
   longitudinal, 8
   sagital, 7
   transversal, 8
Eixo de movimento, 36
Ejaculação, 145
Endocardio, 89
Endolinfa, 168
Endométrio, 153
Endosqueleto, 13
Epicardio, 89
Epiderme, 173
Epidídimo, 145
   cabeça, 145
   cauda, 145
   corpo, 145
Epífise, 18
Equilíbrio, 233
Escavação
   reto-vesical, 141
   reto-uterina, 141, 150
   vésico-uterina, 141, 150
Esclera, 164
Escroto, 147
Esôfago, 125
Espaço
   fasciais da mão, 323
   perineal profundo, 413
   perineal superficial, 411
   quadrangular, 302
   subaracnóide, 52
   subdural, 52
   triangular, 302
Espermatozoide, 143
Espinha mental, 364
Espinha nasal
   anterior, 361
   posterior, 365
Esqueleto
   cardíaco, 94

da laringe, 112
do nariz, 108
ósseo, 12
   apendicular, 12
   axial, 12, 357
   conceito, 12
   divisão, 13
   endosqueleto, 13
   exosqueleto, 12
   funções, 12
   da mão, 274
   do pé, 189, 190
   do tórax, 386
Esterno, 386
Estômago, 126
   cárdia, 126
   corpo, 126
   fundo, 126
   parte pilórica, 126
Estômago de ruminante, 128
   abomaso, 128
   omaso, 128
   rúmen, 128
   retículo, 128
Estratificação, estratos, 10
Estribo, 187
Etmóide, 108
   crista galli, 109
   labirinto do, 109
   lâmina crivosa, 108
   lâmina perpendicular, 108
   seios etmoidais, 109
Eversão do pé, 230
Exosqueleto, 12
Extensão, 37
   do antebraço, 303
   do braço, 295
   da coxa, 211
   dos dedos da mão, 317
   dos dedos do pé, 230
   da mão, 308
   da perna, 214
   do polegar, 321

Faringe, 111, 125
   parte bucal, 111
   parte larfngica, 111
   parte nasal, 111
Fáscia
   axilar, 327
   clavipeitoral, 327
   da coxa, 236
   cremastérica, 409
   espermática externa, 409
   espermàtica interna, 409
   da mão, 323
   do membro inferior, 236
   do membro superior, 327
   muscular, 44
   do pé, 237
   da perna, 237
   da região glútea, 236
   transversal, 408
Fascículos, 59
   do plexo braquial, 320
Feixe átrio-ventricular, 94
Fibra(s)
   adrenérgicas, 75
   colinérgicas, 75
   pós-ganglionar, 73

pré-ganglionar, 73
de Remak, 74
Fígado, 129
   faces, 129
      diafragmática, 129
      visceral, 130
   lobos, 130
      caudado, 130
      direito, 130
      esquerdo, 130
      quadrado, 130
   pedículo hepático, 130
   porta hepática, 130
Fimbrias do infundíbulo, 152
Fimose, 147
Fissura
   horizontal do pulmão, 114
   longitudinal do cérebro, 66
   obliqua do pulmão, 114
   orbital superior, 368
Fixador, 48
Flexão, 37
   do antebraço, 303
   do braço, 295
   da coxa, 211
   dos dedos da mão, 317
   dos dedos do pé, 230
   da mão, 308
   da perna, 214
   plantar, 230
   do polegar, 321
Flexura
   cólica direita, 128
   cólica esquerda, 129
   duodeno-jejunal, 128
Foice do cerebelo, 66
Foice do cérebro, 66
Folículo piloso, 175
Fontanelas, 32, 358
Fontículos, 32
Forame
   espinhoso, 365
   jugular, 367
   infra-orbital, 361
   interventricular, 56
   intervertebral, 58
   lacero, 367
   magno, 367
   da mandíbula, 365
   mastóideo, 359
   mentual, 364
   oval, 365
   redondo, 368
   da v. cava inferior, 414
Fornix do cérebro, 69
Fossa(s)
   cranianas, 367
   cubital, 328
   digâstrica, 364
   hipofisária, 368
   infratemporal, 363
   isquioretal, 413
   navicular, 146
   pterigóidea, 365
   sublingual, 364
   submandibular, 364
   temporal, 362
   tonsilar, 121
Fraturas do pé, 235
Frêmulo do prepúcio, 147

486 ÍNDICE

Frontal, 7, 358, 359
Fundo
  do estômago, 126
  do olho, 166
  do útero, 152
Funículo espermático, 145, 410

Gametas, 143
Gânglio(s), 61
  aórtico-renal, 79, 83, 460
  celíaco, 79, 83, 460
  cervical
    Inferior, 79, 431
    médio, 79, 431
    superior, 79, 431
  cérvico-torácico, 79, 431
  ciliar, 82, 417
  estrelado, 79, 431
  ímpar, 79, 475
  mesentérico
    inferior, 79
    superior, 79, 83
  ótico, 82, 421
  paravertebrais, 79
  pré-vertebrais, 79
  ptérigopalatino, 82, 420
  sensitivo, 63
  submandibular, 82
  trigeminal, 417
Gengiva, 121
Gínglimo, 38
Giros cerebrais, 58, 66
Glande
  do clitóris, 154
  do pênis, 146, 147
Glândula(s)
  bulbo-uretral, 146
  endócrinas, 160
    corpo pineal, 160
    hipófise, 160
    ovário, 160
    pâncreas, 160
    paratireóides, 160
    supra-renal, 160
    testículo, 160
    tereóide, 160
  lacrimal, 87, 166
  mamárias, 155
  parótida, 124
  salivares, 124
  sebáceas, 174
  sublingual, 124
  submandibular, 125
  sudoríparas, 174
  vestibular maior, 154
Glomo carotídeo, 73
Glote, 112
Gônadas
  masculinas, 143
  femininas, 150
Gravidez tubária, 152

Haustros do cólon, 128
Hemisférios cerebrais, 66
Hérnia inguinal, 145
Heterodontia, 124
Hiato aórtico, 125, 414
Hiato esofágico, 125, 414
Hilo

  do baço, 102
  do pulmão, 114
  do rim, 139
Hímen, 153
Hipertensão portal, 472
Hipófise, 70, 160
Hipotálamo, 70, 74
Humor aquoso, 166

ileo, 128
ílio, 18
Impressões digitais, 173
Incisivos, 124
Inervação das articulações, 251, 340
Infundíbulo
  da hipófise, 160
  da tuba uterina, 152
Inserção muscular, 45
Insulina, 131
Intermédio, 8
Interno, 9
Intestino delgado, 128
Intestino grosso, 128
  apêndices epiplóicos, 128
  haustos, 128
  tênias do cólon, 128
Inversão do pé, 230
Íris, 164, 165
Irrigação
  da coxa, 252
  da mão, 347
  da perna e do pé, 256
  da região glútea, 252
  da região do joelho, 256
  da região plantar, 259
Íris, 164, 165
isquio, 18
Istmo
  das fauces, 111, 121
  da garganta, 111
  da tuba uterina, 152
  do útero, 152

Janela
  da cóclea, 168
  do vestíbulo, 168
Jejuno, 128
Junção íleo-ceco-cólica, 128
Junturas, 31
  classificação, 31
    cartilaginosas, 31
    fibrosas, 31
    sinoviais, 32
Junturas intervertebrais
  dos corpos vertebrais, 379
  dos processos articulares, 379
Junturas do membro inferior, 191
  interfalângicas, 199
  intermetatársicas, 198
  intertársicas, 197
  do joelho, 192
    movimentos, 214
  metatarsofalângicas, 199
  do pé, 192
    movimentos, 230
  do quadril, 191
    movimentos, 211
  tarsometatársicas, 198
  tíbio-fibular, 195

Junturas do membro superior, 276
  acromioclavicular, 277
  cárpicas, 283
  carpometacárpicas, 283
  escápulo-umeral, 278
    movimentos, 288, 294
  esternoclavicular, 276
  interfalângicas, 284
  metacarpofalângicas, 283
  rádio-cárpica, 282
    movimentos, 308
  rádio-ulnar distal, 282
  rádio-ulnar proximal, 281
    movimentos, 305
  sacro-ilíaca, 381
  úmero-radial, 281
  úmero-ulnar, 280
    movimentos, 303
Junturas sinoviais, 32
  classificação funcional, 38
    biaxial, 38
    monoaxial, 38
    triaxial, 38
  classificação morfológica, 38
    condilar, 39
    esferóide, 39
    gínglimo, 38
    plana, 38
    selar (em sela), 39
    trocoide, 36
  conceito, 32
  movimentos, 36

Lábio(s)
  maiores, 154
  menores, 154
Labirinto
  do etmóide, 109
  do ouvido interno, 168
    membranoso, 168
    ósseo, 168
Lâmina
crivosa do etmóide, 109, 367
perpendicular do etmóide, 108
Laringe, 112
  ádito, 112
  cartilagens, 112
  cavidade, 112
    glótica (glote) 112
    infraglótica, 112
    vestíbulo, 112
  conceito, 112
  esqueleto, 112
  pregas, 112
    vestibular, 112
    vocal, 112
Lateral, 8
Lente, 164, 166
Ligamento(s)
  anulares da traqueia, 113
  dos arcos vertebrais, 380
  capsular, 34
  dos corpos vertebrais, 380
  extracapsular, 34
  falciforme, 130
  intra-articular, 34
  largo do útero, 150
  redondo do útero, 145, 150, 410
  sacrospinhal, 383
  sacrotuberal, 382

ÍNDICE **487**

suspensor da lente, 164
vocal, 112
Linfa, 101
   conceito, 101
   fluxo, 102
Linfáticos
   do abdome, 473
   da cabeça e pescoço, 443
   da mama, 354
   do membro inferior, 263
   do membro superior, 352
   da pelve, 479
   do tórax, 455
Linfonodos, 102
   axilares, 353
   broncopulmonares, 455
   celíacos, 474
   cervicais profundos, 443
   cervicais superficiais, 443
   deltopeitorais, 353
   frênicos, 450
   inguinais, 263
   intercostais, 450
   lombares, 474
   mediastinais, 456
   mesentéricos, 474
   poplíteos, 263
   pulmonares, 455
   traqueais, 455
   tráqueobronquiais, 455
Língua, 123
   corpo, 123
   dorso, 123
   raiz, 123
Língula, 365
Linha
   alva, 407
   milo-hióidea, 364
   oblíqua, 364
   superior da nuca, 359
Líquido
   cérebro-espinhal, 52, 56
   sinovial, 32
Líquor, 52, 56
Lobo(s)
   do cérebro, 58, 66
   do fígado, 130
   do pulmão, 114
   da tireóide, 160
Lóbulo da v. ázigos, 455
Longilíneo, 3
Longitudinal, 8

Mácula
   do olho, 166
   do ouvido interno, 169
Mama(s), 155
   aréola da, 155
   conceito, 155
   corpo da, 155
   duetos lactíferos, 155
   glândulas da, 155
   papila da, 155
Manguito rotador, 280
Mão em garra, 339
Margem supra-orbital, 360
Martelo, 167
Meato acústico
   externo, 167, 363

   interno, 369
Meatos nasais, 361
Mecânica muscular, 45
Membrana
   intercostal externa anterior, 403
   intercostal externa posterior, 403
   interóssea, 282
Mecanismo
   de acomodação, 165
   de fratura no crânio, 357
   do retorno venoso, 262, 351
   sesamóideo, 233
Mediadores químicos, 75
Medial, 8
Mediano, 6
Mediastino, 114
Mediastino do testículo, 145
Médio, 9
Medula
   espinhal, 59
      colunas, 59
   óssea, 18
   primitiva, 52
   do rim, 139
   da supra-renal, 160
Melanina, 174
Membrana
   fibrosa art., 34
   secundaria do tímpano, 167
Meninges
   aracnóide, 52
   dura-máter, 52
   pia-mâter, 52
Menisco, 36, 194
Menstruação, 153
Mesencéfalo, 52, 54, 56
Mesentério, 128
Meso, 126
Mesovário, 150
Metameria, 10
Metâmero, 10
Metencéfalo, 54
Mielencéfalo, 54
Miocardio, 89
Miométrio, 153
Mitral, 92
Modíolo, 168
Molares, 124
Monte púbico, 154
Movimentos, 36
   de alça de balde, 405
   angulares, 37
   do antebraço, 303, 305
   do braço, 294
   de braço de bomba, 405
   da cabeça e pescoço, 393
   da caixa torácica, 404
   da coluna vertebral, 398
   da coxa, 211
   dos dedos da mão, 317
   da escápula, 288
   da mandíbula, 395
   da mão, 308
   do pé, 230
   peristálticos, 125
   da perna, 214
Músculo(s)
   ação, 48
   agonista, 48
   antagonista, 48

   aponeurose, 44
   bicaudados, 47
   bíceps, 47
   bipenados, 47
   ciliar, 61, 83, 165
   classificação, 46, 47
   componentes anatómicos, 44
      aponeurose, 44
      tendão, 44
      ventre muscular, 44
   conceito, 43
   detrusor da bexiga, 86
   diafragma, 117, 125, 414
   digástricos, 47
   dilatador da pupila, 165
   elevador da pálpebra superior, 166
   em leque, 46
   eretor do pelo, 175
   esfíncter da bexiga, 86, 140
   esfíncter da íris, 61
   esfíncter da pupila, 83, 165
   estapédio, 168
   extrínsecos do olho, 166
      elevador da pálpebra superior, 166
      oblíquos, 166
         inferior, 166
         superior, 166
      retos, 166
         inferior, 166
         lateral, 166
         medial, 166
         superior, 166
   fascia muscular, 44
   fixador, 48
   fusiformes, 46
   inervação, 48
   inserção, 45
   intercostais, 117
      externos, 117
      internos, 117
   intrínsecos do olho, 61
   largos, 46
   longos, 46
   mecânica muscular, 45
   nutrição, 48
   origem, 45
   papilares, 92
   peniformes, 47
   policaudados, 47
   poligástricos, 47
   postural, 48
   quadríceps, 47
   sinergista, 48
   tendão, 44
   tensor do tímpano, 163
   traqueal, 113
   tríceps, 47
   ventre muscular, 44
   vocal, 112
Músculos da cabeça e pescoço, 390
   dorsal longo, 392
   eretor da espinha, 392, 401
   escalenos, 393
   esplênio da cabeça, 393, 402
   esternocleidomastóideo, 391
   infra-hióideos, 393
      esterno-hióideo, 393
      esternotireóideo, 393
      omo-hióideo, 393
      tíreo-hióideo, 393

longo da cabeça, 392
longo do pescoço, 393
longuíssimo do pescoço, 393, 402
mastigadores, 395
massétér, 395
pterigóideo lateral, 395
pterigóideo medial, 395
temporal, 395
oblíquo inferior, 391
oblíquo superior, 391
reto posterior maior da cabeça, 391
reto posterior menor da cabeça, 391
semispinhal da cabeça, 393, 401
suboccipitals, 391
supra-hióideos, 394
   digástrico, 394
   estilo-hióideo, 394
   gênio-hióideo, 394
   milo-hióideo, 394
Músculos da coluna vertebral, 398
   pós-vertebrais intermédios, 400
      complexo transverso-espinhal, 400
      multípido, 401
      semispinhal da cabeça, 401
      semispinhal do pescoço, 401
      semispinhal do tórax, 401
   pós-vertebrais profundos, 399
      interespinhal, 399
      intertransversais, 399
      levantadores das costelas, 400
      rotadores, 399
   pós-vertebrais superficiais, 401
      eretor da espinha, 401
      espinhal da cabeça, 402
      espinhal do pescoço, 402
      espinhal do tórax, 402
   esplênio da cabeça, 402
   esplênio do pescoço, 402
   iliocostal cervical, 401
   iliocostal lombar, 401
   iliocostal torácico, 401
   longuíssimo da cabeça, 402
   longuíssimo do pescoço, 402
   longuíssimo do tórax, 402
Músculos da expressão facial, 396
   auriculares, 396
   bucinador, 398
   compressor do nariz, 398
   depressor do ângulo da boca, 398
   depressor do lábio inferior, 398
   depressor do septo, 397
   dilatador do nariz, 397
   frontal, 396
   levantador do ângulo da boca, 398
   levantador do lábio superior, 398
   levantador do lábio superior
     e da asa do nariz, 398
   mentual, 398
   nasal, 397
   occipito-frontal, 396
   orbicular da boca, 398
   orbicular do olho, 397
   risório, 398
   zigomático maior, 398
   zigomático, 398
Músculos do membro inferior, 199
   abdutor do hálux, 226
   abdutor do V dedo, 226
   adutor curto, 202

adutor do hálux, 228
adutor longo, 202
adutor magno, 202
bíceps da coxa, 209
extensor curto dos dedos, 225
extensor longo dos dedos, 219
extensor longo do hálux, 219
flexor curto dos dedos, 226
flexor curto do hálux, 228
flexor curto do V dedo, 228
flexor longo dos dedos, 223, 227
flexor longo do hálux, 223, 227
fibular curto, 220
fibular longo, 220, 228
fibular terceiro, 219
gastrocnêmio, 222
gêmeos, 207
glúteo
   máximo, 206
   médio, 207
   mínimo, 207
grácil, 202
grande dorsal. 290
ilíopsoas, 200
interósseos dorsais, 228
interósseos plantares, 228
lumbricais, 227
obturatório externo, 207
obturatório interno, 207
pectíneo, 202
piriforme, 207
plantar, 222
poplíteo, 223
quadrado da coxa, 207
quadrado plantar, 227
quadríceps da coxa, 201
reto da coxa, 201
sartório, 200
semimembranoso, 209
semitendinoso, 209
sóleo, 222
tensor da faseia lata, 209
tibial anterior, 218
tibial posterior, 223, 228
tríceps sural, 222
vasto intermédio, 213
vasto lateral, 213
vasto medial, 213
Músculos do membro superior, 284
   abdutor curto do polegar, 320
   abdutor do dedo mínimo, 316
   abdutor longo do polegar, 318
   adutor do polegar, 320
   ancôneo, 303
   bíceps braquial, 299
   braquial, 299
   braquioradial, 301
   córaco braquial, 293
   deltóide, 291
   extensor curto do polegar, 318
   extensor dos dedos, 311
   extensor do dedo mínimo, 311
   extensor do indicador, 311
   extensor longo do polegar, 318
   extensores radiais do corpo, 308
   extensor ulnar do carpo, 308
   flexorcurto do dedo mínimo, 316
   flexor curto do polegar, 320
   flexor longo do polegar, 318

flexor profundo dos dedos, 309
flexor radial do carpo, 306
flexor superficial dos dedos, 309
flexor ulnar do carpo, 307
infraspinhal, 292
interósseos dorsais, 315
interósseos palmares, 315
levantador da escápula, 386
lumbricais, 315
oponente do dedo mínimo, 316
oponente do polegar, 320
palmar longo, 306
peitoral maior, 289
peitoral menor, 288
pronador quadrado, 304
pronador redondo, 304
redondo maior, 292
redondo menor, 292
romboide maior, 286
romboide menor, 286
serrátil anterior, 287
subclavio, 288
subescapular, 292
supinador, 305
supraspinhal, 292
trapézio, 285
tríceps braquial, 301
Músculos da parede abdominal, 405
   cremaster, 408
   oblíquo externo, 405
   oblíquo interno, 405
   piramidal, 406
   reto do abdome, 406
   transverso do abdome, 405
Músculos do tronco, 403
   diafragma, 414
   intercostais externos, 403
   intercostais internos, 403
   intercostais íntimos, 403
   levantadores das costelas, 400
   quadrado lombar, 404
   serrátil posterior, 404
   subcostal, 404
   transverso do tórax, 404
Músculos da pelve
   coccígeo, 410
   levantador do ânus, 410

Narinas, 106
Nariz, 106
   abertura piriforme, 108
   base do, 106
   cavidade do, 106
   coana, 108
   dorso do, 106
   esqueleto do, 108
   externo, 106
   raiz do, 106
   vestíbulo do, 110
Nasion, 359
Navicular, 189
Nervo(s), 61
   conceito, 61
   cranianos, 61, 415
   espinhais, 63
      conceito, 63
      distribuição, 63
      formação, 63

plexos nervosos, 64
ramo comunicante, 79
Nervos do abdome
  esplâncnicos lombares, 460
  tronco simpático lombar, 460
  vago, 61, 70, 459
Nervos da cabeça e do pescoço, 415
  abducente, 61, 417
  acessório, 61, 428
  alveolares, 419, 420, 421
  auricular magno, 431
  auricular posterior, 423
  aurículo-temporal, 421
  bucal, 421
  corda do tímpano, 423
  etmoidal anterior, 419
  etmoidal posterior, 419
  facial, 61, 422
  flossofaríngico, 61, 425
  frênico, 117, 429, 450
  frontal, 418
  hipoglosso, 61, 428
  infra-orbital, 420
  infratroclear, 419
  lacrimal, 418
  laríngico recorrente, 426, 451
  laríngico superior, 426
  lingual, 421
  mandibular, 417, 420
  maxilar, 417, 419
  nasocilíar, 419
  occipital menor, 430
  oculomotor, 61, 417
  oftálmico, 417
  olfatório, 61, 415
  óptico, 61, 415
  supraclaviculares, 431
  timpánico, 425
  transverso do pescoço, 431
  trigênio, 61, 417
  troclear, 61, 417
  vago, 61, 70, 426, 451, 459
  vestíbulo-coclear, 61, 424
  zigomático, 420
Nervos do membro inferior, 237
  cutâneo lateral da coxa, 240
  cutâneo lateral da sura, 243
  cutâneo medial da sura, 245
  cutâneo posterior da coxa, 243
  femoral, 238
  fibular
    comum, 243
    profundo, 244
    superficial, 243
  gênito-femoral, 240
  glúteo inferior, 242
  glúteo superior, 242
  ílio-hipogâstrico, 242
  ílio-inguinal, 242
  isquiático, 243
  plantar lateral, 246
  plantar medial, 246
  plexo lombo-sacral, 238
  pudendo, 242
  obturatório, 240
  sural, 243, 245 tibial, 245
Nervos do membro superior, 328
  axilar, 331
  cutâneo lateral do antebraço, 332
  cutâneo medial do antebraço, 320, 331
  cutâneo medial do braço, 331
  intercostobraquial, 446
  interósseo anterior, 333
  mediano, 333
  musculocutâneo, 332
  radial, 332
  ulnar, 334
Nervos da pelve, 474
  sacrais, 474
Nervos do tórax, 445
  espinhais torácicos, 445
  esplâncnicos, 460
    imo, 79, 460
    maior, 79, 85, 460
    menor, 79, 85, 460
  frênicos, 450, 429
  intercostais, 445
  intercostobraquial, 446
  laringico recorrente, 451, 426
  tóraco-abdominais, 446
  vago, 451, 426, 459
Neurônio
  motor primário, 65
  pós-ganglionar, 73
  pré-ganglionar, 73
Nó átrio-ventricular, 94
Nó sinu-atrial, 94
Nomenclatura anatómica, 4
Noradrenalina, 75
Núcleo(s), 59
  da base do cérebro, 59
  centrais do cerebelo, 59
  Edinger-Westphal, 83
  lacrimal, 83
  motor dorsal do vago, 83
  salivatorio inferior, 83
  salivatorio superior, 83

Olho, 164
Omaso, 128
Omento, 126
Oposição do polegar, 332
Ora serrata, 165
Órbita, 360
Órgão(s)
  de Corti, 168
  espiral, 168
  hemopoiéticos, 89
  linfóide, 89
  retroperitonial, 126
  vestíbulo-coclear, 167
Origem muscular, 45
Osso(s), 12
  classificação, 18
    apendiculares, 18
    axiais, 18
    curtos, 20
    irregulares, 21
    laminares, 19
    longos, 18
    pneumáticos, 21
    sesamóides, 21
  conceito, 12
  elementos descritivos, 23
  número, 18
  nutrição, 23
  periósteo, 23
Ossos do crânio, 357
  esfenóide, 365, 367
  etmóide, 108, 361
  frontal, 358, 359
  mandíbula, 362, 363
  maxilar, 361
  occipital, 358, 359
  órbita, 360
  parietal, 358, 359
  temporal, 358, 362
  vômer, 361
  zigomático, 361
Osso hióide, 370
Ossos do membro inferior, 177
  calcâneo, 189
  cubóide, 189
  cuneiformes, 189
  fêmur, 183
  fíbula, 187
  navicular, 189
  patela, 188
  do pé, 189
  do quadril, 178
  tálus, 189
  tíbia, 186
Ossos do membro superior, 266
  clavícula, 266
  escafóide, 275
  escápula, 267
  grande osso, 275
  da mão, 274
  piramidal, 275
  pisiforme, 275
  rádio, 273
  semilunar, 275
  trapézio, 275
  trapezóide, 275
  ulna, 271
  úmero, 268
  unciforme, 275
Ossos do tórax, 386
  cartilagens costais, 387
  costelas, 387
  esterno, 386
Óstio(s)
  abdominal da tuba uterina, 152
  cárdico, 126
  externo da uretra, 146, 154
  faríngico da tuba auditiva, 111
  íleo-cecal, 128
  interno da uretra, 140, 145
  pilórico, 126
  ureteral, 140
  uterino da tuba, 152
  do útero, 152
  da vagina, 153
Ouvido, 167
  externo, 167
  interno, 168
  médio, 167
Ovário, 152
Ovulação, 152
Óvulo, 150

Palato, 111, 121
  duro, 111, 121, 365
  mole, 111, 121
Pálpebras, 166
Pâncreas, 131
  cabeça, 131

cauda, 131
corpo, 131
duetos pancreáticos, 132
insulina, 132
Papila(s)
dérmicas, 173
íleo-ceco-cótica, 128
linguais, 123
mamária, 155
renal, 140
valadas, 123
Paquimeria, 10
Paquímero, 10
Paralisia facial, 424
Parassimpático, 82
Parassimpaticomiméticos, 75
Paratireóides, 160
Patela, 188
Pavilhão da orelha, 167
Pé calcâneo, 235
Pé equino, 235
Pé equinovaro, 235
Pé torto, 235
Pé valgo, 235
Pé varo, 235
Pedículo hepático, 130
Pele, 173
  anexos, 174
    pêlos, 174
    unhas, 175
  camadas, 173
    derme, 173
    epiderme, 173
  coloração, 174
  glândulas, 174
    sebáceas, 174
    sudoríparas, 174
  papilas dérmicas, 173
  tela subcutânea, 173
Pêlo(s), 174
  bulbo piloso, 175
  folículo piloso, 174
  haste, 174
  m. eretor do pêlo, 175
  raiz, 174
Pênis, 146
  corpo, 146
    corpos cavernosos, 146
    corpo esponjoso, 146
  glande, 146
  prepúcio, 147
    frênulo do prepúcio, 147
  raiz, 146
    bulbo, 146
    ramos, 146
Pericárdio, 94
  fibroso, 94
  seroso, 94
Perilinfa, 168
Perimétrio, 153
Periósteo, 23
Peristaltismo, 125
Peritônio, 126
  cavidade do, 126
  parietal, 126
  visceral, 126
Pia-máter, 52
Piloro, 126
Pineal 160
Pirâmide renal, 139

Placa motora, 43
Planos de delimitação, 5
  anterior, 5
  cranial, 6
  dorsal, 5
  frontal, 5
  inferior, 6
  lateral direito, 6
  lateral esquerdo, 6
  podálico, 6
  posterior, 5
  nos quadrúpedes, 7
  superior, 6
  ventral, 5
Planos de secção, 6
  frontal, 7
  mediano, 6
  nos quadrúpedes, 7
  sagital, 6, 7
  transversal, 7
Pleura, 114
  cavidade da, 114
  parietal, 114
  pulmonar, 114
Plexo(s)
  de Auerbach, 75
  braquial, 64, 329
  cardíaco, 83
  carótico interno, 80
  celíaco, 83
  cervical, 429
  coccígeo, 475
  corióide, 56
  esofágico, 83
  hipogástrico, 86, 475
  lombo-sacral, 238
  de Meissner, 75
  mioentérico, 75, 85
  nervosos, 64
  pélvico, 86
  pulmonar, 83
  secundários, 86
  submucoso, 75
  vertebral, 470, 471
  viscerais, 83
Ponte, 56, 67
Ponto cego da retina, 166
Porta do fígado, 130
Posição anatômica, 5
Posterior, 9
Postura, 233
Prega
  vestibular, 112
  vocal, 112
Pré-molar, 124
Prepúcio, 147
Princípios de construção, 9
  antimeria, 9
  estratificação, 10
  metameria, 10
  paquimeria, 10
Processo
  alveolar, 361, 365
  ciliares, 164
  estilóide, 367
  frontal, 361
  palatino, 361, 365
  pterigóide, 365
  xifóide, 386
  zigomático, 360

Promontório, 377
Pronação, 305
Prosencéfalo, 52, 54
Próstata, 146
Protusão da escápula, 289
Protuberância mentual, 364
Protuberância occipital externa, 359
Protuberância occipital interna, 369
Proximal, 9
Pube, 8
Pudendo, 154
Pulmão, 114
  ápice, 114
  faces, 114
  hilo, 114
  fissuras, 114
    horizontal, 114
    obliqua, 114
  lobos, 114
    inferior, 114
    médio, 114
    superior, 114
  raiz, 114
Punho caído, 337
Pupila, 165

Quiasma óptico, 416

Raios medulares, 140
Raiz
  da língua, 123
  do nariz, 106
  do pelo, 174
  do pênis, 146
  do pulmão, 114
Ramo(s)
  comunicantes, 79
    brancos, 80
    cinzentos, 80
  interganglionares, 79
  da mandíbula, 364
Reação de alarme, 77
Rede arterial
  do cotovelo, 344
  dorsal do carpo, 347
  peri-articular do joelho, 256
  peri-articular do tornozelo, 259
Rede do testículo, 145 3
Relações da a. subclávia, 437
Reprodução, 143
Retículo, 128
Retina, 165
  bastonetes, 166
  cones, 166
  disco do n. óptico, 166
  fundo do olho, 166
  mácula, 166
  ora serrata, 166
  ponto cego, 166
Retináculo extensor, 220, 325
Retináculo fibular, 221
Reto, 129
Retorno venoso, 262
Retração da escápula, 289
Retroperitonial, 126
Rim, 138
  cápsula, 139
    adiposa, 139

fibrosa, 139
colunas, 139
córtex, 139
hilo, 139
medula, 139
pirâmide, 139
raios medulares, 140
Rima
bucal, 121
glótica, 112
do pudendo, 154
Rombencéfalo, 52, 54
Rotação, 37
da coxa, 212
da escápula, 289
lateral, 37, 297
medial, 37, 298
Rúmen, 128

Saco conjuntival, 166
Saco lacrimal, 166
Sacro, 377
Sáculo do ouvido interno, 168
Sagital, 6, 7
Sagitta, 6
Segmento bronco-pulmonar, 113
Seio(s)
carótico, 73
ósseo, 21
paranasais, 110
esfenoidal, 110
etmoidal, 109
frontal, 110
maxilar, 110
palatino, 111
transverso, 369
da válvula, 100
Sela turcica, 368
Sémen, 146
Septo(s)
átrio-ventricular, 92
inter-atrial, 92
intermusculares
do braço, 328
da coxa, 237
da perna, 237
interventricular, 92
nasal, 108
pelúcido, 69
Sesamóide, 21
Simpaticomiméticos, 75
Sincondrose, 32
Sindesmose, 32
Síndrome de Cannon, 77
Síndrome de emergência, 77
Sinergista, 48
Sínfise, 32
Sínfise púbica, 32, 381
Sinovia, 32, 34
Sinus (veja seio)
Sistema
de condução, 94
feixe atrioventricular, 94
nó atrioventricular, 94
nó sinu-atrial, 94
límbico, 74
linfático, 101
nervoso autónomo, 251, 341
portal, 468

venoso vertebral, 470
Substância
branca, 59
cinzenta, 59
intermédia central, 59
intermédia lateral, 59
óssea, 21
compacta, 21
esponjosa, 21
Sulco(s)
bulbo-pontino, 69
central, 66
cerebrais, 58, 66
hipotalâmico, 70
lateral, 66
milo-hióideo, 365
para o seio sigmóide, 369
para o seio transverso, 369
terminal, 123
da v. cava inferior, 134
Supercílio, 166
Superfície articular, 33
Supinação, 305
Supra-renal, 160
Sutura(s)
coronária, 358
escamosa, 31
lambdóide, 358
occipitomastóidea, 359
plana, 31
parietomastóidea, 359
serreada, 31

Tabaqueira anatômica, 318
Tálamo, 70
Tela subcutânea, 173
Telencéfalo, 54
Tenda do cerebelo, 66
Tendão, 44
Tendão conjunto, 408
Tênias do cólon, 128
Terminações nervosas, 59, 61
conceito, 61
placa motora, 61
terminações nervosas livres, 61
Terminologia anatómica, 8
Termos anatómicos, 8
Testículo, 143
duetos eferentes, 145 145
lóbulos, 145
mediástino, 145
rede testicular, 145
túbulos seminíferos, 145
túnica albugínea, 143
Timo, 102
Tímpano, 167
cavidade do, 167
membrana do, 167
Tireóide
cartilagem, 112
glândula, 160
Tonsila palatina, 121
Tórus tubal, 111
Tracto, 59
Tracto óptico, 416
Transversal, 8
Traqueia, 113
Tricúspide, 92
Trígono anal, 413

Trígono femoral, 205
Trígonos do pescoço, 391
Trígono urogenital, 410, 413
Tronco(s)
broncomediastinal, 456
encefálico, 56
intestinal, 474
linfáticos, 101
pulmonar, 92
simpático, 79, 431, 460, 475
simpático lombar, 460
vagal, 85
vagossimpático, 87
Tuba
auditiva, 168
uterina, 152
óstio abdominal, 152
óstio uterino, 152
partes, 152
ampola, 152
infundíbulo, 152
istmo, 152
uterina, 152
Tubo neural, 52
Túbulos seminíferos, 145
contorcidos, 145
retos, 145
Túnica albugínea, 143
Túnica dartos, 147

Unha, 175
corpo, 175
leito ungueal, 175
raiz, 175
Ureter, 140
Uretra, 145
óstio externo, 146, 147, 154
óstio interno, 145
partes, 146
esponjosa, 146
membranosa, 146
prostática, 146
Útero, 152
camadas, 153
endométrio, 153
miométrio, 153
perimétrio, 153
cavidade, 153
óstio do, 152
partes, 152
cérvix, 152
corpo, 152
fundo, 152
istmo, 152
Utrículo do ouvido interno, 168
Úvula, 121

Vagina, 153
óstio da, 153
vestíbulo da, 153, 154
Vago, 70
Valva(s), 92
aórtica, 92
átrio-ventriculares, 92
mitral, 92
tricúspide, 92
do tronco pulmonar, 92
Válvulas semilunares, 92

aórticas, 92
pulmonares, 92
Vávulas venosas, 100
Variação anatómica, 1
  conceito, 1
  fatores gerais, 2
Varizes, 101
Vasos
  da base do coração, 92
  linfáticos, 101
  sanguíneos, 98
    artérias, 98
    capilares, 101
    veias, 99
Veia(s), 99
  afluentes, 99
  anastomoses, 100
  calibre, 99
  comunicantes, 100
  conceito, 99
  número, 99
  satélites, 99, 100
  situação, 99
  solitárias, 100
  tributárias, 99
  válvula, 100
    seio da, 100
    funcionamento da, 100
Veias do abdome, 468
  cava inferior, 469
  frênicas inferiores, 470
  gástrica esquerda, 469
  gonadais, 469
  hepáticas, 470
  ilíacas comuns, 469
  lienal, 468
  lombares, 470
  mesentérica inferior, 469
  mesentérica superior, 468
  porta, 468
Veias do membro inferior, 259
  arco venoso dorsal do pé, 261

circunflexa superficial do ílio, 261
epigástrica superficial, 261
profundas, 260
pudendas externas, 261
safena
  acessória, 261
  magna, 261
  parva, 261
superficiais, 261
Veias do membro superior, 349
  arco venoso dorsal da mão, 350
  axilar, 351
  basílica, 351
  cefálica, 350
  mediana do antebraço, 351
  mediana do cotovelo, 351
  profundas, 351
  superficiais, 350
Veias da órbita, 442
  central da retina, 442
  oftálmica inferior, 442
  oftálmica superior, 442
  vorticosas, 442
Veias da pelve, 478
Veias profundas do pescoço e cabeça, 440
  facial, 440
  jugular interna, 440
Veias superficiais do pescoço, 439
  arco venoso jugular, 439
  jugular anterior, 439
  jugular externa, 439
Veias do tronco
  ázigos, 454
  braquiocefálicas, 453
  canal tóraco-epigástrico, 449
  cava inferior, 453
  cava superior, 453
  epigástrica superficial
  hemiázigos, 454, 455
  hemiázigos acessória, 454, 455

intercostais posteriores, 450
intercostal suprema, 455
pulmonares, 452
torácica interna, 449
torácica lateral, 449
Ventral, 9
Ventre muscular, 44
Ventrículo(s)
  do coração, 92
  do encéfalo, 56
    ventrículos laterais, 56
    III ventrículo, 56
    IV ventrículo, 56
  da laringe, 112
  laterais, 56
Vértebras
  estrutura, 374
  cervicais, 375
  lombares, 377
  torácicas, 376
Vesícula(s)
  biliar, 130
  primordiais, 52
    mesencéfalo, 52
    prosencéfalo, 52
    rombencéfalo, 52
  seminal, 146
Vestíbulo
  bucal, 121
  da laringe, 112
  nasal, 110
  do ouvido interno, 168
  da vagina, 153, 154
Vínculo(s)
  curto(s), 311
  longo(s), 311
Vísceroceptores, 73
  corpo carotídeo, 73
  glomo carotídeo, 73
  seio carotídeo, 73
Vômer, 108
Vulva, 154

Impressão e acabamento:
Geográfica editora